DELPHI
bei Droemer Knaur

Erika Haindl

DAS WUNDER DER BACHBLÜTEN

Begegnung mit heilenden Kräften

Delphi bei Droemer Knaur

Herausgegeben von Gerhard Riemann

Die Einschweißfolie ist eine PE-Folie und biologisch abbaubar.
Dieses Buch wurde auf chlor- und säurefreiem Papier gedruckt.

Umschlaggestaltung: Vision Creativ, München
Satz: Ventura Publisher im Verlag
Druck und Bindung: Ebner Ulm
Printed in Germany
ISBN 3-426-29021-9

2 4 5 3 1

Widmung

Wir widmen diese gemeinsame Arbeit
unserer indianischen spirituellen Schwester
Yetsiblu – Janet Mc'Cloud.

Erika und Hermann Haindl

Inhalt

I. Einführung

Edward Bach: Lebenslauf eines begnadeten Heilers

Wir brauchen, um ein erfülltes Leben zu leben, einen klaren Zugang zu unserer Persönlichkeit. Bei der Suche nach einem Weg dorthin erweisen sich die Blüten des englischen Arztes Dr. Edward Bach als hilfreiche Begleiterinnen. Sie helfen nicht nur, konkrete Krankheiten zu bewältigen, sondern sie bringen uns in Kontakt mit tieferen bewußten und unbewußten Schichten unseres Lebens.

Edward Bach wurde getragen von dem Wissen, Anteil zu haben an einem unsterblichen Prinzip: »In all den Jahrhunderten menschlicher Geschichte, von denen wir Kunde haben, hat der Mensch immer geglaubt, daß er von etwas belebt sei, das größer und erhabener sei als sein Körper und über das Grab hinausweist.«[1]

In dem sogenannten Freimaurer-Vortrag von 1936, dem Jahr seines Todes, hat Bach die Prinzipien der Bachblütentherapie folgendermaßen zusammengefaßt:

- Die Methode verlangt von demjenigen, der sie anwendet, keinerlei medizinische Vorkenntnisse.
- Die organische Symptomatik ist völlig ohne Belang.
- Der wichtigste Aspekt unseres psychoorganischen Systems ist das Gemüt, und folglich ist es am verläßlichsten, sich bei der Auswahl der Essenzen von den entsprechenden psychischen Zuständen leiten zu lassen.
- Entscheidend ist allein, wie der Patient auf seine Krankheit reagiert – nicht hingegen die Erkrankung selbst.[2]

Betrachten wir Spätergeborene die Biographie von Edward Bach, wird erkennbar, wie sein Leben von Beginn an das Signum der zukünftigen, das Verständnis von Gesundheit und Heilung revolutionierenden Aufgabe trägt.

Edward Bach wurde am 24. September 1886 in Moseley, einem Dorf in Warwickshire/Mittelengland, geboren. Edward, ein aufgeweckter Junge voller Vitalität und Zielstrebigkeit, war, so schreibt Nora Weeks, die langjährige enge Mitarbeiterin von Bach, »zugleich ein äußerst sensibler und zu mystischer Selbst- und Naturerfahrung neigender Junge.«[3]

Sein Vater besaß eine Messinggießerei, in der Edward Bach drei Jahre arbeitete und dabei die Nöte einfacher Menschen kennenlernte. Anschließend studierte er Medizin, beendete 1912 sein Studium und machte schnell Karriere. Am Institut für Bakteriologie der Londoner Universitätsklinik entdeckte er wichtige Zusammenhänge zwischen Darmbakterien und chronischen Krankheiten.

1917 erkrankte er so schwer, daß die Ärztekollegen ihn aufgaben. Aber er kam wieder zu Kräften; die Arbeit half ihm dabei. Er hatte im Verlauf seiner eigenen Genesung erfahren, daß »ein alles durchdringendes Interesse, eine große Liebe, ein unumstößlicher Lebensentschluß für das Glück des Menschen auf dieser Erde der entscheidende Faktor sei«.[4]

Von diesem Zeitpunkt an war es sein Ziel, möglichst einfache Heilmittel zu finden, die auch Laien anwenden könnten. Die Mißerfolgsrate der traditionellen Medizin, wie er sie in den Londoner Krankenhäusern kennenlernte, wo nicht der subjektive Mensch, sondern objektivierte Krankheitsbilder im Vordergrund standen, gab seinem Suchen immer wieder neuen Antrieb. Als 1919 eine Stelle am Londoner Homöopathischen Krankenhaus frei wurde, nahm er diese an und blieb bis 1922 dort.

In der Homöopathie des Samuel Hahnemann erkannte Bach ein seinem eigenen Menschenbild geistesverwandtes Konzept. Auf dieser Grundlage entwickelte er die sogenannten Bach-Nosoden[5] und erreichte in der Fachwelt mit seinen Forschungsergebnissen höchste Anerkennung. Ihn selbst konnten die Nosoden letztendlich nicht zufriedenstellen, da er Heilmittel suchte, die den Patienten eine sympathischere Annäherung möglich machten als über die, wenn auch vielfach verdünnten, aber negativen Aspekte ihres eigenen Krankseins. So galt seine Suche immer zielstrebiger pflanzlichen Heilmitteln, um die Darm-Nosoden zu ersetzen.

Immer wieder, wenn Bach für den Streß seiner Londoner Praxis ein Gegengewicht brauchte, verschwand er in die Stille ländlicher Abgeschiedenheit; bei seinen Wanderungen in Wales, der Heimat seiner Familie, fand er die ersten drei Bachblüten: Mimulus, Impatiens und Clematis. Er nahm sie mit und bereitete sie in London homöopathisch auf.

Bach, ein unbestechlicher Beobachter seiner Mitmenschen, entdeckte mehr und mehr Charaktereigenschaften, die sich in regelhaften Zusammenhängen von Krankheit, Verhalten und Heilungschancen spiegelten. Er erkannte bei der Beobachtung seiner Mitmenschen intuitiv, daß »nicht bestimmte Krankheiten für die Angehörigen einer jeden Typengruppe charakteristisch sein könnten, sondern daß vielmehr die Angehörigen einer jeden Gruppe wahrscheinlich auf die verschiedenen Krankheitsformen in gleicher oder sehr ähnlicher Weise reagieren müßten.«[6]

Bach definierte zwölf signifikante Gemütszustände, aus denen sich die unterschiedlichsten Krankheitsbilder entwickeln können.

Furcht/Entsetzen, Panik/geistige Qual oder seelischer Kummer/Unentschlossenheit/Gleichgültigkeit oder Gelangweiltheit/Zweifel oder Mutlosigkeit/Überbesorgtheit/Schwäche/Mangel an Selbstvertrauen/Ungeduld/Gefühlsüberschwang/Stolz oder Unnahbarkeit.

Nicht zuletzt auch unter dem Eindruck wachsender Therapieerfolge mit den nunmehr rein natürlichen Blütenkräften hatte Bach 1930 einen Punkt auf seiner Lebenslinie erreicht, wo sich eine totale Wendung für ihn abzeichnete. Er verkaufte seine erfolgreiche Praxis und begab sich nach Wales, um sich ungestört der Suche nach weiteren pflanzlichen Heilmitteln zu widmen.

Das bedeutete selbstverständlich zugleich auch die Aufgabe jeder finanziellen Sicherheit, aber er vertraute auf seine höhere Führung. Seine Biographin Nora Weeks berichtet ein kleines Detail, das zeigt, wie eine solche »höhere Führung« konkret aussehen konnte.

Als Edward Bach seine wenigen Habseligkeiten, die er mitgenommen hatte, auspackte, stellte er fest, daß sich in einem der Koffer nicht, wie erwartet, medizinische Gerätschaften befanden, sondern daß dieser nichts anderes als Schuhe enthielt. Nora Weeks: »Schon bald sollte sich dieser Fehler als Segen erweisen, denn kurze Zeit später entdeckte er eine neue Methode der Heilmittelzubereitung, die weder die Verwendung eines Mörsers noch eines Stößels erforderte. Aber dafür brauchte er die Schuhe um so dringender. Es zeigte sich, daß sie der wertvollste Teil seiner Ausrüstung waren. Denn im Laufe der folgenden Jahre legte er Hunderte von Meilen zu Fuß zurück; er durchwanderte Wales in allen Richtungen, erkundete Flußläufe und Meeresstrände, beobachtete die Menschen und die Erscheinungen der Natur. Und während sich so sein Wissen um Mensch und Natur immer mehr vertiefte, formte sich in ihm allmählich das neue System seiner pflanzlichen Heilkunst.«[7]

Bach entdeckte das Ineinanderwirken des Wassers und der Sonne beim Entstehen der Pflanzenenergie. Er verglich die Schwingungen von taubedeckten Pflanzen, die einerseits an einem sonnigen Standort und andererseits im Schatten gestanden hatten. Dabei wurde schnell klar, wie die

optimale Verbindung von Wasser und Sonne eine höhere Schwingung zur Folge hatte, die sich für die Essenzen gewinnen ließ.
Odermennig, Wegwarte und Eisenkraut (Agrimony, Chicory und Vervain) waren die ersten drei Blüten, die er nach seinem Wegzug aus London als heilkräftig erkannte und an denen er die Sonnenmethode erstmals ausprobierte. Diese Methode, die Energien aufzubereiten, die simpel und archaisch zugleich ist, kann nur als spirituelle Methode begriffen werden: Der morgendliche, in der Frühsonne glitzernde Tau auf den Blütenblättern und die zunehmend spürbar werdende Sensibilisierung Bachs für die Heilkräfte der Natur hatten ihn den Weg zu den gesuchten Heilmitteln finden lassen.[8]
Von 1930 bis 1933 begegnete er den Blüten der zwölf »Heiler« und erschloß sie alle, da sie in der Zeit hohen Sonnenstandes gesammelt werden, mit der Sonnenmethode. Die Ergebnisse legte er in seinem Hauptwerk: »Heile dich selbst« nieder.[9]
Nach dem Abschluß der Serie der zwölf »Heiler« gab es für Bach keinen Zweifel, daß weitere Aufgaben auf ihn warteten, denn zu viele Menschen litten an chronischen Krankheiten. Es war klar, daß die dafür einzusetzenden Blüten besonders stark sein mußten, um gegen derart tief eingesunkenes Leid helfen zu können.
1933/34 entdeckte Bach vier der »Helfer«: Gorse, Oak, Heather und als viertes Rock Water. Das Quellwasser fand er in einer Heilquelle in Wales, die längst in Vergessenheit geraten war. 1934 und 1935 folgen die drei weiteren »Helfer«: Olive, Wild Oat und Vine.
Bach erkannte die Angst vor Krankheit als »Hauptursache all unserer körperlichen Leiden und den größte Hinderungsfaktor im Genesungsprozeß.«[10] Wichtig war: Die Bachblütenkräfte mußten die Gesamtpersönlichkeit der Heilungsuchenden durchdringen können und ihnen neuen Mut geben. So läßt sich die Angst vor Krankheit verlieren, damit hinter den akuten körperlichen Beschwerden die eigentlichen gemüthaften Ursachen sichtbar werden können.
Dieser Anforderung Bachs entsprachen die bis dahin gefundenen Blütenmittel offensichtlich noch nicht zu seiner vollen Zufriedenheit. In der Folge fand er eine Anzahl von Blüten, vor allem Baumblüten, die auf einer höheren Schwingungsebene den Heiler- und Helferblüten entsprachen.
Da die Baumblüten im Frühjahr geerntet werden mußten, wenn die Sonne noch nicht über ihre volle Kraft verfügt, entwickelte Bach die sogenannte Kochmethode.[11]

Es ist ein Brief von ihm aus der Zeit von 1934–1936 aus Sotwell erhalten geblieben, in dem er über diese Mittel und ihre Heilkräfte schreibt: »Liebe Freunde, die richtige Auswahl dieser neuen Essenzen ist wesentlich einfacher als zunächst angenommen, denn sie entsprechen alle jeweils einem der zwölf Heiler oder der sieben Helfer ... Es besteht kein Zweifel daran, daß die neuen Essenzen auf einer anderen Ebene wirken als die alten. Sie wirken mehr nach der spirituellen Richtung hin und helfen uns, jenes große innere Selbst zu entfalten, das alle Ängste und Schwierigkeiten, Sorgen und Krankheiten zu überwinden vermag. Über diesen Unterschied werden wir sicher künftig einmal besser Bescheid wissen. Aber wir alle haben neben den irdischen Ängsten, deren wir uns so deutlich bewußt sind, gewisse unbekannte Ängste, die mehr Furcht erregen als die wohlbekannten. Und ganz sicher finden sich diese unfaßbaren Ängste häufiger bei denen, die ihren Mitmenschen helfen und auf ihrer irdischen Reise ein wenig Gutes tun möchten.«[12]

Was Bach in diesem Brief nicht erwähnte, war die Tatsache, daß diese zweite Blütenserie für ihn im Zusammenhang mit schweren eigenen Krankheiten stand, deren jeweilige schmerzhafte Symptome erst schwanden, wenn er eine neue Blüte gefunden hatte. Er war damit in seinem eigenen Leben auf einer Stufe der Einbeziehung in den spirituellen Prozeß des Heilens angelangt, der aus den Heiltraditionen indigener (eingeborener) Völker bekannt ist, wo niemand zum Schamanen und Heiler bzw. zur Heilerin werden kann, ohne selbst durch extreme Schmerz- und Todeserfahrungen gegangen zu sein

Die letzten Blüten der zweiten Serie fand er im August 1935. Nach Abschluß des insgesamt achtunddreißig Blüten umfassenden Systems und den entsprechenden Veröffentlichungen erkannte Bach seine Arbeit als abgeschlossen an. Am 27. November 1936 starb er, erst fünfzigjährig, nach einer kurzen Krankheit.

Edward Bachs unermüdliches Engagement für leidende Menschen war aus seinem Glauben gewachsen. Sein Vorbild war Jesus als Heiler, und jeder Mensch sollte nicht nur für andere, sondern auch für sich selbst zu dieser Heilenergie hinfinden. Solche Heilkraft kann aus zwei tiefen Wurzeln aufsteigen und erblühen: einer tiefen Ehrfurcht vor den Kräften der Schöpfung und aus der Liebe zum Nächsten. Mit anderen Worten: Nur wer in Wechselwirkung mit diesen Kraftquellen steht, kann aus ihnen wirkliche Gesundheit gewinnen.

Im englischen Bach Centre in Sotwell ist der Schreibtisch von Edward Bach zu sehen, noch in jenem Zustand, wie Bach ihn bei seinem Tod verlassen hat. Darüber hängt, von Hand geschrieben, ein Gebet, das die Kraft aufleuchten läßt, aus der heraus er zu seinem Leben fähig war:

Spirit of God
Help me to listen
And to hear
To see
And to know
And understand.
And may I be used
At the right time
In the right place
For the right purpose.
Amen.[13]

Hermann Haindl malt die Bachblüten

Während der heute naturwissenschaftlich orientierte Philosoph vor der Frage nach dem Sinn des Lebens verstummen muß[14], ist dem Künstler über seine Intuition ein Zugang zu ihr noch möglich. Er kann auch noch den Versuch wagen, die spirituelle Beziehung des Menschen zu seinen Mitgeschöpfen wie den Steinen, Pflanzen und Tieren sichtbar zu machen.
Hermann Haindl lebt in zwei Welten. Er hat sich in einer sehr persönlichen Weise in die spirituelle Welt hineingewagt und setzt sich zugleich mit großem Engagement für die Rechte von Schwachen und unterdrückten Minderheiten ein und vor allem für die Erhaltung der Natur.
Seine Sicht des Lebens ist geprägt durch frühe Erfahrungen: Mit siebzehn Jahren als Soldat in den Krieg geschickt, kam er nach vier Jahren russischer Gefangenschaft, mit dem Tod von allen Seiten konfrontiert, schwer krank und mit einer auf Dauer geschädigten Gesundheit zurück. Eine Heimat mußte erst wieder gefunden werden, denn die, die er verlassen hatte, war verlorengegangen. Es folgte die Flucht in den Westen, bei Nacht durch Ackerfurchen kriechend, mit der Angst im Nacken, entdeckt zu werden. Ankunft im Westen, dessen Bewohner inzwischen den Weg in den Wohlstand angetreten hatten mit Verhaltensweisen, die man in russischer Kriegsgefangenschaft nicht hatte lernen können. Der Beginn des normalen Erwachsenenlebens war eine Herausforderung.
Das Leben erweist sich für Hermann Haindl immer als schwierig und zugleich immer auch als ein Geschenk, das täglich neu dankbar angenommen wird. Bewußt sucht er nach einer Balance zwischen diesen beiden Aspekten des Lebens.
Die Meditationskarten der Bachschen Blüten wurden von ihm, wie die Großen Arkana seines »Haindl-Tarot«[15], aus seiner medialen Fähigkeit heraus gestaltet, da er die aus der Tiefe seines Inneren aufsteigenden archetypischen Bilder wahrnehmen und umsetzen kann. In der nachträglichen Interpretation zeigte sich, wie sehr seine intuitiven Bilder auch logisch in sich stimmig sind. Haindl wird in seinen Arbeiten erkennbar als ein Mensch, der aus der Gewißheit heraus lebt, eingebettet zu sein in eine unermeßliche Schöpfung, die die Unendlichkeit des Kosmos eins sein läßt mit dem Kleinsten, ohne daß diese Einheit je ganz zu fassen ist. Für

Hermann Haindl wurde die Kunst zur Brücke zwischen der Utopie möglicher Verwirklichung und der Realität des Alltags.[16]
Im Tierkreiszeichen Waage geboren, zeigen sich für Haindl in den Bachblüten kosmische Gesetzmäßigkeiten: Gegensätze fließen zusammen, um eine Mitte zu bilden. Wann immer die Bachblüten einem Menschen Wege zur Genesung weisen, wird diese Mitte erreicht und sei es nur für jenen Augenblick, in dem die Seele die Übereinstimmung mit der Energie des Alls als Chance erfahren kann, um sich aus der Krankheit umzuwenden und den Weg in das Heil-Sein zu suchen. Dies muß nicht unbedingt Leben bedeuten; viele Menschen erfahren im Sterben diese Übereinstimmung mit der eigenen Mitte.
Es geht dem Künstler also nicht um einen Sieg über die Dunkelheit, etwa über die schwachen Seiten des Charakters, sondern es geht um deren Integration in das bewußt gelebte Leben. Diese Ermutigung zur Suche der Balance als »Botschaft« ist besonders schön in der Clematis-Karte zum Ausdruck gekommen, wo die Bewegung zwischen den polaren Kräften als Prinzip in der Wanderung zwischen der hellen Tagwelt und der dunklen Traumwelt sichtbar wird.
In vielen der Bilddetails der Meditationstafeln manifestieren sich persönliche Erfahrungen des Malers mit Krankheit und Gesundung. Eine davon ist in der Verschlüsselung des schwarzen Pluto-Hundes der Gentian-Tafel enthalten.
Hermann Haindl war in den USA während einer indianischen Sonnentanzzeremonie schwer erkrankt. Mehrere Schamanen und Schamaninnen machten für ihn eine Heilzeremonie. In der Nacht zuvor träumte er, zwei schwarze Hunde hätten seine schmerzenden Körperstellen abgeleckt und ihn damit geheilt. Bei der Ankunft im Reservat liefen ihm zwei kleine schwarze Hunde an der Seite des ältesten Schamanen entgegen. Befragt erklärte dieser, die Hunde seien ihm unterwegs ins Auto gesprungen und seitdem nicht von ihm gewichen. Sie waren während des langen Rituals dabei. Bei der Rückkehr ein Jahr später wurde berichtet, daß kurz nach der Heilzeremonie die beiden Tiere spurlos verschwunden seien.
Haindls Interesse für die Bachblüten vertiefte sich bereits 1983 bei einem Aufenthalt im Bach Centre in England, der eigentliche Impuls zur kreativen Umsetzung entstand jedoch erst aus dem Erkennen der mystischen Bedeutungen der Zahlen, die in den Bachschen Blüten ihren Ausdruck gefunden haben: In den zwölf Heilern, den sieben Helfern, die für Haindl die vier Elemente und die drei Seinszustände von Körper, Seele und Geist

beinhalten sowie den vier letzten Blüten, die der Künstler den vier Tageszeiten zuordnete.

Betrachtet man alle neununddreißig Tafeln in ihrer Abfolge, wird in der Gestaltung der Bilder eine deutliche Entwicklung sichtbar; die einzelnen Blütengruppen unterscheiden sich nicht nur in ihrer jeweiligen Anzahl, sondern auch in den vom Künstler für ihre Darstellung gewählten Ausdrucksmitteln.

Wer sich den Bachblüten mit Hilfe der symbolischen Bedeutungen der Zahlen annähert, so wie dies neben anderen Aspekten auch der Künstler tat, dem bieten sich Zahlen an, deren heilige Bedeutungen den Menschen früherer Hochkulturen geläufig waren. Es sind insbesondere die Zahlen Zwölf und Sieben und damit die in die beiden Zahlen eingebundenen Zahlen Drei und Vier.

Zahlen haftet eine eigenartige Ambivalenz an. Unsere moderne Welt ist mit ihrer Hilfe gänzlich durchorganisiert; Zahlen haben das Image von Logik. Viele mystische Zahlenbedeutungen, die Aufklärung und modernes Denken in den Bereich des Aberglaubens verwiesen haben, basieren auf jahrtausendealten Nutzungen. Die Arbeiten von C. G. Jung und der ihm nachfolgenden Wissenschaftlerinnen und Wissenschaftler haben gezeigt, daß diese verdrängten, aber im kollektiven Unbewußten gespeicherten Bedeutungsgehalte nach wie vor lebendig sind, auch wenn symbolische Informationen im Zusammenhang mit Zahlen entsprechend des jeweils eigenen Welt- und Zahlenverständnisses unterschiedlich entschlüsselt werden.[17]

Es sind offensichtlich keine Hinweise von Edward Bach selbst über die Bedeutung der Zahlen bekannt, aber man kann davon ausgehen, daß er ihre Symbolik zumindest intuitiv nutzte, denn bereits einen Teil der ersten zwölf Heilerblüten suchte er ganz gezielt zu den von ihm definierten zwölf Seelenzuständen. Schon in seiner Londoner Forschungszeit hat er bei seiner Arbeit über die Darm-Nosoden mit den Größenordnungen sieben und zwölf gearbeitet. Auch daß Bach zunächst überzeugt war, daß er seine Aufgabe abgeschlossen habe, als die Zwölfer- und später die Siebenerserie beendet war, deutet darauf hin, daß er der Suche nach den Blüten bewußt diese beiden Zahlen zugrunde gelegt hatte.

Hermann Haindl hat bei der Gestaltung der Bildtafeln die Symbolik der Zahlen aufgegriffen: In den zwölf »Heilern« sind die Darstellungen in der Form eines viereckigen Mandalas aufgebaut, in denen gedanklich und formal die Diagonalen als tragende Strukturen fungieren.

Die Zahl Zwölf wurde durch die Jahrtausende menschlicher Kultur immer wieder als Symbol der Vollkommenheit der göttlichen Ordnung[18] verwendet, sei es in der Zahl der zwölf Apostel, die als zwölf Sonnenstrahlen der Zentralsonne des Christus zugeordnet wurden, sei es in den zwölf Monaten des Sonnenjahres[19], den zwölf Tierkreiszeichen etc. Weitere Beispiele lassen sich leicht finden, denn die Zahl Zwölf gilt numerologisch als »geschlossener Kreis«[20]; in dieser Zahl sind die geheimen Bedeutungen vieler Mythen und Mysterien der Welt verschlüsselt.

Bei der Suche nach geeigneten Bildvorlagen für die »Heiler«-Bilder wurde deutlich, daß zu dem männlich geprägten System der zwölf Apostel kein vergleichbares System für die Seite der weiblichen Energie vorhanden ist.[21] So hat der Künstler die Frauengestalten selbst ausgewählt, die jeweils die weibliche Energie der Bachblüten repräsentieren sollten.

Die den »Heilern« folgenden sieben »Helfer« entsprechen ebenfalls einem System heiliger Zahlen. Die Zahl Sieben war auch deshalb in den alten Hochkulturen von so großer Bedeutung, weil sie der Zahl der damals bekannten Planeten entsprach, und zum anderen, weil die Sieben die erste »vollständige Zahl« ist, die aus drei und vier, aus zwei und fünf oder aus eins und sechs zusammengesetzt werden kann. Auf der Grundlage der biblischen Schöpfungsgeschichte wird die Sieben zur Strukturzahl des religiösen und gesellschaftlichen Lebens, indem in der jüdischen, der christlichen und, entsprechend dem Koran, auch der islamischen Welt die Zeit danach gegliedert wird. Der siebte Tag ist der Tag des Innehaltens und dazu bestimmt, mit besonderer Achtsamkeit nach göttlichen Gesetzen zu leben.

Indem Haindl die vier Elemente Feuer, Wasser, Luft und Erde und die drei Ebenen von Körper, Seele und Geist in die von Edward Bach gegebene Siebenerzahl der »Helfer« einbindet, verstärkt er die Idee des Kreises der Bachblüten. Die Baumblüten stellen in diesem Kreis eine besondere Qualität dar, die sich schwer beschreiben läßt; sie ist von Bach selbst als in eine höhere spirituelle Richtung verweisend erkannt worden. Die letzten vier Blüten ordnet der Künstler den Tageszeiten zu: Das ist der Rahmen, in dem wir uns täglich mit den kosmischen Energien verbunden fühlen.

Die Bachblüten als Gesamtsystem sind damit kein lineares Ensemble, sondern ein in sich geschlossener Kreis, vergleichbar der Unendlichkeitsschlange, die sich in den eigenen Schwanz beißt, Leben, Tod und Wiedergeburt verkörpernd, indem sie Anfang und Ende miteinander verbindet. An diesem besonders kritischen Punkt auf der Kreislinie befindet sich

Rescue, die Essenz, in der sowohl Blüten aus der ersten als auch der zweiten Hälfte zusammengefaßt sind.
Mit dieser Deutung geht Hermann Haindl einen eigenen Weg, denn die Nr. 39 der Bachblüten, die Notfalltropfen »Rescue«, werden in vielen Fachbüchern meist nur nebenbei erwähnt, geschweige denn als zentrale Aussage interpretiert. Durch die intuitive Zuordnung von Rescue zu der Versöhnung und Integration der Gegensätze erhält das letzte der Haindlschen Gemälde eine herausragende Aussage.
Der Künstler hat Rescue nicht dem Weltenherrscher Christus gewidmet, sondern dem leidenden und trauernden Jesus, der für die Menschen seiner Gegenwart, wie sie uns im Neuen Testament geschildert werden, und für viele Menschen auch noch heute vor allem der große Heiler ist.
Die Auswahl des Motivs des Kopfes von Jesus geschah nicht zufällig. Kurz bevor der Künstler mit dem Malen der Bachblütentafeln begann, war seine Mutter gestorben, und er fand in ihrem Nachlaß ein kleines Andachtsblättchen mit diesem Kopf des Jesus als Schmerzensmann. Er gehört zu einem Bartholomäusaltar, entstanden nach 1480, dem folgender Text aus Jesaia 53 zugeordnet ist: »Er wurde verachtet und von den Menschen gemieden, ein Mann voller Schmerzen, mit Krankheit vertraut. Wie einer, vor dem man das Gesicht verhüllt, war er verachtet, wir schätzten ihn nicht. Aber er hat unsere Krankheit getragen und unsere Schmerzen auf sich geladen ...«
Eine alte Weisheit besagt, daß, wenn man krank wird, das Heilmittel ganz in der Nähe schon bereitsteht. Suchen und finden müssen wir es allerdings selbst. Durch alle ästhetische Schönheit hindurch sind die Meditationstafeln von Hermann Haindl ein geradezu flammender Aufruf, aus der modernen »Haben-und-Nehmen«-Mentalität zurückzukehren und die Verantwortung für sich selbst zu übernehmen. Der Künstler versteht seine Blütenkarten als eine Einladung, auf dem Hintergrund der in Jahrtausenden aus vielen unterschiedlichen Quellen gewachsenen europäischen Kultur in einen Dialog mit den von den Blütenpflanzen verkörperten Energien einzutreten und sie über eine akute Nutzung im Krankheitsfall langzeitlich als Helfer und Heiler im persönlichen geistig-seelischen Wachstumsprozeß zu verstehen.

Die Meditationstexte

Jeder der Bildtafeln sind außer der Beschreibung der Anwendungsmöglichkeiten weitere Texte zugeordnet. Es gibt einige Informationen zu der Art und den Lebensumständen der Pflanzen, von denen jeweils die Blütenessenzen gewonnen werden, sowie zu dem kulturellen Hintergrund, der Assoziationsmöglichkeiten bei der Nutzung der Blüten zur Gesundung von Leib und Seele anbietet.

Jeder Blüte wurde außerdem ein eigener Meditationstext, ein ausgewähltes Element, eine Farbe und ein spezifisch entwickeltes Meditationszeichen zugeordnet. Meditationstexte, Elemente, Farben und Formen sind als Anregungen gedacht, um mit den Blüten in einen Heildialog einzutreten.

Gespräche mit Steinen und Pflanzen gelten üblicherweise in unserer Gesellschaft als ein wenig sonderbar. Im Kontakt mit Ureinwohnern lernen jedoch immer mehr Menschen, die meist verschütteten Wege wieder zu gehen. Ich selbst hatte einen verständnisvollen Vater, der, als ich ein Kind war, meine Angewohnheit, mit den Dingen meiner Umgebung Gespräche zu führen, wahrnahm und förderte. Wer mich im Garten oder im Feld allein spielen sah oder auch auf dem verwunschenen Dachboden des elterlichen Hauses, wo die Reste des ehemaligen Haushaltes meiner Großmutter ein Eldorado für mich darstellten, konnte nicht ahnen, in welch reicher Gesellschaft ich mich befand. Ich war umgeben von vielen Wesen, die mit mir in lebhaftem Gedankenaustausch standen.

Es spielt keine Rolle, ob man zu sagen geneigt ist, ich hätte eine lebhafte Phantasie gehabt oder ob man mit Ehrfurcht von den den Pflanzen und Dingen innewohnenden Geistwesen spricht: Mein Kindergemüt wußte sich mit allen Teilen der Umwelt zutiefst verbunden.

Diese Fähigkeit ist mir erhalten geblieben, zumal ich durch die Teilhabe am künstlerischen Schaffen von Hermann Haindl nie aus der Übung gekommen bin, auf Stimmen zu lauschen, die weder der Lärm der sogenannten realen Welt noch meine wissenschaftliche Arbeit ganz überdecken konnte. So kam mir die Idee zu den meditativen Dialogen zwischen den einzelnen Bachblüten und dem Gemüt. Zu jeder Bachblüte entstanden ein Mantra und ein Meditationstext von eigener Qualität.

Als ich im Laufe der Arbeit an diesem Buch in den nachgelassenen Schriften Edward Bachs las, daß er einige kurze Geschichten geschrieben hatte, in denen er die Blüten wie »eigenständige Persönlichkeiten«[22] hat sprechen lassen, war ich sehr glücklich, denn ich wußte, daß mir meine unsichtbaren »Gesprächspartnerinnen« die richtige Idee geschickt hatten.

Die Strukturen der Meditationstafeln

Hermann Haindl hat bei der Gestaltung der Bachblütentafeln sowohl seine individuelle Intuition eingesetzt als auch traditionell überkommene Seh- und Erfahrungsgewohnheiten einbezogen.

Es entspricht den menschlichen Orientierungsmöglichkeiten, die Umwelt in verschiedenen Richtungen und Tiefendimensionen zu erfassen: in vorne und hinten, in rechts und links, in oben und unten, in den Schichtungen von Vordergrund, Mittelgrund und Hintergrund.

Im Vordergrund der Meditationstafeln befindet sich, als die primär zu erfassende Bildinformation die übergroße Darstellung der jeweiligen Blüte, aus denen die entsprechende Bachblütenessenz hergestellt wird. Die möglichst naturgetreu dargestellte Blüte führt jedoch in nichtreale Richtungen und Schichtungen hinein, in denen sich in symbolischen Bildern und Farben die Energien der Bachblüte zu erkennen geben. Die räumliche Gestaltung der Hintergründe mit ihren symbolischen Bildern verstärkt die zentrale Aussage der Pflanze.

Während der Künstler in den zwölf Tafeln der »Heiler« bekannte Gestalten in einen sinnschaffenden Zusammenhang stellt, ist bei den Baumblüten und den Tafeln der vier Tageszeiten das abstrakte Element bestimmender. Für den oft langwierigen Erkenntnisprozeß des Krankheitsgeschehens und seiner Ursachen bieten sich in den »Heiler«-Bildtafeln vier Bildmotive mit vertrauten oder fremden Inhalten an. Mit ihrer symbolischen Bedeutung wollen sie als Hilfe verstanden werden bei der Suche und Lösung der Blockierungen und Beeinträchtigungen, die die jeweilige Erkrankung, das jeweilige Leiden ausgelöst haben.

Es gibt vertraute Informationen und solche, die Irritationen und Verwirrung auslösen können, weil sie in der Erinnerung oder auch über das Unterbewußtsein Assoziationen wecken, an gute oder schlechte Erfahrungen, an Bedrohungen und Schmerzen ebenso wie an Liebe und Glücksgefühle.

Hinsichtlich des strukturellen Aufbaus der Bildtafeln haben die Diagonalen besondere Bedeutungen. Es gibt eine Tradition, die die Diagonale aus der linken oberen Bildecke zur gegenüberliegenden unteren rechten Bildecke als die »göttliche« Diagonale bezeichnet, da sie als diejenige Richtung gilt,

aus der göttliche Botschaften kommen. Auf Werken der christlichen Kunst erscheint die Gottesenergie meist aus dieser linken oberen Ecke, sei es als Lichtstrahl, sei es als Taube. Entsprechend hat die entgegenkommende diagonale Richtung von rechts unten nach links oben die Bedeutung von Anbetung und Verehrung, von Dank für Schutz und Gnade.
Die Diagonale von links unten nach rechts oben gilt als die »menschliche« Diagonale, als Diagonale des Vertrauens in die eigene Kraft, daß man gesteckte Ziele erreichen kann durch eigenen Willen, durch die Bereitschaft zum Wagnis.[23]
Wenn in den zwölf Heiler-Karten die strukturellen und symbolischen Bedeutungen vielleicht nicht sofort erkannt werden können, vielleicht auch deshalb, weil der Blick zu flüchtig ist, wirken sie dennoch auf die Ebene des Unbewußten, der Gefühle ein, weil die Tafeln die spirituelle Kraft ihres ästhetischen Ausdrucks und ihrer inhaltlichen Aussagen auch aus den Gestaltungsprinzipien beziehen.

Anmerkungen

1 Edward Bach, *Die nachgelassenen Originalschriften*, Herausgegeben von den Kuratoren des Dr. Edward Bach Centre, England, Judy Howard und John Ramsell, München 1991, S. 197.

2 Edward Bach, *Die nachgelassenen Originalschriften*, S. 196.

3 Nora Weeks, *Edward Bach, Entdecker der Blütentherapie, Sein Leben – seine Erkenntnisse,* München 1993 (3. Aufl.), S. 13.

4 Nora Weeks, *Edward Bach*, S. 27.

5 Er stellte im Darm erkrankter Patienten eine auffallende Häufigkeit bestimmter Bakterien fest, die er in sieben Gruppen ordnete. Aus diesen Bakterien entwickelte er nach homöopathischen Richtlinien Heilmittel, die er Nosoden nannte.

6 Nora Weeks, *Edward Bach*, S. 44.

7 Nora Weeks, *Edward Bach*, S. 51.

8 Vgl. Nora Weeks, Victor Bullen, *38 Bach Original Blütenkonzentrate: Die speziellen Potenzierungsmethoden*, Neckarsulm, 1992.

9 Es konnte nicht ausbleiben, daß die traditionelle Ärzteschaft Sturm lief, vor allem auch deswegen, weil Bach, da ihm immer mehr hilfesuchende Menschen zuströmten, medizinische Laien beschäftigte, was nach den Richtlinien der Standesorganisation verboten war. Es ist verwunderlich, daß diese Anfeindungen seine Schaffenskraft nicht gebrochen haben.

10 Nora Weeks, *Edward Bach*, S. 66.

11 Die Blüten werden mit Wasser in einem Topf gekocht. Vgl. Nora Weeks, Victor Bullen, *38 Bach Original Blütenkonzentrate.*

12 Edward Bach, *Die nachgelassenen Originalschriften*, S. 146.

13 Deutsche Überarbeitung dieses Gebets siehe Seite 508.

14 Der Philosoph Ludwig Wittgenstein hatte 1921 das naturwissenschaftliche Prinzip der Meßbarkeit in die Philosophie eingeführt und ihr auf dieser Basis ihre Hauptfragestellung mit dem Satz: »Worüber man nicht sprechen kann, darüber muß man schweigen«, zerstört.

15 Rachel Pollack; *Der Haindl Tarot: 78 Symbole der Wandlung*, mit 78 Karten von Hermann Haindl, München 1988.

16 Vorwort von Erika Haindl, in: *Hermann Haindl: 30 Jahre in Hofheim*, Ausstellungskatalog, o. J. (Hofheim a. Ts. 1985).

17 Vgl. C. G. Jung, »Zugang zum Unbewußten«, in: C. G. Jung/Marie-Louise von Franz u.a., *Der Mensch und seine Symbole*, Olten und Freiburg i. Brsg. 1981 (13. Aufl.), S. 40.

18 Eine der eindrucksvollsten Erzählungen des Alten Testamentes beschreibt die Heiligkeit der Zahl Zwölf (Josua 4. Kap. 1–24): »Da nun das Volk ganz über den Jordan gegangen war, sprach der Herr zu Josua: ›Nehmt Euch zwölf Männer,

aus jeglichem Stamm einen, und gebietet ihnen und sprecht: ‚Hebt auf aus dem Jordan zwölf Steine von dem Ort, da die Füße der Priester (die die Bundeslade trugen) stille gestanden sind und bringt sie mit Euch hinüber.'‹« Etwas später im gleichen Kapitel wird berichtet: »Und die zwölf Steine, die sie aus dem Jordan genommen hatten, richtete Josua auf zu Gilgal und sprach zu den Kindern Israels: ›Wenn eure Kinder hernach ihre Väter fragen werden und sagen: ‚Was sollen diese Steine?', so sollt ihr's ihnen kundtun und sagen: ‚Israel ging trocken durch den Jordan.'‹«

19 In den älteren matrilinearen Kulturen hatte das Jahr 13 Monate, denn die weiblichen Kulturen richteten sich nach dem Mondjahr mit 13 Einheiten.

20 Vgl. Franz Carl Endres/Annemarie Schimmel, *Das Mysterium der Zahl: Zahlensymbolik im Kulturvergleich*, Köln 1986 (3. Aufl.), S. 209.

21 Vgl. Karen Jo Torjesen, *Als Frauen noch Priesterinnen waren*, Frankfurt 1995.

22 Vgl. Edward Bach, *Die nachgelassenen Originalschriften*, S. 115.

23 Bezeichnenderweise benutzen Banken und Parteien bevorzugt diese Diagonale für ihr Signum. Die Botschaft ist klar: »Mit uns können Sie die Herausforderungen Ihres Lebens schaffen.«

II. Die zwölf Heiler

Die zwölf Heiler-Blüten und ihr Bezug zur Astrologie

Die Haindlschen Tafeln der zwölf Heiler-Blüten enthalten nicht nur symbolische Bilddetails für männliche und weibliche Energien, sondern sie sind zugleich mit Planeten und Tierkreiszeichen verbunden.[1]

Liest man Bachs Zuordnungen der negativen Gemütszustände zu den Heilmöglichkeiten der Blüten unter astrologischen Gesichtspunkten, so ist es immer wieder faszinierend festzustellen, daß Bach die kennzeichnenden Charaktereigenschaften der Tierkreiszeichen beschrieben hat.

Was bei einem Vergleich der Astrologie und der Bachblüten besonders ins Auge fällt, ist die bei beiden Systemen betonte Zusammengehörigkeit von »Licht und Schatten«. Seit Jahrtausenden ist das Symbol des Frühjahrs, der Stier bzw. das Tierkreiszeichen Stier, mit seiner Schattenseite, dem Tod und der Opferung bzw. dem Skorpionzeichen des herbstlichen Vergehens verbunden. Ebenso stehen den lösenden und erlösenden Kräften der Bachblüten die entsprechenden blockierten, das heißt krank machenden menschlichen Verhaltensweisen gegenüber.

Edward Bach selbst gibt mit seinem Leben ein überzeugendes Beispiel von dem Zusammengehören der Gegensätze und der daraus erwachsenden Notwendigkeit, die hellen und auch die dunklen Aspekte des Lebens vom Bewußtsein her zu integrieren und im Alltag bewußt zu leben. Er wurde im Tierkreiszeichen der Waage geboren, dessen gegenüberliegender »Schatten« das Zeichen Widder ist. Die Begegnung zwischen ihm und der dem Tierkreiszeichen Widder zugeordneten Agrimony-Blüte kennzeichnet den Wendepunkt in Bachs Leben[2], denn mit Agrimony begann 1930 das eigentlich spirituelle Leben des Dr. Bach, in dem er noch konsequenter als zuvor auch durch alle Schattenaspekte des Daseins zu gehen hatte.

Edward Bach hat den Sinn, der in der Notwendigkeit verborgen ist, die Gegensätze von Licht und Schatten zu leben und zu erleiden, gekannt. Das wissen wir durch Nora Weeks: »Er betrachtete das Leben als einen unaufhörlichen Prozeß, einen endlosen Strom, der auch durch das, was wir Tod nennen, nicht unterbrochen wird; unser körperliches Sterben war für ihn nichts weiter als der Übergang in einen anderen Seinszustand.«[3]

Der Astrologie hat Edward Bach nicht recht getraut[4]: »Ich bin etwas vorsichtig, was Astrologie betrifft«, schrieb er einmal an Freunde.[5] Er hatte insofern Vorbehalte gegen die Astrologie, da er in ihr lediglich negativ einschränkende Faktoren für die Eigenverantwortlichkeit des Menschen zu erkennen vermeinte. Er schrieb: »Wenn wir bei unserer Persönlichkeit bleiben, uns selbst treu sind, dann brauchen wir uns nicht vor planetaren oder äußeren Einflüssen zu fürchten. Die Heilmittel helfen uns, zu unserer Persönlichkeit zu stehen.«

Wer über einige Astrologiekenntnisse verfügt, wird auch aus seiner folgenden Äußerung entnehmen, daß er sich nicht besonders intensiv mit Astrologie beschäftigt haben konnte: »Nur in den frühen Stadien unserer Evolution werden wir direkt von einem oder mehreren Planeten unterstützt oder bestimmt. Wenn wir einmal Liebe entwickeln, d. h., die echte Nächstenliebe, werden wir frei vom Einfluß der Sterne, frei von der Schicksalslinie und steuern unser Schiff selbst, was auch immer geschehe.«[6]

Zum besseren Verständnis seiner Einstellung gegenüber der Astrologie dürfte es wichtig sein zu wissen, daß die meisten zu seiner Zeit praktizierenden Astrologen in einer Art Dogmatismus erstarrt waren, so daß sich zu Edward Bachs revolutionär unkonventionellem Heilverständnis kaum Querverbindungen ergeben konnten.

Diejenigen Astrologen, die Partner für Edward Bach hätten sein können und die sich durch die 1930 erfolgte Entdeckung des Planeten Pluto herausgefordert fühlten, neue Interpretationsmöglichkeiten zu finden, hatten sich, in einer typisch englischen Tradition, nach außen hin hermetisch abgeschlossen.

Bach hatte, aller Wahrscheinlichkeit nach, keine Beziehungen zu derartigen Astrologenkreisen und damit auch keine Kenntnis etwa von der Arbeit des Dr. W. L. Wilson[7], der Astrologie gezielt dafür einsetzte, daß kranke Menschen die Ursachen ihrer körperlichen und gemüthaften Störungen besser erkennen konnten. Wilson ging wie Edward Bach von einem ganzheitlichen Menschenbild aus und definierte Heilen in letzter Konsequenz ebenfalls als einen Prozeß des Wiederfindens des verlorengegangenen Kontaktes mit dem kosmischen Gottesgeist.[8]

Edward Bach wies mit den »Prinzipien« seines Verfahrens, wie er sie in dem sogenannten Freimaurer-Vortrag darlegte, darauf hin, daß die Arbeit mit den Bachblüten ausschließlich eine spirituell-heilende Tätigkeit sei. Wo Intuition als »Lauschen auf die innere Stimme« notwendig ist, kann die Meßbarkeit objektiver Fakten, wie es als unverzichtbare Grundlage von exakter Wissenschaft gefordert wird, keine Bedeutung haben.[9] Bach hat die Heilkräfte seiner Blüten ausdrücklich in kosmischen Zusammenhängen stehend begriffen, denn wenn der Mensch aus der Einheit mit seinem Höheren Selbst herausfällt, bedeutet dies Krankheit.

Edward Bach hat einmal die Menschen mit göttlichen Instrumenten verglichen: »Es liegt an uns, den Ton im Leben zu spielen oder zu erbringen, für den wir bestimmt sind und der unsere Aufgabe ist. Wenn ich z. B. als ›Violoncello‹ gemeint bin, dann wird von mir nichts anderes gefordert, als die Musik hervorzubringen, die eben ein Cello hervorzubringen vermag. Das heißt, es wird von mir nicht erwartet, etwa wie eine Gitarre zu klingen. Es wäre also ganz sinnlos, ständig dem Ton und der Weise einer Gitarre nachzujagen und sich mit ihr zu vergleichen.«[10]

Übertragen auf astrologische Inhalte könnte sich das etwa so anhören: Ein im Zeichen Stier geborener Mensch wird auf die Herausforderungen des Lebens anders reagieren als etwa ein im Zeichen Löwe geborener. Die entsprechenden, durch Planetenstellungen, Häuser und Aspekte gefilterten Stärken und Schwächen geben jedem Menschen bestimmte Rahmenbedingungen als individuelle Chancen oder auch Hemmnisse vor, die durch die jeweilig eigenen Entscheidungen genutzt bzw. angenommen oder auch ignoriert werden können.

Die Menschen sehr viel früherer Zeithorizonte haben die Astrologie wegen ihrer heiligen Ordnungsprinzipien »Mutter aller Wissenschaften« genannt. Die astrologischen Symbole, so Dane Rudhyar, »waren ein integraler Teil der meisten Religionen, entweder in reiner oder in verkleideter Form, denn sie stellten mit Sicherheit den ersten Versuch des Menschen dar, die Ordnung systematisch zu interpretieren, die er im Ablauf der Naturerscheinungen und in den wechselseitigen Beziehungen verspürte, die alle Teile intergrierter Lebensprozesse miteinander verbanden«[11].

Wie unvernünftig sind wir eigentlich, auf die alten Weisheitslehren zu verzichten: Noch immer wird versucht, diese in die Schublade des sogenannten Aberglaubens zu verbannen, weil sie sich weder mit den überholten Alleinvermittlungsansprüchen der Kirchen noch mit den Prinzipien einer auf absoluter, das heißt ausschließlich rationaler Meßbarkeit beruhenden Naturwissenschaft in Einklang bringen lassen. Dabei sind die einengenden Auswirkungen beider Institutionen inzwischen nicht mehr zu übersehen.

Die Möglichkeit, Astrologie und Bachblüten bei der Suche nach Heilung als helfende Kräfte zu kombinieren, scheint mir eines der wunderbarsten Geschenke alter Kulturen an unsere Gegenwart zu sein, und dabei kann es in keinem Fall um starre Zuordnungen gehen.

Die symbolische Darstellung der männlichen Energie

Die Bachblüten stehen in einer langen Traditionsreihe, denn sie wenden sich über symbolische Bedeutungen, die ihnen zugeordnet werden können bewußt oder unbewußt an das mythisch-religiöse Empfinden im Menschen.

So tauchen bestimmte Zahlen, die auch in der Gesamtheit der Bachblüten maßgeblich sind, immer wieder in religiösen Zusammenhängen auf. Eine der berühmtesten Nennungen ist die Beschreibung des Brustschilds von Aaron, dem Hohepriester des Volkes Israel, in der Bibel. Der Brustschild wird beschrieben als mit zwölf Edelsteinen bestückt, je drei in vier Reihen angeordnet. Dieser sakrale Schmuck, so der jüdische Josephus Flavius, ist der Brustschild der Erde; die beiden Edelsteine auf den Schultern des Hohepriesters sind Sonne und Mond.[12]

Von zwölf Edelsteinen wird auch in der Apokalypse bei der Schilderung der Grundsteine der Mauer des himmlischen Jerusalem berichtet.[13] Da Christus als das ewige Fundament des himmlischen Jerusalem gilt, stehen die zwölf Edelsteine, die dieses Fundament bilden – und damit die Zahl Zwölf – als Symbol für Christus selbst. Die Grundmauern, auf denen der die himmlische Stadt schützende Wall aufgebaut ist, tragen die Namen der zwölf Apostel, die als Bausteine des neuen Glaubens bezeichnet werden.

Die offiziellen Apostelverzeichnisse sind jedoch, im Gegensatz zu der symbolischen Klarheit von einer auffallenden Ungenauigkeit. Während Rom von den »zwölf Aposteln plus zwei« spricht, feiert die oströmische Kirche sogar ein »Fest der siebzig Apostel«. In der bildlichen Darstellung der Apostel, zum Beispiel in der Gestalt von Lämmern, Tauben, Kreuzen, hielten beide Kirchen aber immer an der mystischen Zwölf fest.

Im Bereich der Ostkirche »stimmt die Auswahl der Zwölf im Bild mit den Namen der Zwölf im Neuen Testament noch weniger überein als im Abendland. Schon in früher Zeit wollte man hier in der Zahl der Zwölf auch alle vier Evangelisten sehen. Zwei von ihnen galten von jeher als Apostel (Matthäus und Johannes), die anderen zwei aber (Markus und Lukas) wurden in byzantinischen Bildern ebenfalls unter die Zwölf aufgenommen, was zur Folge hatte, daß zwei andere, von Christus berufene Apostel (Thaddäus und Jakobus Alpäi) weichen mußten. Dies geschah nach

Wunsch und Willen der Kirche.«[14] Entscheidend war und blieb die mythische Tradition der Zahl Zwölf, während die Personen der Evangelisten als Verfasser der Evangelien zunehmend weniger wissenschaftlichen Forschungen standhalten.[15]
Der Bedeutung der Apostelgestalten tut dies allerdings keinen Abbruch, denn vermutlich gründet sie auf noch älteren Überlieferungen in einer Gesellschaft, die ihr geistig-religiöses Erbe mündlich weitergab; auch der antike Gott Dionysos hatte zwölf enge Vertraute.
Es war für Hermann Haindl naheliegend, für die Gestaltung der Meditationstafeln die in Europa bekanntesten zwei Zwölferzusammenhänge zu nutzen: den zwölfteiligen Tierkreis und die zwölf Apostel.
Für die zwölf Apostel wählte er als Vorlage Details von einem der berühmtesten christlichen Kunstwerke der Welt: die Apostelbildnisse der um die Mitte des 10. Jahrhunderts im christlichen Konstantinopel entstandenen sogenannten Limburger Staurothek.[16]
Diese Bildnisse unterscheiden sich allerdings nur in geringen Nuancen voneinander: der Blickrichtung, der Länge der Obergewänder, kleinen Drehungen der Körper. Dadurch wirkt auf den Meditationstafeln der jeweilige Part der männlichen Energie mehr oder minder uniform; es ist nicht zu übersehen, daß sich in dieser Gleichförmigkeit eher eine gesellschaftlich machtvolle Institution repräsentiert, als daß die Apostel individuell mögliche Ausprägungen männlicher Wesensart aufzeigen.

Die symbolische Darstellung der weiblichen Energie

Für die weiblichen Energien hat Hermann Haindl in der westlichen Kultur kein mit den Aposteln vergleichbares Zwölfersystem gefunden.
So wählte der Künstler jeweils vier Frauengestalten aus dem Alten Testament, vier aus dem Neuen Testament und vier Göttinnen aus antiken Kulturen, die ihm in ihrer energetischen Aussage den jeweiligen Bachblüten adäquat erschienen.
Während die Apostel in der Gleichförmigkeit der künstlerischen Darstellung entsprechend dem berühmten Vorbild untereinander austauschbar wirken – sie bilden jeweils den Kontrapunkt zu den Frauendarstellungen –, strahlen die Frauengestalten eine beeindruckende Lebendigkeit aus. Obwohl auch sie jeweils für eine nichtindividuelle Energie stehen, sind die Frauenbildnisse unverwechselbar und ergeben in der Gesamtheit der zwölf Heilerblütenkarten ein beeindruckendes Mosaik aus Frauenfähigkeiten und Frauenverhaltensweisen von zeitloser Gültigkeit.

Anmerkungen

1 Hermann Haindl hat sich viele Jahre mit Astrologie beschäftigt und in dem Astrologie- und Tarotlehrer Günther Cherubini einen sensiblen Partner für die Festlegungen der Zuordnungen gefunden.

2 Die Agrimony-Blüte ist die erste Blüte, die Bach 1930 nach seinem Ausstieg aus seinem anerkannten Forscher- und Arztleben in London und seinem Umzug, zunächst nach Wales und später nach Cromer in Norfolk, gefunden hat.

3 Nora Weeks, *Edward Bach*, S. 128.

4 Als sich Edward Bach noch darum bemühte, das Bachblüten-System mit astrologischen Ordnungen in Übereinstimmung zu bringen, verglich er die von ihm gefundenen Persönlichkeitstypen mit der Stellung des Mondes im Geburtshoroskop. Damit griff er nicht auf das Sonnenhoroskop, sondern auf das ältere astrologische System der Chaldäer (1. Jahrtausend v. Chr.) zurück. Die Chaldäer hatten in der Verehrung der Mondgöttin ihr astrologisches System fast vollständig auf die Bewegungen des Mondes ausgerichtet. Die chaldäischen astrologisch gebildeten Priesterinnen nannte man »Mathematici«, was soviel bedeutete wie »Gebildete Mütter«. Vgl. Barbara Walker, *Das geheime Wissen der Frauen*, München 1995, S.73 f.

5 Vgl. Mechthild Scheffer, Wolf-Dieter Storl, *Neue Einsichten in die Bach-Blüten-Therapie: Vom Erbe der Blütengöttin,* München 1991, S. 110.

6 Ebd.

7 W. L. Wilson, der seine Arbeit aus der christlichen Tradition der Nachfolge des »Jesus als Heiler« verstand, berief sich auf die Bibel. Unter dem Aspekt »Am Anfang war das Wort« ordnete er die Planeten in einem anderen als dem bis dahin verwendeten System den Tierkreiszeichen zu: Dem ersten Tierkreiszeichen Widder den 1781 entdeckten Planeten Uranus und dem letzten der zwölf Tierkreiszeichen, den Fischen, den erst 1930 entdeckten Pluto. Dort, wo sich das letzte und das erste Zeichen des Tierkreises berühren, handelt es sich um jene sensible Stelle, an der sich die »Schlange der Zeit«, das uralte Heil- und Erlösungssymbol, in den Schwanz beißt, d. h. sich aus sich selbst heraus erneuert. Hier begegnen sich in dem Wilsonschen System diejenigen beiden Planeten, die als letzte entdeckt wurden und am meisten von allen Planeten in den geistig-spirituellen Bereich hineinwirken.

8 Dr. W. L. Wilson veröffentlichte das Ergebnis seiner Forschungen unter dem Titel *Die esoterischen Herrscher* 1952 im Selbstverlag. Das Buch zirkulierte ausschließlich in geschlossenen Astrologenkreisen. Wilson ordnete die Planeten und Tierkreiszeichen folgendermaßen einander zu: Uranus zu Widder / Merkur zu Stier / Venus zu Zwillinge / Neptun zu Krebs / Sonne zu Löwe / Mond zu Jungfrau / Jupiter zu Waage / Saturn zu Skorpion / Venus zu Schütze / Mars zu

Steinbock / Merkur zu Wassermann / Pluto zu Fische. (Mitteilung von Günther Cherubini, Juli 1996.)

9 Vgl. Edward Bach, *Die nachgelassenen Originalschriften*, S. 196–200.

10 Ilse Maly, *Bachblüten als Chance und Hilfe*, München 1994, S. 200 ff.

11 Dane Rudhyar, *Die zwölf kosmischen Gaben. Esoterische Astrologie: Wie wir die Geschenke des Kosmos erkennen*, München 1990, S. 12.

12 Der Brustschild soll mit folgenden Edelsteinen besetzt gewesen sein: Karneol, Topas, Smaragd, Rubin, Saphir, Jaspis, Hyazinth, Achat, Amethyst, Chrysolith, Beryll, Onyx. Sie sollten Jahwe an die zwölf Stämme Israel erinnern. Vgl. Moses 2, 15–21. Vgl. auch Dorothea Forstner, *OSB: Die Welt der christlichen Symbole*, Innsbruck, 1977, S. 134.

13 Apokalypse 21, 9.

14 Walter Loeschcke, *Apostel und Evangelisten*, Recklinghausen 1976 (3. Aufl.), S. 6 ff. Die Staurothek, deren Aposteldarstellungen Hermann Haindl als Vorlage gedient haben, stammt aus dem Bereich der oströmischen Kirche.

15 Vgl. Charles Peiffer, *The Dead Sea Scrolls and the Bible*, New York 1969, S. 103.

16 Dieser kostbare Reliquienschrein wurde 1204 bei der Plünderung der damals christlichen Stadt durch die ebenfalls christlichen Kreuzfahrer als Beutegut weggeschleppt und kam Mitte des 19. Jahrhunderts bei der Neuordnung der deutschen Bistümer aus Trier in das Eigentum des Limburger Doms und ist heute als Zentrum des Domschatzes im Dommuseum ausgestellt.

Die zwölf Heiler-Blüten

MIMULUS
Gefleckte Gauklerblume
(Mimulus guttatus)

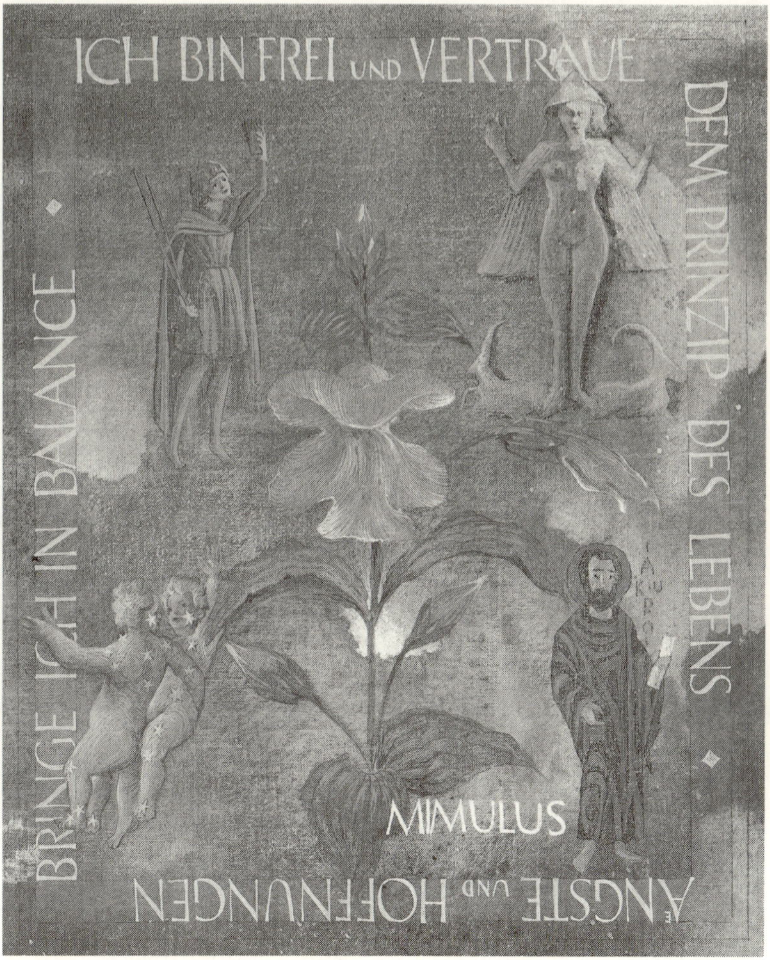

Die Pflanze

Mimulus kam erst Anfang des 19. Jahrhunderts aus den USA nach Europa. Sie wächst, meist in Gruppen, an feuchten Waldrändern, Bächen und Tümpeln; ihre Wurzeln brauchen morastiges Erdreich. Sie erreicht im Durchschnitt eine Höhe von 30 cm.

Die Pflanze gehört zu den Lippenblütlern. Die nicht sehr großen, symmetrischen gelben Blüten wachsen einzeln auf einem Stielchen aus den gegenständigen Blattachsen. Die in ihrer Aufhängung sensibel wirkenden Blüten tragen auf der Innenseite der Unterlippe einige kräftig-rote Punkte. Dieses »lustige« Aussehen verhalf der Pflanze zu ihrem Namen: »Gefleckte Gauklerblume«. Blütezeit: April bis Oktober.

Die vier Bildmotive

Männliche Energie:	Apostel Jacobus
Weibliche Energie:	Lilith
Planet:	Merkur
Tierkreiszeichen:	Zwillinge

Die Mitte der Karte bildet ein Mimulus-Stengel mit einer großen, gelben Blüte, zwei noch geschlossenen Knospen, die aus paarigen Blattachsen hervorkommen. In dem weit geöffneten Blütenschlund sind einige rote Punkte zu sehen. Alle vier Bildmotive werden von der Pflanze zu einer Einheit zusammengebunden; die gesamte Karte wirkt zentriert.

Die Karte enthält ein Dreieick, das aus nach oben weisendem Licht gebildet wird. Es kommt aus einer zentralen Lichtquelle hinter der Mimulus-Pflanze, eine andere Lichtfülle entströmt der Erde seitlich von Merkur. Außerdem fällt ein rötlich getönter Lichtstrahl breit gestreut auf Lilith.

Die linke Seite der Karte wird deutlich von blauen und grünen Farbtönen bestimmt, die rechte mehr von roten. Bei näherem Hinsehen gibt es genügend Beispiele, wie die Farben jedoch auch auf der jeweils anderen Seite vorhanden sind. Dadurch entsteht eine kraftvolle Farbigkeit.

Lilith: die verborgene Schwester der Gaia

Beim Betrachten der Karte bleibt der Blick, wenn er von der großen gelben Mimulus-Blüte weiterwandert, als nächstes an der Frauengestalt in der oberen rechten Bildhälfte hängen. Es ist das Bildnis einer geflügelten Göttin mit zwei gehörnten Tieren zu ihren Füßen. Das berühmte Relief, bekannt als »Herrin der Tiere«, stammt aus der sumerischen Kultur des Zweistromlandes, entstanden ca. 4000 Jahre v. Chr.[1] Es ist das älteste bekannte Abbild der Lilith.

1618 erwähnte ein italienischer Sternenkundiger erstmals einen Himmelskörper, von dem man nur den Schatten sehen kann, wenn dieser vor der Sonne vorbeizieht. 1918 erhielt dieser Planet den Namen Lilith.[2] 1996 nennen Cherubini und Wolfart-Zundel diesen Stern »Gaias verborgene Schwester«.[3]

In der Symbolik der Astrologie steht Lilith für Angstfreiheit gegenüber Autoritäten und in der Sexualität, aber auch für Eingebundensein in todgebende Kräfte.[4] Von patriarchalen Astrologen werden der Lilith dementsprechend noch immer negative Eigenschaften wie etwa: »Verursacherin perversester Neigungen« zugeordnet.[5] Erst die Frauenforschung gab Lilith wieder den Platz zurück, der ihr gebührt.[6]

Lilith war eine Form der »Großen Mutter« seßhaft gewordener und Ackerbau treibender Stämme, weit vor der Zeit, in der die Bibel geschrieben wurde.[7] Entsprechend dem, für den Jahreszeitenrhythmus typischen Wechsel vereinte sie in sich helle und dunkle, lebensspendende und todbringende Aspekte.

Es ist nicht zu übersehen, daß traditionelle Weisheitslehren und moderne Wissenschaft einen gemeinsamen Zugang zur archetypischen Lilith-Energie gefunden haben: »Aus den alten Mythen erfahren wir ebenso wie aus der modernen Psychologie, daß in den Schattenbereichen, den unbewußten, verdrängten, schwer zugänglichen Bereichen des Menschen, nicht nur seine ›schlechten und bösen‹ Anteile verborgen liegen, sondern daß dort ebenso sein Potential an Kraft und Kreativität schlummert. Das Finden des Schattens und das Durchwandern der verborgenen seelischen Täler, sei es nun in der Mythologie oder in einer modernen Selbsterfahrungstherapie, können die Lebenskraft und Kreativität eines Menschen aus dem Schattendasein befreien.«[8]

Langsam kommt hinter dem Monsterbild die wahre Lilith wieder zum Vorschein. Sie hebt ihre Arme empor; viele Menschen beginnen, ohne

patriarchale Gottesbilder sich wieder auf ihre eigenen schöpferischen Kräfte zu besinnen und alte Sündenängste loszulassen.
Gott schuf, wie in der biblischen Schöpfungsgeschichte berichtet wird, für Adam aus einer seiner Rippen eine Begleiterin, die die unterwürfige Dienerin des Mannes sein sollte. Dies ist jedoch nicht die einzige Version der Erschaffung der Menschen; es gibt auch noch eine andere, und sie war auch in den frühen Jahrhunderten des Christentums akzeptiert, wie eine Darstellung in der Grandval-Bibel aus Tours, entstanden um 840, belegt: Zwei Engel schauen zu, wie Gott die Leiber von Adam und Eva, jeden gesondert, mit seinen Händen formt, also die Frau als eigenständiges Wesen erschaffen wird.[9] Noch weniger vertraut ist jener Schöpfungsbericht, wie ihn der jüdische Talmud[10] überliefert: Nicht Eva, sondern Lilith sei die erste Frau von Adam gewesen. Als Adam ihr die Gleichwertigkeit mit ihm verweigert habe, habe sie ihn verlassen.
Der Talmud berichtet dazu etwas sehr Wichtiges: Lilith »verschwand in den Lüften«[11]. Lilith hatte offensichtlich Flügel wie die Vögel oder die Engel oder aber wie die »Große Mutter«.[12] Schließlich, als Lilith nicht zur Rückkehr zu bewegen war, schuf Gott für Adam eine neue Frau: Eva.
Die zum Nachtmonster umgedeutete Lilith wurde für Jahrhunderte zur »Höllenhure« erklärt, die schlafende Männer mit »schmutzigen Träumen« heimsucht und kleine Kinder frißt.[13]
Die Verfluchung von »Arbeit und Sexualität, die wichtigsten Lebensäußerungen des erwachsenen Menschen«[14], diente dazu, die Frau zu einem »Gefäß der Sünde« zu verbiegen. »Innerhalb einer christlichen Tradition, die eher die unterdrückenden Elemente hervorgehoben hat, sind diese Flüche dann zum ewigen Schicksal hochstilisiert worden.«[15] Als Folge ist bis heute für ungezählte Menschen – nicht nur für Frauen, aber besonders für diese – mehr oder minder diffuse psychische Not zu einer Alltagsnormalität geworden, die sich in kleinen und großen Ängsten niederschlägt und die betroffenen Menschen um die Freude an ihrem Leben betrügt.

Der Apostel Jacobus

Die »göttliche Diagonale« der Karte wird gebildet von dem Apostel Jacobus, der Mimulus-Pflanze und dem Planeten Merkur. Die Gestalt des Apostels steht für die männliche Energie der Mimulus.
Im Neuen Testament werden drei Männer des Namens Jacobus erwähnt.

Hermann Haindl hat die Limburger Staurothek als Vorlage für die Bildnisse der Apostel genutzt. Sie zeigt allerdings nur einen Jacobus – die Rolle in seiner Hand weist ihn als einen der zwölf Apostel der christlichen Botschaft aus.
Jacobus d. Ältere gehörte zum engeren Kreis der Urgemeinde in Jerusalem und wurde 44 n. Chr. unter Herodes Agrippa hingerichtet. Einer Legende nach, die sich im 9. Jahrh. n. Chr. durchsetzte, sei »sein Leichnam in einem marmornen Sarge von Palästina nach Compostela in Spanien geschwommen«.[16] Er wurde zum Schutzheiligen dieses Landes und sein Grab in Santiago di Compostela eine der wichtigsten Pilgerstätten der Christenheit.[17]

Der Planet Merkur

Der Gauklerblume ist der »Gaukler« Merkur zugeordnet: Die Mimulus-Blüte erinnert an einen Mund. Diese Signatur verbindet Mimulus mit Merkur, denn astrologisch steht Merkur für die Sprache und alle Formen von Kommunikation. Im antiken Griechenland galt Merkur (Hermes) als der »Bote der Götter«.
Merkur ist durch keine ethischen Prinzipien gebunden. Seine Eigenschaften wie Schnelligkeit, Überredungskunst, Geschicklichkeit nutzt er ohne Angst. Wo immer der »Götterbote« auftauchte, so berichten die antiken Quellen, entstand Gelächter und Lebensfreude.
Zu Merkur gehören die Tierkreiszeichen Zwillinge und Jungfrau als zwei energetisch unterschiedliche Aspekte. Der ernste Jungfrau-Merkur begleitet als Psychopompos die toten Seelen in die Unterwelt. Im Gegensatz zu dem Jungfrau-Merkur, der den Schlangenstab des/der Eingeweihten trägt, hält der »Gaukler«-Zwillinge-Merkur einen Doppelstab in der rechten Hand, dessen Nutzung nicht klar ist. Am meisten ähnelt er einer Wünschelrute. Vielleicht ist es auch der Stock des Lehrers, denn Merkur gilt auch als der große Lehrer, was in dem Buch in seiner Hand, Symbol für Wissen, zum Ausdruck kommt. Merkur ist die römische Ablösung des griechischen Hermes, der in dem sagenumwobenen Gelehrten des Altertums, Hermes Trismegistos, weiterlebte.[18] Hinter der merkurischen Schelmenhaftigkeit und seinem Jonglieren mit Informationen verbirgt sich das Wissen um die Polarität von Freude und Leid. Es schimmert um ihn auch das Wissen um Wut, hinter der die Trauer wohnt, um Angst, die aus der Erfahrung von Verletzungen und Verlassenheit wächst und sich in tausend

unwichtigen Kleinigkeiten niederschlägt und dem Leben die Kräfte raubt. Merkur ist zu einem farbigen, vielfältigen, schillernden Symbol geworden, wie der Angst und der Verlassenheit und dem Verkanntsein eine Alternative der Freude entgegengesetzt werden kann, die Mut gibt.

Das Tierkreiszeichen Zwillinge

Das Zeichen Zwillinge steht in der Astrologie für das Sammeln, Verarbeiten und Weitergeben von Informationen und Erkenntnissen. Das verbindet Zwillinge mit Merkur und Lilith.

Mimulus spiegelt in der Gegenständigkeit ihrer Blätter die Prinzipien des Zwillings, spiegelt den luftigen Zwillingsaspekt in ihren gelben Blüten[19] und die Vorliebe der Zwillingsgeborenen für das Unverwechselbare in ihrer eigenwilligen Blütenform.

Zwillinge haben das wenig schmeichelhafte Image, sie seien nicht so recht davon überzeugt, daß das Leben Abgründe und Tiefen habe. Der Künstler malte indes in den Hintergrund der Bildkarte Lichtquellen als Wege zu »erhellendem Wissen«, denn wer das Wissen des Körpers und der Seele nicht nutzt, wird krank.

Wie in dem Bauplan der Mimulus-Pflanze, so spiegelt sich auch im Tierkreiszeichen Zwillinge der Aspekt der Polarität wider.[20] Zwillingsgeborene Menschen tragen Schwere und Leichtigkeit in sich, sind einerseits konstruktiv, andererseits destruktiv. Und sie zeichnen sich zugleich durch eine auffallende merkurische Fähigkeit aus: Sie wissen sich schnell und wendig immer in den Besitz neuesten Wissens zu bringen, da aber der Zweifel ihnen ein ständiger Begleiter ist, entscheiden sie sich selten klar für eine Sache, sondern schwanken hin und her. Dies geschieht aus dem Wissen heraus, daß morgen alles bereits wieder anders als heute sein kann.

Im Gleichgewicht sein heißt nicht, frei von Ängsten zu leben, sondern daß Ängste und Hoffnungen sich gegenseitig die Waage halten. Dieses Verlangen nach Gleichgewicht spiegelt sich im Bild der Zwillinge[21]: Während die eine Hälfte nach oben greift, zeigt die andere nach vorne und wehrt durch eine Umarmung das Fallen ab. Der Künstler läßt ein Blatt der Balanceblume Mimulus die gefährdete Zwillingshälfte berühren.

Anwendungsmöglichkeiten

Edward Bach charakterisierte die blockierten Mimulus-Energien als *»Furcht vor weltlichen konkreten Dingen, vor Krankheit, Schmerz, Unfällen, Armut, Dunkelheit, Alleinsein, Unglück. Die Ängste des täglichen Lebens. Diese Menschen ertragen ihre Ängste, ohne zu klagen, und sprechen nur selten frei darüber zu anderen.«*[22]

Seit Anbeginn des menschlichen Lebens haben die Gegensätze von »Gruppe und Individuum«,[23] von »Aufgehobensein« und von »Verlassenwerden« die Erfahrungen der Seele geprägt, und auch unsere eigene Gegenwart speist sich noch immer »aus dem Lebensvorrat, den Tausende von dahingegangenen Generationen als den Gehalt ihrer Erfahrungen aufspeicherten.«[24] Mir erscheint die Bezeichnung von Angst vor Dunkelheit, vor Unglück oder generell »vor dem Leben« als »alltägliche Ängste« ein Versuch zu sein, aus Mitgefühl mit den Betroffenen Angst zu Ängstlichkeit zu verkleinern, um selbstunsichere Menschen nicht mit den archaisch-kollektiven Wurzeln von Gefühlen konfrontieren zu müssen.

Wer den Mut hat, die individuellen, aber auch die kollektiven Wurzeln der subjektiv erlebten Angst anzuschauen und zu akzeptieren, wird auf Dauer auch gegenüber den Herausforderungen des Alltags Gelassenheit entwickeln und kann auf heldenhafte »Tapferkeit« verzichten. Wir brauchen als ersten Schritt den Mut, um zu erkennen, wie wir auch in der modernen Gegenwart immer noch an vermutlich in unserem Althirn gespeicherte kollektiv-archaische Erfahrungen gebunden sind.

Als zweiten Schritt brauchen wir Vertrauen in eine »höhere Führung«. Zuversicht kann uns erfüllen, wenn wir die Zusammenhänge verstehen und akzeptieren. Erst aus der erkennenden Erfahrung läßt sich die eigene Freiheit gewinnen. Das Risiko intensiven Lebensglücks, aber auch das des Todes ist ein Teil der neu zu gewinnenden Alltags-Selbstsicherheit, das heißt: Alltags-Freiheit.

Ilse Maly hat der Mimulus einen Spruch zugeordnet, der diese Ideen in ein einleuchtendes Bild umsetzt: »Wir wagen es nicht, uns unseren Flügeln anzuvertrauen. Wir hegen und pflegen sie, aber haben Angst vor dem Fliegen.«[25] Und Fliegen aus eigener Kraft, wer weiß das nicht zumindest aus Träumen, läßt uns die alles durchdringende Freude erahnen, die mit Freiheit verbunden ist.

Symptome der blockierten Mimulus-Energie

- Menschen, die Mimulus brauchen, sind meist sehr sensibel.
- Ihre Ängste richten sich auf Unfallmöglichkeiten, Krankheiten und Schmerzen.
- Oft werden intellektuelle Zweifel vorgeschoben, um Angst vor Risiken zu kaschieren.
- Man ängstigt sich, etwas Neues zu beginnen, wenn sich nicht abschätzen läßt, welche Konsequenzen damit verbunden sind.
- Man leidet unter Handlungsblockaden, weil man fürchtet, es nicht allen recht machen zu können.
- Kleine Ängstlichkeiten werden vorgeschoben, um tieferliegende große Ängste zu kaschieren.
- Man ängstigt sich vor Entscheidungen in Alltagsangelegenheiten, mit dem Ergebnis, daß diese ein höheres Gewicht als notwendig erhalten, denn sie türmen sich, weil sie unerledigt bleiben, zu übermäßigen Belastungen auf.
- Es gibt große Schwierigkeiten, wenn es darum geht, etwas Begonnenes abzubrechen, wenn es sich als nicht sinvoll herausstellt, denn man hat Angst vor dem Urteil anderer.
- Man hat Angst vor bestimmten Streßsituationen, etwa beim Fliegen oder der Benutzung von Rolltreppen.
- Man errötet schnell, was die Angst in bestimmten Situationen mit öffentlichem Charakter erhöht.
- Man leidet unter Phobien, hat Angst vor Mäusen, Spinnen etc.
- Menschen, die Mimulus brauchen, leiden unter häufigen Alpträumen.
- Es fällt schwer, mit anderen über die eigenen Ängste zu reden. Niemand soll merken, daß man in Nöten ist.

Die Mimulus-Energie kann helfen ...

... damit aufzuhören, sich ständig negative Möglichkeiten auszumalen.

... kleine Ängstlichkeiten, die den Charakter von Gewohnheiten angenommen haben, zu überwinden, wenn ihre Ursachen bzw. ihre Nützlichkeit, größere Probleme zu kaschieren, erkannt werden.

... mit Humor gewisse Schwächen zu ertragen, wie etwa das Erröten beim

Sprechen vor anderen Menschen. Wenn man sich dessen nicht mehr schämt, reagiert die Haut mit der Zeit weniger hektisch.

… unabhängiger vom Urteil anderer Menschen zu werden und nicht mehr unter dem Zwang zu leiden, es allen recht machen zu wollen.

… die Rolle des/der ständig Zweifelnden aufzugeben und situationsgerechte Urteile zu fällen.

… daß, wenn man sich mit Selbstvertrauen an die Lösung eines Problems heranwagt, die befürchteten Schwierigkeiten geringer sind als angenommen.

… die Angst vor Risiken zu verlieren.

… zu lernen, die Verantwortung für die Konsequenzen aus den eigenen Entschlüssen zu übernehmen.

… ruhiger zu schlafen, weil die Nächte nicht mehr durch beängstigende Träume belastet sind.

… sich anderen Menschen gegenüber zu öffnen und über auftretende Ängste zu sprechen.

Mimulus-Meditation

Mimulus-Meditationselemente

Element:	Luft
Farbe:	Gelb
Form:	Ein Kreis mit horizontaler Mittellinie.
Mantra:	Ich bin frei und vertraue dem Prinzip des Lebens. Ängste und Hoffnungen bringe ich in Balance.

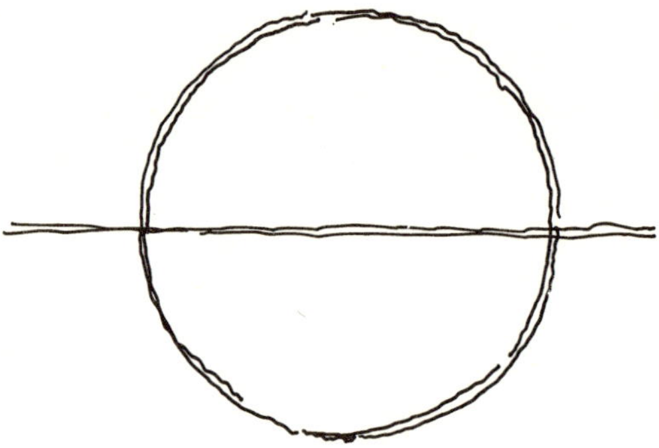

Mimulus spricht:

Sie nennen mich »Gefleckte Gauklerblume«. Ich liebe die roten Punkte in meinem Inneren, sie machen mich fröhlich und heiter.
Ich spüre das Wasser in der Erde, spüre die Sonne, die Wolken über mir. Meine kleinen wohlgeformten gelben Blüten gefallen mir. Sie wippen auf ihren Stengelchen im Wind.
Sieht jemand meine Schönheit? Nutzt jemand meine Lebensfreude? Für mich spielt das keine Rolle. Ich bin mit mir in Übereinstimmung.

Das Gemüt antwortet:

Ich hatte einen Traum. Es war irgendwo in einer südlichen Landschaft, klarer blauer Himmel. Warme, trockene Sommerluft. Eine mächtige Mauer aus großen Steinbrocken, sorgsam aufgeschichtet, da und dort kleine Pflanzen in den Ritzen.

Da ist eine Menge Menschen. Sie kommen einer nach dem anderen eilig heran und springen die Mauer hoch. Ich weiß nicht, ob es einen wichtigen Grund dafür gibt. Es gibt keinen Zweifel: Auch ich muß auf die Mauer hinauf gelangen. Aber ohne Hilfe würde ich das nicht schaffen.

Ich stehe unten an der Mauer, rufe immer wieder, ohne Antwort zu bekommen. Viele der Leute kenne ich aus meinem wachen Dasein. Manche schauen flüchtig zu mir hin und dann wieder weg, als wollten sie mich nicht hören, mich nicht erkennen.

Irgendwann kommt niemand mehr. Nur ich stehe noch da, allein, verzweifelt. Ich nehme allen Mut zusammen, denn es scheint so, daß wohl das Leben davon abhängt, und ich springe auch. Die Mauer ist ganz niedrig geworden, ich gelange ohne Anstrengung nach oben. Es ist mir, als flöge ich. Oben: Stille und Frieden ringsum. Ich befinde mich in einem schönen, großen Garten mit vielen Wegen. Ein tiefes Glücksgefühl durchzieht mich. Dann höre ich die Bäume lachen.

Anmerkungen

1 Vgl. *Große Frauen der Bibel*, Freiburg 1993, S. 10.

2 Es war der Astrologe Sepharial, der dem Schattenplaneten den Namen gab. Vgl. Wolfart-Zundel/Cherubini, *Lilith*, München 1996, S. 14.

3 Es wird vermutet, daß Lilith nur in Konjunktion mit der Sonne oder in Opposition zu ihr sichtbar ist. Wolfart-Zundel/Cherubini: »Anscheinend handelt es sich um einen Himmelskörper von bisher unbekannter Beschaffenheit, der etwa dreimal so weit von der Erde entfernt ist wie der Mond.«

4 Vgl. Wolfart-Zundel/Cherubini, *Lilith*.

5 Vgl. A. Frankhauser, *Das wahre Gesicht der Astrologie*. Zit. bei Wolfart-Zundel/Cherubini, *Lilith*, S. 14.

6 Auch der Matriarchatsforscher Erich Neumann ordnete Lilith noch als Gespenst ein und sah in ihr eine der »verführerischen Gestalten der verhängnisvollen Bezauberung«. Vgl. Erich Neumann, *Die große Mutter: Eine Phänomenologie der weiblichen Gestaltung des Unbewußten*, Olten 1987, S. 87.

7 Dazu besonders aufschlußreich: Robert von Ranke-Graves und Raphael Patai, *Hebräische Mythologie: Über die Schöpfungsgeschichte und andere Mythen aus dem Alten Testament*, Reinbek 1990, S. 68.

8 Wolfart-Zundel/Cherubini, *Lilith*, S. 37.

9 Das erwähnte Blatt der Tourer Grandval-Bibel gliedert sich in vier Horizontalstreifen, von der Erschaffung Adams und Evas bis zur Vertreibung und der anschließenden Mühe mit Arbeit und Kinderaufzucht. Abgebildet in: *Große Frauen der Bibel*, S. 13.

10 Der Talmud – dieser Name bedeutet »Lernen« – »ist die bedeutendste Zusammenfassung der Lehren, Vorschriften und Überlieferungen des nachbibl. Judentums … Der Talmud ist das Ergebnis der Denkarbeit rd. eines Jahrtausends (begonnen im 6. Jh. v. Chr., abgeschlossen im 5. Jh. n. Chr.) und hat zumal durch seine den Geist schärfende dialektische Form erheblichen Einfluß auf das Judentum ausgeübt.« *dtv-Lexikon*, München 1968.

11 *Große Frauen der Bibel*, S. 19.

12 Vgl. Ernst und Luise Gattiker, *Die Vögel im Volksglauben*, Wiesbaden 1989.

13 Vgl. Barbara Walker, *Das geheime Wissen der Frauen*, München 1995, S. 614. »Um Jungen im Babyalter vor ihr zu schützen, zog man Kreise um ihre Wiegen, in denen die Namen der drei Engel standen, die Gott ausgesandt hatte, um Lilith zu Adam zurückzubringen.«

14 *Große Frauen der Bibel*, S. 14.

15 *Große Frauen der Bibel*, S. 14.

16 *Brockhaus' Conversations-Lexicon*, Leipzig 1884, 9. Bd., S. 787.

17 Compostela ist einer der geomantisch interessantesten Plätze in Europa, denn unter der Grabeskirche des Apostels Jacobus kreuzen sich eine Fülle von

energetischen Linien. Das ist kein Zufall; offensichtlich entstand die Grabeskirche an der Stelle einer wichtigen vorchristlichen Kultstätte.

18 Manche Traditionen führen die Erschaffung der Kabalah und des Tarot auf Hermes Trismegistos zurück.

19 Gelb ist in der okkulten Tradition die Farbe für das Luftelement.

20 Im Sternbild Zwillinge stehen die beiden Himmelskörper Castor und Pollux für den Gegensatz des sterblichen Castor und des unsterblichen Pollux. Der unsterbliche Pollux bat beim Tode seines Zwillingsbruders Zeus, seinen Vater, die Unsterblichkeit für ihn aufzuheben und ihn, Pollux, auch sterben zu lassen. Zeus tat dies und versetzte beide als Sternbild Zwillinge ans Firmament.

21 Die Vorlage zu der Darstellung von Castor und Pollux ist die entsprechende Himmelsbild-Abbildung in Maria Sesti Guiseppe, *Die Geheimnisse des Himmels: Geschichte und Mythos der Sternbilder,* Köln 1991.

22 Aus: Edward Bach, Jens-Erik, R. Petersen, *Heile Dich selbst mit den Bach-Blüten*, München 1988, S. 101.

23 Die Problematik des Gegensatzes »Gruppe« und »Individuum« ist wohl das typischste Lebensthema von Zwillingsgeborenen.

24 Ernst Aeppli, *Der Traum und seine Deutung*, Zürich 1943, S. 23.

25 Das Zitat stammt von Charles B. Newcomb, zit. bei Ilse Maly, *Bachblüten als Chance und Hilfe*, S. 105.

IMPATIENS
Drüsentragendes Springkraut
(Impatiens glandulifera)

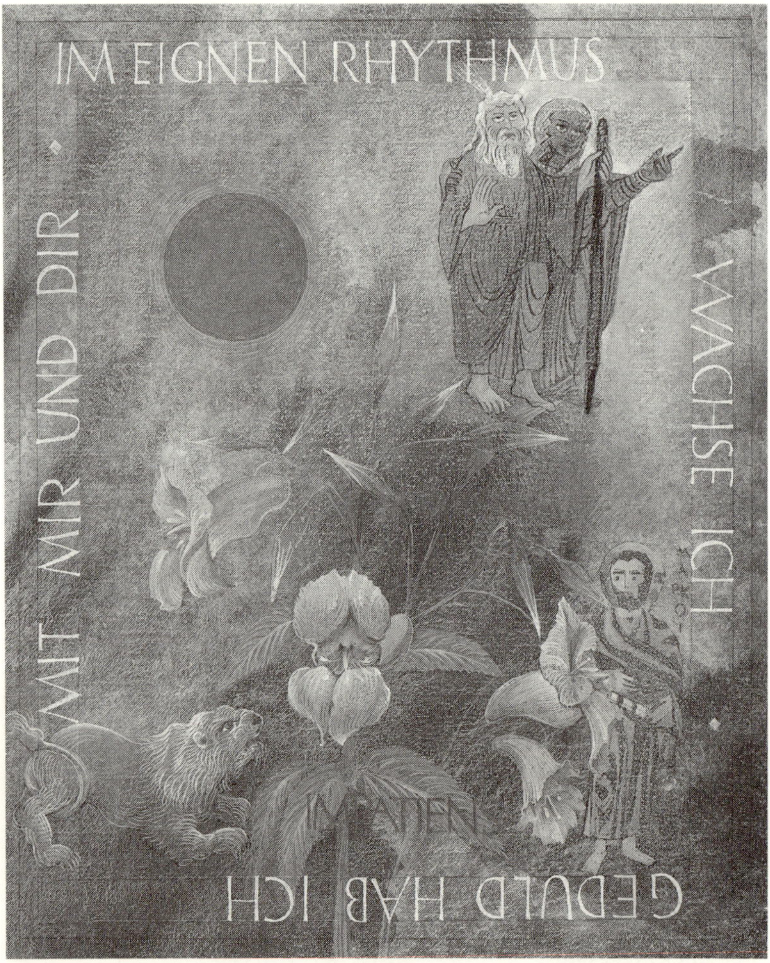

Die Pflanze

Das Drüsentragende Springkraut ist eine eindrucksvoll stattliche Pflanze aus der Familie der Balsaminengewächse. Sie erfährt erst im Hochsommer ihren größten Wachstumsschub und braucht viel Sonne und zugleich nasse Standorte wie Fluß- und Bachufer, wo sie in günstigen Fällen bis zu 180–200 cm hoch werden kann. Blütezeit: Juli bis September.
Die großen, differenziert gemusterten rosaroten Blüten gleichen einem aufgerissenen Tierrachen, der den Insekten leichten Zugang zu dem üppig vorhandenen Nektar bietet. Die symmetrisch gegliederten, mit einem Sporn versehenen Blüten sind in den Blütentrauben jeweils an einem eigenen Stengelchen aufgehängt und waagrecht nach außen gerichtet. Dadurch können die reifen Samen leicht von der Mutterpflanze wegspringen. Impatiens läßt sich weder zu einem für ihre Art zu frühen Wachstumsschub im Jahresverlauf verführen, noch läßt sie ihre Samenkapseln vor der Zeit aufplatzen. Die charakteristischen Eigenschaften der Pflanze können deshalb beschrieben werden mit Begriffen wie: »geduldig warten«, »Zielgerichtetheit« und »aus der eigenen Mitte heraus handeln«, um im richtigen Augenblick »höchst konzentriert« präsent zu sein.
Die einjährige Pflanze hat ein wirkungsvolles System der Verbreitung der reifen Samen entwickelt, dem sie ihren Namen verdankt. Die Blüten wachsen aus den verdickten Blattachsen, die, wie der Pflanzenstengel auch, aufgrund des hohen Feuchtigkeitsgehaltes unter hoher Gewebespannung stehen. Bei Erschütterungen oder Berührung springen die Fruchtkapseln, sobald sie reif sind, durch den hohen Druck auf; die Samen werden oft mehrere Meter weit ins Umfeld der Mutterpflanze katapultiert.
Impatiens glandulifera wurde 1830 aus dem Himalaya nach England mitgebracht, hat sich aber in Deutschland erst nach 1945 durchgesetzt, nachdem die Samen massenhaft, offensichtlich als »blinde Passagiere«, durch Army-Importe aus den USA bzw. England eingeschleppt worden waren. In unwahrscheinlich kurzer Zeit eroberte sich die wuchsfreudige Pflanze in den mitteleuropäischen Fluß- und Bachauen einen Platz zu Lasten der einheimischen Flora.

Impatiens im magischen und medizinischen Brauchtum

Im magischen Brauchtum im Hindukusch hat Springkraut im Zusammenwirken mit anderen natürlichen Materialien, wie dem Fliegenpilz, Verwendung gefunden, um »die Augen zu öffnen«, d. h. Visionen zu erzeugen.[1] In der europäischen Volksheilkunde hat Impatiens indes keine besondere Bedeutung gewonnen.

Die vier Bildmotive

Männliche Energie:	Apostel und Evangelist Markus
Weibliche Energie:	Zippora, die Frau des Moses
Planet:	Sonne
Tierkreiszeichen:	Löwe

In dem die Bildtafel umlaufenden Mantra sind nicht nur die positiven Impatiens-Energien, sondern auch Sonnen- und Löwenkräfte, die der Impatiens zugeordnet werden, in Sprache umgesetzt: »Im eignen Rhythmus wachse ich. Geduld habe ich mit mir und dir.«

Der betrachtende Blick erfaßt von den Motiven der Bildtafel am schnellsten das rotierende rote Sonnengestirn, dessen Ausstrahlung die obere Bildhälfte mit dem dem Alten Testament zugehörenden Paar Moses und Zippora einbezieht.

Von der Sonne abwärts bilden die weit geöffneten Impatiens-Blüten einen Bogen hinüber zu dem Apostel. Es ist der Evangelist Markus. Die Gestalt stellt mit den Blüten und der Sonne die »göttliche Diagonale« dar. Gleichzeitig verbinden die Blüten Markus mit dem Löwen, dem ihm zugeordneten Evangelistensymbol.

Unter astrologischen Aspekten ist »Löwe« das der Sonne zugeordnete Tierkreiszeichen.

Die Mitte des Bildes füllen, eher nur angedeutet, in alle Richtungen zeigende, aber noch geschlossene Samenkapseln der Impatiens, so als warteten sie darauf, angestoßen zu werden. Die fast leere Kreismitte erinnert an den nicht sichtbar dargestellten, aber den Eingeweihten vertrauten Weg von der Position der »Stärke« zur Position der »Weisheit« am mystischen Baum der Kabbala. Es ist der Sprung über den Abgrund, den nur tun kann, wer bereits die Mitte gefunden hat.

Die Gruppe Moses und Zippora

Der Künstler hat für die Darstellung der weiblichen Energie der Impatiens-Karte Zippora, die Frau von Moses, ausgewählt.[2] Als Gott Moses rief, damit er das Volk Israel aus der ägyptischen Sklaverei in das Land Kanaan führe, war es zwar die Gnade Gottes, die ihn zu dieser ungewöhnlichen Aufgabe befähigte, aber er konnte im Alltag der vierzig harten Wanderjahre zugleich auch auf das Wissen, die Weisheit und Fürsorge seiner in der Wüste geborenen und aufgewachsenen Ehefrau Zippora vertrauen.

Die Darstellung der beiden Gestalten ist Malereien aus dem 12. Jahrhundert in der Kirche St. Martin in Zillis/Graubünden nachempfunden. Als die dortige Holzdecke bemalt wurde, spielten in der christlichen Gesellschaft herausragende Frauen, wie Hildegard von Bingen, gerade noch eine Rolle. Haindl wollte mit dem Rückgriff auf das Frauenverständnis dieser frühen Zeit etwas von der wahren Bedeutung der Zippora vermitteln: Sie lebt in ihrem eigenen Rhythmus im Einklang mit der Natur, das heißt, Ungeduld ist ihr fremd: Das ist positive Impatiens-Energie. Wie einen Schutzschild legt sie einen Arm um Moses. Sie ist eine »Wissende«, und so kann sie, ruhend in ihrer eigenen Mitte, den »Sprung über den Abgrund« wagen.

Die Bibel in der christlichen Übersetzung berichtet so gut wie nichts über die dunkelhäutige Zippora. Den Juden ist sie indes eine vertraute Gestalt, denn sie hat das Leben von Moses einmal mit einer mutigen Tat vor dem Zorn Gottes gerettet.[3]

Der Evangelist Markus

Der Blüte Impatiens hat Haindl den Evangelisten Markus und damit das Symbol des Löwen zugeordnet. Markus wurde erst nach dem Tod Jesu durch Petrus getauft, der ihn auch beauftragt haben soll, die Lebens- und Leidensgeschichte des Jesus von Nazareth aufzuschreiben.[4]

Vermutlich im 9. Jahrhundert wurde, wie die Legende berichtet, der unverweste Leichnam des in Alexandria den Märtyrertod gestorbenen

Evangelisten nach Venedig überführt. Über seinem Grab entstand der weltberühmte St.-Markus-Dom, Wahrzeichen der jahrhundertelangen arroganten und unduldsamen Macht und des Reichtums der Stadt Venedig.

Die Sonne: Quell allen Lebens

In einer Charakterisierung der Sonne als »Hauptquell des Lebens« von 1816 kann man lesen: »Vorzüglich herrscht die Sonne über das Gesicht, das Gehirn, Herz und Nerven und alles, was rechts ist. Sie bezieht sich auf Könige, Würden, Ruhm, Sieg, Goldgier, Gesetz, Verfassung, Väter, Brüder.«[5]

Wenn auch Herz und Gehirn, die gängigen Symbole für Gefühl und Rationalität, gleichwertig aufgeführt werden, scheint es sich doch eher um eine Aufzählung der Auswirkungen negativer Impatiens-Eigenschaften zu handeln. So wird nicht nur die völlig fehlende Balance zwischen den geschlechtstypischen Energien im Hinblick auf die Sonne in der Aufzählung erkennbar (»alles, was rechts ist«)[6], sondern auch die Sonnenenergie eindeutig als Herrschaftsenergie dargestellt: Ruhm, Sieg, Reichtum. Das alles sind Ergebnisse, die der Erfahrung nach nicht ohne Druck auf Schwächere zu erreichen sind.

An dieser Einschätzung der Bedeutung der Sonne hat sich inzwischen einiges geändert. »Sonne« gilt in der Astrologie als ein männliches, aktives Zeichen, aber wenn ein Schlüsselwort für »Sonne« gewählt werden soll, heißt dieses, völlig unabhängig von Geschlecht und Macht, »Vitalität«: Die Sonne ist im Horoskop das Zeichen für das Zentrum einer jeglichen Person.

Bei allen Völkern der Welt ranken sich viele Mythen um die Sonne. Am vertrautesten ist uns das Bild vom griechischen Sonnengott Helios, der mit seinem Sonnenwagen am Morgen im Osten aufsteigt, um am Abend im Westen die Tagesfahrt zu beenden.

Ähnlich ist der ägyptische Mythos von der Sonne, die am Abend von Nut, der großen Himmelskönigin, verschlungen wird, um am Morgen wieder aus ihrem Leib neu geboren zu werden.

Das Christentum hat schon sehr früh die Sonne als Symbol für Christus eingesetzt. »Am Anfang«, so heißt es im Alten Testament, »schuf Gott Himmel und Erde. Und die Erde war wüst und leer ... Und Gott sprach: Es werde Licht. Und es ward Licht. Und Gott sah, daß Licht gut war. Da schied

Gott das Licht von der Finsternis. Und nannte das Licht Tag und die Finsternis Nacht.«[7]

Während die Bibel ausführliche Kunde davon gibt, wie die Erde unter den Strahlen des Lichtes für Pflanzen, Tiere und Menschen zur Heimstatt wurde, erfahren wir von der Nacht lediglich, daß sie das Gegenteil von »gut« ist. Der Apostel Johannes schreibt über die Sonne als sichtbares Symbol für die Geistigkeit Gottes: »Dies ist die Botschaft, die wir von ihm gehört haben und euch verkünden: Gott ist Licht, und Finsternis ist nicht in ihm.«

Die Anstrengungen, männliche Vorrechte zu festigen, haben langfristig Verhaltensweisen wie Ungeduld gegenüber Schwächeren zur Norm gemacht, wie sie Edward Bach als negative Impatiens-Energien beschrieben hat.

Das Tierkreiszeichen Löwe

Der Löwe in der unteren linken Ecke der Meditationstafel bringt durch seine Körperhaltung eine spürbare Dynamik in das Bildgeschehen. Der Löwe wird als Tierkreiszeichen astrologisch der Sonne zugeordnet. Bei oberflächlicher Betrachtungsweise gilt der Löwe als eines der beliebtesten Tierkreiszeichen, weil es üblicherweise mit großer persönlicher Durchsetzungskraft assoziiert wird.

Die Vitalität löwegeborener Menschen äußert sich vor allem darin, daß alles, was Freude macht, gelebt werden will. Was sich an Talenten, an Gaben der Persönlichkeit entfalten läßt, wird nach außen in die Gesellschaft getragen. Aber Löweenergie kann sich dabei als sehr problematisch erweisen, denn es gibt kein anderes Tierkreiszeichen, für das die Durchsetzung des eigenen Rhythmus gegenüber anderen von solch großer Bedeutung wäre.[8]

Edward Bach hat zur negativen Impatiens-Energie, vermutlich ohne es selbst zur Kenntnis zu nehmen, eine idealtypische Beschreibung des Verhaltens von Menschen gegeben, in deren Geburtshoroskop die Sonne im Tierkreiszeichen »Löwe« steht, die aber ihren eigenen Rhythmus nicht richtig gefunden haben. Denn löwegeborene Menschen befinden sich nur dann in Balance, wenn sie nach ihren eigenen Vorstellungen zu leben vermögen. Dann können sie große Herzenswärme ausstrahlen und sind zu verstehender Geduld gegenüber ihren Mitmenschen fähig.

Allerdings wird, wer sich im sozialen oder beruflichen Umfeld nicht rechtzeitig auf die Schnelligkeit im Denken und Handeln von löwegeborenen Menschen einzuschwingen vermag, früher oder später mit ihrer Ungeduld konfrontiert, in der sie laut und auch böse werden können; wie die Impatiens-Pflanze raumgreifend, die anderen verdrängend.
Die Herrschaftlichkeit des Löwen hat ihn nicht nur zu einem der beliebtesten Wappentiere gemacht, sondern sich seit Jahrtausenden auch in den Mythen vieler Völker niedergeschlagen. Bekannt ist die Sage von Herakles. Zwölf Aufgaben mußte der Held erfüllen, darunter den Kampf gegen den als unbesiegbar geltenden Nemeischen Löwen.[9] Er tötete ihn, indem er ihn in die Dunkelheit einer Grotte zog, wo er das Sonnentier erwürgte. Indem er sich das Fell des Tieres umhängte, eignete er sich dessen Kraft an.
Neue Ergebnisse der Frauenforschung haben auch für die gefährlichen Großkatzen die engen Beziehungen zu den matrizentrischen Kulturen in der menschlichen Frühzeit erbracht. Erst die Verschiebung der Macht brachte die Verdrängung der Darstellung von Löwinnen, wie sie noch am sogenannten Löwentor in Mykene zu sehen sind.[10]

Anwendungsmöglichkeiten

Edward Bach hat den Anwendungsbereich von Impatiens folgendermaßen beschrieben: »*Für jene, die rasch sind im Denken und Handeln und die alles schnell und ohne Zögern tun wollen. Im Falle einer Erkrankung sind sie darauf bedacht, rasch wieder zu genesen. Es fällt ihnen schwer, mit langsamen Menschen Geduld zu zeigen, da sie es für falsch und eine Zeitverschwendung halten, und sie setzen alles dran, um solche Menschen in ihrem Tun zu beschleunigen. Oft ziehen sie es vor, allein zu arbeiten und zu denken, so daß sie alles in ihrem eigenen gewohnten Tempo erledigen können.*«[11]
An einer anderen Stelle hat Edward Bach Impatiens ein Heilmittel für die Mürrischen, Schlechtgelaunten und Ungeduldigen genannt.[12] Diese Seelenzustände können, müssen aber nicht Ergebnisse der Erfahrung sein, daß andere nicht in der Lage sind, sich auf den vorgegebenen Rhythmus einzuschwingen. Denn Menschen, die Impatiens brauchen, können anderen gegenüber von großer Geduld sein, aber eben nur bis zu einem gewissen Grad. Schnelle Entscheidungsfähigkeit, zumal wenn sich die daraus resultierenden Handlungen immer wieder als richtig erweisen,

können bei anderen Menschen im sozialen Umfeld Versagensängste zur Folge haben, die zum Rückzug animieren, weil man das vorgegebene Tempo selbst nicht aufbringen kann. Die daraus möglicherweise entstehende Vereinsamung wird durch die Tatsache verstärkt, daß die Tendenz besteht, alles selbst und allein zu machen, ehe man sich durch Langsamkeit und schleppendes Verstehen anderer Menschen aufhalten läßt.
Impatiens kann helfen, mehr Geduld, das heißt Verständnis dafür zu entwickeln, daß andere nicht über die gleichen Fähigkeiten verfügen, die in einer Hochleistungsgesellschaft einen so positiven Wert darstellen, aber das menschliche Miteinander stark belasten können.

Symptome der blockierten Impatiens-Energie

- Man will, daß andere sich dem eigenen schnellen Lebensrhythmus anpassen.
- Erweisen sich die anderen als unfähig, sich auf die vorgegebene Geschwindigkeit einzustellen, wird man unduldsam und reagiert gereizt, wird mürrisch und neigt dazu, kränkende und beleidigende Äußerungen zu tun.
- Persönliche und berufliche Beziehungen können durch Leistungsdruck stark belastet werden.
- Schneller Lebensrhythmus wird zum Selbstwert. Nervosität ist die Folge.
- Es kommt zum Rückzug von Menschen, die man eigentlich gerne um sich hätte.
- Der Körper reagiert mit Schlafstörungen, Juckreizen, Verkrampfungen, zu hohem Blutdruck.

Impatiens kann helfen …

… die so gut wie immer vorhandene eigene innere Unruhe und Nervosität abzubauen.

… die einsetzbaren Energien auf die jeweils gegebenen Aufgaben sinnvoller abzustimmen, d. h. nicht ohne Unterschied das höchstmögliche Geschwindigkeitspotential einzusetzen.

… daß Handlungen, die aufgrund zu schneller Entscheidungsfindung nicht zum gewünschten Erfolg führen und korrigiert werden müssen, seltener werden.

... mehr Verständnis für die unterschiedlichen Leistungsfähigkeiten anderer Menschen zu entwickeln.

... andere aus Ungeduld heraus weniger zu kränken bzw. zu demütigen.

... durch einen geduldigeren und verständnisvolleren Umgang mit anderen Menschen gibt man ihnen weniger Anlaß, sich zurückzuziehen.

Impatiens-Meditation

Impatiens-Meditationselemente

Element:	Feuer
Farbe:	Rot
Form:	Ein Kreis mit einem Punkt in der Mitte.
Mantra:	Im eigenen Rhythmus wachse ich. Geduld habe ich mit mir und dir.

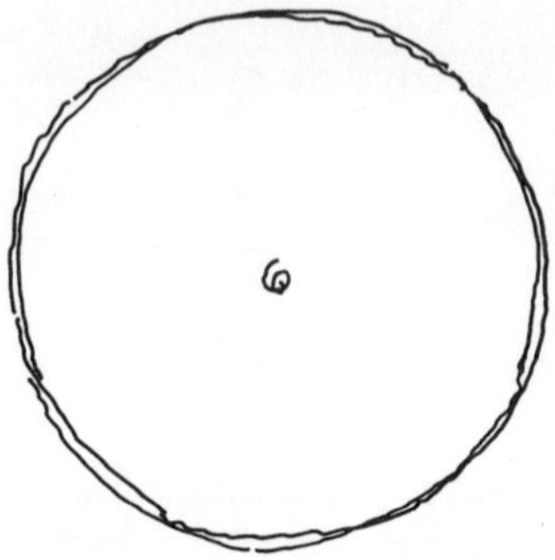

Impatiens spricht:

Ein einziger kurzer Sommer muß langen, um einen Lebenszyklus zu leben, bevor meine Gestalt, von frühem Frost zerschlagen, wieder zurück zur Erde sinkt. So muß ich dafür Sorge tragen, daß meine Samen zur rechten Zeit reifen und sich weit verteilen. Es dauert lange, bis sie sich ihren Platz erobern, denn wir wachsen nur langsam im Frühjahr.
Erst wenn die Sonne hoch genug am Himmel steht und die Wärme die nasse Erde genügend durchdringt, werde ich größer und größer, strecke mich mit aller Kraft, die ich habe, dem Himmelslicht entgegen. Erst wenn die Hitze des Sommers mich ganz und gar durchflutet, wippen meine leuchtenden Blüten mit ihrem Nektar den Bienen und Hummeln entgegen: Oh, kommt her, ich bin stark, ich bin süß, ich liebe das

Leben, das kurz und überschäumend durch meine Fasern rinnt. Ich spüre, wie unsichtbar das Wasser in mir pulst und mir Spannkraft gibt. Wenn auch die Monate eines einzigen Sommers schnell vergehen, spüre ich dennoch Geduld in mir: Erst wenn die rechte Zeit gekommen ist, daß meine Samen reif sind, kann ich all meine Kraft hineingeben und sie aus den schützenden Hüllen heraus und in ihr eigenes Leben springen lassen. Das gibt mir Gewißheit, daß ich im nächsten Jahr in meinen Kindern wieder im Licht sein werde, auch wenn ich selbst inzwischen zurück in das große Vergessen gefallen bin.
Ich brauche viel Platz zum Leben. Bin ich unduldsam mit den anderen Pflanzengeschöpfen um mich her? Sie sagen, ich würde sie verdrängen, würde ihnen Licht und Kraft wegnehmen. Ich denke nicht darüber nach. Mein eigenes Leben ist meine Mitte, und ich lebe, weil ich bin, wie ich bin.

Das Gemüt antwortet:

In vielen Augen sehe ich Ablehnung, ja auch Feindschaft, weil ich schneller und klüger als andere bin. Ich liebe die Menschen, aber viele von ihnen sind dumm oder verweigern sich meinem Tempo. Ich kann mit ihnen nichts anfangen. Ich werde in ihrer Gegenwart ungeduldig; wir passen nicht zusammen. So arbeite ich lieber allein und bin mir selbst genug. Ich fühle mich getrieben von meinen Möglichkeiten. Alles, was in mir ist an Talenten und Schnelligkeiten, das will ich leben.
Aber das Alleinsein macht mich dennoch auch mißmutig. Ich brauche die Zustimmung anderer, liebe es, wenn sie mir zuhören, wenn sie lachen, wenn ich lache. Aber wenn ich ärgerlich über ihre Langsamkeit und über ihr törichtes Verharren in ihren Grenzen bin, dann kränke ich sie auch mit Lust.
Geduld mit mir und den anderen willst du, Blüte, mich lehren? Warum soll ich dir zuhören? Ich bin allein stark und schnell und brauche keine Hilfe. Rücksicht auf andere ist Kraftverschwendung. Geduld, wozu ist sie gut? Warten auf andere? Da versäume ich mein Leben. Nähe und Geborgenheit? Das ist für die Langsamen, die keine eigenen Ideen haben oder mit sich allein schwach sind.
Es pocht in mir. Ich bin rastlos, brauche die anderen Menschen nicht und brauche sie doch. Ungeduld überfällt mich. Das Leben ist so kurz, ich

fürchte mich davor, daß die Kräfte nachlassen, daß ich werde wie die anderen, langweilig und matt.
Wenn ich in der Stille des Alleinseins meiner gewahr werde, fühle ich, daß springende Intelligenz und Schnelligkeit des Handelns nicht das ganze Leben sind.
Lehre mich, Impatiens, Geduld mit mir selbst und mit anderen, damit ich dahinter die alles umfassende Lebenskraft erkennen kann, aus der heraus in mir auch die Sehnsucht nach der Zeitlosigkeit der Wüste und der Dunkelheit der Nacht gestillt wird und nach der Wärme der Nähe anderer Menschen, daß ich sie gelassen lieben und schätzen kann.

Anmerkungen

1 Vgl. Christian Rätsch, *Lexikon der Zauberpflanzen*, Graz 1988, S. 62.

2 Die Bibel berichtet, wie Moses während seiner Flucht in Midian sieben jungen Mädchen am Brunnen half, gegen Hirten, die sie von dem kostbaren Wasser wegdrängen wollten, ihre Schafe zu tränken. Sie brachten den Flüchtling zu ihrem Vater, der ihn in sein Haus aufnahm und ihm eine dieser sieben Töchter, Zippora, zur Frau gab.

3 Zippora, Nichtjüdin, hat ihren und Moses gemeinsamen Sohn beschnitten und damit das Gesetz Jahwes erfüllt.

4 Vgl. *Lexikon für Theologie und Kirche*, Freiburg i. Br. 1964.

5 J. W. Pfaff, *Astrologie*, 1819. Zit in: Udo Becker, *Lexikon der Astrologie*, Freiburg i. Br. 1988, S. 248.

6 Weibliche Eigenschaften und Kräfte wurden traditionell der linken Seite zugeordnet, dem »Linkischen«. Links, das war »Sonnenuntergang«, auch das Dunkle, Gefährliche, das man zu Hexenkräften erklärte.

7 Genesis 1, 1–5.

8 Storl weist darauf hin, daß in der traditionellen astrologischen Kräuterkunde Impatiens als Merkurpflanze gilt, wohl wegen der scheinbaren Ungeduld, mit der sich die reifen Kapseln entleeren. Vgl. Mechthild Scheffer, Wolf-Dieter Storl, *Das Heilgeheimnis der Bach-Blüten*, München 1995, S. 19.

9 Nemea ist ein auch im 19. Jh. noch weitgehend unbewohntes langgestrecktes Tal in Argolis/Griechenland, zwischen den Gebirgen Trikaranon im Westen, Apesas im Osten und Treton im Südosten. »Oberhalb der Südostseite des Tals zeigte man die Grotte, in welcher der von Herakles erwürgte Nemeische Löwe gehaust haben soll. Den Mittelpunkt des Tals bildete der in einem Cypressenhain gelegene Tempel des Zeus Nemeios, bei welchem alle zwei Jahre die sogen. nemeischen Spiele, eines der vier großen Nationalspiele der Hellenen, mit gymnischen Wettkämpfen gefeiert wurde.« In: *Brockhaus' Conversations-Lexikon*, 12. Bd. Leipzig 1885, S. 129.

10 Die gefährlichen Großkatzen wurden in den archaischen Frauenkulturen offensichtlich vor allem den gebärenden Frauen zugeordnet. Ein Siegelabruck aus der späten kretischen Palastzeit zeigt eine »Göttin der Tiere«, flankiert von zwei Raubkatzen, von denen die linke mit Sicherheit weiblich ist, in selbstgewisser Pose auf einem Stufenberg stehen. Vgl. Carola Meier-Seethaler, *Von der göttlichen Löwin zum Wahrzeichen männlicher Macht: Ursprung und Wandel großer Symbole*, Zürich 1993, S. 56.

11 Edward Bach, Jens-Erik R. Petersen, *Heile Dich selbst mit den Bach-Blüten*, S. 155.

12 Vgl. Edward Bach, *Blüten, die heilen: Gedanken zur Heilkraft von Pflanzen*, München 1990, S. 21.

CLEMATIS
Waldrebe
(Clematis vitalba)

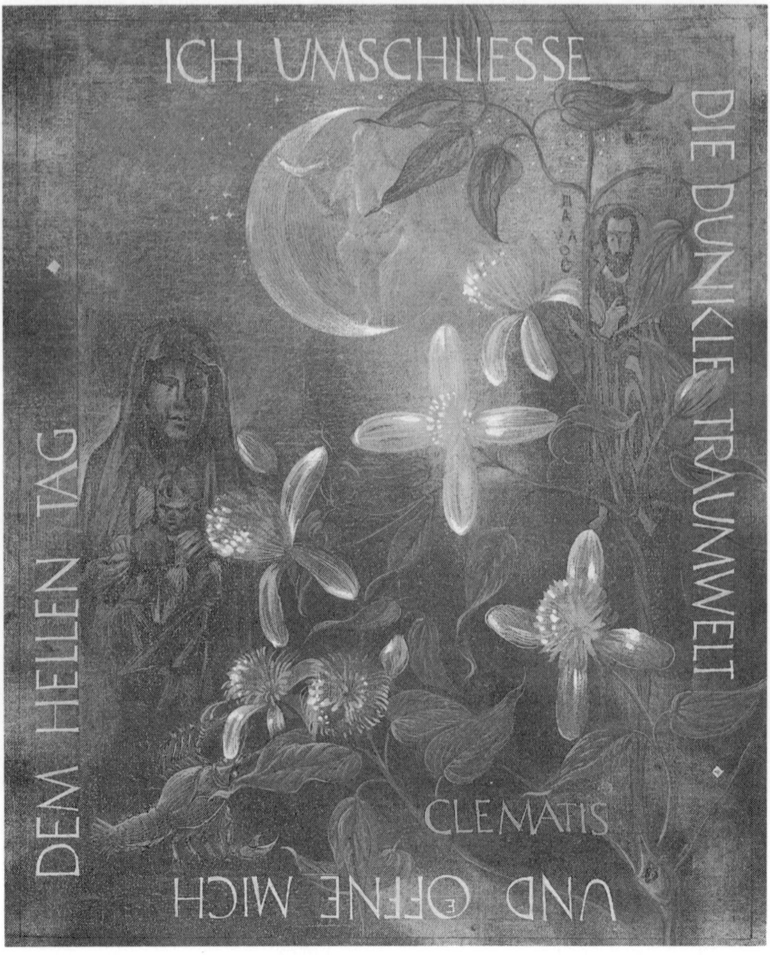

Die Pflanze

Clematis, eine der wenigen europäische Lianen, gehört zu der artenreichen Familie der Hahnenfußgewächse. Der verholzende, linksdrehende Stengel kann bis zu 12 m lang und entsprechend dick werden. Die Pflanze wächst besonders gern an Waldrändern und in Hecken. Die Trugdolden mit den kleinen weißlichen vierblättrigen Blüten hängen in dichten Büscheln an den Bäumen und Sträuchern, an denen sich die Liane auf ihrer Suche nach Licht mit unscheinbaren, aber starken elastischen Haftranken festhält. Im Herbst und Winter lassen sich die Pflanzen an ihren dichten, silbrighellen Samenbüscheln erkennen, die erst vom Frühjahrswind auseinandergeblasen werden.

Die vier Bildmotive

Männliche Energie:	Apostel Paulus
Weibliche Energie:	Die Große Mutter
Planet:	Mond
Tierkreiszeichen:	Krebs

Die »Wirklichkeit«, die in der Clematis-Karte einen sichtbaren Ausdruck gefunden hat, heißt: »Bewegung«. Den Gegenpol bildet die sich in der Form der Blüte darstellende Energie der Zahl vier, die nach alchimistischer Tradition »Gleichgewicht« bedeutet.
Der Künstler hat, von der in sich ruhenden Vollkommenheit der vierblättrigen Clematis-Blüte und dem stetigen Fließen der Bewegungen der Pflanze ausgehend, der Clematis-Karte den folgenden Wortkreis zugeordnet: »Ich umschließe die dunkle Traumwelt und öffne mich dem hellen Tag.«
Dieser Zusammenhang läßt sich auch in entgegengesetztem Sinn begreifen: »Ich umschließe den hellen Tag und öffne mich der dunklen Traumwelt.« Die Clematis-Blüte dient nicht dazu, die »dunkle Traumwelt« zu überwinden, sondern sie zu integrieren, damit man mit den Gegensätzen leben kann. Die versöhnende Kraft dafür ist in der vollkommenen »Pflanzenseele« der Clematis inkarniert.
Viele frühe Kulturen wußten um die gnadenvolle Energie, die in einer gelebten Wirklichkeit aus Traum und Realität erkennbar wird. Sie haben

die Botschaften aus der »anderen Wirklichkeit« in die Handlungen ihres Alltags integriert. So konnte die Tagwelt davon geschieden und zugleich in der gegenseitigen Durchdringung erfahren werden.
Die Clematis-Karte ist erfüllt von einer sanften Dynamik: Formen und Farben stehen überall in einem lebendigen Bezug zueinander. Die göttliche Diagonale verbindet die Sternenwelt mit der fruchtbaren Dunkelheit der Erde: Alle Elemente der Bildtafel befinden sich in einem ständigen, sich miteinander austauschenden Fließen.

Die Gestalten der Frauen

Jahrzehntausendelang wurde bereits in den steinzeitlichen Kulturen der Mond den Frauen zugeordnet, denn die Phasen des Mondes bestimmen die wiederkehrenden Rhythmen der Natur, die Bewegungen des Wassers, des Blutes im Körper, des Lebens schlechthin.
Das Original der Gestalt im Mond der Clematis-Tafel[1] weist heute noch Spuren roter Bemalung auf. Rot steht für das Dunkel des Uterus, in dem aus dem Ei ein Embryo, aus dem Fötus ein Kind wird.[2] Rot steht für Gebärfähigkeit, Menstruation, für Schwangerschaft und Geburt: »Mit den auch historisch ältesten Darstellungen der Großen Mutter als Steinzeitgöttin taucht der Archetyp des Großen Weiblichen mit einem Male und in überwältigender Ganzheit und Vollkommenheit in der Welt der Menschen auf.«[3]
Die archaische Frauengestalt, bei der sich mit dem dreizehnmal gekerbten Bisonhorn[4] die volle und die schwindende Form des Mondes verbinden läßt, legt eine Hand mit einer hinweisenden Geste auf ihren schwangeren Leib. Sie leitet die Energien zum zweiten Chakra, dem Sakral- oder Hara-Chakra.
Die zweite Frau der Clematis-Tafel stellt thematisch diejenige Verkörperung der »Großen Mutter« dar, die das Abendland in den zurückliegenden zweitausend Jahren am stärksten geprägt hat: Es ist Maria, die, dem christlichen Glauben entsprechend, zwar ohne Geschlechtsakt empfangen hat, aber dennoch an archaische Erfahrungen von Schwangerschaft, Geburt und Tod gebunden geblieben ist. In kaum einer anderen Mariengestalt der europäischen Kunst haben sich die beiden Pole der um Leben und Tod wissenden Frau so überzeugend verbunden, wie in dieser Skulptur von Giovanni Pisano aus der Zeit um die Wende des 13. zum 14. Jahrhundert.[5]

Der begnadete Künstler hat in seinem Werk der prophetischen Gabe Mariens Ausdruck verliehen[6]: Eine ihrer Hände lastet symbolhaft schwer auf der kindlichen Schulter. Sie präsentiert den Sohn als Weltenherrscher; ihr Schoß – Erde und Himmel – ist zugleich sein Thron. So transzendiert der Archetyp der Erdenmutter Gaia zur Himmelsmutter Maria. Erich Neumann formulierte es einmal so: »Das Schöpferische an sich umfaßt die ganze Welt.«[7]

Der Apostel Paulus

Das Pendant zu den beiden archetypischen Frauengestalten ist die des Mannes Paulus. In Maria, der Weltenmutter und dem Apostel Paulus als Vertreter der Institution »Kirche« sind einander entgegengesetzte Prinzipien verkörpert.

Das Buch in der Hand des Apostels ist nicht nur die Bibel, sondern steht auch für seine unzähligen Briefe, mit denen er in entscheidendem Umfang die Normen für das alltägliche zwischenmenschliche Verhalten in der christlichen Welt bestimmte. Wenn auch das Buch in der Hand von Paulus fast ganz von einem Clematis-Blatt, einem Stück Natur, überdeckt wird, so hebt die Geste der anderen Hand diesen Einbezug teilweise wieder auf.

Ohne Paulus wäre vermutlich »die unscheinbare galiläische Jesusbewegung um die Zeitenwende eine unbeachtete, bald in Vergessenheit geratene jüdische Sekte geblieben. Ohne Paulus hätte es das sogenannte christliche Abendland vermutlich nie gegeben.«[8]

Paulus hat als Apostel Werte durchgesetzt, die unsere Kultur trotz aller Aufklärung und Industrialisierung bis in die Gegenwart prägen. Das Aufbegehren der Frauen in der Kirche von heute ist Ausdruck eines Aufbegehrens gegen erstarrte Geschlechterrollen. Paulus, der zunächst noch die Frauen als Funktionsträgerinnen in den frühen christlichen Hauskirchen-Gemeinden akzeptiert hatte, wirkte erfolgreich daran mit, daß die öffentliche Ausübung religiöser Ämter zu einem rein männlichen Vorrecht wurde.[9]

Die Clematiskarte bietet in der fließenden Bewegung der Blütenpflanze zwischen dem Apostel und den Inkarnationen der Weltenmutter einen Weg für Veränderungen an: Bewegung und Schönheit können sich in gegenseitiger materiell-körperhafter und spiritueller Fruchtbarkeit treffen.

Solange die Brücke zwischen den Gegensätzen ihr Fundament im Krebs findet, dem Symbol für Emotion und Wandel, gibt es Auswege aus dogmatischer Bewegungslosigkeit.

Das Tierkreiszeichen Krebs

Unterhalb von Maria mit dem Kind ist, aus dem Dunkel kommend mit einem hellen Licht auf dem Rücken, ein Krebs zu sehen. Der astrologisch mit dem Tierkreiszeichen Krebs verbundene Planet ist der Mond, der die spirituelle Mitte der Clematis-Tafel darstellt.

Das Tierkreiszeichen Krebs ist ein Wasserzeichen; Wasser ist dem Mond zugeordnet und gilt von alters her als weibliches Element. In der Astrologie steht die Mondin für Gemütswerte, für Gefühl und Seele, für die frühen Jahre der Kindheit und für Erfahrungen des Kindes speziell mit der Mutter.

Das Symbol für das Tierkreiszeichen Krebs besteht formal aus zwei Linien, die, sich ineinanderrollend, eine Ellipse bilden. Das Symbol hat damit zwei Zentren, zwei Pole, die auf Zweiheit hinweisen. Zugleich aber erzeugt die Aufeinanderbezogenheit der Linien eine stetige Bewegung, die die Sehnsucht nach der Verschmelzung der Gegensätze zu einer Einheit sichtbar macht.

Die Clematis erblüht im Juni, dem ersten Sommermonat. Das ist die Zeit, in der die Sonne in das Tierkreiszeichen Krebs zieht. Nicht umsonst geschieht hier die Sommersonnenwende: Tag- und Nacht-Energien sind in einer ihrer extrem gegensätzlichen Positionen angelangt, um von dort wieder in die nächste Wandlung überzugehen.

Im Wechsel von Tag und Nacht berührt das Mondgestirn die Gemüter der Menschen wie Ebbe und Flut. Lebt der Mensch in Übereinstimmung mit seinem eigenen Ich, fließen die Emotionen in die Dunkelheit, und Luna schenkt Visionen. Mit dem Sonnenaufgang kehren die Emotionen wieder zurück in den hellen Tag, in dem die Regeln des klaren Bewußtseins gelten.

Für die im Tierkreiszeichen Krebs Geborenen ist es nicht die Außenwelt, die zählt, sondern die eigene Gemütsebene. Denn für die Krebsenergie steht immer an erster Stelle die Frage: »Wie fühle ich mich?« Krebskraft kommt von innen, aus dem Hara-Chakra.

Wie der Krebs von seiner harten Schale umgeben ist, so zeigen Krebsgeborene oft eine abweisende Außenseite, die die Verletzbarkeit im Innern schützt. Deshalb finden diese Menschen »Heimat« nur dort, wo sie sich ihrer selbst gewiß sein können, das heißt, wo sie in ihrer, sie schützenden Gefühlswelt leben können. Ist die Atmosphäre der Gefühle vergiftet, wird der Krebs sterben, wenn nicht körperlich, so doch emotional; er zieht sich zurück in die Traumwelt, verweigert das Leben im realen Alltag und sehnt sich nach dem Tod. »Im Krankheitsfalle«, so hat es Edward Bach beschrieben, »machen manche von ihnen sich kaum oder gar keine Mühe, wieder gesund zu werden, und einige von ihnen scheinen sich sogar auf den Tod zu freuen.« Die Astrologen wissen es: Vom Horoskop her lunar geprägte Persönlichkeiten sind wenig im Diesseitigen verankert. Die breite Palette der krebsgeprägten Verhaltensweisen reicht vom harmlosen Vor-sich-hin-Träumen bis zum Suizid.

Andererseits haben Clematis-betonte Menschen »fast immer ein größeres schöpferisches Begabungspotential als der Durchschnittsmensch«[10]. Die Kraft der Clematis-Blüte und die ihr zugeordneten kosmischen Energien können helfen, beide Welten zu versöhnen und in einer integrierten, kreativen Wirklichkeit zu leben.

Denn Krebszeit ist auch die Zeit, in der das Leben fruchtbar wird. In der Natur werden die Knospen und Triebe für das nächste Jahr angelegt, bilden sich die Früchte aus den verwelkenden Blüten des Frühlings. Die Gegensätze vom nach außen gewandten Blühen und der langsam von innen wachsenden Frucht werden miteinander vereint.

Im Sieben-Jahres-Rhythmus der Lebenszeit entspricht die Krebszeit der Zeit zwischen dem 21. und dem 28. Lebensjahr, in der viele den Versuch wagen, die eigene männliche und weibliche Seite zu vereinen. Im positiven Krebs- oder Clematis-Zustand sind die Menschen dann wunderbare Mütter und Väter, die ihre Familie nähren und schützen.

Nicht mehr nur »Wer bin ich?« ist wichtig, sondern nun auch: »Wohin gehe ich?« Die Suche nach den eigenen Wurzeln und der eigenen Zukunft findet nicht mit Hilfe des Verstandes, sondern auf der Ebene der Emotionen statt. So wie das reale Krebstier in der fließenden Bewegung des Wassers in Bächen, Flüssen und den Meeren immerzu diese Doppelbewegungen des Auf und Ab, des Vorwärts und Rückwärts vollzieht, schwanken die Krebsenergien zwischen Sehnsüchten nach der Verankerung im Diesseits der Familie und der Sehnsucht nach Fremde und Weggehen in die Traumrealität.

Die Affinität zwischen Mond, Krebs und Clematis-Blüte ist in jedem Detail spürbar. So wird der weiße Opal, steingewordene Clematis- und Mond-

Energie, dem Krebs zugeordnet. Opale werden oft als Unglückssteine bezeichnet; wahr ist, daß man vorsichtig mit ihnen umgehen sollte. Opal-Energie läßt sich nicht festbinden, so wie auch die Wanderung zwischen den Nacht- und Tagwelten von der Sensibilisierung unserer Gefühle lebt. An der Schwelle zwischen den beiden Welten steht das Vertrauen in die gnadenvolle Kraft der Balance. Der Wechsel aus der Traumrealität in die des Tages und aus dem Tag in die Nacht will immer wieder neu gefunden werden.

Anwendungsmöglichkeiten

Edward Bach hat den Anwendungsbereich von Clematis folgendermaßen beschrieben: Clematis ist *»für jene, die verträumt, schläfrig, nicht ganz wach sind und kein großes Interesse am Leben haben. Ruhige Menschen, die nicht ganz zufrieden mit den gegenwärtigen Umständen sind und mehr in der Zukunft als im Jetzt leben; sie leben in ihren Hoffnungen auf glücklichere Zeiten, in denen ihre Ideale wahr werden könnten. Im Krankheitsfalle machen manche von ihnen sich kaum oder gar keine Mühe, wieder gesund zu werden, und einige von ihnen scheinen sich sogar auf den Tod zu freuen, in Erwartung besserer Zeiten – oder vielleicht in der Hoffnung, jemandem wiederzubegegnen, den sie durch den Tod verloren haben.«*[11]

Die Zeit, die seit dem Auffinden der Clematis-Blüte durch Edward Bach vergangen ist, hat zwar an der Beschreibung der seelischen Zustände nichts geändert, aber die breite Palette der Fluchtformen erweitert: Von den Möglichkeiten, in Drogen zu flüchten, machen heute vermutlich mehr Menschen Gebrauch als vor fünfzig Jahren; vom Alkohol ganz zu schweigen.

Die Gefahr vergrößert sich für mehr und mehr Menschen, in der heute alltäglichen Realität nicht mehr leben zu wollen, weil sie sich darin nicht wiederfinden können. Viele junge und auch alte Menschen flüchten angesichts einer zunehmend kälter werdenden und feindlichen Alltagswelt in ihre eigenen Illusionen. Dies ist nicht erstaunlich, denn die Bewältigung des Alltags ist nicht nur eine Frage der eigenen Kräfte. Die schwierigen Rahmenbedingungen: Umweltverschmutzung, die ständigen kriegerischen Auseinandersetzungen in der Welt, die ihre schlechten Energien über die weltweiten Medien tagtäglich überall hinfließen lassen oder die Erfahrungen, machtlos zu sein gegenüber drohender oder gegebener

Arbeitslosigkeit, verführen dazu, in illusionäre Welten zu flüchten. Wie oft sagen Leute: »Ich kümmere mich um überhaupt nichts mehr.« Mit der Verweigerung gegenüber den Betroffenheiten, Leiden und auch Freuden der Gegenwart und dem sich Wegstehlen in illusionäre Traumwelten sacken aber auch die Fähigkeiten ab, sowohl eigene Probleme zu lösen als auch anderen Menschen beizustehen.
Der negative Clematis-Zustand muß nicht immer dauerhaft oder von gravierendem Ausmaß sein. Immer wieder gibt es Situationen, in der Freude wie im Leid, wo unser Interesse an der objektiven Realität vorübergehend nachläßt, ohne deshalb gleich zu einem apathischen Dauerzustand zu werden. Auch hier hilft die Clematis-Blüte, die Gedanken wieder auf die Bewältigung des normalen Alltags zu richten.
Edward Bach hat mit Blick auf die Wirkungsmöglichkeiten der Clematis-Blüte darauf hingewiesen, daß manche Menschen, die diese Blüte benötigen, übergroße Sehnsucht nach nahestehenden Verstorbenen verspüren. Die Verlusterfahrung, das unstillbare Verlangen nach einem Wiedersehen könne die Ursache sein, im Krankheitsfalle wenig Energie aufzuwenden, um wieder gesund zu werden.
Dieser Aspekt geht weit über Tagträumerei oder das Abschotten gegenüber den Problemen anderer Menschen hinaus. Er weist auf eine tief in unser menschliches Sein hineinreichende Dimension der Verbundenheit der Lebenden mit den Toten.
Es ist nicht erstaunlich, wenn sensible und kreativ veranlagte Menschen auch ohne Kenntnis der religiösen Zusammenhänge immer wieder den Zugang zu einer anderen Welt suchen. Das Unbewußte reicht weit zurück bis an den Anfang des Lebens[12], und irgendwo in unseren Genen schlummert die Erinnerung an deren heilende spirituelle Kräfte.
Ein Blick auf die üppige Blumenpracht unserer Friedhöfe zeigt, wie verbreitet auch heute noch die Aufrechterhaltung der Verbindung mit den Verstorbenen ist. Vor allem im ländlichen Raum gibt es noch dieses selbstverständliche Bewußtsein, daß Verbindungen zwischen den Lebenden und den Toten durch eine bewußte Zuwendung »lebendig« bleiben, daß am Grab eines nahe gewesenen Menschen Trost und Rat zu finden sind.
Die Clematis-Blüte kann uns helfen zu verstehen, daß wir nur ein Glied in einer langen Kette aus der Vergangenheit in die Zukunft sind und unsere eigene Lebenszeit begrenzt ist. Dennoch können wir unser eigenes Glück nur mitten in der bewußt erfahrenen Gegenwart finden.

Symptome der blockierten Clematis-Energie

- Flüchten in private Traumwelten und in daraus resultierende Gedankenverlorenheit.
- Übermächtige Sehnsucht nach geliebten Verstorbenen.
- Gleichgültigkeit gegenüber eigenen und fremden gegenwärtigen Alltagsbelangen.
- Mangelnde Begeisterungsfähigkeit. Verweigerung, Freude oder Leid zu empfinden.
- Mangelndes Interesse, mit anderen Menschen in Kontakt zu kommen.
- Mangelndes Interesse an der eigenen Gesundheit.
- Benommenheit, Schläfrigkeit als Zeichen eines verkümmerten Körperbewußtseins.
- Kalte Hände und Füße.
- Neigung zu Ohnmacht.

Clematis kann helfen …

… die rechte und linke Gehirnhälfte wieder in Beziehung zueinander zu bringen und die Chakras zu mobilisieren. Große Hilfen dazu sind Körpertherapien, die auf einer ganzheitlichen Wahrnehmung aufbauen: Feldenkrais, Yoga etc.

… die Möglichkeiten schöpferischer Tätigkeiten zu nutzen, die helfen, sich auf das eigene kreative Potential zu besinnen: Handwerkliches Arbeiten mit Ton oder Weben, Malen, Singen, Schreiben (etwa eines Tagebuches; Aufschreiben von Träumen), Theater spielen.

… Lust darauf zu bekommen, viel hinaus in die Natur zu gehen, die Vögel singen zu hören, die Wohltaten der Farben, vor allem des Grüns wahrzunehmen. Die frische Luft zu atmen. Auch bei Regen und Schnee sollte man hinausgehen, um die Elemente auf der Haut zu spüren.

Clematis-Meditation

Clematis-Meditationselemente

Element:	Wasser
Farbe:	Silbrig-Weiß
Bewegung:	Sanfte Bewegung um zwei Pole einer Ellipse
Mantra:	Ich umschließe die dunkle Traumwelt und öffne mich dem hellen Tag.

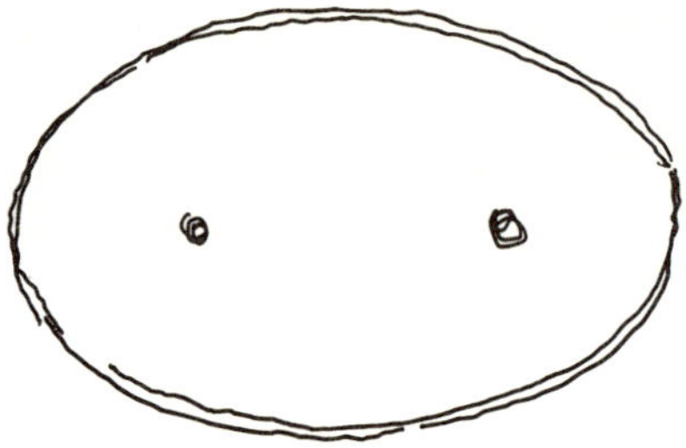

Clematis spricht:

Aus der Tiefe der dunklen Erde holen meine Wurzeln die Kräfte, um hinaufzuwachsen ins Licht. Mit meinen grünen Ranken umwinde ich die Äste stärkerer Pflanzen, die mir Halt geben und mich mit empor nehmen.
Meine weißen Blüten schimmern sanft. Vier Blütenblätter bilden ein Kreuz um die strahlenden Bündel der Staubfäden. Aus meinen Samen wird im zukünftigen Frühling neues Leben entstehen.
Meine Ranken wachsen hinauf zum silbrigen Gestirn des Mondes, das im Wechsel seiner Gezeiten den kosmischen Rhythmus meines Daseins bestimmt. Dort lebt sie, die wunderbare, seit Urzeiten bestehende weibliche Energie. Ihr Name ist »Fruchtbarkeit«, und aus ihrem Schoß quillt immer wieder neues Leben. Sie ist die »Große Mutter«; meine Blüten sind Sterne an ihrem Firmament.

Ihre Kraft fließt hinüber zu Maria mit ihrem Kind. Maria zu Füßen: das Sternzeichen Krebs, dem Mond, der Kindheit, dem schutzgebenden Uterus verbunden.
Ich umschließe auch einen Mann, einen der zwölf Apostel, die die Botschaft von Jesu weiterzutragen versuchten. So wird eine männliche und eine weibliche Seite Gottes in mir sichtbar.
Schau in das Bild hinein, in dem Hell und Dunkel, männliche und weibliche Kraft miteinander verbunden sind, die Tier- und Pflanzenebenen von Menschen erfühlt und erlebt werden können.

Das Gemüt antwortet:

Die Welt, in die ich mich geflüchtet habe, strahlt im Schein der Harmonie meiner Gefühle. Meine Träume machen mich trunken und blind für das nüchterne Alltagsleben. Aber ich will nicht für immer in diesem betörenden Licht der Mondin verharren. Tief in mir weiß ich, daß auch ich Lust darauf habe, inmitten des kraftvollen Lebens jeden neuen Tages zu sein.
Dennoch, die Geborgenheit, die mir mein Fühlen schenkt: Sie gibt mir die Sicherheit, die ich brauche. Ich will sie nicht loslassen. Kann ich damit hinübergehen in die andere Hälfte meines Lebens, in jene der Realität? Kann ich es wagen, ins helle Licht zu treten? Woraus gewinne ich den Mut dazu? Vielleicht aus der Erde, wo meine Füße das Wissen der Tiere und der Pflanzen aufnehmen? Vielleicht aus der Gewißheit, daß meine Vorfahren in mir lebendig geblieben sind?
Kann ich es wagen, mich auf die Weisheit meiner Kindertage zu verlassen? Weisheit, die in meiner Intuition, meiner Sehnsucht nach Kreativität weiterlebt? Bin ich stark genug dazu, um loszulassen, was mich daran hindert, in den hellen Tag zu gehen, um mich selbst zu finden?
Ich versuche die Müdigkeiten abzustreifen, die Schwellen des Dämmerlichtes zu überschreiten. In der tiefsten Tiefe meines Geistes, meiner Seele, meines Gemütes, meines Körpers fühle ich, daß ich auch den hellen Tag brauche, um wirklich zu leben. Ich suche diese zweite Hälfte von mir. Ich will mich selbst spüren, den Wind in meinen Haaren, den Regen auf meiner Haut. Ich will jenen Teil von mir finden, in dem mich andere Menschen erkennen können, ich mich selbst erkennen kann.
Es ist nicht notwendig, die Botschaften der Träume zu vergessen, die aus

der anderen Hälfte meiner tiefsten Tiefen emporgestiegen sind, aber ich will all meine Sinne öffnen auch für das »Hier und Jetzt«.
Der helle Tag: auch das bin ich! Ich fühle, wie das Blut, das durch meine Adern kreist, dem Rhythmus des Mondes folgt, aber auch dem der Sonne. Wie meine Lebenssinne meinen Körper wieder wärmen, und ich achte auf die Stimmen der Menschen um mich, auf den Gesang der Vögel, das Rauschen des Lebens: Ich bin davon ein Teil, und Freude durchfließt mich. Alles, was ich gesucht habe im Reich der Träume: es kann seine konkreten Formen nur im klaren Tag gewinnen.

Anmerkungen

1 Es handelt sich um ein 44 cm hohes Frauenrelief, das unter dem Namen »Die Frau mit dem Horn« bekannt ist. Derartige Frauenstatuetten treten erstmals im Zeithorizont des Gravettien auf und werden auch noch im Solutréen gefunden. Dies sind zwei Fundhorizonte, die für den Zeitraum von 25 000 bis 15 000 v. Chr. stehen. Die »Frau mit dem Horn« stammt aus Laussel in der Dordogne (Frankreich).

2 Vgl. Vicki Noble, *Mythen, Musen und Tarot: Motherpeace*, München 1986. S. 41.

3 Erich Neumann, *Die große Mutter: Eine Phänomenologie der weiblichen Gestaltungen des Unbewußten*, Olten 1987, S. 99.

4 Diese dreizehn Kerben bezeichnen die Dauer einer zunehmenden bzw. abnehmenden Phase des Mondes im Umlauf um die Erde. Der Mond umläuft die Erde jeweils in genau 27,32166 Tagen.

5 Die Marienfigur von Giovanni Pisano wurde an der Wende vom 13. zum 14. Jahrhundert für den Skulpturenschmuck des Baptisteriums in Pisa, Italien, geschaffen. Eine genaue Datierung war bisher nicht möglich. Vgl. Michael Ayrton/Henry Moore, *Giovanni Pisano: Bildhauer*, Frankfurt am Main 1969.

6 Vgl. Karen Jo Torjesen, *Als Frauen noch Priesterinnen waren*, Frankfurt 1993, S.35. Das Orakel der Maria wurde zu dem berühmten Magnifikat – Lukas 1, 47–55: »Er stürzt die Mächtigen vom Thron und erhöht die Niedrigen. Die Hungernden beschenkt er mit seinen Gaben und läßt die Reichen leer ausgehen.« Dieser Ausspruch Mariens ist, lt. Karen Jo Torjesen, »eine der am meisten zitierte Prophezeiung einer Prophetin«. Und dennoch bezeichnen die Evangelisten Maria nicht als Prophetin.

7 Zitiert in Adele Getty, *Göttin: Mutter des Lebens*, München 1993, S. 40.

8 Raul Niemann (Hg.), *Paulus – Rabbi, Apostel oder Ketzer?*, Stuttgart 1994, S. 7.

9 Vgl. Karen Jo Torjesen, *Als Frauen noch Priesterinnen waren.*

10 Mechthild Scheffer, *Bach-Blütentherapie*, 4. korrigierte Auflage München 1983, S. 95.

11 Edward Bach, Jens-Erik R. Petersen, *Heile dich selbst mit den Bach-Blüten.* München 1988. S.131.

12 Vgl. Erich Neumann, *Die große Mutter: Eine Phänomenologie der weiblichen Gestaltungen des Unbewußten.* Olten 1974. 2. Aufl. der Sonderausgabe 1987.

AGRIMONY
Odermennig
(Agrimonia eupatoria)

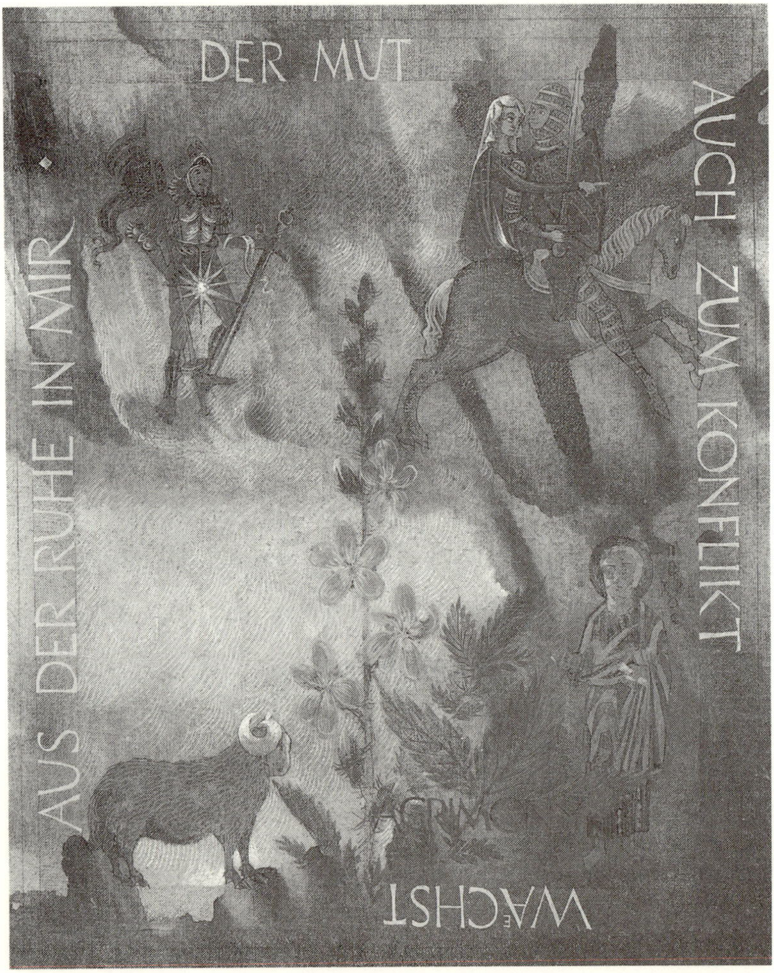
DER MUT
AUCH ZUM KONFLIKT
WÄCHST
AUS DER RUHE IN MIR

Die Pflanze

Agrimony[1] gehört zu der großen Familie der Rosengewächse. Man findet die Pflanze an Weg- und Waldrändern, im lichten Gebüsch, auf mageren Weiden und Wiesen. Sie braucht Sonne und Wärme.
Aus der ausdauernden Wurzel und Blattrosette wächst im Frühjahr der wenig verzweigte, bis zu einem Meter hohe rauhhaarige Stengel mit gefiederten Blättern. Das obere Ende des Stengels wird von einer reichblütigen Traube aus kleinen gelben, schwach duftenden Blüten gebildet.
Blütezeit: Juni bis August.

Agrimony in der Volksheilkunde

Agrimony enthält in der Blüte, aber vor allem in den Blättern, Gerb- und Bitterstoffe und fand bereits in der Antike Verwendung als Heilpflanze. Man nutzte sie besonders für die Behandlung von Wunden und für chronische Leber-, Magen- und Darmerkrankungen. In der astrologischen Heilkunde wird Agrimony meist dem Jupiter zugeordnet, wegen der gelben Farbe der Blüten und vor allem der günstigen Heilwirkung bei Leberleiden.

Agrimony im magischen Brauchtum

Die Griechen hatten Agrimony der Pallas Athene, Göttin der Weisheit und Beschützerin der Krieger, geweiht, ein Hinweis auf die besondere Wertschätzug von Agrimony. Man sollte Agrimony, so die okkulte Tradition, nie mit einem Eisengerät ausgraben.[2]
Die Zuordnung zur Marsenergie entspricht den spirituellen Aspekten der Bachblüte, denn Agrimony hilft den Menschen, den notwendigen Mut zu entwickeln, die eigene Position gegenüber anderen darzustellen.[3] Wenn die Maske unverbindlicher Fröhlichkeit und Freundlichkeit losgelassen werden kann, sind Konflikte klarer benennbar[4], lassen sich psychische Verwundungen mit Hilfe anderer mitfühlender Menschen leichter überwinden.

Die vier Bildmotive

Männliche Energie:	Apostel Petrus
Weibliche Energie:	Debora
Planet:	Mars
Tierkreiszeichen:	Widder

Auf der Meditationstafel bildet die Traube der gelben Agrimony-Blüten die Mittelachse, aus den gesägten Blättern am unteren dunklen Vordergrund des Bildes wächst der überproportional groß dargestellte Blütenstengel durch einen hellen Bereich hinauf in dunklere Bildhintergründe. Die Fünfblättrigkeit der Blüten deutet wiederum auf die wunderbare Lebenskraft der Venus, der astrologischen Partnerin des Mars. Schaut man genau hin, korrespondiert das Gelb der Blüten mit dem großen leuchtenden Stern, der das Wurzelchakra der Planetengestalt des Mars in der oberen linken Bildecke kennzeichnet.

Die Tafel der Agrimony spiegelt in ihren Form- und Farbwerten eine außergewöhnliche Dynamik: Die Zeit des Widders ist die Zeit der Tagundnachtgleiche. Hell und Dunkel befinden sich in einem Augenblick der Balance, die im nächsten Augenblick sich verändern wird. Farben und Formen der Tafel stehen dementsprechend symbolisch für Gefühle von Angst, sich erkennen zu geben und zugleich für deren befreiende Überwindung.

Von Mars geht der Blick hinunter zum Tier des Mars, zum Widder. Die Widderzeit im Jahreslauf ist die Zeit des stürmisch zurückkehrenden Lichtes: Auf der Meditationstafel umgibt ein strahlendes Licht den Widder, das sich in den Hörnern, seinem Medium der Auseinandersetzung mit der Umwelt, verdichtet.

Das Tier schaut hinüber zum Apostel Petrus, der eine Schriftenrolle trägt, Symbol für die Verkündigung der christlichen Botschaft. Zuletzt geht der Blick hinauf zu dem schimmernden weißen Kopfschleier der Frau Debora aus dem Alten Testament, die, mit einem Ritter auf einem dahingaloppierenden Pferd sitzend, gebieterisch den Arm nach vorne streckt.

Mars: Mut zum Konflikt

Die Marsgestalt strotzt von symbolischer Darstellung: Sein rot gewandeter Körper wächst aus einem Dreieck heraus, das durch eine flatternde Fahne und ein kampfbereites Schwert gebildet wird.
Die wehende Fahne symbolisiert die Bereitschaft, den jeweils eigenen Standort zu zeigen, und Schwerter galten, so lange es sie gibt, nicht nur als Waffen, sondern auch als Symbole für die Bereitschaft zur Auseinandersetzung: überwältigend, schützend oder richtend.[5]
In der Gestalt des Mars der Agrimony-Karte verdichten sich zwei Energien: Dynamik und Selbstbewußtsein, die aus der Erfahrung entstehen, wenn Konflikte und Probleme offen ausgesprochen werden können. Der aus seiner inneren Kraft lebende Mars kann die Spitze seines Schwertes nach unten halten und gelassen, aber wachsam dem entgegenschauen, was zu bewältigen sein wird.

Widder: Die Kraft des Handelns

Das dem Planeten Mars zugeordnete Tierkreiszeichen, der Widder, steht für die Themen »Mut« und »Willenskraft«, für die Fähigkeit, das eigene »Ich« in der Auseinandersetzung mit der Umwelt zu bilden und mit Konflikten offen umzugehen.
Der Widder der Agrimony-Tafel stellt eine Mischung von idealtypischer Widderenergie dar: Gelassenheit und gleichzeitig höchste Aufmerksamkeit. Das Tier überspannt mit seinem Leib einen Abgrund, der aussieht wie die Tiefe des Meeres. Dies ist eine typische Widdersituation: Agieren aus einer bedrohlichen Situation heraus, wo Durchsetzungskraft notwendig ist und es gilt, die innere Ruhe zu bewahren. Dieser Widder lebt aus der gleichen Energie wie der Mars; man spürt förmlich die Bereitschaft, den gehörnten Kopf zu senken und anderen gegenüber den eigenen Standpunkt klar darzustellen.
Nicht umsonst befinden sich die meisten der weit geöffneten Agrimony-Blüten in dem hellen Feld um den Widder. Denn die Pflanze versinnbildlicht typische Widder- und Widder-Zeit-Eigenschaften, wie die Jahr für Jahr wieder als Wunder empfundene kraftvoll aufbrechende Energie der Erde. So wächst der starke Stengel der Pflanze im Frühjahr schneller und höher als der vieler anderer Pflanzen empor. Odermennig blüht und verblüht sehr

schnell. Auch die vielen kleinen Früchte tragen die Widdersignatur: Sie sind mit wirkungsvollen Häkchen versehen, um sich von allem, was vorbeikommt, weitertragen zu lassen.

Debora, eine Frau, die sagt, was zu sagen ist

Wieder einmal, so berichtet das Alte Testament, hatte das Volk der Israeliten wider Gottes Gebote gehandelt, und wie so oft schon in seiner langen Geschichte hatte sein Gott Jahwe es in Bedrängnis geraten lassen.
Im Buch der Richter[6] wird beschrieben, wie eine mutige Frau die zögernden Männer in den Kampf um die Befreiung des Volkes Israel führt. Es ist Debora, die einzige weibliche Richterin, die im Alten Testament erwähnt wird. Was sie besonders auszeichnet: Ihr sind die Gaben einer begnadeten Prophetin zu eigen. Gott hat ihr aufgetragen zu reden, hat durch sie befohlen, so der alte Text, daß ein Heer mit zehntausend Männern zum Berg Tabor ziehen solle und daß dort die Feinde Israels am Bach Kishon vernichtend geschlagen werden könnten.
Der israelische Heerführer Barak, obwohl er auf der Bildkarte eindrucksvoll sein Schwert nach oben reckt und Tapferkeit vortäuscht, ist voller Angst und bittet Debora, mit ihm in die Schlacht zu ziehen. Durch den Mut und das Gottvertrauen der Debora bekam das Land, so wird berichtet, für vierzig Jahre Frieden.
Der Künstler hat als Vorlage zu dem Bildnis der Debora eine Illustration aus dem »Psalter des hl. Ludwig« aus dem 13. Jahrhundert verwendet.[7] Während der Heerführer sein Haupt nach rückwärts zu Debora hinwendet, weist sie gebieterisch nach vorne in die Richtung, in der der Kampf zu erwarten ist. Im Gegensatz zu dem geharnischten Krieger ist sie ohne Furcht, trägt normale Gewandung, deren Farben jedoch reich an symbolischer Bedeutung sind: Ein blauweißer Mantel ist in der christlichen Kunst immer ein Hinweis auf die Himmelskönigin Maria. Das rote Kleid verbindet Debora mit der vorwärts drängenden Lebenskraft des Mars. Der Kopfschleier fällt leuchtend über ihren Rücken, Symbol für den Schutz, unter dem sie sich geborgen weiß. Ihr ausgestreckter Arm signalisiert gebieterisch, daß es keine andere Handlungsmöglichkeit gibt, als unerschrocken dem Konflikt zu begegnen. Die Eindeutigkeit, die in ihrer Armhaltung zum Ausdruck kommt, wird durch die Richtungsklarheit der Bewegung des Pferdes unterstrichen.

Es geht bei der Agrimony-Tafel nicht um die Frage, ob es eine Rechtfertigung für das Töten von anderen Menschen gibt, sondern um die Betroffenheiten, für die Edward Bach die Agrimony-Blüte gefunden hat. Die Hell-Dunkel-Gestaltung des Bild-Hintergrundes deutet darauf hin, daß Debora aus der gleichen Helligkeit leben kann, die um die Gestalt des Planeten Mars aus einer Art Höhle strömt: Debora gibt in einer für ihr Volk gefährlichen Situation jener zielgerichteten und mutigen Marsenergie Ausdruck, die sich im erdzugewandten Wurzelchakra des Mars zu einem machtvoll strahlenden Stern verdichtet hat.

Petrus, der Fels, auf dem die exoterische Kirche steht

Hermann Haindl hat der Agrimony-Karte den Jünger und Apostel Simon Petrus zugeordnet. Simon Petrus arbeitete, so berichtet das Neue Testament, als Fischer, bevor er ein Jünger von Jesus wurde. Die Bibel schildert Petrus als Wortführer der Jüngerschar.

Als es jedoch auf Mut ankam, als für Petrus das Bekennen seiner Zugehörigkeit zu Jesus zur Bedrohung des eigenen Lebens wurde, wich er aus, verleugnete nicht nur einmal, sondern dreimal kleinmütig den verehrten Meister. Er verbarg seine Angst hinter einer gleichmütig erscheinenden Maske. Petrus konnte die Wahrheit, die seinen Mut erfordert hätte, nicht mittragen.[8]

Petrus gilt nach dem Tod von Jesus als das Haupt der kleinen christlichen Urgemeinde in Jerusalem. Die katholische Kirche verehrt Petrus seit dem 2. Jahrhundert als »Apostelfürsten«, machte ihn zum Oberhaupt der Christenheit.[9] Der Überlieferung nach erlitt er in Rom den Märtyrertod durch Kreuzigung. Über der vermutlichen Grabstätte des Apostels Petrus entstanden in vielen zeitlichen Schichtungen die Peterskirche und der Vatikan.

Die Gestalt des Apostels auf der Bildkarte wird durch die Agrimony-Blätter verschattet; lediglich die weiße Rolle, Hinweis auf die Heilige Schrift und die Tätigkeit des Jüngers als Lehrer und Verkünder der Botschaft, leuchtet aus dem dunklen Hintergrund.

Im Gegensatz zu Simon Petrus fanden und finden in der Hierarchie der Kirche Frauen wie Debora oder auch wie Maria aus Magdala nicht den Platz, der ihnen ihren spirituellen Erfahrungen entsprechend zugestanden hätte.[10] Nicht die mutige Maria aus Magdala, der Jesus sich am Grab als Auferstandener zu erkennen gegeben hat, wurde »Apostelfürstin«, sondern Simon Petrus, der in der Stunde der Not die Wahrheit verleugnet hat. Von Debora wird berichtet, daß sie nach dem Sieg hochmütig geworden sei und ihre Prophetengabe verloren hätte; vierzig Jahre Frieden werden nicht ihr, sondern den herrschenden Männern zugute gerechnet.

Auf diese, Jahrtausende währenden immer wieder gleichen Männer-Frauen-Geschichten, Grundlagen europäischer, also unserer Kultur und in der eigenen Gegenwart immer noch wirksam, will Haindl mit dem Bildnis dieser starken Frau Debora hinweisen.

Agrimony: eine Schlüsselposition in Edward Bachs Leben

Unter den Bachblüten nimmt die Blüte Agrimony eine besondere Position ein, die sich aus der Biographie von Edward Bach ableiten läßt.

Als sich 1930 die Agrimony-Blüte Bach zu erkennen gab, befand er sich in einer geradezu klassischen Widderposition[11], denn dieses Jahr steht in Bachs Leben für die entscheidende Wende: Auf dem Höhepunkt seiner Karriere angelangt, kehrte er dem bisherigen Leben als anerkannter Mediziner und Forscher den Rücken und begann, in der Natur nach neuen Heilmitteln zu suchen.

Sein großes Vorbild für diesen Mut war der »Widder« Hahnemann, der »Vater der Homöopathie«: Auch Hahnemann hat sich nicht gescheut, seiner medizinischen Überzeugung willen die bürgerliche Existenz aufs Spiel zu setzen.

Mit dem Entschluß, seine Praxis in London aufzugeben, trat Bach endgültig aus gesicherten Lebensverhältnissen hinaus, um seiner inneren Stimme zu folgen. Er, im Tierkreiszeichen Waage geboren, ging damit in seinen »Widder-Schatten«. Er tat dies kompromißlos, aber ohne zum Eiferer zu werden. Es war, wie alles in diesem außergewöhnlichen Leben, höhere Fügung, daß die erste Blüte, die er in diesem neuen Lebensabschnitt fand, Agrimony war. Das Mantra, das der Künstler dieser Blüte zuordnete, ist auch eine Hommage an die kompromißlose Entscheidung von Bach: »Der Mut, auch zum Konflikt, wächst aus der Ruhe in mir.«

Agrimony steht zugleich für Bachs endgültige Rückkehr in einen Zustand der Demut und Hingabe. Für ihn galten nicht mehr intellektuelles Wissen und rationale Erkenntnis als Auswahlkriterien der Heilmittel für seine

Patienten, sondern seine »innere Stimme«, die ihn intuitiv die jeweilig heilenden und helfenden Pflanzen erkennen ließ.
Diese innere Stimme nannte er einmal »Botengänger« der eigenen Seele, der »mutig zu gehorchen« für ihn gleichbedeutend war mit der Anbindung an universelle Weisheit.[12] Nora Weeks, Bachs engste Mitarbeiterin in jenen Jahren, hat es beschrieben, wie er meditativ durch die freie Natur wanderte und die Heilkraft einer Blüte erkannte, indem er sich ein entsprechendes Blütenblatt auf die Zunge legte.
Agrimony ist nicht die erste der sogenannten Bachblüten, denn er hatte bereits, als er noch in London praktizierte, die Blüten Impatiens, Mimulus und Clematis entdeckt, aber mit Agrimony begann ein grundlegend neuer Abschnitt, denn Bach entwickelte ab 1930 die als spirituell zu bezeichnende Sonnenmethode[13] zur Herstellung der Blütenmedikamente. Mit der Nutzung der Sonnenenergie hat die ihm innewohnende Widderkraft zu ihrer Vollkommenheit gefunden, denn die Sonne ist im »Widder« erhöht, das heißt mit einer besonderen Stärke besetzt, in einer besonders reinen Form erfahrbar. Damit steht Agrimony konkret und symbolisch für die Öffnung einer bis dahin verschlossenen Tür zu geistig-spirituellen Heilkräften.

Anwendungsmöglichkeiten

Edward Bach hat den Anwendungsbereich von Agrimony folgendermaßen beschrieben: *»Für die jovialen, fröhlichen und humorvollen Menschen, die den Frieden lieben und unter Meinungsverschiedenheiten und Streitigkeiten leiden; sie sind bereit, viel aufzugeben, um solche Unannehmlichkeiten zu vermeiden.*
Obwohl sie im allgemeinen Schwierigkeiten haben und innerlich wie äußerlich besorgt und rastlos sind, verbergen sie ihren Kummer hinter einer Maske von Humor und Witz und sind als Freunde und Gesellschafter sehr geschätzt. Häufig greifen sie zu reichlich Alkohol oder Drogen, um sich in Stimmung zu bringen und die Leichtigkeit zu gewinnen, mit der sie ihre Bürde zu tragen gedenken.«
Aus Findhorn stammt ein wunderbarer Satz, den Ilse Maly der Agrimony zugeordnet hat: »Je mehr du von dir zeigst, desto mehr gibt es an dir zu lieben.«[14] Dies trifft sehr genau das Problem vieler Menschen, die Agrimony brauchen: Sie haben zu wenig Selbstvertrauen und rechnen nicht damit, daß andere sich ihren Nöten hilfreich oder auch nur interessiert zuwenden

könnten. Die Ängste, sich bloßzustellen, führen leicht dazu, so zu tun, als gäbe es nichts Klärungsbedürftiges im eigenen Leben. Die Angst und, daraus resultierend, die Verweigerung, den eigenen Sehnsüchten zu folgen und sich anderen mitzuteilen, muß irgendwann zu einem spürbaren Verlust an Lebensenergie führen.

Symptome der blockierten Agrimony-Energie

- Menschen, die Agrimony brauchen, haben wenig Selbstvertrauen und glauben nicht, daß andere Menschen ihnen zuhören, wenn sie von ihren Sorgen und Problemen sprechen würden.
- Sie weichen Konflikten und Problemen aus und tun anderen Menschen gegenüber so, als gäbe es nichts zu klären.[15]
- Sehr oft trauen sie sich nicht, ihre Position gegenüber anderen darzustellen, weil sie keinen genau benennbaren Standpunkt einnehmen. Sie neigen zu Kompromissen.
- Innere Unruhe und quälende Gedanken werden hinter einer Fassade stetiger Fröhlichkeit verborgen, die anderen Menschen signalisieren soll, alles sei in Ordnung. Sie kaschieren mit spaßig erscheinenden Äußerungen ihre innere Unruhe.
- Die Unfähigkeit, die eigenen Konflikte und Probleme zu lösen, hat ein Gefühl von Sinnlosigkeit zur Folge.
- Aus der Verdrängung vorhandener Ängste entstehen innere Nöte.
- Die Gefahr, Alkohol, Zigaretten, Drogen, Süßigkeiten, Tabletten zur Lösung nicht ausgesprochener innerer Spannungen zu Hilfe zu nehmen, ist groß.

Agrimony kann helfen …

… sich selbst gegenüber aufrichtig zu werden, die eigenen Probleme anzuschauen und Schwächen und Fehler zu akzeptieren.

… zu erkennen, daß die inneren Barrieren, anderen von den Sorgen und Betroffenheiten zu erzählen, weniger hoch sind als angenommen.

… aus innerer Gelassenheit sozial aufrichtige Beziehungen aufzubauen.

… eine bis dahin unbekannte Souveränität in Konfliktsituationen zu gewinnen.

… die eigene Verletzbarkeit gegenüber anderen zu zeigen. Das hat das Erkennen durch andere und auch die Anerkennung durch andere zur Folge.

… die eigenen Schattenseiten wahrzunehmen. und daraus zu lernen, sich in tiefere Bereiche des Selbst vorzuwagen.

Agrimony-Meditation

Agrimony-Meditationselemente

Element:	Feuer
Farbe:	Gelb
Bewegung:	Ein aus der Mitte eines Kreises heraus aufwärts strebender Pfeil
Mantra:	Der Mut, auch zum Konflikt, wächst aus der Ruhe in mir.

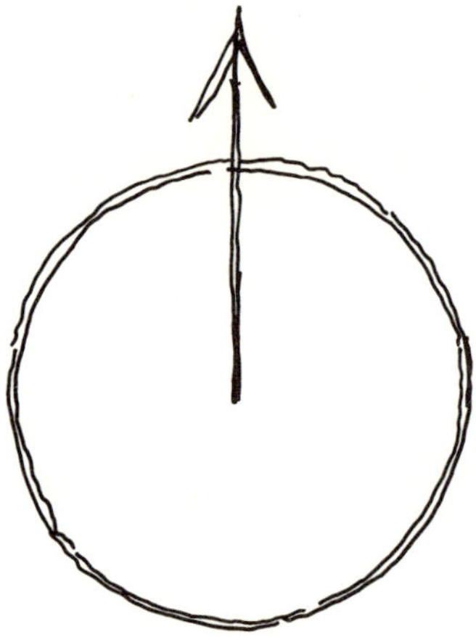

Agrimony spricht:

Wenn sich im Frühjahr die Erde erwärmt, treibe ich aus meiner runden Rosette den Stengel hoch zum Licht empor. Das Leuchten meiner kleinen gelben Blüten gibt mir Selbstvertrauen.
Dies ist die Kraft von Agrimony: Ich bin offen für andere, und ich fürchte mich nicht. Weil ich meine Verletzbarkeiten und Empfindlichkeiten kenne, weiß ich mich zu schützen und versuche, meine Probleme zielstrebig mit Hilfe anderer zu lösen. Meine Samen gebe ich allen mit, die ich berühren kann. Ich vertraue ihnen meine Wiederkehr an, sie

tragen meine Lebenskraft weiter an andere Orte, in andere Lebensgemeinschaften. Das gibt mir Gelassenheit und innere Ruhe. Ich weiß, ich kann die Hilfe anderer Geschöpfe nutzen, ohne sie zu schädigen.

Das Gemüt antwortet:

Heilige Erdenmutter! In welcher Gestalt auch immer Du mich teilhaben läßt an Deiner Heilkraft, immer bist Du sinnvoll und wunderbar. Schenke mir Mut zu vertrauen, schenke mir Kraft, mutig zu sein, wenn es gilt, Konflikte wahrzunehmen und zu lösen. Gib mir die Vitalität Deiner Geschöpfe, die ihrer inneren Stimme, Deiner Stimme folgen und im Einklang mit ihrer eigenen Wesenheit zu leben vermögen.
Als ich ein kleines Kind war, habe ich gelernt, nie anderen meine Gefühle, meine inneren Verletzungen zu zeigen und über meine Sorgen und Nöte zu sprechen, denn sie würden ihr Wissen sonst in einem Augenblick, wenn ich nicht achtsam bin, zu meinem Schaden gegen mich nutzen. So habe ich gelernt, mich hinter einer Maske aus Fröhlichkeit zu verbergen. Mir geht es immer gut, auch wenn im stillen mein Herz weint, weil meine eigenen Schatten über mich herfallen und ich einsam bin und mit niemandem darüber sprechen kann. Ich habe gelernt, innere Nöte zu verdrängen, um leben zu können, wenn ich auch weiß, daß in Stunden des Alleinseins Wunden wieder aufbrechen, weil sich niemand liebevoll zu mir beugt und ich Vertrauen haben kann.
Gib mir Offenheit und gib mir Vertrauen in meine Möglichkeiten, daß ich keine Angst mehr vor Situationen zu haben brauche, in denen ich meinen eigenen Standpunkt aufzeigen müßte und nicht wage, es zu tun. Laß mich mutig genug sein, mich anderen Menschen so zu zeigen, wie ich wirklich bin. Ich würde so gerne daran glauben, daß ich es kann, denn ich gebe mir doch den Anschein von Lustigkeit und Fröhlichkeit nur deshalb, damit niemand meine Verletzbarkeiten erkennen kann; ich nehme in Kauf, als oberflächlich zu gelten.
Ich strecke die Hand aus nach Dir und Deiner mutigen, ruhigen Kraft, denn ich leide unter der Gespaltenheit meines Leben. Aus Dir kommt mir der Mut, so zu sein, wie ich sein möchte und im tiefsten Innern auch bin.

Anmerkungen

1 Die Pflanze verdankt ihren lateinischen Namen »Agrimonia eupatoria« einem Herrscher: Die Überlieferung besagt, daß König Mithridates VI. Eupator von Pontos (132–63 v. Chr.) als erster die Heilkraft der Pflanze entdeckt habe. Ihm wird die Mixtur eines wirkungsvollen Gegengiftes zugeschrieben, das als einen wichtigen Bestandteil Agrimony enthalten habe.

2 Vgl. Richard Willfort, *Gesundheit durch Heilkräuter*, Linz 1993, S. 370.

3 Wenn es um körperliche Leiden geht, wird in der astrologischen Heilkunde Agrimony meist dem Jupiter zugeordnet, zum einen wegen der Farbe der Blüten und zum anderen wegen der günstigen Heilwirkung bei Leberleiden.

4 Diese Haltung ist sehr bezeichend für waagegeborene Menschen. Waage ist der »Schatten« des Widder. Die Masken loslassen heißt, nicht nur die Waage zu leben, sondern auch den Widder. Es handelt sich um das Licht-Schatten-Thema.

5 Im Tarot stehen die Schwerter für Intellekt, also für die Fähigkeit, analytisch, das heißt zerteilend, zu denken.

6 Altes Testament, Buch der Richter, Kap. 4 und 5.

7 *Große Frauen der Bibel in Bild und Text*, S. 115.

8 Vgl. Raul Niemann (Hg.), *Petrus – Der Fels des Anstoßes*, Stuttgart 1994.

9 Matthäus 16, 18.

10 Widderfrauen haben sich in dieser Gesellschaft mit extremen Schwierigkeiten auseinanderzusetzen, um sich selbst leben zu können. Sie sind die »Kriegerinnen«, und Amazonen sind in einer männlich dominierten Welt unbeliebt. Auf sie wird ein sehr starker Anpassungsdruck ausgeübt.

11 Mit einer pionierhaft neuen Entdeckung zum Abweichler zu werden, bedeutet, daß man über Widderenergie verfügen muß, um zu wagen, »die Karten auf den Tisch zu legen«.

12 Edward Bach, *Die nachgelassenen Originalschriften*, S. 173.

13 Vgl. Nora Weeks, Victor Bullen, *38 Bach Original Blütenkonzentrate.*

14 Ilse Maly, *Bachblüten als Chance und Hilfe*, München 1994, S. 29.

15 Dies ist eines der zentralen »Widder«-Probleme.

CHICORY
Wegwarte
(Cichorium intybus)

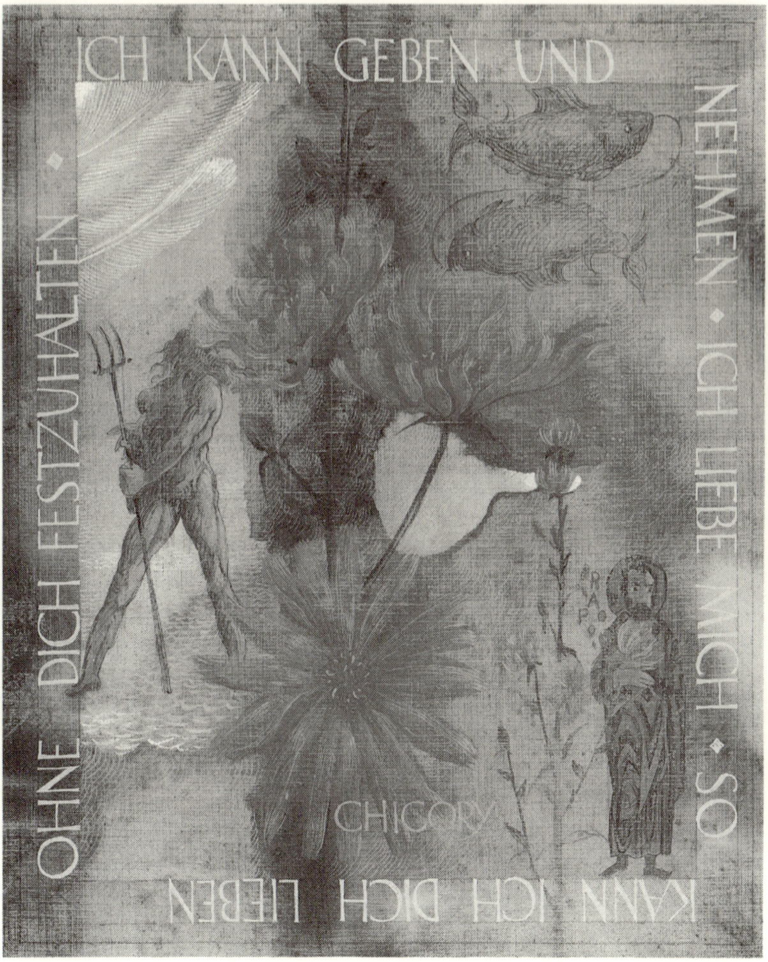

Die Pflanze

Die Chicory gehört zu der großen Familie der Korbblütler: jede der aus den Blattachsen hervorkommenden blauen Blüten setzt sich aus vielen einzelnen zungenartigen Blütchen zusammen. Die leuchtend blauen, seltener auch rosaroten oder weißen Blütenkörbchen sitzen an sparrigen, harten Stengeln und öffnen sich dem Sonnenlicht bereits um 6 Uhr am frühen Morgen und schließen sich wieder um die Mittagszeit.
Aus der ausdauernden, bitterstoffreichen Pfahlwurzel wachsen die Pflanzen je nach Bodenbeschaffenheit von 30 cm bis zu 1 m hoch. Chicory bevorzugt als Standort trockenes Ödland, Straßen- und Wegraine. Blütezeit: Juli und August.

Die Wegwarte in der medizinischen Tradition

Die Wegwarte ist eine alte Heilpflanze, wenngleich sie in neueren Büchern der Volksheilkunde[1] nur noch wenig auftaucht. Die Pflanze enthält neben Insulin zur Behandlung der Diabetes viele Inhaltsstoffe, die sich günstig auf Leber und Galle auswirken. Verwendet wurden von alters her alle Teile, auch die Blüte.

Die Wegwarte in der magischen Tradition

Eine Fülle von Märchen und Mythen rankt sich um die meist blaublühende Blume. Das reicht von Frauentreue, auch wenn der in die Fremde gezogene Geliebte niemals zurückkehrte, bis hin zur Sehnsuchtsblume der Romantik. Bricht man die kantigen harten Stengel der blauen Blume der Liebe, quillt trotz aller Trockenheit milchweißer Saft daraus hervor.
Verbürgt ist, daß die Wegwarte, die aus dem mediterranen Raum nach Nordeuropa gewandert ist oder gebracht wurde, zu den klassischen Zauberpflanzen zählt. Bei Gaius Plinius Secundus[2] lassen sich die ersten schriftlichen Berichte über ihre magische Anwendung finden. Es gibt eine Überlieferung, die besagt: Wer die Wurzel der Wegwarte zu einer bestimmten Zeit ausgrabe, sie in einer vorgeschriebenen Weise koche und esse, der könne die Sprache der Tiere und der Naturgeister verstehen.
Für die Herstellung des Trankes bediente man sich wie Edward Bach der

Verbindung von Pflanze und Wasser: Dem Wasser fiel dabei die Aufgabe zu, die geheimnisvollen Kräfte der Pflanze zu übernehmen und an die Eingeweihten weiterzugeben.
Das Ritual stammte vermutlich aus Ägypten. Die spätere europäische Tradition, die Blume als Symbol für nicht wankende Frauenliebe zu begreifen, deutet auf die spirituelle Weisheit, daß Liebe um ihrer selbst willen gelebt werden muß, um Liebe ohne Bedingungen, als die alles bewegende Kraft der Schöpfung zu erkennen.
Die Wege dorthin waren zu allen Zeiten verschieden. Die Blütenessenzen von Edward Bach sind eine Möglichkeit, die unserer eigenen Gegenwart entspricht. Wenn wir uns vertrauensvoll auf die Botschaft der Chicory einlassen, wird es auch für uns wieder möglich, die Kräfte der Pflanze nicht wie in »Zaubertränken« üblich als Energie zur Manipulation anderer Menschen zu nutzen, sondern im, von Edward Bach erkannten Gegenteil: Wir können begreifen, daß sich Zuneigung nicht erzwingen läßt, daß wir die Begierde, andere Menschen nach unserem Willen zu formen, um unsere eigenen Vorstellungen zu verwirklichen, mit Hilfe der Chicory-Blüte loslassen können und dadurch selbst freier werden von Begierden und Enttäuschungen.

Die vier Bildmotive

Männliche Energie:	Bartholomäus
Weibliche Energie:	Vogelgöttin
Planet:	Neptun
Tierkreiszeichen:	Fische

Die dominierenden Formen der Bildtafel sind die drei Blütensterne, insbesondere der untere, der den Betrachtenden seine volle Schönheit zeigt. Die beiden oberen Blüten erscheinen wie von Wasser oder auch von Wind bewegt.
Die Verbindung der Wegwarte mit Wasser – der Bläue des Himmels und des Meers – und andererseits die Fähigkeit, fast ohne Wasser auf trockenem Ödland zu existieren, läßt sich dahingehend deuten, daß Chicory die Gegensätze von trocken und wäßrig in ihrer eigenen Existenz integriert und zu einer vollkommenen Einheit verbunden hat. Offensichtlich trägt diese Pflanze das geistige Prinzip des Wassers in sich. Im Volksbrauchtum

hat die Blume deshalb auch unter anderem so gegensätzliche Bezeichnungen wie »Sonnenbraut« oder »Sonnenwirbel« und »Wasserwart« bekommen.[3]

Die Frauenenergie der Chicory-Blüte

So wie in den Mythen vieler alter Kulturen Fußspuren von göttlicher Gegenwart zeugten[4], so galten auch schon früh Federn als Symbole der »Großen Mutter«[5]. Die weißen Federn in der oberen linken Ecke der Chicory-Karte, das ist die »Vogelgöttin«, die sowohl Lilith in sich birgt als auch die Urahnin aller Engel ist. Die altorientalischen, die mediterranen und alteuropäischen Kulturen, auch später die christliche Religion kennen alle die geflügelten Wesen, als Schutzengel und als Todesengel sowohl dem Hellen als auch dem Dunklen verbunden.[6]

In den weißen Federn versinnbildlicht sich die heilige Gans, in der Einheit gleichbedeutend mit dem heiligen Schwan. Schwäne gelten auch als Reittiere der Schamanen in die andere Welt; in Schwäne verwandeln sich die verzauberten Brüder im Märchen.

Gänse galten im alten Ägypten als Boten zwischen Himmel und Erde. Auch »im Keltischen war die Gans (oder der Schwan) ein Bote aus der anderen Welt. Die Mythen, in denen von ihr berichtet wird, lassen erkennen, daß die Gans ein Tier ist, das mit den Eingeweihten zu tun hat. Sie wird im allgemeinen durch ihren Fuß symbolisiert[7].« Das Symbol besteht aus drei nach unten oder nach oben auseinanderstrebenden Linien. »Dieses Zeichen war eines der sakralen Symbole der Druiden. Stilisiert und nach oben gerichtet stellt der Gänsefuß den Dreizack von Poseidon (Neptun) dar, der der Schutzgott von Atlantis ist.«[8]

Obwohl die heidnische Bedeutung verlorengegangen war, blieb der Gänsefuß der Vogelgöttin verändert in der Form der Jakobsmuschel erhalten. Auf dem alten Pilgerweg nach Santiago di Compostela finden sich noch immer viele ehemals heilige Orte und Zeichen, die auf die gänsefüßige Vogelgöttin hinweisen.

So versinnbildlichen die Federn am linken oberen Ende der »göttlichen Diagonale« auf der Chicory-Karte das mythische Wissen vergangener Jahrzehntausende um Frauenenergie. Irgendwo in unseren Genen schlummert die Erinnerung an die Berührung mit der »Großen Mutter«, auch wenn die alten spirituellen Zusammenhänge bewußt verändert oder im Laufe der Zeit einfach vergessen wurden und nur wenige Menschen sie in unserer eigenen Gegenwart noch erreichen können.

Der Apostel Bartholomäus

Bartholomäus steht als männliche Energie auf der Karte am unteren rechten Ende der »göttlichen Diagonale«. Obwohl der Apostel hier, wie die Apostel auf den anderen Karten auch, als »ruhender Pol« wirkt, ist sein Blick als Fortsetzung der Verkündigungslinie aus dem Bild hinaus gerichtet. Wie bei der Clematiskarte reicht auch hier ein Teil der Pflanze vor die Gestalt, kennzeichnet den Apostel in seinen allgemein menschlichen Aspekten als Teil der Natur.
Bartholomäus, ein Jünger von Jesus, soll nach einer schon bei Eusebius[9] bezeugten Legende das Christentum in Indien gelehrt haben. In der »Passio Bartholomaei« wird sein Märtyrertod geschildert. Andere Quellen sprechen von Armenien.[10] Dort, so die traditionelle Überlieferung, sei ihm die Haut bei lebendigem Leibe abgezogen worden. Die ihm zugeordneten Symbole, das Messer oder auch die über dem Arm hängende Haut[11], deuten auf diese unvorstellbar grauenvolle Tötungsart hin.
Der Name des Apostels Bartholomäus ist mit einer der schrecklichsten Erfahrungen von brutal durchgesetztem Machtanspruch in der europäischen Geschichte verbunden. 1572, am 24. August, seinem Namenstag, in der später so genannten »Bartholomäusnacht«, wurden zweitausend Hugenotten, die Elite der französischen Reformierten, heimtückisch im Schlaf nach einem königlichen Fest in Paris niedergemetzelt, um Frankreich katholisch zu halten. Die damit ausgelöste Welle von Haß und Brutalität hatte in den französischen Provinzen den Tod von zwanzigtausend Menschen zur Folge.[12]
Die Sucht, gleichgültig ob kollektiv oder individuell, anderen den eigenen Willen und die eigene Ideologie aufzudrängen und sei es um den Preis der Unmenschlichkeit, kann auf eine lange Geschichte zurückschauen. Was Individuen im eigenen überschaubaren Lebensrahmen als Machtgier und Herzenskälte belastet, hat viele Wurzeln, die allesamt Intoleranz aus Selbstsucht heißen und die letztendlich mit Zusammenbruch enden.

Es gibt in kaum einer anderen der Bachblüten-Tafeln von Hermann Haindl eine so weite Spanne der hineinwirkenden Energien wie bei der Chicory-Tafel. Wir sehen die weißen Federn der Vogelgöttin und als polare Kraft die Fische, also das Wasser. Es gibt kein Tierkreiszeichen, das sich auf ein Tier bezieht, das die Luft als Lebensraum hat, indem es fliegen kann. Die Luft war den Göttern vorbehalten.

Nun gibt es allerdings kaum ein Tierkreiszeichen, das näher an das Luft-Element heranreicht als Fische; der gelöste Chicory-Zustand läßt sich als Beschreibung der gelösten Fähigkeiten des Tierkreiszeichens Fische verstehen: Aus dem Ruhen in der universalen Kraft zur selbstlosen Liebe fähig zu sein.

Die Darstellung des Fischezeichens »geht auf babylonische Quellen zurück, insbesondere wird in den entsprechenden Texten auf das Band zwischen den beiden Elementen hingewiesen.«[13] Das Zeichen bestand ursprünglich aus zwei Delphinen, von denen der eine ins Wasser hinein-, der andere aus dem Wasser heraussprang: Sinnbild für die Suche nach Balance zwischen sich widerstrebenden, aber untrennbar miteinander verbundenen Orientierungen.

Der zwölfteilige Tierkreis wird durch das Zeichen der Fische abgeschlossen: Alles hat sich im Verlauf der Jahresenergien, der Lebenszeitenergien entfaltet. Am Ende kann alles in der Wasserunendlichkeit der Fische aufgehen. Im Ozean der vollkommenen Liebe lösen sich die Trennungen gegenüber der Umwelt: Es ist der Zugang zum »partizipierenden Bewußtsein«, mit dem wir, unsere Zugehörigkeit erkennend, spirituell gereift in die Schöpfung zurückkehren können. »Jede Form von trennenden Abgrenzungen wird aufgelöst. Auch der Begriff von Schuld wird aufgelöst. Es gibt keine Schuld. Alles kann angenommen werden.«[14]

Im Christentum hat sich für Jesus relativ früh das Fischesymbol durchgesetzt; Jesus hat die menschlichen Egostrukturen durchbrochen. Bezeichnenderweise stellen die zweitausend zurückliegenden Jahre im astrologischen Weltenrhythmus die Fischezeit dar. Die Brutalität, wie sie sich in dem Tod des Bartholomäus ebenso ausdrückt wie in den mit dem Christentum verknüpften Grausamkeiten gegen sogenannte Ungläubige und Ketzer, ändert nichts am Ideal der voraussetzungslosen Liebe.

Das Fischezeichen wurde in der Architektur zur sogenannten Fischblase, die in der christlichen Formensprache »Wiedergeburt« bedeutet, so wie der Fischemonat astrologisch als Abschluß des alten Jahres das Tor bildet, durch das mit dem Frühlingszeichen des Widders ein neues Jahr beginnen kann.

Das Zeichen Fische steht astrologisch für große Bereitschaft, anderen fürsorglich und sympathisierend zu helfen, wobei die Gefahr lauert, daß dieses Helfen nicht als bedingungslose mitfühlende Liebe, sondern als märtyrerhafte Aufopferung gelebt wird, für die Dankbarkeit und Anhänglichkeit erwartet wird, nach dem Motto: »Indem ich dir helfe, halte ich dich fest.«

Auch Menschen, die im Tierkreiszeichen Fische geboren sind, müssen sich mit ihrem »Schatten« auseinandersetzen. Die Pfahlwurzel der Wegwarte, die die Pflanze fest im trockenen Boden von Ödland verankert, steht symbolisch für den Gegenpol, das Zeichen »Jungfrau«. Der »Jungfrau-Schatten« äußert sich in der negativen Chicory-Energie, mit der von vielen Fischegeborenen der Gegenwert für Fürsorge und Zuwendungen als Dankbarkeit und Anhänglichkeit berechnend eingefordert wird. Damit wird zugleich das große Problem von Fischegeborenen erkennbar, daß sie oft nur andere zu lieben vermögen, aber nicht sich selbst. Deshalb muß die Bestätigung in der Bewunderung von außen, in der Verfügung über andere gesucht werden. Wird die erwartete Dankbarkeit verweigert, ist der Zusammenbruch der Gemütskräfte eine logische Folge. Eine grausame Verkehrung von Liebesfähigkeiten.

Aber das Tierkreiszeichen Fische ist nicht umsonst das Zeichen, in dem die Unio mystica, die »geheimnisvolle Vereinigung der Seele mit Gott«[15], angestrebt wird. Wo dieses Einswerden wirklich gelebt werden soll, kann sich, wann immer auch, das Herz in einem höheren Verstehen der selbstlosen Liebe öffnen. Der Satz, den der Künstler der Chicory-Blüte beigegeben hat: »Ich kann geben und nehmen. Ich liebe mich, so kann ich dich lieben, ohne dich festzuhalten«, vermittelt die Hoffnung, daß sich die Tragödie, »Täter« und zugleich »Opfer« zu sein, beenden läßt.

Der Planet Neptun

Neben der Wegwarteblüte, unterhalb der Feder der Vogelgöttin, ist auf der Bildkarte die Gestalt des Neptuns zu sehen. Dies ist der Planet, der astrologisch im Tierkreiszeichen Fische sein »Haus« hat. Neptun verkörpert einerseits die unendliche Weite des Meeres, das Leichte und Schwe-

bende der silbrigen, von Salz durchdrungenen Luft über dem Wasser, und andererseits beben, wenn er seinen Dreizack niederfahren läßt, Meere und Erde, zerbrechen die Schiffe im Sturm, wird das Land von niederstürzenden Wassermassen weggerissen.
In den figürlichen Darstellungen kommt das für die Gewinnung von Harmonie notwendige Gleichgewicht zum Ausdruck: Die männlichen Gestalten Neptun und Bartholomäus, die beiden Wächter der blauen Blume, schauen nach verschiedenen Richtungen aus dem Bild hinaus, Neptun geradezu ekstatisch, Bartholomäus fast nur durch eine kleine Drehung des Kopfes, unterstrichen durch den Blick der Augen und die Bewegung der Füße. Die beiden Fische wiederum bilden zwei gegenläufige Halbkreise; sie sind durch einen gewundenen »Lebensfaden« miteinander verbunden, als Gegenpol zu dem geraden und starken Stengel der Wegwarte.
In den beiden Fischen und der Gestalt des Neptuns wird die Aussage der Karte am konkretesten: Die Erlösung aus dem negativen, weil selbstsüchtigen und zugleich selbstzerstörenden Chicory-Zustand setzt einen veränderten Zugang zum Element Wasser, das heißt zu den Emotionen, voraus. Denn Liebe ist wie das Wasser die wohl stärkste emotionale Kraft: Gefühle können zu zerstörerischen Fluten werden und im erlösten Chicory-Zustand den Menschen auf die Höhe seiner Glücksmöglichkeiten führen.
Die hellen Durchblicke im Bild wirken wie ein Versprechen, daß sich uns hinter unseren Schwierigkeiten eine andere, eine geistige Welt öffnen kann. Die vollkommene Chicory-Energie ist erlöste Fischeenergie.
Der Stein, der aufgrund seiner Farbschwingungen dem Planeten Neptun und den Fischen zugeordnet wird, ist der Türkis: Es ist die Farbe des blaugrünen Meeres im Widerschein des blauen Himmels. Im Orient schützen sich die Menschen mit der Farbe des Türkis vor dem »bösen Blick«, das heißt vor der verletzenden und zerstörenden Manipulation durch andere.

Anwendungsmöglichkeiten

Edward Bach hat den Anwendungsbereich von Chicory folgendermaßen beschrieben: Chicory ist *»für jene, die sich sehr um das Wohl und die Bedürfnisse anderer Menschen bekümmern und dazu neigen, sich zu sehr um Kinder, Angehörige, Freunde etc. zu sorgen, bei denen sie immer etwas finden,* *das sie in Ordnung zu bringen hätten. Sie sind ständig dabei, besser zu machen, was sie meinen, korrigieren zu müssen, und fühlen sich dabei wohl. Sie haben den innigen Wunsch, daß jene, um die sie sich kümmern, in ihrer Nähe sind.«*

Die gelöste Chicory-Energie erweist sich als große Hilfe, wenn es darum geht, eine Eltern-Kind-Beziehung aufzubauen, in der alle Beteiligten sich als selbständige Individuen respektieren können, indem Kindern genügend Freiraum zugestanden wird, damit sie sich zu eigenverantwortlichen Persönlichkeiten entwickeln können.

Blockierte Chicory-Energie findet sich besonders häufig bei Frauen. Frauen, denen sich aufgrund ihrer Lebensumstände keine Möglichkeiten eröffnet haben, ihre eigenen Fähigkeiten zu entfalten, oder die eine bereits begonnene Ausbildung oder Karriere wegen Pflichten für andere abbrechen mußten und nicht später erfolgreich fortsetzen können, geraten leicht in den blockierten Chicory-Zustand. Über die blockierten Chicory-Verhaltensweisen bietet sich ein scheinbarer Ausweg an, um gesellschaftliche Anerkennung zu finden. Oft kann sich im blockierten Chicory-Zustand pure Verzweiflung um nicht selbstbestimmt gelebtes Leben äußern.

Symptome der blockierten Chicory-Energie

- Familienmitglieder, insbesondere Kinder, aber auch Verwandte und Freunde werden mit aufopfernder Fürsorge überhäuft, auch wenn dies nicht den Bedürfnissen der Umsorgten entspricht.
- Es wird ständig versucht, den anderen vorhandene oder vermeintliche Schwierigkeiten aus dem Weg zu räumen.
- Man will immer nur das Beste. Einer der Gründe für diese besitzergreifende »Overprotection« ist oft die Tatsache, daß an der Lebensweise der Betreuten aus Frust und deshalb mehr oder minder heimlich Kritik geübt wird. Man/frau glaubt, es besser zu wissen und eingreifen zu müssen.
- Diese Form von egozentrischer Hyperaktivität verschafft Selbstwertgefühle, insbesondere wenn es gelingt, die Umsorgten damit an sich zu binden. Die Bedeutsamkeit der eigenen Person scheint damit für alle erkennbar zu sein.
- Man/frau erwartet Dankbarkeit und Anerkennung für die aufopfernde Zuwendung und ist gekränkt, wenn beides geringer als erhofft ausfällt.

- Wenn Leistungen und gutgemeinte Ratschläge nicht oder nicht umfangreich genug angenommen werden, fühlt man/frau sich ausgebeutet, verkannt und ungeliebt.

Chicory kann helfen ...

... andere Menschen um ihrer selbst willen zu lieben.

... Menschen, die einem nahestehen, ihren eigenen Weg gehen zu lassen, also keine Bindungen aufzubauen, die auf eine emotionale und materielle Abhängigkeit hinauslaufen.

... zu akzeptieren, daß andere Menschen, und seien es auch sehr nahestehende Familienmitglieder, ihren eigenen Lebensprinzipien, Bedürfnissen und Wünschen folgen möchten.

... Vertrauen haben, daß die geliebten Menschen selbst wissen, welche Lebensenergien für sie die richtigen sind.

Chicory-Meditation

Chicory-Meditationselemente

Element:	Luft
Farbe:	Helles Blau
Bewegung:	Ellipse, zwei Wellenlinien umschließend
Mantra:	Ich kann geben und nehmen. Ich liebe mich, so kann ich Dich lieben, ohne Dich festzuhalten.

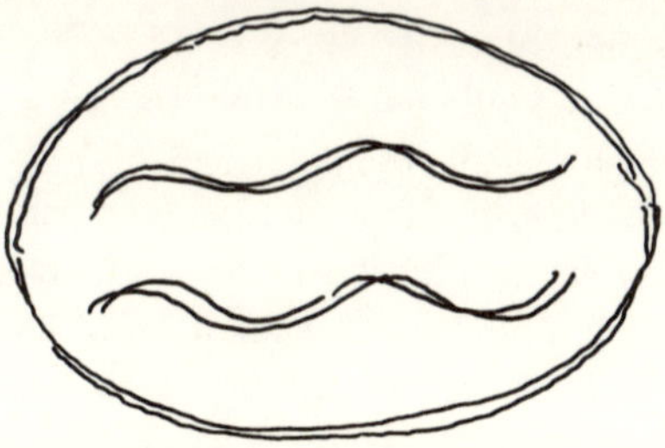

Chicory spricht:

Aus meiner bitter schmeckenden Wurzel tragen dünne, aber starke Stengel jedes Jahr von neuem meine blauen Blüten. Aus der Trockenheit des Bodens unter mir kommend spiegele ich die Bläue des Himmels über mir, spiegele ich die Bläue der Meere wider.
Durch meine Adern rauscht der weiße Flügelschlag der ewigen Mutter. Er mischt sich mit dem Blau in mir, denn Neptun und Fische öffnen den Weg zu den Urgründen des Lebens, zu den Tiefen der Emotionen, die, wie das Wasser, am Anbeginn des Lebens stehen.
Auch ich kann meine dünnen, trockenen Stengel, die meine Blüten zum frühen Morgenlicht emportragen, nur bilden, weil auch in meiner Wurzel, die im harten und trockenen Boden Nahrung findet, sich das Prinzip des Wassers, der Gefühle verwirklicht. Das Weiß meines milchigen Saftes erinnert Dich an die weißen Federn der Vogelgöttin.

Weil ich in mir die Gegensätze von trocken und wäßrig vereinen kann, kann ich erfüllt sein von der Energie der Liebe um ihrer selbst willen. So will ich Dich dorthin führen, wo die wahre Wirklichkeit von Liebe die Verhärtungen des Herzens zu lösen vermag.
Du kannst mich anschauen und berühren; aber wehe, Du willst mich besitzen: Wenn Du mich abbrichst, welken meine Blütensterne und sterben hinweg zu einem unscheinbaren Häuflein Materie. Meine Vollkommenheit währt, solange Du mein Dasein respektierst.
Schau durch mich hindurch, und Du wirst diese zweite Wirklichkeit entdecken, die die Beschränktheit der vordergründigen Alltagswelt durchbricht und Dir neue Dimensionen einer geläuterten Liebesfähigkeit öffnet.

Das Gemüt antwortet:

Ich liebe die Menschen sehr, die zu mir gehören; ich möchte der Mittelpunkt ihres Lebens sein. So fühle ich mich stark und kann sie beschützen, kann ihnen Sicherheit und Heimat geben. Besonders meine Kinder und meine Partnerin, meinen Partner will ich nach meinen Vorstellungen formen, daß sie in dieser Welt bestehen können. Dann werden sie auch mich lieben als ihre Wohltäterin, die sich für sie aufopfert. Ihre Dankbarkeit wird mir Lohn sein, und dafür stelle ich meine eigenen Wünsche gerne zurück.
Aber oft bin ich traurig, denn die, die ich liebe, entziehen sich meinem Bemühen, obwohl ich es doch so gut mit ihnen meine. Die Menschen sind undankbar. Mein Leben für die anderen ist selbstlose Liebe und Arbeit, aber sie wollen es nicht sehen. Warum nur? Ich bin enttäuscht, traurig und einsam.
Warum werde ich immer freudloser und grauer in meinem Herzen? Was mache ich falsch? Ich opfere mich aus Selbstsucht? Ich kann doch nicht zuschauen, wenn andere Fehler machen. Wieso habe ich kein Recht, mich einzumischen? Auch in mein Leben haben sich früher andere eingemischt. Eltern, Großeltern erwarteten für ihre Zuwendungen Dankbarkeit von mir. So lernte ich früh, daß Liebe und Zuneigung ihren Preis haben.
Langsam entdecke ich die Wunden in mir, die tief in meinem inneren Kind nicht geheilt sind in all den Jahren. Ich erkenne, daß ich frei werden kann, wieder leben kann aus den Tiefen meines Gefühls, wenn ich die anderen

nicht mehr beherrschen muß aus innerem Drang, aber zugleich auch nicht mehr um Liebe zu buhlen brauche.

Ich bin die falschen Wege gegangen, um Anerkennung zu finden. Die wirkliche Liebe, die ich gesucht habe, sie steht an der Tür meines eigenen Herzens und wartet auf mich. Ich will beginnen, andere um ihrer selbst willen zu lieben und zu respektieren, wie sie sind. Ich will versuchen, auch mich selbst so anzunehmen, wie ich bin. Es mag ein langer Weg noch sein, denn ich muß mich von vielen Erfahrungen lösen. Aber ich habe begriffen, daß Liebe nur dann gedeihen kann, wenn sie ohne Preis ist.

Anmerkungen

1 Vgl. Maria Treben, *Gesundheit aus der Apotheke Gottes*, Steyr 1980. Oder: Grete Flach, *Aus meinem Rezeptschatzkästlein*, Freiburg i. Brsg. 1984.

2 Gaius Plinus Secundus ist 79 n. Chr. beim bisher schwersten Ausbruch des Vesuvs ums Leben gekommen. Er war römischer Offizier und Schriftsteller. *dtv-Lexikon*, München 1968, Bd. 14, S. 187 f.: »Erhalten von ihm ist eine Naturgeschichte aus 37 Büchern, in der er als erster in enzyklopädistischer Kompilation alle Erscheinungen der Natur in überlegter Ordnung (Kosmologie, Geographie, Anthropologie, Zoologie, Botanik, pflanzliche Heilmittel, Mineralogie und Verwendung der Metalle und Steine) dargestellt hat.«

3 Vgl. Richard Willfort, *Gesundheit durch Heilkräuter*, S. 500: »Um 1670 war geradezu eine Hochflut von Zauber- und Aberglaube um die Wegwartenwurzel. Man legte sie der Mutter unter das Leintuch, um die Geburt zu erleichtern, und die Frauen ... gaben sie heimlich den Gatten in die Speisen, um sie vor ehelichen Fehltritten zu bewahren, und, war er geschehen, um die Liebe des Gatten wieder zu gewinnen ...«

4 Die nordamerikanischen Indianer berichten voll Ehrfurcht von den Fußspuren von »old man«. Im Europäischen sind die Fußspuren von Rübezahl und geheimnisvolle Abdrücke von Tierfüßen bekannt, wie etwa am »Hirschsprung« im Höllental im südlichen Schwarzwald.

5 Frauenstatuetten aus den matriarchalen Frühzeiten weisen Löcher an unterschiedlichen Stellen, aber insbesondere an den Köpfen auf, in denen offensichtlich schmückende Teile, vermutlich auch Federn angebracht wurden. Diese Teile haben sich nicht gehalten, so daß man nur Vermutungen anstellen kann. Vgl.: Marija Gimbutas, *The Goddesses and Gods of old Europe: Myths and Culture Images. 6500–3500 BC*, University of California Press, Berkely 1982.

6 Die Literatur zum Thema »Engel« ist inzwischen sehr umfangreich geworden. Ein besonders eindrucksvolles Buch möchte ich erwähnen: *Die Antwort der Engel: Ein Dokument aus Ungarn*, aufgezeichnet von Gitta Mallasz, Einsiedeln (6. Aufl.) 1989. Dem Buch ist folgender Satz vorausgestellt: »Dieses Buch ist ein Dokument. Es ist weder Dichtung noch Journalismus, sondern ein getreuer Bericht von Geschehnissen, die sich während der Jahre 1943 und 1944 in Ungarn ereigneten. Der Leser muß es nehmen, wie es ist. Oder sein lassen.« In diesem Buch wird beschrieben, wie mit der Kraft der Engel im Naziterror vier Freunde anderen Menschen das Leben retteten. Nur eine von ihnen, Gitta Mallasz, überlebte.

7 Louis Charpentier, *Der Pilgerweg nach Compostela*, Olten 1979, S. 61 f.

8 Ebd.

9 Eusebius gilt als »Vater« der Kirchengeschichtsschreibung. Er lebte von 260 bis 340 n. Chr.

10 Vgl. *Brockhaus' Conversations-Lexikon*, Leipzig 1882, S. 515.

11 Vgl. Otto Wimmer, *Kennzeichen und Attribute der Heiligen*, Innsbruck 1975.

12 Vgl. *Brockhaus' Conversations-Lexikon*, Leipzig 1882, S. 515.

13 *Lexikon der Astrologie*, Freiburg i. Breisgau 1981, S. 89.

14 Transkription eines Seminars mit Günther Cherubini am 9. März 1989.

15 *Duden: Fremdwörterbuch*, Mannheim 1974, S. 751.

VERVAIN
Eisenkraut
(Verbena officinalis)

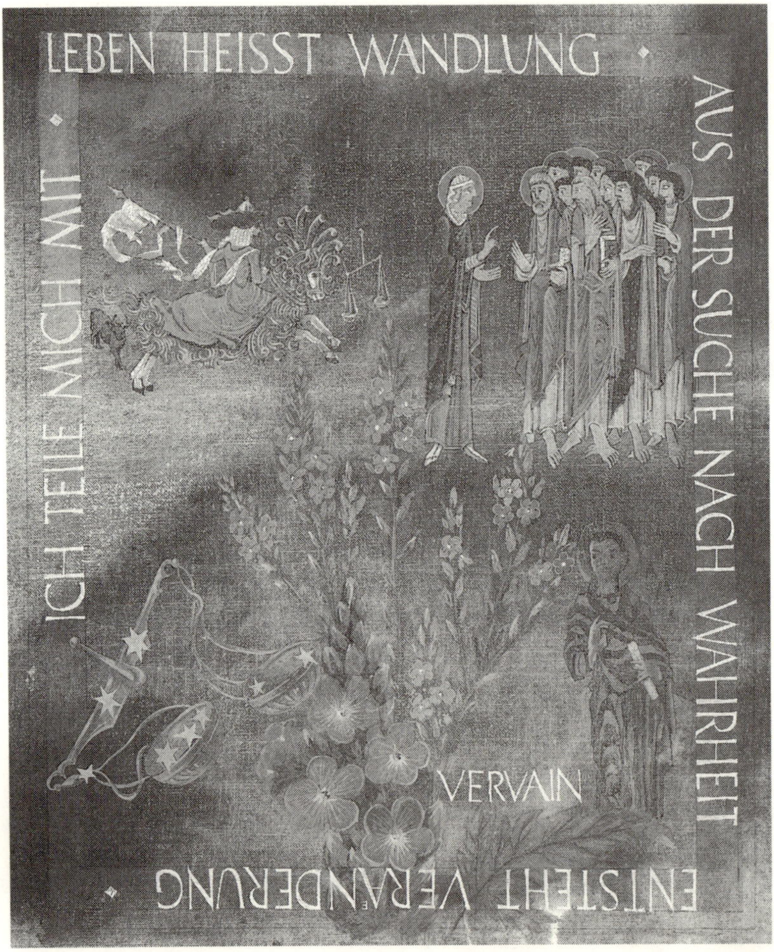

Die Pflanze

Die 30 cm bis 60 cm hohe unscheinbare Pflanze gehört zur Familie der Eisenkrautgewächse. Das meist als »Unkraut« bezeichnete Eisenkraut bevorzugt trockenes Brachland, Schutthalden, Wegränder, also Bereiche, denen wenig Aufmerksamkeit gewidmet wird. Dadurch können sich in der natürlichen Begrünung ungehindert diejenigen Pflanzen ansiedeln, die hier ihren stimmigen Lebensraum finden.
Die robusten vierkantigen Stengel verästeln sich an ihren oberen Enden. Auch die Blätter variieren nach oben hin sehr auffällig in Größe und Form. Die kleinen, in lockeren, sparrig verzweigten Ähren stehenden Blüten sind von blaßlila Farbe. Die Pflanze ist einjährig, manchmal auch ausdauernd. Blütezeit: Juni bis September.

Eisenkraut in der Volksheilkunde

Eisenkraut fand bereits im Altertum als Heilpflanze Verwendung, da es reich an Gerb- und Bitterstoffen ist.

Eisenkraut in der okkulten Tradition

Von der planetaren Signatur ordnete man das Eisenkraut dem Mars zu; Mars und Venus bilden in ihrer Polarität eine Einheit, so daß das Eisenkraut auch in die Verbindung mit der aktiven Morgenstern-Venus und dem Tierkreiszeichen Waage gestellt werden kann. In manchen Gegenden wird das Eisenkraut auch »Taubenkraut« genannt; ein Hinweis auf die uralte Vogelgöttin, die uns auch bei Chicory begegnet und die in der Venus noch immer lebt.
Eisenkraut hat im Laufe der Geschichte, sehr im Gegensatz zu der unscheinbaren Pflanzen- und Blütengestalt, eine extreme Bedeutung als Zauberpflanze gefunden: »Bei den Germanen war das Eisenkraut bei Kriegs- und Friedensschlüssen ein Talisman. Die Magie verlangt, daß das Eisenkraut, wenn es zauberische Wirkungen hervorbringen soll, am Karfreitag oder am St.-Peter-und-Pauls-Tage mit silbernem oder goldenem Griffel ausgegraben werde ... Man grabe Eisenkraut mit der Blume aus, wenn die Sonne im Widder oder der Jungfrau steht, dörre es und mache

ein Pulver daraus … Als Amulett am Halse getragen, soll die zerstoßene Wurzel des Eisenkrautes, wenn unter den geeigneten Planetenkonstellationen gegraben, den Kopfschmerz heilen. Unter dem Kopfkissen erweckt es auch Träume.«[1]

Bäuerliche Kulturen haben die Wirkung des Krautes als Schutz vor Unheil genutzt. Man steckte die Pflanzen in den Acker, um die gefährdete Aussaat, aber auch, um die heranreifende Ernte zu schützen. Am meisten fürchtete man die Unwetter. So war es naheliegend zu glauben, daß Hexen reichlich Gebrauch von dem Kraut machen würden, etwa, indem sie Zaubersalben daraus fertigten oder den Absud des Krautes in ihren Gewitterkessel rührten. Welch schönes Bild: Frauen bei frauenspezifischen Ritualen mit Kränzen aus blaßlila Vervain im Haar!

Dort wo keltische Traditionen bis in die Gegenwart hinein überleben konnten, haben die Leute noch bis vor kurzem das Kraut, das man in mondlosen Herbstnächten sammelt, in den Kirchen als Sprengwedel für das Weihwasser verwendet. Da ist ein alter Brauch erhalten geblieben, denn offensichtlich hat man im keltischen Kult das Kraut dazu genutzt, »um Altar- und Opfersteine mit geweihtem Wasser oder Blut zu besprengen und zu säubern, damit das Heilige, das Numinose sich manifestieren konnte«[2].

Die vier Bildmotive

Männliche Energie:	Apostel Philippus
Weibliche Energie:	Maria aus Magdala
Planet:	Venus
Tierkreiszeichen:	Waage

Die Frauenenergien der Vervain

Die dynamische Venus des Tages

Venus, deren zugeordnetes Zeichen nicht nur die für Ausgleich sorgende Waage, sondern auch der Stier ist, wurde immer sowohl mit Opfer und Tod als auch Wahrheitssuche und Idealismus verbunden. Sie ist die babylonische Astarte und die assyrische Ischtar; erst in der griechischen und

römischen Antike führte die Entwicklung von den Unterweltgöttinnen zur Göttin der Schönheit und Liebe, ohne daß die archaische Todes- und Mutterbedeutung der Venus ganz verschwunden wäre.
Liebe ist mehr als Sexualität. So sind der Venus nicht nur die der Schönheit der Seele und des Leibes zugewandten Gefühle von Liebe und Sexualität zugeordnet, sondern auch die des Mitgefühls und die Fähigkeit zum Opfer. Und über die Waage regiert Venus Zustände der Harmonie und des Gleichgewichtes, also des Ausgleichs zwischen den Gegensätzen.
Die sich in Vervain manifestierende Venusenergie – das ist nicht die der träumerisch-schönen, passiven Venus der Rock Rose. In der Eisenkraut-Venus hat die fordernde Energie der »Großen Göttin« eine Darstellung gefunden, von der ägyptische Inschriften verkünden: »Am Anfang war Isis, die Älteste der Alten. Sie war die Göttin, aus der alles Werden wuchs. Als Schöpfergöttin gebar sie den Sonnenstern, als er das erste Mal über der Erde aufging«.[3] Diese Isis-Venus trug den Beinamen »Spenderin allen Lebens«.[4] Mit solcher archetypischen Energie im Hintergrund verbreitet die Venus der Vervain-Karte ohne zu manipulieren, aber auch ohne Kompromisse ihre Botschaft.
In der Bildkarte ist am oberen Ende der »göttlichen Diagonale« eine Frauengestalt auf einem reichgeschmückten Pferd zu sehen. Der Künstler hat als Vorlage für diese aktive Venus des Tages eine Federzeichnung des Hausbuchmeisters aus dem 15. Jahrhundert verwendet.[5]
Diese Venus ist von einer in allen Details pulsierenden Dynamik. Alles ist in Bewegung: der galoppierende Schimmel mit seiner üppigen goldenen Rüstung, die reich gekleidete Frau im Damensitz; sie schwingt eine Fahne, die sich in ihren langen Enden als Teil des Gewandes der Venus um deren Schultern windet. Die goldene Spitze der Fahne, aus der Bildtafel herausweisend, setzt die »göttliche Diagonale« im Unsichtbaren außerhalb des Bildes fort.
Aber nicht nur die Reiterin und das Pferd versinnbildlichen extreme Dynamik; auch der der Venus zugeordnete Stier hinter ihr und die kleine Waage vor ihr befinden sich in Bewegung.
Die aktive Morgenstern-Venus trägt die typischen Venusfarben: Rosa, eine Farbe, die auch im Gewand der Maria aus Magdala gegeben ist und die neben Grün ebenfalls dem Herzchakra zugeordnet wird; sie entspricht in ihrer Zartheit der Blütenfarbe der Vervain.

Maria aus Magdala: Ein Leben in absoluter Hingabe an das Ideal

Am oberen Ende der aktiv-menschlichen Diagonale sehen wir Maria aus Magdala, eine Frauengestalt aus dem Neuen Testament, wie sie den Jüngern die Auferstehung Jesu verkündet. Hermann Haindl wählte für dieses Thema eine Illustration aus dem 12. Jahrhundert als Vorlage[6], die Maria aus Magdala in jener Position zeigt, die der positiven Vervain-Kraft entspricht: Bewegt von einer überzeugenden Erfahrung verkündet sie die ihr zuteil gewordene Botschaft.

Kaum eine der Frauen der Bibel hat eine solche Veränderung ihrer Bedeutung erfahren wie diese Maria aus Magdala. In der religiösen Kunst wird sie meist als Sünderin bzw. als Büßerin Maria Magdalena dargestellt, als Frau auf dem Höhepunkt ihrer sexuellen Kraft: reich geschmückt und in purpurrote Gewänder gehüllt, während die kraftvolle Fülle der Haare auf nackte Schultern fällt.[7]

Maria aus Magdala ist jedoch der Jesus am nähesten stehende Mensch, und auch in der Stunde des Todes weicht sie nicht von seiner Seite. Sie trotzt der Gefahr, von den Soldaten ergriffen zu werden, denn es war nach römischem Recht bei Todesstrafe verboten, einem Gekreuzigten beizustehen oder ihn zu beweinen. Maria aber geht noch vor Tagesanbruch im Schutz der nächtlichen Dunkelheit auch zum von Soldaten bewachten Grab, um den Leichnam zu salben. Sie ist die erste, der sich Jesus nach seiner Auferstehung offenbart. Die Jünger indes, zu denen sie eilte, ganz ergriffen von dem, was sie erleben durfte, um ihnen die Botschaft zu verkünden, haben ihr nicht geglaubt.[8]

Diese Frau hat Jesus geliebt, und in der Stunde der Verzweiflung wird sie trotz aller berechtigen Ängste vor der Gewalt des strafenden Staates von der Gottesnähe getragen. Nichtsdestotrotz hat sie gegen die herrschenden Normen von Ehe und Familie verstoßen, indem sie Jesus auf seinen Wanderungen durch das Land begleitet hat. Sie stand ihm von allen Frauen, die um ihn waren, wohl am nächsten. Aber sie ging als Sünderin und nicht als die Frau, die Jesus liebte, in die biblische Darstellung ein, denn wer der Stimme seines Herzens ohne Rücksicht auf herrschende Normen folgt, wirkt umstürzlerisch in einer regulierten Gesellschaft und wird zur Herausforderung und Gefahr.

Maria aus Magdala hat mit ihrer erfahrenen Glaubensgewißheit die Realität zu verändern versucht. Passend zum Tierkreiszeichen Waage stand für sie die überpersönliche Aufgabe vor ihrem eigenen Wohlergehen. Sie muß eine starke und mutige Frau gewesen sein. Aber es konnte auch ihr nicht gelingen, der Botschaft der Liebe zum Durchbruch zu verhelfen, denn dies hätte zur Voraussetzung gehabt, daß Menschen unterschiedlichen Geschlechts sich als gleichwertig respektiert hätten. Aber die Vorrechte der Männergesellschaft hatten sich bereits durchgesetzt, und die Verkündigung der Botschaft des Friedens zwischen den Menschen durch eine Frau wurden, wie es im Lukasevangelium heißt, von den Jüngern als »Märlein« abgetan.[9]

Entsprechend stellen auf der Bildkarte die Frauengestalt der Maria aus Magdala und die Gruppe der ausschließlich männlichen Jünger ein extrem labiles Gleichgewicht dar. Es ist für den im Hildesheimer Albanipsalter dargestellten und von Haindl übernommenen winzigen Moment ausbalanciert, weil die Gestalt der Maria unübersehbar von ihrer Überzeugungsstärke geprägt ist. Während die linke Hand in der empfangenden Geste ruht, erhebt sie ihre gebende rechte Hand in einer geradezu ekstatischen Weise verkündend zu den Jüngern. In den Füßen der Personen kommt versteckt und kaum wahrnehmbar die Besonderheit der Maria aus Magdala nochmals zum Ausdruck: Sie trägt Sandalen. Die dicht zusammengedrängten Jünger sind dagegen alle barfuß.

Maria aus Magdala kann nur auf sich selbst zurückgreifen, aber sie ist das Medium der Verkündigung. Die Jünger berufen sich auf das heilige Buch, das sie in ihren Händen tragen, obwohl sie die wirkliche Bedeutung der Botschaft von der Heiligkeit des Lebens nicht verstanden haben.

Der Apostel Philippus

Den unteren Endpunkt der göttlichen Diagonale in der Bildtafel bildet der Apostel Philippus. Er trägt, zum Zeichen seiner Missionstätigkeit, die Dokumentenrolle in der linken Hand, die Rechte hat er wie Maria erhoben in der Geste des Verkündigens. Seine Füße werden von einem großen Blatt der Vervain verdeckt.

Über Philippus aus Bethsaida in Galiläa ist nicht viel bekannt. Er ist einer der Jünger, die Jesus mit den Worten: »Folge mir nach« aufgefordert hat, ihr Leben zu verändern.[10] Entsprechend der Legende missionierte Philippus nach Jesu Tod in Südrußland. Er soll in Hierapolis den Märtyrertod durch Kreuzigung erlitten haben.[11]

Das Tierkreiszeichen Waage

Das männlich-aktive Luftzeichen Waage ist mit seinen beiden Waagschalen in sich bereits polar: Das Waage-»Licht« ist ohne den Widder-»Schatten« nicht zu leben.

Das Tierkreiszeichen Waage wurde im 7. Jahrhundert v. Chr. zwischen die »gute« Jungfrau und den »bösen« Skorpion eingefügt. Aleister Crowley nannte die Waage das am meisten mißverstandene Zeichen, das in der Astrologie existiere, weil es kaum jemand auffalle, daß es das einzige mechanische Zeichen sei und zum anderen, weil waagegeborene Menschen auffallend selten die dynamische und vor allem kreative und kommunikative Energie dieses männlichen Zeichens leben.[12]

Dieses Tierkreiszeichen steht für die labilste Form von Gleichgewicht, die möglich ist: Ein Lufthauch genügt, um das Gleichgewicht aufzuheben. Waage ist gleichbedeutend mit der Sekunde des scheinbaren Stillstandes zwischen zwei Möglichkeiten, Symbol für die Tatsache, daß Leben gleichbedeutend mit Bewegung ist.

Bewegung, Veränderung in menschlichen Beziehungen braucht den Gedankenaustausch zwischen den Betroffenen. Nur wenn Menschen sich einander »mitteilen«, entsteht kreative Lebendigkeit, besteht im Positiven wie im Negativen die Möglichkeit der Veränderung. Versuche, den Augenblick des vollkommenen Gleichgewichtes zu halten, können nicht zu erfahrener Lebendigkeit führen, wenngleich dieser Augenblick der Balance auch immer wieder als Ziel genannt wird.

Waagegeborene Menschen können sehr intensive Idealvorstellungen entwickeln, und oftmals setzen sie sich mit all ihren Möglichkeiten dafür ein, andere von der Richtigkeit ihrer Vorstellungen zu überzeugen. Dies ist die Energie der Vervain: stets in Bewegung und voller idealistischem Tatendrang, Bestehendes zum Besseren hin zu verändern, Alternativen auszuprobieren. Des Zieles wegen werden oft die Grenzen der eigenen Leistungsfähigkeit und der der anderen nicht berücksichtigt.

Der Künstler hat wiederum ein historisches Vorbild für das Tierkreiszeichen Waage gewählt, das, entsprechend der Stellung der im Himmelsbild Waage zusammengefaßten Sterne diesen Aspekt des ständigen In-Bewegung-Seins anschaulich macht.[13]

Zur Waage gehört die Venus des Morgensterns, also die Venus des aktiv in den neuen Tag Hineingehens, die offen ist für neue Ideen, neue Aktivitäten. Zugleich gibt es keine Menschen, die Fanatismus und Übertreibung so sehr ablehnen, wie Menschen, die im Tierkreiszeichen Waage geboren sind, zugleich aber auch kein anderes Zeichen, dessen Prinzip so eindeutig auf ein idealistisches Weltverständnis hinweist. Waageenergie ist die positive Vervain-Energie: Es ist die Bereitschaft, die Wahrheit zu finden und sie zu verteidigen, und sei es gegen herrschende Normen und, wenn es sein muß, auch unter Mißachtung der eigenen körperlichen Befindlichkeit. Auf der Bildkarte wird die positive Vervain-Orientierung durch eine kraftvolle rote Farbfläche im Bereich des Waagesymbols verstärkt, die mit dem Gewand der Maria aus Magdala und der entgegengesetzten oberen Bildecke korrespondiert. Damit bekommt die gesamte Karte die außergewöhnliche, innere Spannkraft der konstruktiven Vervain-Energie.

Anwendungsmöglichkeiten

Edward Bach hat den Anwendungsbereich von Vervain folgendermaßen beschrieben: *»Für jene mit festen Prinzipien und fixen Vorstellungen, die sie für richtig halten und nur eher selten ändern. Sie haben das starke Verlangen, alle zu ihren eigenen Ansichten über das Leben zu bekehren. Sie sind willensstark und zeigen viel Mut, wenn sie überzeugt sind von den Dingen, die sie andere lehren möchten. Sind sie krank, halten sie sich noch lange auf den Beinen und bleiben an ihrer Arbeit, wenn andere ihre Pflichten schon längst aufgegeben hätten.«*

Uneigennütziges Engagement für idealistische Ziele ist eine positive Eigenschaft; ohne die vielen Menschen, die dazu fähig sind und sich praktisch einsetzen, wäre die moderne Gesellschaft sicher noch kälter und unmenschlicher, als sie bereits ist. Aber allzuleicht verselbständigen sich gewisse individuelle Bedürfnisse nach persönlicher Besonderheit und führen zur Ausbildung von Rechthaberei, Intoleranz und Sendungsbewußtsein, was für die soziale Umwelt schwer erträglich ist. Ablehnung und Abgrenzung sind die Folgen. Der ursprünglich gute Ansatz kann sich so ins Gegenteil verkehren.

Symptome der blockierten Vervain-Energie

- Menschen, die Vervain brauchen, handeln ursprünglich meist aus menschenfreundlichem Idealismus und aus Hilfsbereitschaft heraus. Aber sie versuchen, mit einer gewissen Penetranz andere zu überzeugen und zur gleichen Haltung, zum gleichen Tun zu überreden, ohne zu respektieren, daß andere Menschen andere Orientierungen und Interessen haben.
- Der intensive und dadurch sehr leicht intolerante Eifer kann aufdringlich sein und anderen lästig werden, weil oft zu starre Prinzipien vertreten werden und kein echter Austausch über die Inhalte stattfindet.
- Sie versuchen durchzusetzen, daß ihr eigenes Können zur Lösung anstehender Probleme eingesetzt wird. Deshalb bekommen andere Menschen ständig Ratschläge aufgedrängt, ohne sie erbeten zu haben.
- Sie überschätzen die Bedeutung der eigenen Überzeugungen; Menschen, die Vervain brauchen, werden ungeduldig, wenn andere ihre Ideen nicht so aufnehmen, wie sie das erwarten. Dadurch entsteht der Zwang, ständig aktiv zu bleiben, was Dauerstreß erzeugt. Sie werden gereizt und nervös, geistige und körperliche Verspannungen sind die Folge.
- Mangelnder Erfolg nach außen erzeugt Leidensdruck. Aber Vervain-Menschen geben nicht auf. Im Einsatz für ihre Ideen verbrauchen sie ihre körperlichen Reserven und schwächen ihre Gesundheit.
- In der Hektik, vermeintlich ununterbrochen Überzeugungsarbeit leisten zu müssen, entwickelt sich ein immer oberflächlicherer Aktionismus, durch den selbst ursprünglich berechtigte Anliegen ihren Sinn verlieren.

Vervain kann helfen ...

... zu erkennen, daß der idealistische Einsatz für ein bestimmtes Ziel wichtige Lebensimpulse gibt, daß es dafür aber nicht notwendig ist, anderen die eigene Meinung aufzuzwingen; man billigt anderen das Recht auf ihre eigenen Ideale und eigene Lebensweisen zu.

... daß, wenn der Einsatz für bestimmte Ideale nicht von Intoleranz gegenüber anderen Menschen und deren Wertvorstellungen getragen wird, bessere soziale Voraussetzungen entstehen, sich gemeinsam für ein Ziel einzusetzen.

… zu erkennen, daß nicht mehr der Zwang besteht, andere Menschen aufdringlich für das Mitmachen gewinnen zu müssen. Dann verschwinden Streßsymptome, Verspannungen, Schlaflosigkeit, Bluthochdruck. Die Gesundheit kann sich wieder stabilisieren.

… daß sich neue Formen der Gelassenheit entwickeln.

… daß man lernt, seine Einsatzbereitschaft kooperativer in die Gesellschaft einzubringen. Dadurch gewinnt man zugleich Abstand zu den vorher so vehement vertretenen Positionen und wird toleranter gegenüber anderen Menschen.

Vervain-Meditation

Vervain-Meditationselemente

Element:	Feuer
Farbe:	Altrosa
Bewegung:	Dreieck nach oben offen mit »flirrendem« Punkt darüber als Symbol für das Neue, das aus Kommunikation entsteht
Mantra:	Leben heißt Wandlung. Aus der Suche nach Wahrheit entsteht Veränderung. Ich teile mich mit.

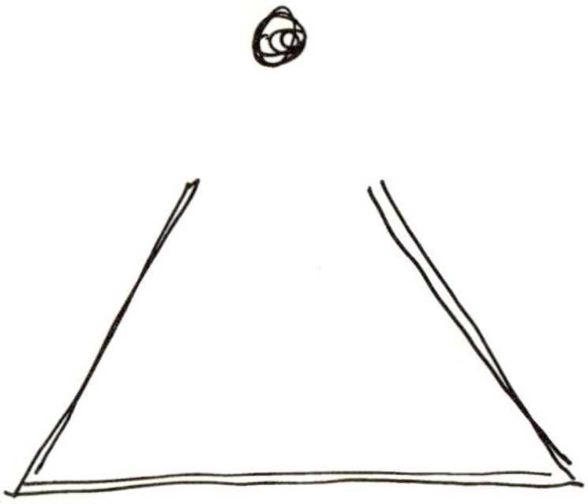

Vervain spricht:

Meine Existenz ist unscheinbar; ich wachse auf kargem Boden. Aber ich folge meinem inneren Gesetz bis hinauf in die letzte Knospe. Ich lebe aus der Verheißung der Wandlung, vom dunklen Anbeginn meiner Wurzeln bis hinauf zur Vollendung meiner Blüten.
Meine Kraft ist uralt. Obwohl ich so unscheinbar bin, haben mich schon immer die Menschen gebraucht, denn wenn eure Fähigkeiten an Grenzen stoßen, öffne ich Türen zu neuen Möglichkeiten und Erfahrungen.

Ich muß niemand verdrängen, um zur Sonne hinauf zu wachsen. Meine Stiele und Blätter werfen nicht viel Schatten: Neben mir können andere Blumen ebenfalls blühen und gedeihen.
Leben ist Bewegung: Die dahingaloppierende Venus auf ihrem geschmückten Pferd, die Sterne der Waage am Himmelszelt zeigen, wie Stillstand immer wieder zu Bewegung wird. So entstehen im Miteinander immer wieder neue Lebenswege.
Leben ist der ständige Wechsel von Balance und Wandel. Es gibt keine ewige Wahrheit, es sei denn jene, daß das Leben ein großes Fließen ist. Deshalb trägt der Wind meine Samen weiter, daß ich im nächsten Frühjahr wieder auferstehe zu neuem Dasein. Meine Gelassenheit wächst aus dieser Gewißheit, daß wir alle teilhaben am Bewußtsein des Lebens.

Das Gemüt antwortet:

Ich fühle, daß ich einer besonderen Aufgabe diene, im kleinen Kreis der Menschen, die zu mir gehören, aber auch in dieser Gesellschaft. Ich bin durchdrungen von der Aufgabe, die Welt zum Guten hin zu verändern.
Ich gebe bis zur völligen Erschöpfung meine ganze Energie hin, dieses Ziel zu erreichen. Die notwendigen Mühen habe ich freudig auf mich genommen. Bin ich dazu nicht berufen worden? Was geschähe, wenn nicht Menschen wie ich selbstlos ihre Zeit und Kraft hineingäben, die Waagschale der guten Taten und Gedanken zu füllen in einer Welt voll Egoismus?
Wenn ich aus Erschöpfung zusammenbreche, weil die anderen mir nicht folgen wollen, leide ich. Meine Kräfte zehren sich ohne Nutzen auf. Dienen die anderen Menschen als Spiegel für mich? Habe ich das »Wir« verloren, um nur mein eigenes Ego zu leben? Habe ich meine eigene Mitte verloren, obwohl ich doch so überzeugt bin von dem, was ich tue?
Vervain! Waage! Venus! Helft mir, zurückzufinden zur Balance in mir! Es ist schwer zu begreifen, wie man Ruhe in sich selbst und Begeisterung für große Ziele zugleich leben kann.

Anmerkungen

1 G. W. Geßmann, *Die Pflanze im Zauberglauben*, Berlin 1922, Reprint Vaduz-Liechtenstein 1993, S. 39.
2 Mechthild Scheffer, Wolf-Dieter Storl, *Das Heilgeheimnis der Bach-Blüten*, S. 35.
3 Sir E. A. Budge (Hg.), *Book of the Dead*, New York 1969, S. 259.
4 Merlin Stone, *Als Gott eine Frau war: Die Geschichte der Ur-Religionen unserer Kulturen*, München 1989, S. 219.
5 Vgl. Hausbuchmeister, *Die Planetenkinder: Venus*, Federzeichnung auf Pergament im »Hausbuch« (um 1475–1485).
6 Illustration aus dem Albanipsalter, 12. Jahrhundert, Hildesheim, Domschatz.
7 Besonders schöne Beispiele: von José de Ribera, Lo Spagnoletto gen. (1591 bis 1652), von Giovanni Bellini (um 1430–1516), von Paolo Veronese (1528–1588) oder Lucas Cranach d. Ä. (1472–1553). Alle Abbildungen in: *Große Frauen der Bibel.*
8 Johannesevangelium Kapitel 20, Vers 1–18. Markusevangelium Kapitel 16, Vers 9–11.
9 Lukasevangelium, Kapitel 24, Vers 11: »Und es deuchten sie ihre Worte eben, als wären's Märlein …«
10 Vgl. Johannesevangelium 1, 43.
11 Philippus wird vage ein Evangelium zugeordnet, das jedoch keinen Eingang in die Bibel gefunden hat. Vgl. *Brockhaus' Conversations-Lexikon*, 12. Bd., 13. Aufl. 1885.
12 Hinweis von Günther Cherubini zum Tierkreiszeichen Waage.
13 Aus dem Programm des »Sala del Mappomondo« von 1575 im Palazzo Farnese in Caprarola, Italien. Abgebildet in: Giuseppe Maria Sesti, *Die Geheimnisse des Himmels: Geschichte und Mythos der Sternbilder*, Köln 1991, S. 137.

CENTAURY
Tausendgüldenkraut
(Centaurium umbellatum)

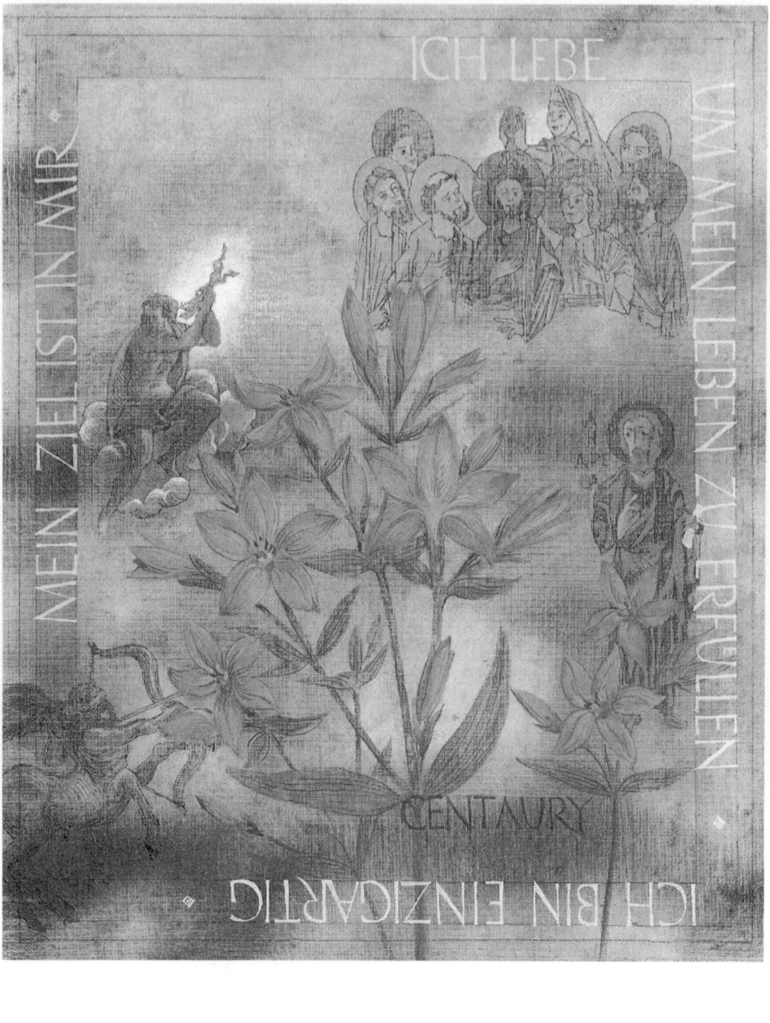

Die Pflanze

Centaury gehört zur Familie der Enziangewächse. Die ein- bis zweijährige Pflanze erreicht, je nach Standort, Höhen zwischen 8 cm und 50 cm. Die Blätter bilden am Boden eine Rosette, aus der der Stengel mit den gegenständig angeordneten, ovalen, glatten Blättern wächst. Die Verzweigungen des Stengels beginnen erst im Blütenstand. Die trichterförmigen fünfblättrigen, leuchtend rosaroten Blüten sind in flachen Trugdolden angeordnet.
Die Pflanze ist vermutlich aus dem Mittelmeerbereich nach Mitteleuropa eingewandert, denn sie braucht viel Wärme, auch im Wurzelbereich. Damit die kleinen Blütchen sich öffnen, muß eine Temperatur von mindestens zwanzig Grad Celsius gegeben sein.
Das Tausendgüldenkraut bevorzugt trockene, kalkreiche Böden, Kahlschläge und lichte Wälder, Waldränder, Halbtrockenrasen. Blütezeit: Juli bis Oktober.

Das Tausendgüldenkraut in der Volksheilkunde

Der wissenschaftliche und auch der deutsche Name der Bachblüte verweist auf eine Verwendung des Tausendgüldenkrauts in der Antike, denn die Bezeichnung »Centaury« geht auf »Centauréa« zurück[1]. In der nicht ganz richtigen Übersetzung des Centauréa wurde aus dem lateinischen *centum* »hundert« und aus *aureus* »golden«.
Centaury erinnert an die Zentauren, mythische Zwitter aus Mensch und Pferd, archaische Gestalten, die in prähistorische Zeithorizonte zurückführen; sie haben im sogenannten dionysischen Zeitalter eine zentrale Rolle gespielt.[2]
Der heilkundige Zentaur Chiron wurde, so berichtet die griechische Sage, von einem vergifteten Pfeil getroffen. Er habe die Wunde mit einem Kraut, das alle Verletzungen zu heilen vermochte, bedeckt. Die verwendete Pflanze, bei den Völkern für ihre wunderbaren Kräfte bekannt, hält noch heute in ihrem Namen die Erinnerung an den Zentaur wach. Der deutschsprachige Volksmund machte aus Centaury »Tausendgüldenkraut«.[3]
Es ist nicht verwunderlich, daß das Tausendgüldenkraut dank der hohen Wertschätzung im Heilwissen des Volkes viele verschiedene Namen bekommen hat: Aderntee, Allerweltsheil, Aurinkraut, Erdgalle[4], Fieberkraut, Gallkraut, Goldkraut, Geschoßkraut[5], Hundertgüldenkraut, roter Laurin[6],

Tausendkraft, Verschreikräutel und viele andere Namen mehr. Besonders auffallend sind die vielen Hinwendungen zum religiösen Bereich. Gesundheit, das wußten die Menschen früher, hat viel mit Gnade zu tun. Sie haben es in die Namen für Centaury hineingegeben: Gottesgnadenkraut, Muttergotteskraut, Unserer Lieben Frau Bettstroh.

Die reale Heilkraft des Tausendgüldenkrautes hat erstaunliche Übersteigerungen erfahren, wie »Hunnerttausigildikraut«; im Norddeutschen gibt es sogar den Ausdruck »Milijöntusendkrut«. Es entstand die Vorstellung, daß die regelmäßige Einnahme eines Trankes aus Tausendgüldenkraut die Ursache für ein langes Leben[7] und für Wohlstand sei. Die Bäuerinnen legten einen Buschen in ihren Wäscheschrank. Als Bestandteil des um Johanni gesammelten Kräuterwischs sollte Tausendgüldenkraut Haus und Hof vor Blitzschlag schützen.

Die vier Bildmotive

Männliche Energie:	Apostel Andreas
Weibliche Energie:	Eine »unbekannte Frau« aus dem Neuen Testament
Planet:	Jupiter
Tierkreiszeichen:	Schütze

Die roten Blüten nehmen den größten Teil der Fläche ein. Drei der vier Bildmotive wirken wie von der Blütenfülle an den Rand gedrängt.

Es lassen sich drei Lichtkonzentrationen in unterschiedlicher Abstufung finden. Das stärkste Leuchten umstrahlt das Blitzebündel des Jupiter. In der Szene der rechten oberen Bildhälfte umgibt ein helles Licht Gesicht und Salbgefäß der Frau. Die dritte Lichtquelle liegt hinter den Centaury-Blüten.

Das Tierkreiszeichen Schütze

In der linken unteren Bildecke erkennt man einen bogenschießenden Zentaur, die symbolische Darstellung des Tierkreiszeichens Schütze. Der Künstler wählte als Vorlage ein Detail aus einer astrologischen Himmelsdarstellung von Albrecht Dürer von 1515.[8]

Im Tierkreiszeichen Schütze lebt die Erinnerung an die archaischen doppelgestaltigen Geschöpfe der Zentauren weiter. Die Zentauren lassen sich als idealtypische Versinnbildlichung der Entwicklungsschritte aus der puren körperlich-sinnlichen Empfindung durch die Tiefen niedriger, rachsüchtiger Verhaltensweisen hin zu Nächstenliebe und Weisheit verstehen. Da ist zunächst Ixion, der ohne Einschränkung seiner Triebhaftigkeit mit einer Wolke das Geschlecht der Zentauren zeugte.[9] Als zweite Stufe der Entwicklung überliefern die Mythen die Geschichte des hinterhältigen Zentaur Nessos, der sich für eine gerechte Strafe durch ein grausames Geschenk rächte.[10]

Das Sternbild des »Schützen«[11] erinnert jedoch vor allem an den Zentaur Chiron, ein weiser Lehrer und Heilkundiger, der die Söhne von Göttern und Königen erzog. Er führte Äskulap, den griechischen Heilgott, in die Geheimnisse der Heilkunde ein.

Das astrologische Symbol für das Tierkreiszeichen Schütze ist ein, die Waagrechte der Erde durchbrechender, nach oben zum Himmel weisender Pfeil. Es macht die besondere Zeitqualität des Schützemonats deutlich, in dem nach der schwierigen Skorpionzeit mit den dunklen Festen von Allerheiligen, Totensonntag und Volkstrauertag die Tage am kürzesten und die Nächte am längsten sind. Die Schützezeit endet am 21. Dezember, wenn die Sonne beginnt, wieder in einen neuen, hellen Halbjahresbogen aufzusteigen; an diesem herausgehobenen Tag feierten die Menschen jahrtausendelang das größte Lichterfest des Jahres, das nach der Christianisierung zu Weihnachten am 24. Dezember wurde.

Schützemenschen sind von dieser spirituell-kollektiven Erfahrung der »Erleuchtung« geprägt: Begeisterung kann in diesem Zeichen entstehen, die schon immer mit hohen Idealen, mit Religiosität verknüpft ist: der Gewißheit, in die kosmischen Energien eingebettet zu sein.

Feuer ist das Element des Vertrauens, des Selbstvertrauens. Das auslösende Element dieses Selbstvertrauens ist nicht Leistung oder die Schönheit des Leibes, sondern das Sein an sich: Ich bin, und ich lebe und wirke an dem Platz, den das Schicksal für mich gewählt hat; dieses Wissen ergibt eine Lebensbasis, die in keiner anderen Zeit des Jahres in vergleichbarer Intensität gegeben ist.

Der Stein, der astrologisch dem Tierkreiszeichen des Schützen zugeordnet wird, gehört zu dem Schönsten, was die Erde hervorbringt: Lapislazuli. In dem dunklen Blau des Himmels spiegeln sich winzige Goldschimmer; es ist der Himmelsstein, der schon auf der Stirn der Pharaonen als Stein der

Weisheit seine Kraft verströmte; Symbol für ein erhelltes Bewußtsein, das wohl jeder/jede im Zeichen Schütze Geborene aus einer zutiefst gläubigen Haltung heraus sucht.

Die Schattenseiten können sich in der Neigung von Schützegeborenen äußern, die reale Verbindung mit der Alltagswelt zu verlassen oder auch indem Menschen in den Grenzen eines verengten Weltbildes erstarren und geistig und körperlich unbeweglich werden. Schützen kennen die Erfahrung, daß in der Erweiterung des geistigen Horizonts ein Zustand von Weisheit erreicht werden kann, in dem auch eine bessere Bewältigung des alltäglichen Lebens möglich ist. Diese Erkenntnis in Realität umzusetzen ist das große Schützeproblem.

Der Planet Jupiter

Der Herrscher des Tierkreiszeichens Schütze ist der Planet Jupiter. Er überstrahlt am Firmament alle Sterne in seiner Umgebung. Im astrologischen Symbol des Jupiter steht der Halbmond der Seele über dem Kreuz der Materie.

Die kulturellen Bedeutungen des Jupiters führen in die archaischen Zeiten bäuerlich wirtschaftender Stämme im Gebiet des alten Orients zurück. In Jupiter ist die Idee des babylonischen Marduk enthalten, der zum griechischen Zeus und dann zum römischen Jupiter wurde. Noch der römische »Jupiter Pluvius« galt als der »himmlische Vater des Regens«, denn er befruchtete die Erde mit seiner Samenflüssigkeit und herrschte über Blitz und Donner. An Macht kam er damit der Sonne gleich; ihm gehörte der Tag, und edle Geschöpfe wie Adler und Pferd galten als heilige Jupitertiere.

Von alters her wurden dem Jupiter Einflüsse zugeschrieben, die einen Menschen durch Eigenschaften wie Aufgeschlossenheit und Großzügigkeit, Heiterkeit, Freundlichkeit, Wahrhaftigkeit sympathisch und beliebt machen. Deshalb erhielt Jupiter in der traditionellen Astrologie den Namen »großer Glücksbringer«.

Das Jupiterhafte im Menschen strebt allerdings auch nach Auflösung von Begrenzungen, was in der Realität verhindern kann, daß sich tragfähige Strukturen herausbilden, die die Bewältigung des alltäglichen Lebens erst ermöglichen.

Hermann Haindl hat als Vorbild für die Gestalt des Zeus/Jupiter einen

Holzschnitt von A. Cartari von 1647 gewählt, der an die archaische Bedeutung des auf Wolken thronenden, regenspendenden Gottes erinnert, dem die Blitze und Donner zu Diensten sind. Aber auch seine negative Polarität ist darin enthalten, denn zugleich ist es auch ein Bild des Gottes, der mit den Blitzen verkündet, daß er grundsätzlich im Recht ist, der aus seinen »Schattenanteilen« heraus Schwächere zerstört, die es wagen, ihn herauszufordern.
Diese jupiterhafte Energie findet sich in vielerlei Ausprägungen in der Geschichte: In früheren Jahrhunderten waren es Kreuzritter und Missionare, heute heißen sie Industrieexperten und Finanzberater; ihnen ist gemeinsam, daß sie von der Macht getragen werden, gleichgültig ob sie zum Leben dient oder zu Ausbeutung, Armut und Tod führt.

Die namenlose Frau

Eine Frau aus dem Neuen Testament steht für die weibliche Energie der Centaury. Ein Jude namens Simon hatte Jesus in sein Haus nach Bethanien eingeladen. Wie es damals üblich war, sind nur Männer zu Tische gebeten. Unangemeldet kommt jedoch während des Mahls eine Frau herein, tritt ganz dicht an Jesus heran. In den Evangelien wird geschildert, was sie tat. *»Sie zerbricht eine Alabasterflasche mit Parfüm und gießt das Öl auf Jesu Haupt. Es ist ein Luxusöl, das in die Häuser der Reichen und die Paläste der Könige gehört, aber nicht in dieses einfache Haus eines jüdischen Mannes. Der Wert dieses Luxusgutes wird mit 300 Denaren angegeben, das war soviel wie der Jahreslohn eines Landarbeiters, wenn er das Glück hatte, 300mal im Jahr Arbeit zu finden. Aber das alles kümmerte die Frau nicht, sie verschenkt alles, was sie hat. Sie erträgt auch die Empörung der Gäste, die sie grob anfahren und zurückzuscheuchen versuchen. Sie beachtet sie gar nicht, sie ist ganz in dem, was sie tut.«*[12]
Die Bachblüte Centaury wird oft als die »Blüte des Dienens«[13] bezeichnet. Negative Aspekte, wie die Unfähigkeit, der eigenen Intuition zu folgen, werden mit dem Begriff des »Dienens« zusammengefügt, da man sich anderen anpasse und sich leicht ausbeuten ließe.
In der Zuordnung gerade dieser Frauengeschichte aus dem Neuen Testament zu Centaury kommt eine Vorstellung von Dienen zum Ausdruck, die auf der kompromißlosen Selbstbestimmtheit eines aktiv handelnden Menschen beruht, der ohne Unterwürfigkeit und Selbstaufgabe dennoch zu

dienen bereit ist. Eine Frau durchbricht mutig real bestehende Tabus, um der Stimme ihres »Höheren Selbst« zu folgen.

Nach Markus mißt Jesus der ihm entgegengebrachten »zeichenhaften Salbung zum Messias« eine große Bedeutung zu, denn er stellt ihre Tat in Verbindung mit der Verkündigung des Evangeliums in aller Welt.[14] Sie salbte ihn, wie in Israel Könige gesalbt wurden, eine Handlung, die obendrein nur Männer das Recht hatten, auszuführen. »Tut sie ihm diesen Liebesdienst, weil sie ahnt, was geschehen wird? Vielleicht weiß sie es besser als die männlichen Jünger, die von Leiden und Sterben nichts hören wollen.«[15]

Der Künstler hat auch für dieses Frauenmotiv eine alte historische Vorlage benutzt, eine Miniatur von 1260 aus einem Psalter für die Zisterzienserinnenabtei von Basel, mit der er genau jener Selbstsicherheit Ausdruck geben konnte, die keiner Worte bedarf.

Im Neuen Testament bleibt die Frau, wie so viele andere Frauen auch, namenlos; sie wird, trotz ihrer seherischen Gabe, nicht als Prophetin genannt, ja, sie wurde noch nicht einmal zu einer über einen Namen identifizierbaren Person. Die patriarchalische Kirche hat ihre Tat nicht nur vergessen, sondern vermutlich mit Absicht »zu einem typisch weiblichen Liebesdienst abgewertet«[16] und zu einer blockierten Centaury-Haltung verstümmelt.

Die neue Frauenforschung hat die spirituelle Ausstrahlung dieser Frau wiederentdeckt; mit ihrem Wissen um Leben und Tod war sie fähig, ohne jede Spur von Unterwürfigkeit fundamental liebend zu dienen: »Sie hat das Leben Jesu im Angesicht des Todes gefeiert … und zugleich ein Zeichen für die Kostbarkeit des Lebens gesetzt, wie man es sich sinnlicher, freudiger, bedenkenloser kaum denken kann.«[17] Das ist in wahrhaft grandioser Weise erlöste Centaury-Energie.

Der Apostel Andreas

Der Apostel der Centaury-Karte hebt segnend seine rechte Hand, und sein Blick geht hinüber zum Tierkreiszeichen Schütze. Es ist Andreas, ein Bruder von Petrus. Auch er hat als Fischer am Galiläischen See gearbeitet.[18] Das Johannesevangelium berichtet, er sei, bevor er zu Jesus kam, bereits ein Jünger von Johannes dem Täufer gewesen[19] und habe sich Jesus noch vor Petrus angeschlossen. In der griechisch-orthodoxen Kirche trägt

Andreas den Namen »der Erstberufene«. Nach evangelischer Tradition bildet er mit Petrus und den beiden Söhnen des Zebedäus den engeren Kreis der Jünger.
Der Name Andreas bedeutet im Griechischen »der Mannhafte«. Der Apostel, so die Überlieferung, missionierte in Kleinasien. Es sind auffallend viele Schriften über ihn erhalten geblieben. Allerdings erst relativ spät taucht die Legende auf, daß er in Patras/Griechenland an einem Kreuz, mit einem schrägen Querbalken, dem sogenannten Andreaskreuz, den Märtyrertod erlitten habe.
Schottische Könige machten Andreas zum Schutzheiligen ihres Reiches und gründeten der Überlieferung nach bereits 787 n. Chr. einen Andreasorden, den sogenannten Distelorden.[20]
Außerordentliche Bedeutung hat der Apostel in der russisch-orthodoxen Kirche gewonnen. Er wird als der Sendbote, der das Christentum nach Rußland gebracht und die russische Kirche begründet habe, verehrt.[21]

Anwendungsmöglichkeiten

Edward Bach fand die Centaury *»für jene freundlichen, ruhigen, sanften Menschen, die überängstlich darauf bedacht sind, anderen zu dienen. Bei all ihren Anstrengungen überschätzen sie ihre Kraft ... Ihre gute Art verleitet sie, mehr zu tun, als ihre Aufgabe wäre, und dabei könnte ihr eigenes Lebensziel vernachlässigt werden.«*[22]
Edward Bach hat an einer anderen Stelle darauf verwiesen, daß Centaury nach schwerer Krankheit helfe, wenn die Vitalität geschwächt ist, die Kräfte verbraucht sind, man blaß und erschöpft versucht, wieder ins alltägliche Leben zurückzukehren und man sich danach sehnt, von jeglichen Konflikten und Problemen verschont zu bleiben.[23]
Kann Krankheit nicht jedoch auch dem Zweck dienen, sich zu legitimieren, daß man unfähig ist, eigene Entscheidungen zu fällen: Krankheit als glaubwürdige Erklärung? Das traditionelle Arzt-Patienten-Klischee eignet sich vorzüglich dazu, diese Zusammenhänge zu verdrängen: brav und gehorsam schlucken, was einem verabreicht wird; die anderen, die Gesunden und Starken, die wissen, was gut für die kranke Person ist.
»Schwäche des eigenen Willens«, das ist jene Eigenschaft, die von Bachblütentherapeuten immer wieder an erster Stelle als Symptom im blockierten Zustand genannt wird. Wer Centaury braucht, kann nicht nein sagen,

läßt sich von stärkeren Menschen ausnützen, was sich gerne als »große Gutmütigkeit« erklären läßt.

Ist das nicht vielleicht auch das Ergebnis davon, daß nur derjenige in unserer Gesellschaft als erfolgreich angesehen wird, der anderen seinen Willen aufzwingen kann? Wenn Jungen von klein auf dazu ermuntert werden, ihre Emotionen zu beherrschen und stärker und mutiger als die anderen zu werden, und Mädchen, wer wüßte es inzwischen nicht, allzu leicht und oftmals nicht einmal bewußt, in die Bereitschaft zur Unterordnung und zum Dienen hineingebogen werden. Die Entwicklung der Fähigkeit, eigene Bedürfnisse zu erkennen und sie gegenüber anderen durchzusetzen, ist oftmals bereits in der Kindheit und Jugend verhindert worden, wenn ein übermächtiger Vater oder eine übermächtige Mutter dem Selbständigwerden und der Loslösung im Wege gestanden hat. Aber nur wenn Möglichkeiten offen sind, die eigenen Grenzen zu erfahren und zu versuchen, wie weit sich diese ausweiten oder überspringen lassen, kann sich eine reife Persönlichkeit herausbilden. Dienende Zuwendung zu anderen Menschen oder im Rahmen einer Idee verliert im gelösten Centaury-Zustand jeglichen Aspekt von Unterwürfigkeit und wird zum Ausdruck eigener Willensentscheidung und von Großzügigkeit, die auf dem Wissen um tief liegende Zusammenhänge von Menschlichkeit beruhen.

Symptome der blockierten Centaury-Energie

- Menschen, die Centaury brauchen, trauen sich nicht viel zu und haben das ständige Bedürfnis, es stärkeren Menschen recht zu machen.
- Da es ihnen schwerfällt, ihre eigenen, u. U. nicht besonders deutlich ausgeprägten Interessen gegenüber Stärkeren zu vertreten, haben sie selten Erfolgserlebnisse, mit denen sie ihr Selbstwertgefühl aufbauen könnten.
- Sie haben aufgrund ihrer persönlichen Konstellation oftmals einen schwach ausgeprägten Willen. Die Gutmütigkeit und Unterwürfigkeit von Menschen, die Centaury brauchen, sind jedoch oftmals Ergebnisse einer Erziehung, deren Ziel es war, anhängliche und folgsame Kinder für egoistische Eltern zu erhalten. Deshalb wurde die so notwendige Loslösung des/der Jüngeren weder zugelassen noch gefördert.
- Menschen, die Centaury brauchen, haben bzw. hatten zu wenig Gelegenheit, eine Ausweitung ihrer persönlichen Grenzen auszuprobieren.

Centaury kann helfen …

… nicht deshalb gutmütig zu sein, weil dies die scheinbar einfachste Art ist, notwendigen eigenen Entscheidungen oder der Konfrontation mit Konflikten aus dem Weg zu gehen.

… die Ursachen für insbesondere emotionale Abhängigkeiten von anderen Menschen zu erkennen.

… sich von den Meinungen anderer abzugrenzen und einen eigenen Standpunkt zu finden.

… Wünsche anderer zu überprüfen, ob sie mit den eigenen Bedürfnissen übereinstimmen, bevor man sich in irgendwelche Verpflichtungen begibt.

… sich nicht zu etwas überreden zu lassen, was mit den eigenen Lebensprinzipien nicht in Übereinstimmung steht.

… Centaury kann helfen, den Mut zu entwickeln, der »Stimme des eigenen Herzens« auch dann zu folgen, wenn dafür Tabus durchbrochen werden müssen oder mangelndes Verständnis von anderen in Kauf genommen werden muß.

Centaury-Meditation

Centaury-Meditationselemente

Element:	Luft
Farbe:	Goldgelb
Bewegung:	Dreieck mit einem Punkt in der Mitte
Mantra:	Ich lebe, um mein Leben zu erfüllen. Ich bin einzigartig. Mein Ziel ist in mir.

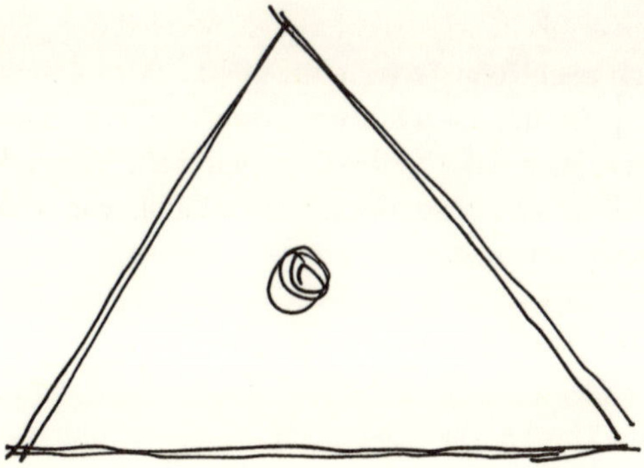

Centaury spricht:

Ich bin zeitlos. In mir leben noch immer uralte Mythen und Legenden von Weisheit und Heilkraft. Jahrtausendelang verehrten mich die Menschen, weil ich ihnen half, ihre Wunden und Krankheiten zu heilen; sie haben ehrfurchtsvoll in mir die Handschrift der Götter und gottähnlicher Wesenheiten erkannt.
In mir ist eine geheimnisvolle Grenze. Sie mahnt mich zu einem Moment des Innehaltens, wenn ich aus dem Dunkel aufsteige, um zu prüfen, ob ich das Licht des Firmamentes ertragen kann. Aber ich bin ein Teil des Universums, und so lebt auch das kosmische Feuer in mir. Darum bin ich einzigartig. Ich trage mein eigenes Ziel in mir.
Das Feuer der Sonne hat sich in meinen Blüten zum Rosa, der Farbe

des Herzchakras, transformiert, und dieses Rosa umrahmt die goldgelbe Mitte der Staubfäden. Aus meiner kleinen unscheinbaren Blüte leuchtet nicht nur die Harmonie der Schöpfung, sondern ich zeige Dir, daß auch die kleinen Dinge auf dieser Erde von großer Schönheit und einzigartig sind.
Meine Existenz ist empfindlich. Am Abend oder wenn während des Tages kühle Schauer kommen, weil die wärmespendenden Strahlen der Sonne hinter Wolken verschwinden, schließen sich die Blätter meiner Blüte um meine Mitte. Mir kann nichts geschehen.

Das Gemüt antwortet:

Ich sehne mich nach dem Licht, aber wenn ich es erschauernd finde, verbrenne ich darin. Ich schaue Dich an und weiß, warum ich nach dem gleichen Gesetz leben möchte wie Du: Deine Blattrosette, dicht an die mütterliche Erde geschmiegt, gibt Dir Halt, Du kannst auf die Kraft vertrauen, die Du in Monaten stillen Wartens sammelst. Wenn die Sonne Dich ruft, steigt ein schlanker Stengel empor; Dein eigener Lebenssinn gibt Dir Impulse: Aus dem Schutz Deiner Bodenrosette kann in Ruhe ein sich zum Licht hinwendendes Bewußtsein wachsen.
Du kennst keine Unsicherheit: Wenn die Zeit gekommen ist, schickst Du auf vielen einzelnen Stengeln Deine Blütchen, einer Krone vergleichbar, der Sonne entgegen.
Ich schaue Dich an und weiß, daß Du aus dieser Sinnhaftigkeit Deines Seins lebst: In der vollkommenen Kreisform Deiner Kindheit speicherst Du alle Möglichkeiten in Dir für die späteren Phasen. Aus der Erde steigst Du gerade und unbeirrt, wie ein Pfeil von der Sehne schnellt, zum Licht empor, um dann, wenn die sommerliche Wärme die Schönheit Deiner Blüten ruft, Dich allen Deinen Möglichkeiten zu öffnen.
Es kümmert Dich nicht, wann andere blühen; Du beharrst auf deinem eigenen Sonnenrhythmus. Dein Ziel ist in Dir.
Ich hingegen habe keine Kraft in meinen Füßen, in der Erinnerung an meine Kindheit wohnt kein Vertrauen zu mir selbst. Ich fürchte mich vor dem Regen und auch vor der Sonne und spüre, wie tief drinnen in mir die Angst sitzt, daß andere mich nicht wahrnehmen. Aber ich fürchte mich auch vor mir selbst, vor dem, was an Energien in mir sein könnte. So laufe ich hinter denen her, die ich für stärker und leuchtender halte als mich

selbst, die wissen, was sie wollen. Ich diene ihnen gutmütig und unterwürfig. Ich tue, was andere sagen. So beuten sie meine Schwächen aus und verachten mich zugleich dafür.
Gute Kraft der Schöpfung, die Du unser Vater und unsere Mutter bist, die Du auch mich liebst und Dich in mir zu verwirklichen vermagst. Öffne mir die Augen, damit ich erkennen kann, daß ich die Freiheit zu meinen eigenen Entscheidungen habe, aus dem einzigen Grund, weil ich lebe. Auch in mir ist mein eigenes Ziel vorhanden, und auch ich bin unverwechselbar und einzigartig.

Anmerkungen

1 Kentauren sind mythische Geschöpfe mit einem Pferdeleib und einem menschlichen Oberkörper und Kopf.

2 Seit dem 7. Jh. v. Chr. wurden die Zentauren auffallend häufig an hervorgehobenen Stellen der Tempel dargestellt. Noch heute sind sie u. a. am Westgiebel des Zeustempels in Olympia und auf den Metopen des Parthenon auf der Akropolis in Athen/Griechenland zu sehen.

3 Vgl. Dietmar Aichele, *Was blüht denn da? Wildwachsende Blütenpflanzen Mitteleuropas*, Stuttgart 1983, S. 236.

4 Dieser Name stammt von den Römern. Sie nannten das Kraut *Fel Terrae*, das bedeutet: »Erdgalle«.

5 Dieser Name deutet darauf hin, daß Tausendgüldenkraut bei Hexenschuß verwendet wurde.

6 Laurin ist der Name eines sagenhaften, Schätze hütenden Zwergenkönigs.

7 Der wichtigste Heilstoff in der Pflanze ist das Bitterstoffglykosid Erythrocentaurin, das besonders wohltuend auf den Magen, die Leber und den Darm wirkt. Es fand auch gegen Wurmbefall Verwendung.

8 Die Darstellung ist abgebildet in: Giuseppe Maria Sesti, *Die Geheimnisse des Himmels: Geschichte und Mythos der Sternbilder*, Köln 1991, S. 93.

9 Zeus hatte ihm, um den als lüstern bekannten Zentaur auf die Probe zu stellen, eine Wolke geschickt, die die Gestalt der Göttin Hera hatte.

10 Nessos hatte die Frau von Herakles belästigt, und dieser schoß einen Pfeil auf den Zentaur. Niedersinkend versprach Nessos der Frau ein Geschenk, das ihr die Liebe des Herakles für immer erhalten würde. Es war ein kostbares Gewand, das, als Herakles es überstreifte, seine Haut verbrannte, so daß er furchtbare Qualen litt. Um seiner Not ein Ende zu machen, schichtete er einen Holzstoß auf und stürzte sich in die Flammen. So kam der berühmteste Held der Antike durch die Grausamkeit des Zentauren Nessos zu Tode.

11 Chiron litt an einer Wunde, die ihm sein ehemaliger Schüler Herakles ohne Absicht beigebracht hatte. In seiner Liebe zu anderen Geschöpfen und auf Bitten des Herakles übernahm er die Leiden des Prometheus, den Zeus grausam bestraft und an einen Felsen des Kaukasus hatte anschmieden lassen. Täglich kam ein Adler, um die Leber des Prometheus zu fressen, die nachts wieder nachwuchs. Prometheus hatte den Menschen das göttliche Geheimnis des Feuers gebracht.

12 Aus: *Große Frauen der Bibel*, S. 264.

13 Mechthild Scheffer (Hg.), *Der Weg zur seelischen Harmonie: Die Original Bach-Blütentherapie aus England*, Zürich 1990 (6. Aufl.), S. 7.

14 Vgl.: *Bekannte und unbekannte Frauen in der Bibel*, Materialhefte der Beratungsstelle für Gestaltung von Gottesdiensten, Heft 64, Frankfurt 1992, S. 183.

15 *Große Frauen der Bibel*, S. 264.

16 *Bekannte und unbekannte Frauen der Bibel*, S. 183.

17 *Große Frauen der Bibel*, S. 264.

18 Vgl. Matthäusevangelium 4, 18 ff.

19 Vgl. Johannesevangelium 1, 41.

20 Mit der Ordensgründung wurde ein Sieg zelebriert, der, der Legende nach, dem heiligen Andreas zu verdanken war. 1540 wurde der Orden unter dem schottischen König Jakob neu belebt und seine Mitgliederzahl auf zwölf Ritter begrenzt. Nach der Einverleibung Schottlands in das britische Imperium blieb der Distelorden weiterhin bestehen und ist nur für Mitglieder des Königshauses und des höchsten Adels offen. Die Ordensdevise: »Niemand fordert mich ungestraft heraus.« Vgl. *Brockhaus' Conversations-Lexikon*, 5. Bd., 1883, S. 400.

21 1698 stiftete Zar Peter d. Gr., ebenfalls nach einem Sieg, als höchsten Orden des zaristischen Rußland den Andreasorden, in dem nur Mitglieder der kaiserlichen Familie und des höchsten Adels aufgenommen wurden. Vgl. *Brockhaus' Conversations-Lexikon*, 1. Bd., 1883, S. 628. Der Orden bestand bis zum Untergang des zaristischen Rußland durch die kommunistische Revolution von 1917.

22 Edward Bach, Jens-Erik R. Petersen, *Heile dich selbst mit den Bach-Blüten*, S. 164.

23 Edward Bach, *Blüten, die heilen*, S. 38.

CERATO

Bleiwurz, Hornkraut

(Ceratostigma willmottiana)

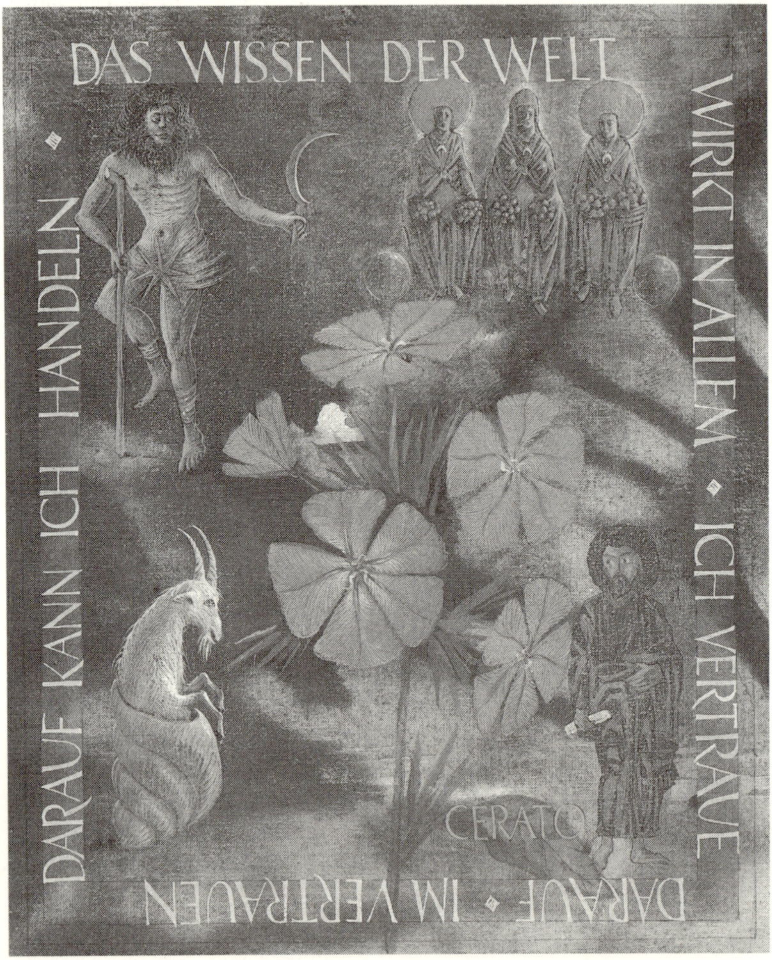

Die Pflanze

Edward Bach entdeckte eine blühende Cerato-Staude in einem Garten und war bei ihrem Anblick spontan berührt, so daß er die Blüte in die Reihe der »zwölf Heiler« aufnahm.
Die in Europa relativ unbekannte Cerato kam 1908 im Reisegepäck einer Himalayaexpedition nach England. In ihrem Heimatland Tibet, wo sie in sonnigen, trockensteinigen Hanglagen wächst, erreicht die ausdauernde Staude eine Höhe bis zu 1,20 m.
Kantige, rötliche Stengel tragen jeweils einen Büschel fünfblättriger Blüten, deren Farbe von einem rötlichen Blau bis zu einem zarten Lila variiert. Die Pflanze ist in Europa in der freien Natur nicht zu finden.
Die Cerato hat eine kraftvolle fünfblättrige Blüte mit der Zentrierung in den Staubgefäßen. Sie vermitteln den Eindruck von sich lebhaft bewegenden Rädern. Blütezeit: August bis September.
Vieles im Erscheinungsbild der Pflanze hat etwas mit dem saturnischen Element zu tun: Sie ist ausdauernd, die Stengel sind hart und kantig. Auch die deutschen Namen der Cerato, »Bleiwurz« und »Hornkraut«, geben Hinweise auf den regierenden Planeten und das zutreffende Tierkreiszeichen: Saturn (Blei) und Steinbock (Horn).

Cerato in der Volksheilkunde

Da Cerato keine einheimische europäische Pflanze ist, blieb sie in der europäischen Volksheilkunde als Heilpflanze unbekannt.

Die vier Bildmotive

Männliche Energie:	Apostel Simon
Weibliche Energie:	Drei Muttergottheiten
Planet:	Saturn
Tierkreiszeichen:	Steinbock

In der Bildsymbolik der Cerato-Tafel spiegeln sich gegensätzliche Kräfte, die im universellen Wissen in Balance sind und zu denen wir über die Cerato-Blüte Zugang finden können. In den lebhaften Blüten wird das

Cerato-Thema sichtbar: Es geht darum, handlungsfähig zu werden und Verhaltensweisen zu entwickeln, die helfen, »ein Mensch zu werden, der seinen Weg unbeirrbar gehen kann, selbstsicher und frei«[1].
Wie das Sonnenröschen hat auch die Cerato eine kraftvolle fünfblättrige Blüte mit der Zentrierung in den Staubgefäßen.

Saturn: Prinzip für Festigkeit und Begrenzung

Der Planet Saturn ist »der weise Alte«, das begreifbare Sinnbild für all jenes »Wissen der Welt«, das im Laufe von Jahrtausenden als geistiges Eigentum der Menschen zusammengetragen wurde und sich so schwer in seinen Dimensionen fassen läßt. Angesichts der atemberaubenden Entwicklung moderner Technik wirkt die Bildersprache überholt, denn das Wissen alter Menschen gilt heute nichts mehr. Aber Wissen ist nur ein Aspekt der Weisheit, und um diese handelt es sich bei Cerato, nicht um die Aktualität von Informationen. Saturn galt in der griechischen Mythologie als Verkörperung des Kronos, der Zeit und in der römischen als die des doppelköpfigen Janus: In die Vergangenheit schauen, um aufgrund vergangener Erfahrungen die Zukunft zu strukturieren.
Unter astrologischen Aspekten sind dem Planeten Saturn alle steinernen, unfruchtbaren Gegenden der Erde zugeordnet, also auch Tibet, die Heimat der Cerato.
Die von Hermann Haindl gewählte Umsetzung des Saturns hat ihr Vorbild in einer Illustration zu *De sphaera* aus dem 15. Jahrhundert.[2] Saturn steht auf der Bildkarte am oberen linken Endpunkt der »göttlichen Diagonale«; eine verwirrende und widersprüchliche Gestalt für ein schwieriges Prinzip: Ein halbnackter Mann mit üppigem Haupt- und Barthaar stützt sich auf eine Krücke, während gleichzeitig seine Körperhaltung nicht hinfällig wirkt. Mit dem zweiten Arm streckt er eine mondförmige Sichel in Richtung der drei Muttergottheiten; ein Hinweis auf seine kultische Bedeutung als römischer Fruchtbarkeits- und Erntegott. Ein großer weitstrahliger Stern auf seinem Wurzelchakra weist auf das Wesen des Saturns als dunkle Sonne hin, denn die Sichel als Symbol für die Funktion der Zeit steht nicht nur für die Ernte der Nahrung im Herbst, sondern auch für Kronos-Saturn als den großen Schnitter, der uns die Endlichkeit des Lebens, die Grenzerfahrungen des Todes lehrt.
In der traditionellen Astrologie galt Saturn als »Unglücksbringer«. Ihm

wurden Eigenschaften wie Kälte, Alter, Härte, Geiz, Neid, Verluste, Einsamkeit, Armut, Finsternis etc. zugeordnet. Heute hat sich seine Bedeutung geändert, denn die Saturnenergie ist als Grundlage der materiellen Aspekte des Lebens erkannt worden: Saturn gibt die Strukturen für alle Formen des Lebens. Damit wird »Handlungsfähigkeit« zu einer Fähigkeit, die wesentlich durch saturnische Energien geprägt ist.

Wenn wir dem Saturnprinzip Schlüsselbegriffe zuordnen, so lauten diese: »Konzentration«, »Grenzen« und »Blockaden«. Wer jedoch die gegebenen und erfahrenen Begrenztheiten des Lebens akzeptieren kann, kann auch lernen, diese zu überwinden. Es ist unsere eigene Lebenseinstellung, die uns Möglichkeiten gibt, Türen zu öffnen, Vertrauen zu uns selbst zu finden. Nur so können wir selbständig werden und Verantwortung für eigenständiges Denken und Handeln übernehmen: »Jeder Mensch besitzt eine innere Führung – er muß nur still sein und lauschen, und er wird das rechte Wort heraushören.«[3]

Es kann also im Hinblick auf die Gewinnung befreiter Cerato-Energie nicht darum gehen, die saturnischen Energien in uns zu überwinden, sondern notwendig ist ihre Integration, denn wir sind auf sie angewiesen: Wo keine Grenzen erkannt werden, kann der Mensch seine Persönlichkeit nicht entfalten.

Saturn bewacht als »Hüter der Schwelle« die Grenzen zwischen der realen, materiellen Existenz und der immateriellen Welt. Ihm wird das Kronenchakra zugeordnet, in dem unser materielles Sein endet und in die geistigen Sphären übergeht. Das Lendentuch des Saturns ist von der gleichen Farbe wie die Blüten der Cerato, es ist das Violett des Kronenchakras. Astrologisch gilt die Farbe Violett nicht nur als Farbe der Schwelle, sondern auch als Farbe »des Durchbruchs auf die andere Seite«, das heißt des Eingeweihtwerdens in kosmische Zusammenhänge. Es gibt ein wunderbares sichtbares Zeichen für die Bedeutung dieses Chakras: Es ist der Regenbogen, an dessen erdzugewandter Seite sich immer das Violett befindet. Es ist jene Farbe, die dem ins Lila spielenden Blau der Ceratoblüte nahekommt.

Saturn herrscht über die Haut, die Knochen, und alle Alterungsprozesse. Die Krücke, auf die sich der Saturn der Bildtafel stützt, deutet darauf hin. Haut und Wirbelsäule stehen nicht nur symbolisch für Kontakte mit der Außenwelt: Die Wirbelsäule vermittelt symbolisch die Fähigkeit zur Aufrichtigkeit, die Gelenke für Beweglichkeit, die Haut für die Beschaffenheit der konkreten Grenze zwischen uns und der Umwelt. Eigene Entschlüsse, ein aktives, »bewegliches« Leben zu führen, insbesondere wenn seine Inhalte und Ziele herrschenden Konventionen widersprechen, machen verwundbar und erfordern zugleich »Rückgrat«. Die saturnischen Kräfte können integriert werden, wenn konzentriert aufgrund des eigenen Erfahrungsschatzes und im Vertrauen auf die Richtigkeit der inneren Stimme gehandelt wird. Die Spiegelung dieser Einwirkungen des Saturns findet ihren symbolischen wie konkreten Ausdruck in den harten Stengeln und Blättern der Cerato und ihren fünfblättrigen, das heißt in ihrer eigenen Mitte konzentrierten Blüten.

Der Apostel Simon

Der Künstler hat der Cerato-Blüte den Apostel Simon beigegeben; seine Gestalt bildet den Gegenpol zur Figur des Saturns. Er hält eine Schriftenrolle in einer Hand; Symbol für »Auserwähltsein«[4], aber auch für seine apostolische Missionstätigkeit.

Dem Apostel Simon wurde nach alter Tradition das Tierkreiszeichen Steinbock zugeordnet: Der Simon der Cerato-Karte wendet seinen Blick hinüber zu dem hell beleuchteten Ziegenbock in der Tritonmuschel.

In den Überlieferungen zu diesem Apostel bleibt manches offen. So heißt es einmal, er sei ein Sohn des Joseph und der Maria gewesen, also einer der Brüder Jesu.[5] Nach der offiziellen Lehrmeinung war er ein Vetter von Jesus. Andererseits findet sich in vielen Verzeichnissen ein Simon Kanan als einer der zwölf Apostel. Dessen Beiname bedeutet, wie es im Lukasevangelium heißt, »der Eiferer«.[6] Nach der in der lateinischen Kirche verbreiteten Überlieferung soll er in Persien gewirkt und dort den Märtyrertod erlitten haben.

Drei Muttergottheiten geben Schutz und spenden Fülle

Das Vorbild, das Haindl für das Bildmotiv der drei Mütter verwendet hat, ist ein bei Ausgrabungen des römischen Köln gefundener Weihestein für die »Boudunnehischen Matronen« aus dem 2. Jahrhundert n. Chr.[7]

Viele Mythen alter Hochkulturen berichten von der »Dreifachen Göttin« in Gestalt dreier Schicksalsgöttinnen[8], wie etwa den germanischen Nornen oder den griechischen Moiren, die über das »Gewordene, Seiende und

Werdende« gebieten. Die Mythen weisen darauf hin, daß sie älter als alle Götter sind; sie sind aus jeglicher Zeit herausgelöst. Als Verwirklichungen der kosmischen Energie sind sie frei von jedem Ego, und erst dadurch können sie ohne Emotionen Leben geben und nehmen.
Aber auch die segnenden und schützenden Madronae tauchen vorwiegend als Göttinnen-Trias auf; auch sie haben wie die schicksalbestimmenden Göttinnen »ihren Ursprung vermutlich in einer indogermanischen Urmutter«[9].
Der Künstler wählte mit der in der Cerato-Karte dargestellten Frauen-Dreiheit nicht den unbarmherzigen Aspekt der Nornen, die ohne Mitleid Vergangenheit, Gegenwart und Zukunft des Menschen weben. In diesem, der Cerato zugeordneten Bilddetail äußert sich der Aspekt der schutzspendenden Mütter, die nicht nur Unheil fernhalten, sondern mit ihrem Geleit auch das Vertrauen des Menschen in die Kräfte seines Selbst wachsen lassen.
Auch wenn wir über die Fähigkeit zu eigenständigen Urteilen und Entscheidungen verfügen, schließt dies nicht aus, die heiligen Mütter um spirituelle Führung zu bitten. Es ist unerheblich, ob diese Mutter-Energie die der drei christlichen Marien ist oder eine andere weiblich-göttliche Dreiheit. An die »Weisheit der Welt« werden wir nur Anschluß gewinnen, wenn wir Vertrauen in unser »Höheres Selbst« finden. Darauf deuten die Mondenanhänger der drei ubischen Matronen[10] hin; auch sie bezogen ihre segenbringenden Kräfte aus den kosmischen Gesetzen.

Das Tierkreiszeichen Steinbock

Hermann Haindl hat für das Tierkreiszeichen Steinbock das alte Motiv des »Ziegenfisches« gewählt.[11] Der Fischschwanz wandelte sich im Laufe der Jahrhunderte zur Tritonmuschel[12], in deren Windungen sich die Spirale des Universums widerspiegelt. Die in helles Licht getauchte Vorderseite des Tieres auf der Bildkarte ist dem Apostel zugewandt; zugleich macht die gesamte Bildgestaltung deutlich, daß das Tierkreiszeichen mit dem Saturn darüber korrespondiert.
Viele alte Hochkulturen kannten spirituell wirkende Wesenheiten in Ziegengestalt. So verehrten die Menschen auch in Tibet, dem Heimatland der Cerato, die Ziege als heilige Vermittlerin zwischen Erde und Himmel.
Die Ziege war eines der ersten vom Menschen domestizierten Tiere. So

nimmt es nicht wunder, daß sie über viele Jahrtausende in der Rolle als Opfertier zum Kulttier wurde[13] und bis heute auch als Steinbock im astrologischen Tierkreis lebendig blieb.

Die Zeit des Erdzeichens Steinbock – vom 22. Dezember bis zum 19. Januar – ist eine der intensivsten im Jahresverlauf: Sie beginnt einen Tag nach der Wintersonnenwende. Weihnachten, wenn in der christlichen Welt die Geburt Jesu gefeiert wird, die sogenannten Rauhnächte, Silvester, wenn sich der Himmel mit Lichtern füllt, um das neue Jahr zu begrüßen und böse Geister des alten zu vertreiben, das Kommen der drei Könige, die auch die dreieinige Göttin sein könnten, all diese verdichteten Anlässe fallen in die dunkle Zeit des Steinbocks.

Im Tierkreiszeichen Steinbock hat der bocksfüßige und bocksgehörnte phallische antike Gott Pan[14] seine Verdrängung überlebt. Er war der griechische Gott der Herden und Hirten, der Lichtbringer des frühen Morgenlichtes und der Abenddämmerung. Aus Pan, dem Gott der Natur, wurde der Teufel der Christenheit. Der Naturaspekt erfuhr fortan eine konsequent veränderte Darstellung[15]: Während die Mutter Erde des antiken Naturgottes Pan ein Freudental war, starb diese Vorstellung mit ihm und verwandelte sich in das christliche »Jammertal«.

»Es gibt eine traurige alte Legende: Als die ersten Apostel aus dem palästinensischen Reich aufbrechen, kommen sie an den griechischen Inseln vorbei. Und sie hören von allen Pflanzen und Bäumen und allen Geistern ein riesiges Wehklagen und Weinen, und das ist ein Zeichen dafür, daß Pan in seinem ursprünglichen Aspekt jetzt sterben wird.«[16]

Bereits in der jüdischen Kultur gab es statt des Pan den »Sündenbock«, der, mit den Vergehen der Gemeinschaft beladen, in die Wüste gejagt wurde. Das Christentum setzt diese Bedeutungsverschiebung ins Negative lediglich fort, und bestimmte Lebensaspekte, die es von seiner Ideologie her nicht akzeptieren konnte, wie etwa Sexualität und Selbstbestimmung, wurden dem Teufel als »das Böse« zugeordnet. Wer Freudeverbote brach, wurde gnadenlos bestraft, wie die vielen Sagen um megalithische Steinmale zeigen, die von versteinerten Mädchen und Musikanten berichten, die unerlaubterweise fröhlich in den Sonntag hinein getanzt hätten.

Die beiden klassischen Schwerpunkte eines steinbockgeborenen Menschen sind »Vertrauen haben« und »Versagensangst«. Es scheint, daß die Kulturgeschichte einen Erklärungszugang zu einem kollektiv latent vorhandenen blockierten Cerato-Zustand bietet. Es ist die Furcht, den eigenen Impulsen zu folgen. Statt dessen folgt man immer wieder institutionellen

Vorschriften oder Menschen, die man für kompetenter als sich selbst hält, so daß auf diese Weise keine klare Linie in der eigenen Biographie erreicht wird.

Der positive Cerato-Zustand hat sehr viel mit bewußt gelebter Steinbockenergie zu tun, die in jedem Menschen mehr oder weniger ausgeprägt vorhanden ist. Steinbockgeborene, die die Energien ihrer Konstellation in voller Übereinstimmung nutzen können, sind Menschen, die keinen fremden Rat in Anspruch nehmen und sich niemals von einer einmal gesetzten Zielsetzung abbringen lassen. Dies ist für sie der einzig gangbare Weg zu ihrer eigenen Verwirklichung.

Der Zugang zu dieser Erkenntnis ist schwierig, denn mit der historischen Unterwerfung Pans erfolgte auch die negative Umdeutung des Tierkreiszeichens Steinbock. Es wandelte sich zum Symbol der seelischen Verhärtungen; viele Formen der Lebensfeindlichkeit wurden hineininterpretiert. Die in dieser Zeit geborenen Menschen seien trocken, karg, präzise, gefühllos, perfektionistisch, immer auf Meisterschaft bedacht, kurzum: »Steinbock« steht im Horoskop für Feindschaft gegenüber allem, was Freude macht.

Nun zeichnet die Menschen, die im Steinbock geboren sind, jedoch eine besondere Fähigkeit aus: Es ist die Fähigkeit, instinktiv richtige Entscheidungen zu fällen; sie treffen Entscheidungen nur aufgrund eigener Erfahrungen, und sie beziehen daraus ein tief verankertes Gefühl der Selbstsicherheit, das sich dann u. U. eben auch als »Meisterschaft« bezeichnen läßt.

So wie der Lichtbringer Pan noch immer lebt, wenn auch nur verborgen in den Schwingungen der Stille über kargen Felsenhöhen oder in der Heilkraft einer Blüte wie der Cerato, die von den steinigen Hängen des Himalaja als Seelenheilerin nach Europa gekommen ist, so liegen in der Unsichtbarkeit unseres Höheren Selbst diese Kräfte verborgen. Das ist positive Cerato-Energie.

Anwendungsmöglichkeiten

Edward Bach hat den Anwendungsbereich von Cerato folgendermaßen beschrieben: *»Für jene, die an ihrer Fähigkeit zweifeln, Entscheidungen oder Urteile zu fällen. Sie fragen ständig andere um Rat und sind oft schlecht beraten.«*

Die Blütenkraft der Cerato wurde von Edward Bach als für jene hilfreich erkannt, die sich in ihren Entscheidungen allzu leicht nach Ratschlägen anderer richten, statt ihrer eigenen Urteilskraft zu vertrauen. Die blockierte Cerato-Energie läßt sich mit dem »Schatten« des Steinbocks, dem Zeichen Krebs vergleichen: Während sich steinbockgeborene Menschen durch besonderes ausgeprägte Urteilssicherheit auszeichnen, weist das gegenüberliegende Zeichen »Krebs« eine auffallend schwache Selbstsicherheit auf. Die Bachblüte Cerato hilft, den Zugang zum Vertrauen in die eigene Urteilsfähigkeit und damit zum Selbstbewußtsein zu finden.

Ilse Maly nennt die Gewinnung des positiven Cerato-Zustandes »das Vertrauen in die eigene Weisheit« finden. Das bedeutet: Die volle Verantwortung für Entscheidungen kann nur übernehmen, wer sich auf sich selbst verlassen kann. Dazu ist es jedoch unerläßlich, der eigenen Intuition zu vertrauen. Weder Ratschläge anderer Menschen noch die Werte und Normen gesellschaftlicher Institutionen können diese Quelle ersetzen.

Symptome der blockierten Cerato-Energie

- Man hat kein Zutrauen zum eigenen Urteilsvermögen und fragt ständig andere um Rat.
- Auch widersprüchlichen Ratschlägen vermag man keine eigene Meinung entgegenzusetzen.
- Dadurch gerät das eigene Leben immer mehr in Durcheinander; man hat aus keinen Aktionen einen wirklichen Nutzen.
- Wem die Erfahrung fehlt, daß die eigene innere Stimme ein guter Ratgeber ist, findet kein Vertrauen zu sich selbst.

Cerato kann helfen …

… die Möglichkeiten und Grenzen der eigenen Fähigkeiten besser einzuschätzen.

… Selbstvertrauen in die eigene Intuition und Entscheidungsfähigkeit zu entwickeln.

… eigene Urteile zu fällen und auch die Verantwortung dafür zu übernehmen.

... unabhängig zu werden von der Meinung anderer und damit ein gestärktes Selbstvertrauen zu gewinnen.

... durch das auch für die anderen spürbare Vertrauen zu sich selbst Anerkennung zu erfahren.

... zu erfahren, daß man durch Selbstvertrauen auch den Zugang finden kann zum »Höheren Selbst« und damit teilhaben kann an »der Weisheit der Welt«. Das macht gelassen und auch dankbar, und damit öffnet sich ein Weg zu einem erfüllten Leben.

Cerato-Meditation

Cerato-Meditationselemente

Element:	Erde
Farbe:	Rotblau bis Zartlila
Bewegung:	Spirale aus der Mitte heraus
Mantra:	Das Wissen der Welt wirkt in allem. Ich vertraue darauf. Im Vertrauen darauf kann ich handeln.

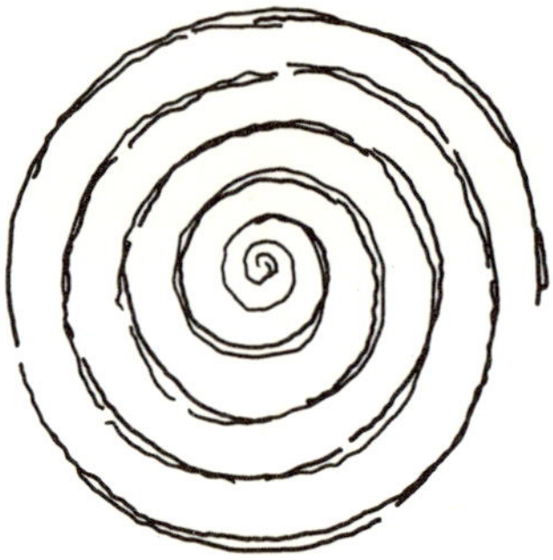

Cerato spricht:

Meine Heimat ist die Ferne Tibets. Ich wachse aus dem Geheimnis dieses Landes, das da heißt: in die Tiefe des eigenen Selbst tauchen zu können, stille zu sein und darauf zu hören, welche Ideen aus der Weisheit des Seins emporsteigen.
Umgeben von borstigen harten Blättern wirbeln meine Blüten aus ihrer Mitte hinaus in die Sonne. Ich will leben, und ich bin im Einklang mit dem Gesetz meines Lebens. Ich kenne die Grenzen, die mir vorgegeben sind, aber in ihrem Rahmen will ich mich entfalten. Niemand und nichts kann stellvertretend für mich diese Verantwortung übernehmen.

Das Gemüt antwortet:

Ich war ein naives Kind, und andere trugen die Sorge um mich. Ich war gerne schwach und neidete niemand die Last der Entscheidungen. Dieses Ohne-Verantwortung-Sein wärmte mich und machte mich heiter. Da waren die Eltern, später hielt ich gerne Ausschau nach Ratgebern und Gurus.
Die Sicherheit, mir selbst zu vertrauen, ich kenne sie nicht. Denn immer spüre ich in mir Grenzen, die signalisieren: Höre auf andere, die es besser wissen als du. Warum soll ich deren Rat nicht folgen? Wenngleich ich weiß: Oft verwirrt sich mir mehr durch fremden Rat, als daß ich Klarheit finde. Entscheide ich jedoch selbst, fürchte ich, es sei falsch, und Zweifel plagen mich.
Der Himmel, so sagst Du, sei in mir. Du sagst, meine innere Stimme sei meine eigene Stärke. Wo erklingt sie?
Aus ferner Tiefe quillt wie ein Licht in der Dunkelheit die Erinnerung an Fähigkeiten, meiner Intuition zu lauschen, den eigenen Entscheidungen zu folgen. Kann ich es wagen? Ich will vertrauen: Das ist die Quelle der Lebenskraft in mir.

Anmerkungen

1 Götz Blome, *Mit Blumen heilen*, Freiburg 1995, S. 85.

2 Vgl. Albert S. Lyons, *Der Blick in die Zukunft: Eine illustrierte Kulturgeschichte*, Köln 1991. S. 103. Das Original der Vorlage befindet sich in Modena, Biblioteca Estense.

3 Zitiert bei Ilse Maly, *Bachblüten als Chance und Hilfe*, S. 45.

4 Vgl. Dorothea Forstner OSB, *Die Welt der christlichen Symbole*, S. 369. Das Symbol der Schriftenrolle steht auch für »Buch des Lebens«. »Dieser Ausdruck ist bildliche Redeweise für ›Auserwählung‹ und bedeutet, daß Gott jene kennt, die, ihrer Auserwählungsgnade getreu, das ewige Leben erlangen.«

5 Vgl. Markus 6, 3.

6 Vgl. Lukas 6, 15.

7 Vgl. Günter Ristow, *Römischer Götterhimmel und frühes Christentum: Bilder zur Frühzeit der Kölner Religions- und Kirchengeschichte*, Köln 1980, S. 120.

8 Vgl. *Matronen und verwandte Gottheiten: Ergebnisse eines Kolloquiums*, Bonner Jahrbücher, Bd. 44, Köln 1987.

9 Barbara Walker, *Das geheime Wissen der Frauen*, S. 966.

10 Der rechtsrheinische Raum um Köln-Bonn wurde von dem germanischen Volk der Ubier besiedelt. Seit 38 v. Chr. wurden sie unter römischer Herrschaft auch linksrheinisch angesiedelt. Ihr Hauptort war Oppidum Ubiorum, das spätere Colonia Agrippinensis, das heutige Köln. Da diese Formen der dreifachen Muttergottheiten der einheimischen Religion zuzuordnen sind und die Göttinnen die Tracht der ubischen Frauen tragen, werden sie auch »ubische Matronen« genannt. Die großen runden Hauben wurden nur von verheirateten Frauen getragen.

11 Dieses Tierkreiszeichen stammt aus Sumer/Zweistromland und ist mindestens 5000 Jahre alt. Es besteht aus dem heiligen Ziegenbock und einem Fischschwanz. Aus dem Fischschwanz wurde später die Tritonmuschel. Noch die Griechen nannten dieses Tierkreiszeichen »Meeresziege«.

12 Das Vorbild für die Darstellung stammt vom Blatt der »Melothesia«, dem Tierkreismann, aus den *Très Riches Heures* (1413–1416) des Duc de Berry, Chantilly, Musée Condé.

13 In einer Tempelanlage in Malta aus der Zeit um 3000 v. Chr. fand man einen gewaltigen, mit einer Art Tierprozession aus Ziegen und einem Schwein und einem Widder an der Spitze des Zuges geschmückten Steinblock. Vgl. Marija Gimbutas, *Die Sprache der Göttin*, Abb. 483.

14 Vgl. Karl Kerényi, *Die Mythologie der Griechen, Bd. 1: Die Götter- und Menschheitsgeschichten*, München 1985, S. 138 ff.

15 Bei Matthäus 25, 33 heißt es: »Er wird sie voneinander scheiden, wie der Hirte die Schafe von den Böcken scheidet«. Dazu schreibt Dorothea Forstner OSB:

»Sowohl im Latein der Vulgata als im griechischen Wortlaut sind unter diesen ›Böcken‹ Ziegenböcke zu verstehen, die wegen ihres üblen Geruchs und anderer unguter Eigenschaften hier als Bild der Verworfenheit gebraucht werden.«

16 Günther Cherubini, Astrologie-Seminar über das Tierkreiszeichen Steinbock, Hofheim a. Ts. 1995.

SCLERANTHUS
Einjähriger Knäuel
(Scleranthus annuus)

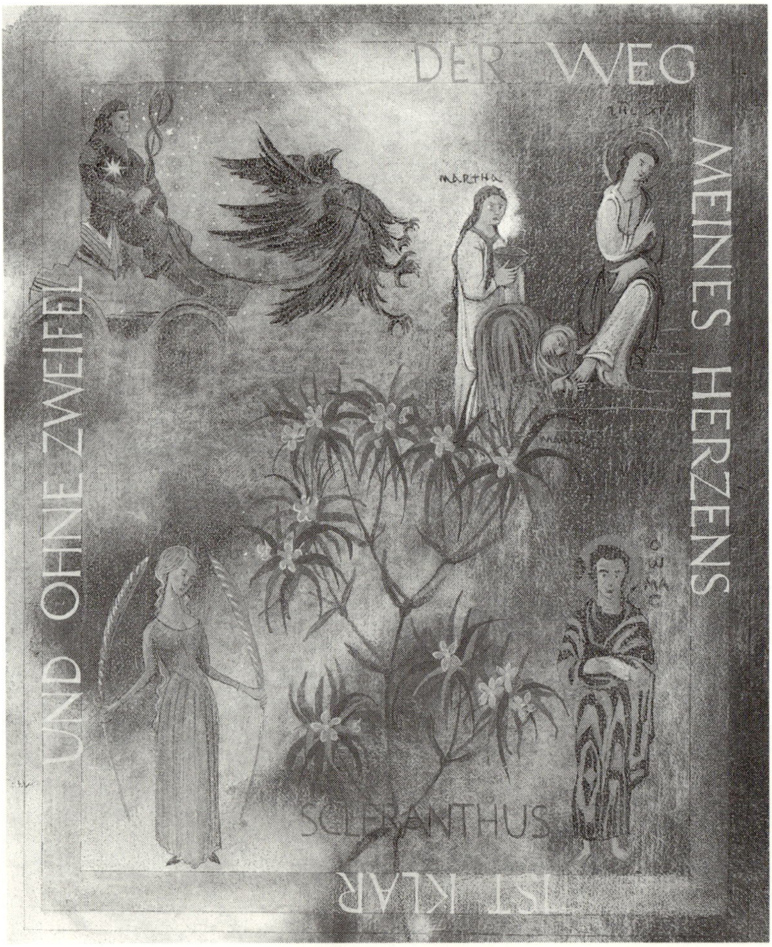

Die Pflanze

Scleranthus (auch grüner Knäuel genannt) gehört zu den Nelkengewächsen. Die Stengel dieser Pflanzenfamilie werden in größeren Abständen durch Knoten gegliedert, an denen gegenständig die länglich-schmalen Blätter sitzen. Die Blätter bilden Büschel um die Blütenkelche. Die krautige Pflanze ist einjährig und wird, je nach Standort, zwischen 8 cm und 20 cm hoch.

Die Pflanze hat kleine fünfblättrige Blüten, die in Knäueln aus den Blattachsen oder an den Zweigenden wachsen. Sie bestehen lediglich aus den grünen Kelchblättern. Die hauptsächlich in Unkrautbeständen wachsende Scleranthus gedeiht am besten auf lockeren, aber mageren Böden. Sie zeigt Versauerung des Bodens an.

Die Pflanze blüht von Mai bis Oktober; ihre eigentliche Zeit beginnt, wenn die Getreidefelder abgeerntet sind. Nora Weeks hat sehr bildhaft beschrieben, wie Edward Bach im Herbst, als der Sommer schon fast zu Ende gegangen war, Scleranthus als die letzte Blüte des Jahres 1930 fand: Er entdeckte die unscheinbare Pflanze auf einem Stoppelfeld.[1]

Die vier Bildmotive

Männliche Energie:	Apostel Thomas
Weibliche Energie:	Maria und Martha
Planet:	Merkur
Tierkreiszeichen:	Jungfrau

Der Bildhintergrund weist zwei sich farblich deutlich unterscheidende Bereiche auf: den gelbbräunlichen rechten größeren Bildteil und den linken Teil, der durch blaue, blaugrüne und weiße Farbtöne bestimmt wird. In der oberen Hälfte fällt ein helles Licht auf, das die Gestalt der Martha teilweise einhüllt.

Aus der Mitte der Karte wächst die Scleranthus-Pflanze von unten in die obere Bildhälfte. Obwohl sie in der unauffälligen Färbung nicht unbedingt als erstes den Blick des Betrachter anzieht, ist sie das wichtigste Gliederungselement. Die beiden Figuren der »Jungfrau« und des Apostel Thomas, beide blau gekleidet, rahmen die zarte grüne Pflanze ein.

Die beiden oberen Motive sind durch Polarität gekennzeichnet: Der Wa-

gen mit Merkur auf der linken Bildseite zeigt vorwiegend dunkle Töne und ist zugleich in einer heftigen Bewegung, die durch die in Wolken versinkenden Räder und die flatternden schwarzen Vögel erzeugt wird.
Das Bildmotiv rechts oben mit Jesus und den beiden Schwestern Martha und Maria strahlt hingegen große Ruhe aus. Die runden Formen der Körper und Gewänder unterstreichen den Gegensatz zu den spitzen Flügeln und Krallen der Vögel.
Als verbindendes Element weisen die beiden Motive in wichtigen Details Rottöne auf. Eine weitere Gemeinsamkeit ist die strahlende Helle, die Kopf und Schultern der Martha umgibt, die ihre Widerspiegelung in dem Gewand von Jesus und dem hellen Stern des Merkurs findet.

Der Apostel Thomas

Der Ruhepol des Bildes ist die Gestalt des Apostels Thomas. Er schaut direkt dem Betrachter entgegen und hält den Evangelientext in beiden Händen. Thomas wird traditionell jugendlich-bartlos dargestellt.
Thomas, der Jesus als einer seiner Jünger auf dessen Wanderungen begleitet hat, gilt als der Ungläubige, der Zweifler. Er war nicht anwesend, als Jesus sich nach der Auferstehung seinen Jüngern zeigte; er will nicht glauben, was die anderen ihm erzählen. Er muß, wie die Überlieferung berichtet, erst seinen Finger in die Seitenwunde des auferstandenen Jesus legen, um an diese Auferstehung zu glauben. Aber es ist der »ungläubige« Thomas, so der Bericht des Johannesevangeliums, der durch eine Vision ausgezeichnet wird. Jesus erscheint ihm, und Thomas ist der erste, der mit dem Ruf »Mein Herr und mein Gott« Jesus als Gott bezeichnet.
Der Apostel Thomas soll der Überlieferung nach in Indien missioniert haben und dort eines natürlichen Todes gestorben sein. Eine andere Version berichtet, daß er als Märtyrer zu Tode gekommen sei. Seine Reliquien gelangten über mancherlei Zwischenstationen nach Ortona an der Adria, wo sie bis heute verehrt werden.[2]

Das Tierkreiszeichen Jungfrau

Das Tierkreiszeichen steht für die Fähigkeit zur Gestaltung von Ordnung und zur Entscheidungsfindung.

In großer Ausgewogenheit halten das Tierkreiszeichen Jungfrau und der Apostel Thomas beidseitig der Scleranthus-Pflanze das Gleichgewicht.[3] Eine blau gekleidete junge Frau hält mit abgespreizten Armen zwei große reife Ähren, die in der Form einer Mandorla ihre Figur umrahmen. Ihre Haare spiegeln die gelbe Reife der Ähren wider. Die Erdenhaftigkeit des Getreides wird in einem hellen braunen Lichtfeld hinauf zu den drei Gestalten im rechten oberen Bild getragen.

Jungfraugeborene gelten üblicherweise als etwas farblos, kühl und sachbezogen, für die zwei mal zwei noch lange nicht vier ergibt. Sie sind die Exakten: Sie brauchen möglichst umfangreiche Informationen, und die Zusammenhänge müssen transparent sein. Das sind für sie unverzichtbare Voraussetzungen; alles muß gründlich überprüft werden, bevor ein Entschluß zustande kommt. Um eine richtige Entscheidung zu treffen, ist es unumgänglich, auch die eigenen Gefühle und Motivationen zu kennen, um sich auf zurückliegende Erfahrungen verlassen zu können.

Die Fähigkeit zur Gestaltung von Ordnungen und Strukturen setzt Intelligenz voraus und die Fähigkeit, sich ein sicheres Urteil zu bilden. Astrologisch werden der Jungfrau vor allem dienende Verhaltensweisen zugeordnet. Das verunklärt die eigentliche Bedeutung.

Da aber alltäglich ordnungschaffende Tätigkeiten im Laufe der Geschichte zu zwar notwendigen, aber untergeordneten Arbeiten erklärt wurden, hat das Image der geringer geschätzten Tätigkeit das der komplizierteren Fähigkeiten verdrängt. So wurde das astrologische Zeichen Jungfrau zum Zeichen der Dienstboten.

Die Charakteristik des Tierkreiszeichens hat Ähnlichkeiten mit jener des grünen Knäuels: Wie in den jungfraugeborenen Menschen verwirklicht sich das kosmische Prinzip auch im grünen Knäuel nicht in leuchtenden, großen Blüten, sondern in eher unauffälligen Details: im systematischen Bau des Stengels von Knoten zu Knoten, in der Zähigkeit der einjährigen Pflanze, auf den herbstlichen Stoppelfeldern noch Samen auszubilden.

Die Farbe, die dem Tierkreiszeichen Jungfrau astrologisch zugeordnet wird, ist Grün: Es ist die Farbe des einjährigen Knäuels. Auch die Art, wie die Pflanze in ihrem Stengel die Knoten ausbildet und sich verzweigt, trägt

Jungfrauen-Signatur. Wenn Jungfraugeborene nicht aus ihrer eigenen »inneren Stimme« heraus leben können, haben sie Schwierigkeiten mit der Alltagsrealität, weil sich die vielen gesammelten Details zu Knäueln verwirren.

Langfristig tragfähige Entschlüsse setzen voraus, daß auch bedeutsame emotionale Zusammenhänge erkennend verstanden und in die Entscheidung mit einbezogen werden. Hier weist das Mantra, das Haindl der Scleranthus zugeordnet hat, einen Zugang: »Der Weg meines Herzens ist klar und ohne Zweifel.« Dies bedeutet, daß Entscheidungen nie nur auf Vernunft basieren. Wer nicht auf die innere Stimme hört, möchte an Wegkreuzungen immer beide Möglichkeiten nutzen. Dadurch bleiben die Quellen und Ziele des Lebens unerreichbar.

Planet Merkur in seinen Jungfrau- und Scleranthus-Aspekten

Merkur sitzt am oberen Ende der »göttlichen« Diagonale auf einem von zwei Raben gezogenen Triumphwagen. In seiner rechten Hand trägt er den doppelten Schlangenstab, auf seinem nachtdunklen Mantel leuchtet in der Höhe des Herzens ein heller Stern.[4] Merkur – der griechische Hermes – ist eine der faszinierendsten und schillerndsten Gestalten des antiken Götterhimmels.

»Herme« heißt so viel wie »Stein«. In den frühen Gesellschaften war es Brauch, so wie heute noch in unwegsamen abgelegenen Gebieten dieser Erde, an Wegkreuzungen Steine zu einem Haufen aufzustapeln, um die Wegeverbindungen zu kennzeichnen. Jeder Wanderer legte seinerseits einen Stein dazu. War der Steinhügel groß genug geworden, setzte man einen sogenannten Malstein darauf. In der Antike wurden die Wegkreuzungen später mit Säulen markiert, die den Kopf des Götterboten Hermes trugen.

Die Symbolkraft von Wegweisern ist leicht zu erkennen: Kreuzungen sind Gefahrenpunkte, denn es sind Orte, an denen man sich entscheiden muß. Welcher Weg ist der richtige? Wie läßt es sich verhindern, in die falsche Richtung zu gehen? Man braucht Rat, um den richtigen Weg einzuschlagen. Darum bat man Hermes/Merkur um Hilfe, der stets über die besten Informationen verfügte, der zugleich als der große weise Lehrer galt, der als Seelenbegleiter den Tod als den Gegenpol zum Leben kannte.

In katholischen Gegenden stehen noch heute an vielen markanten Wegkeuzungen kleine religiöse Flurdenkmale, Kreuze oder Marienhäuschen, um die Menschen aufzufordern, sich für den richtigen Glauben als den rechten Weg zu entscheiden.

In dem Detail des Merkurs auf der Scleranthus-Tafel lassen sich für Ratsuchende auf der Wanderung des Lebens fünf symbolisch verschlüsselte Mitteilungen finden: Da ist einmal der massive Triumphwagen, dessen Räder in diffusen Wolken halb verschwinden, als Aufforderung, polare Lebensebenen als zusammengehörend zu begreifen, ohne sich davon verwirren zu lassen.

Merkur hält einen Stab in seinen Händen. Zwei Schlangen winden sich um eine Mittelachse; Symbole der spirituellen Lebenskraft Kundalini, die im Sakralplexus schläft und geweckt werden muß, um aufzusteigen. Die Linien treffen sich, überschneiden sich, trennen sich und kommen wieder zusammen. Der Stab stellt die Polarität des Lebens dar, auch jene von Gewißheit und Unsicherheit, von Zögern und Entschlußfreudigkeit, von kontemplativem und aktivem Leben.

Zur Verstärkung dieser »Botschaft« trägt Merkur an seiner Kleidung an mehreren Stellen Rot; es ist die gleiche Farbe, wie die der Schlangen um den Stab. Die Symbolkraft der Farbe Rot wurde, seit es Menschen gibt, für die strömende Lebenskraft verwendet.

Auch die Raben weisen rote Details auf. Apoll, der Hermes/Merkur den Zauberstab geschenkt hat, habe sich, so heißt es, bevorzugt in einen Raben verwandelt. Vögel galten jahrtausendelang für die Menschen nicht nur als Boten der Götter, sondern auch als die Götter selbst. Der germanische Gott Odin trug zwei Raben auf seiner Schulter, die ihm Kunde gaben von allem, was geschah. Noah schickte als erstes Tier beim Verebben der Sintflut einen Raben aus, der jedoch nicht zurückkam. Erst die später ausgesandte Taube brachte das ersehnte Zeichen der Hoffnung zurück.

Raben galten vor allem als Verkünder schlechter Nachrichten; sie standen für Krieg und Tod, für Krankheit und Elend. Die Menschen fürchteten sich vor ihnen, und man ordnete sie nach der Christianisierung dem Teufel und den Hexen zu.

Merkur trägt in der Höhe des Herzens einen hellen Stern auf seinem Mantel. Der Stern steht für das Leuchten aus dem Herzen, denn Jungfraugeborenen, merkurisch geprägten Menschen fällt es oftmals schwer, sich zwischen dem »Weg des Herzens« und dem »Weg des Kopfes« zu entscheiden.[5]

Auch in dem letzteren Detail spiegelt sich die Signatur der Scleranthus. Die Bachblüte dient dazu, nicht nur mit dem Verstand, sondern auch mit dem Herzen denken zu lernen, um Entscheidungen so zu treffen, daß der ganze Mensch damit einverstanden sein kann.

Martha und Maria: Zwei Seiten weiblicher Kraft

Der Künstler stellt die weiblichen Energien der Scleranthus durch Martha und Maria dar. Die beiden Schwestern stehen in den Evangelien für die Entscheidung zwischen zwei gegensätzlichen geistigen Haltungen.
Die Szene der Einkehr Jesu in das Haus der befreundeten Schwestern Martha und Maria spielt im Anschluß an die Erweckung des Lazarus, der eines natürlichen Todes gestorben war. Jesus hebt als Bote Gottes diese Entscheidung wieder auf: Lazarus darf weiterleben.
Die Lazarus-Geschichte ist wichtig zum Verständnis der Martha-Maria-Szene: Als Basis für die Entscheidungen der Schwestern steht das Wissen um die Polarität »Leben und Tod«, die nur durch »Gnade« aufgehoben werden kann.
Die Vorlage für das Bildmotiv der beiden Schwestern mit Jesus ist ein Ausschnitt aus einer frühmittelalterlichen Miniatur im Codex Egberti. Meist wird in religiösen Bildwerken der Augenblick dargestellt, wenn Martha kommt und sich bei Jesus beschwert, daß ihre Schwester Maria ihr nicht in der Küche helfe, das Mahl für die Gäste zu bereiten.
Martha gilt dieser Tradition entsprechend als nützlich, aber etwas beschränkt und eng.[6] Die ältere Martha, so das vermittelte Bild, bleibt auf der materiellen Ebene stehen, während die jüngere Maria sich völlig dem kontemplativen Leben hingibt, den »besseren Teil« erwählt habe: »Das kontemplative Leben gilt als höherwertig, es ist geistiger und wesentlicher, das tätig-praktische Leben ist notwendig, aber untergeordnet. Zu den Grundlagen des abendländischen Denkens gehört es, ›reine‹ Theorie als erhaben über die bloße Praxis anzusehen; sie verhalten sich wie Kopf- und Handarbeit.«[7]
Die Darstellung des frühmittelalterlichen Codex Egberti legt es nahe, die beiden Frauengestalten zwar in ihren unterschiedlichen Haltungen und Bedürfnissen, aber zugleich auch als Einheit zu verstehen: Martha steht in entspannter, aber konzentrierter Haltung auf der gleichen Ebene wie ihre, sich über den Fuß Jesu niederbeugende Schwester Maria, ohne Hast,

zuhörend. Sie hält eine Schüssel mit Speisen in den Händen, bereit, sie Jesus zu reichen; das Gelb der Ährenmandorla hat sich in das weiße Licht der Einheit aller Gegensätze verwandelt. Es erhöht die spirituelle Gemeinsamkeit der Martha mit Jesus, die in den gleichen Farben der Gewänder symbolisiert ist.

Die dem Gottessohn demütig mit ihren Tränen die Füße waschende Maria wächst farblich aus dem Grün der Scleranthus heraus. Ihr niedergebeugter Kopf, der Fuß von Jesus und ihre Hand mit den Haarsträhnen kennzeichnen in der Bildkarte die einzige Stelle, wo die Pflanze direkt in ein Bildmotiv hineinreicht. In Maria sind Natur, emotionales Bedürfnis und Spiritualität zu einer Einheit verschmolzen.

Die zwei Frauenfiguren bilden zwei Seiten weiblicher Kraft, die weder ungleichwertig sind noch voneinander getrennt werden können. Es geht nicht um die Entscheidung zwischen kontemplativem oder aktivem Leben, sondern es geht darum, hierarchisches Denken, das heißt, die Trivialisierung und Unterbewertung von Tätigkeiten abzubauen, die ganze Palette von Möglichkeiten des Lebens zu erkennen und sich in vollem Bewußtsein der jeweiligen Erfordernisse zu entscheiden.

Anwendungsmöglichkeiten

Edward Bach charakterisierte die Menschen, die Scleranthus brauchen folgendermaßen: *»Für jene, die sehr darunter leiden, sich nicht zwischen zwei Dingen entscheiden zu können, weil abwechselnd das eine, dann das andere ihnen richtig erscheint.*

Sie sind im allgemeinen stille Menschen, die ihre Schwierigkeiten allein tragen, da sie nicht geneigt sind, mit anderen darüber zu sprechen.«[8]

Für Edward Bach stehen emotionale Schwankungen und Unentschiedenheiten in einem engen Bezug zu bestimmten Erfahrungen im Krankheitsfall: »Ihre Wünsche scheinen wie ihre körperlichen Symptome ebenso schnell wieder zu verschwinden, wie sie aufgetaucht sind. Wenn sie Fieber haben, schwankt ihre Temperatur sehr stark.«[9]

Menschen, die Scleranthus brauchen, haben ihre eigene Mitte, ihr inneres Gleichgewicht noch nicht gefunden bzw. verloren. Ihnen fehlt Stetigkeit im Umgang mit sich selbst und mit anderen: »Ihre Stimmungen schwanken zwischen himmelhoch jauchzend und zu Tode betrübt. Bei Gesprächen springen sie schnell von einem Thema zum anderen.«[10]

Er beobachtete, daß sich die Menschen, die Scleranthus brauchen, auch durch unsichere Bewegungen in ihrer Körpersprache von anderen unterscheiden.
Ein typischer Scleranthus-Bedarf zeigt sich bei Menschen, die »auf allen Hochzeiten zu gleicher Zeit tanzen« möchten und dadurch nirgends wirklich anwesend sind. Es sind jene, die an einem Abend mehrere Partys besuchen, und nirgends genügend Konzentration einbringen, um dauerhafte zwischenmenschliche Begegnungen zu erfahren.
Ein anderes sehr typisches Verhalten blockierter Scleranthus-Energie äußert sich in der Fähigkeit, zwar viele Anregungen von außen aufnehmen zu können, die zunächst auch in Entscheidungen umgesetzt werden, aber nach kurzer Zeit mangelt es an der Energie, bei einer Sache zu bleiben, eine Beziehung aufrechtzuerhalten.
Da es an einem klar durchdachten und konsequent beibehaltenen Ordnungssystem fehlt, geraten auf allen Ebenen des alltäglichen Lebens die Zusammenhänge zunehmend in Unordnung; ein gefährlicher Kreislauf, da mangelnde Konzentration und Streß leicht zu Selbstunsicherheit und, daraus resultierend, auch zu Unfällen führen.

Symptome der blockierten Scleranthus-Energie

- Es fehlt an Klarheit in der Lebensführung.
- Es ist äußert schwierig, in den alltäglichen Dingen Ordnung zu halten, weil man kein Ordnungssystem konsequent durchhalten kann.
- Entscheidungen werden schwankend getroffen und oftmals wieder zurückgenommen, denn man ist zwar sehr offen für Anregungen, trifft auch Entscheidungen zum Mitmachen, hält aber nicht durch.
- Man »tanzt immer auf zwei Hochzeiten zugleich«. Der Alltag ist stressig, weil er zwischen Extremen hin- und herpendelt, z. B.:
  - Sparen bis zum Geiz und dann das Geld mit vollen Händen ausgeben.
  - Keine klare Linie in der Erziehung von Kindern: mal sehr streng, dann wieder ohne ersichtlichen Grund nachgiebig und lässig.
  - Schwanken der Stimmungen zwischen hektischer Lebendigkeit und grundloser Mutlosigkeit.
- Menschen, die Scleranthus brauchen, wirken auf andere sprunghaft

und launisch. Sie gelten als unzuverlässig, da sie meist ein gebrochenes Verhältnis zu den Konsequenzen ihrer Entscheidungen haben.

- Da unklar und halbherzig getroffene Entscheidungen meist Mißerfolge nach sich ziehen, wird unverhältnismäßig viel Energie ohne positive Ergebnisse verbraucht.
- Mangelnde Konzentration, sogenannte Schusseligkeit, führt leicht zu Unfällen durch Unachtsamkeit.

Scleranthus kann helfen ...

... einen Sinn im eigenen Leben zu finden.

... Ordnung in den Alltag zu bringen, indem man einfache Regeln aufstellt, die keine zu hohe Konzentration und Willensstärke erfordern, um sie einzuhalten.

... sich Zeit zu nehmen, um sich, ehe man eine Entscheidung trifft, über die Konsequenzen Klarheit zu verschaffen.

... sich nicht für zu viele Dinge auf einmal zu entscheiden, um dann auch (etwa aus zeitlichen oder finanziellen Gründen) bei einer getroffenen Entscheidung bleiben zu können.

... für andere Menschen vertrauenswürdig zu werden, weil man seinen Stimmungen nicht mehr so hilflos unterliegt.

... weniger Energie zu verschwenden, da durch emotionale Ausgeglichenheit die positiven Erfahrungen aus zwischenmenschlichen Kontakten oder sonstigen Aktionen die innere Balance fördern.

... weniger schnell in unfallträchtige Situationen zu geraten.

Scleranthus-Meditation

Scleranthus-Meditationselemente

Element:	Erde
Farbe:	Helles Grün
Form:	Zwei sich gegenläufig aufwärts bewegende und sich dabei einige Male überschneidende Linien um eine senkrechte Mittellinie
Mantra:	Der Weg meines Herzens ist klar und ohne Zweifel.

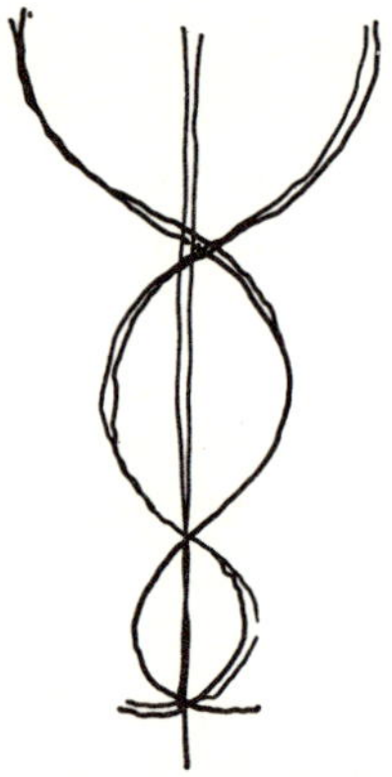

Scleranthus spricht:

Ich wachse auf kargem Boden, aber ich weiß mich in Einklang mit der Schöpfung.
Es ist für mich schwierig zu begreifen, daß ich, diese kleine und unscheinbare Pflanze, Euch Menschen helfen kann, Eure innere Balance zu finden, die die Grundlage ist für eine klare Entscheidungsfähigkeit.
Ihr findet nichts Überflüssiges an mir. Aber auch wenn meine Stengel,

Blätter und Blüten nur aus dem Notwendigsten bestehen, erfüllen sie ihren Sinn vollkommen. Alles ist in einer zuverlässigen Ordnung gegliedert. Ich konzentriere mich auf das Wesentliche, denn meine Zeit ist kurz bemessen.
Im großen Haushalt der Natur ist es meine Aufgabe, anzuzeigen, wo die Balance im Boden verlorengeht, weil der Boden versauert, und viele der hier lebenden Pflanzen vielleicht schon im nächsten Jahr nicht mehr recht gedeihen können. Wenn mich früher die Bauern sahen, dann wußten sie, daß sie etwas für ihre Äcker tun mußten, sollten sich ihre Ernteerträge nicht schmälern. Sie konnten sich auf mich verlassen.

Das Gemüt antwortet:

Wer weiß in der verwirrenden Fülle der Angebote die rechte Wahl zu treffen? Ich kann mich nicht entscheiden zwischen den vielen Möglichkeiten. Das verwirrt mich: Aus der Überfülle des Lebens stürze ich in dessen Leere und umgedreht. Ich zweifele, ob ich jemals die richtigen Entscheidungen treffen werde, damit mein Leben zu seiner eigenen alltäglichen Ordnung finden kann.
Aber Du, grüner Knäuel! Du bist ein Nichts. Ich kann nicht glauben, daß Du mir hilfreich sein kannst. Das mußt Du mir erst beweisen, da mich doch nichts zu Deiner Bewunderung drängt.

Scleranthus spricht nochmals:

Über mir, auch wenn ich nur ein kleines, unscheinbares Geschöpf bin, wölbt sich der Sternenhimmel in der Nacht, die Erde gibt mir Halt, die Sonne Wärme, die Wolken Schatten, und der Regen tränkt mich. Mein Dasein ist klar geordnet, ohne jeden Zweifel an mir selbst oder der höheren Ordnung, in der ich stehe mit meiner Pflanzenseele.
Was ich für Dich tun kann? Ich kann Dich begleiten. Du mußt nicht in mir, sondern in Dir nach Deinem eigenen Herzschlag forschen. Er gibt Dir Ordnung und den Umfang Deines Lebens an. Nur wenn Du der Stimme Deines eigenen Rhythmus folgst, kannst Du richtige Entscheidungen treffen. Schwanke nicht hin und her, sondern forsche nach

eigenen Antworten. Dann wirst Du die vielen Wegweiser, die auch für Dich aufgerichtet sind, entziffern können.

Zweite Antwort des Gemüts:

Ich weiß, daß ich nicht alle Möglichkeiten nutzen kann. Aber eines ist gewiß: Ich habe zumindest zwei Seiten, die ich leben kann, die des Tages und die der Nacht. Ich kann mich für ein aktives Leben entscheiden und brauche nicht auf Stille zu verzichten. Ich kann lachen an einem Tag und am anderen nachdenklich meine eigene Seele erforschen.
Die Fülle bekommt Struktur, und ich beginne zu begreifen, daß ich selbst Einfluß darauf habe, wie das Mosaik meines Lebens am Ende aussehen wird. Ich will nicht fragen, ob es groß und leuchtend oder klein und bescheiden sein wird, sondern ob es aus meinen eigenen Entscheidungen entstanden ist, deren Konsequenzen ich bewußt tragen will.

Anmerkungen

1 Vgl. Nora Weeks, *Edward Bach*, S. 74.

2 Vgl. *Lexikon für Theologie und Kirche*, S. 118.

3 Die Darstellung stammt aus der Umrandung der »Meliothesia« (Tierkreismensch), einem Blatt aus den *Très Riches Heures* des Duc de Berry; entstanden 1414–1416. Das Bild diente der Darstellung, wie jedes Tierkreiszeichen auf einen bestimmten Körperteil Einfluß ausübt. Heute in Chantily, Musée Condé, abgebildet in: Albert S. Lyons, *Der Blick in die Zukunft*, S. 55.

4 In dem Kunstwerk, das als Vorlage für den Planeten Merkur diente, sind in die zwei Räder des Wagens die beiden von Merkur beherrschten Tierkreiszeichen Zwillinge und Jungfrau hineingemalt. Das von Haindl verwendete Detail ist Teil eines Deckenfreskos von Fernando Gallegos in der Universitätsbibliothek von Samanca, entstanden zwischen 1493 und 1506. Abgebildet in: Albert S. Lyons, *Der Blick in die Zukunft*, S. 99.

5 Das astrologische Zeichen für Merkur ist eine nach oben offene Schale, darunter ein Kreis, und unter dem Kreis ein Kreuz. Die Schale steht für die Seele, hat mit dem Aufnehmen von Kräften zu tun. Der Kreis steht für den Geist, den Geist an sich. Das Kreuz bedeutet die Materie; das Kreuz als Ordnungsprinzip der wahrnehmbaren Welt in den Himmelsrichtungen bzw. der Horizontalen und der Vertikalen. Bei dem astrologischen Symbol für den Mond haben wir nur die Seelenaspekte, bei dem Symbol für die Venus den Kreis und das Kreuz. Beim Merkur vereinen sich alle drei Ebenen.

6 Vgl. Lukasevangelium 10, 42.

7 *Große Frauen der Bibel*, S. 272.

8 Edward Bach, Jens-Erik R. Petersen, *Heile dich selbst mit den Bach-Blüten*, S. 116.

9 Edward Bach, *Bach-Blüten, die heilen*, S. 46.

10 Edward Bach, *Bach-Blüten, die heilen*, S. 46.

WATER VIOLET
Sumpfwasserfeder
(Hottonia palustris)

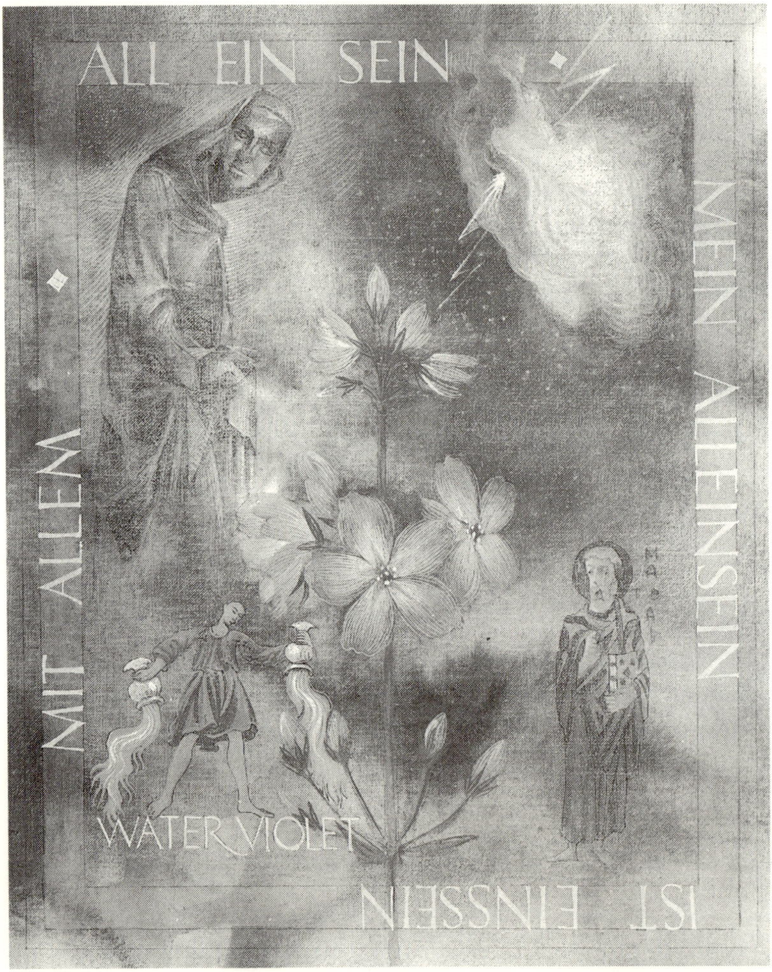

Die Pflanze

Water Violet ist die einzige Wasserpflanze unter den Bachblüten.[1] Sie wächst in stehenden flachen Gewässern, in Tümpeln und Gräben mit wenig Fließgeschwindigkeit. Water Violet gehört zur Familie der Primeln und blüht von Mai bis Juni.

Die feinen hellila, bis ins Weiße hineinspielenden Blüten sind in klar voneinander getrennten Ebenen kreisförmig um einen blattlosen, aus dem Wasser aufsteigenden Stengel angeordnet. Sie bilden in ihrer Mitte einen gelben, fünfstrahligen Stern.

Im Sommer lösen sich die Wurzeln aus dem schlammigen Untergrund, und die Pflanzen schweben mit Hilfe ihrer gefiederten Blätter, die dicht unter der Oberfläche bleiben, im Wasser dahin. Im Herbst, wenn die Samenkapseln reif werden, sinkt die Pflanze auf den Grund zurück, und aus den Blattachsen wachsen feine neue Wurzeln, die sich wieder im Boden verankern.

Trocknen flache Gewässer in heißen Sommern ein, kann die Sumpfwasserfeder dennoch überleben; sie bildet dann, wie andere Primeln, eine Blattrosette aus, die die verbleibende Feuchtigkeit schützt, bis sich die Tümpel wieder mit Wasser füllen.

Water Violet in der Volksheilkunde

Anders als etwa die Wegwarte oder das Tausendgüldenkraut, die seit Jahrtausenden als Heilpflanzen in der gesamten Alten Welt verwendet wurden, ist Water Violet offensichtlich nur in der englischen Volksheilkunde bekannt. In deutschsprachigen Büchern sucht man sie vergebens.

Durch Edward Bach ist Water Violet zu einer Heilpflanze des Wassermann-Zeitalters geworden. Die Pflanze entspricht in einer besonderen Art der Anforderung nach Ganzheitlichkeit, denn sie lebt in vier Welten: In der des Wassers, mit den Wurzeln im Erdreich unter den flachgründigen Tümpeln und Gräben, in der Welt der Luft und der des Feuers, die sich in der Blütenfarbe anzeigen: »Mein Alleinsein ist Einssein mit allem.« Dies ist neue, spirituelle Pflanzenheilkraft für die Zukunft.

Die vier Bildmotive

Männliche Energie:	Apostel und Evangelist Matthäus
Weibliche Energie:	Miriam, Schwester von Moses und Aaron
Planet:	Uranus
Tierkreiszeichen:	Wassermann

Die Mitte der Tafel wird durch die Pflanze gebildet, die mit ihren regelmäßigen Blütenquirlen ein starkes symmetrisches Gliederungselement in das Bild bringt. Die beiden Diagonalen sind durch die klaren Eckbesetzungen deutlich ausgebildet.

Die Hauptakzente befinden sich farblich und inhaltlich in der oberen Bildhälfte, mit der Gestalt der Miriam und mit der Blitzwolke des Planeten Uranus.

In der unteren Hälfte sind es die Blautöne, die aus dem Bereich des Tierkreiszeichens Wassermann gleichsam hinüberfließen zum Standort des Evangelisten. Die beiden Gestalten gleichen sich in ihrer Barfüßigkeit, aber auch die Polarität ihrer Gewänder verbindet sie: Der jugendliche Wassermann ist in ein reich fallendes, kurzgeschürztes weinrotes Kleid gehüllt, der Evangelist in ein lang herabfallendes blaues. Sie symbolisieren, im Vergleich zu Miriam und Uranus auf einer leiseren, zurückgenommeneren Ebene, das Prinzip der Polarität in der Gegenüberstellung von Rot und Blau, von Feuer und Wasser.

Bei sorgfältiger Betrachtung der Bildtafel lassen sich zwei fast gleichseitige Dreiecke erkennen, die zum einen aus Miriam, dem Uranus-Blitz und der unteren der geöffneten Blüten bestehen, und zum anderen aus den Figuren des Evangelisten und des Wassermanns sowie dem oberen Knospenkranz der Water Violet. Dadurch bekommt die Meditationskarte der Sumpfwasserfeder eine große innere Stabilität, trotz der Bewegtheit der einzelnen Bildmotive.

Welch eine überzeugende Darstellung einer starken, in archaischem Bewußtsein verankerten Frauenenergie! Es ist die Mirjam aus dem Alten Testament, die Schwester von Moses und Aaron.
Wir wissen sehr wenig über sie. Die Bibel berichtet, daß sie auf der langen Wanderung in der Wüste Zin gestorben sei und »daselbst begraben« wurde.[2] Viele Jahre vorher, nach dem Durchzug der »Kinder Israel« durch das trockengefallene Rote Meer und die Vernichtung der pharaonischen Verfolger in den wieder zusammenstürzenden Wassern hat sie einen besonderen Beitrag zum Lobe Gottes gegeben. Im 2. Buch Moses heißt es: »Und Mirjam, die Prophetin, Aarons Schwester, nahm eine Pauke in ihre Hand, und alle Weiber folgten ihr nach hinaus mit Pauken im Reigen. Und Mirjam sang ihnen vor: ›Laßt uns dem Herren singen, denn er hat eine herrliche Tat getan, Roß und Mann hat er ins Meer gestürzt.‹«[3]
In den Psalmen wird diese Errettungsfeier nochmals erwähnt: »Die Sänger gehen vorher, danach die Spielleute unter den Mägden, die da pauken.«[4] Kein Wort mehr von der Prophetin; alle die Frauen, die ihr ursprünglich jubelnd gefolgt waren, werden vom Psalmisten nur noch »Mägde« genannt. Die steinerne Gestalt der Mirjam, die der Künstler zur Sichtbarmachung der Frauenenergie der Water Violet gewählt hat, ist eine der eindrucksvollsten Schöpfungen des begnadeten Bildhauers Giovanni Pisano aus dem 13. Jahrhundert.[5] Die Gestalt der Mirjam, herausgerissen aus jeglicher Normalität, reckt in einer ungeheuer eindrucksvollen seherischen Geste den Kopf weit nach vorn, geschüttelt von der Flut der inneren Bilder. Hermann Haindl hat ihrem Gesicht ein Leuchten gegeben, als riefe sie: Hört mich doch! Ich verkünde das Kommen des Messias.
Vermutlich hat Mirjam schon zu ihren Lebzeiten dieses bittere »Alleinsein« erlebt, aber auch das »Einssein mit allem« durch ihre Nähe zur geistigen Welt erfahren. Die Meditationstafel gibt dieses spirituelle Aufgehobensein in einer kaum sichtbaren Symbolik wieder: Aus der oberen linken Bildecke, in der die »göttliche« Diagonale mit ihrer Botschaft des Schutzes und Vertrauens in das Bild eintritt, strömen drei gelbrötliche Strahlen zu Mirjam hin. Der mittlere legt sich über ihre Schultern, der untere verläuft wie ein Schutzschild hinter ihrem Rücken und löst sich im Feld des umlaufenden Mantras in Punkte und kleinere Flächen auf. Die Frauengestalt ist umgeben von feinen Vibrationen, die teilweise den Linien des Körpers folgen, teilweise aus diesem hervorstrahlen.

Die Farben des ihr zufließenden göttlichen Schutzes und ihrer eigenen Astralenergie kehren wieder in der Wolke des Uranus, wo die Blitzgestalt aus einer Stelle der Verdichtung der gleichen Farben hervorbricht.
Mirjam ist, wie so viele andere der in der Bibel genannten Frauen, in die Stille der Vergessenheit gedrängt worden, aber in der Mirjam der Sieneser Domfassade hat prophetisch gesegnete Frauenweisheit einen zeitlos gültigen Ausdruck erhalten. Es ist, als spiegele sich in dem weit geöffneten Gesicht das Erkennen menschlichen Lebens bis hin zu Schuld und Leiden unserer Gegenwart.

Der geheimnisvolle Planet Uranus

Der Planet Uranus[6] bildet den zweiten Schwerpunkt der oberen Bildhälfte: Eine gewaltige Wolke, in einer verwirrend gefährlichen Dynamik, Höhle und durchlässiges Gefäß zugleich für den aufflammenden Blitz, der durch einen gestirnten Nachthimmel niederfährt.
In der Darstellung des Uranus als Wolke und Blitz spiegeln sich die universalen Gegensätze von Feuer und Wasser. Aus der Wolke fällt der segenbringende Regen, der Gräben, Bäche, Flüsse und Seen mit Wasser füllt, so daß Pflanzen, Tiere und Menschen nicht dürsten müssen. Aber für die Fruchtbarkeit der Erde sind nicht nur die Regenwolken notwendig, sondern auch die Blitze. Neueste naturwissenschaftliche Forschungen haben gezeigt, daß Blitze nur da aufleuchten, wo ihnen konkrete, für das menschliche Auge unsichtbare Erdenergien entgegenkommen. Die Bauern wußten dies, als sie früher noch mit der Natur lebten und arbeiteten. Eine alte Bauernregel besagt, wenn die Gewitter ausbleiben, werde die Ernte schlecht.
Der Planet Uranus stellt, wo immer er im Horoskop auftaucht, eine ernstzunehmende Herausforderung dar, da er mit unvorhergesehenen Spannungen und Ereignissen verbunden ist. In der Astrologie wurde er deshalb lange als »Unglücksbringer« bezeichnet. Die Interpretation hat sich inzwischen verändert, denn heute steht der Planet ebenfalls für Inspiration und für das Streben nach innerer und äußerer Unabhängigkeit.
Wer sich einmal in einem Gewitter den Elementen ausgesetzt hat, mag erlebt haben, wie nicht nur die Natur, sondern auch die eigene Existenz in der uranischen Blitzenergie in einer bis dahin unbekannten Weise vibriert.

Es gilt als Initiationsritual für diejenigen, die den Weg der spirituellen Einweihung gehen wollen, sich auf einem kahlen Berg den Feuer- und Wasserelementen eines Gewitters auszusetzen, um im »Alleinsein« eins zu werden mit uranischen Energien.
Menschen mit starken uranischen Anteilen entsprechen in vielerlei Hinsicht den Aspekten der Water Violet. Durch die für sie typische Begegnung mit Unvorhergesehenem und ihre Fähigkeit, zukunftsträchtige Ideen früher als andere zu entwickeln und Erfindungen zu machen, die die Welt verändern, stehen sie oft außerhalb der alltäglichen mitmenschlichen Beziehungen. Alleinsein und, daraus erwachsend, Einsamkeit sind gewohnte Erfahrungen für sie. Ihre Umwelt hält sie allzu leicht für arrogant, weil so unterschiedliche Gedankenwelten nur wenig Berührungspunkte haben.

Das Tierkreiszeichen Wassermann

Das Tierkreiszeichen Wassermann ist ein Luftzeichen, und es mag etwas verwirrend sein, wenn die Personifizierung dieses Zeichens mit zwei Krügen dargestellt wird, aus denen breite Wasserströme fließen.[7] Diese symbolische Verschlüsselung für die Verfügung über das »Wasser des Lebens« hat religiöse Wurzeln, die nach Babylonien und ins pharaonische Ägypten und vermutlich noch weiter zurückreichen. Die Vermischung der beiden Ströme ist ein Symbol für die Vollkommenheit der sexuellen Energie. Osiris und Iris wurden symbolisiert in zwei Wasserströmen, die in der totalen Verschmelzung das Glück der Liebe verkörpern.[8]
Menschen, die im Tierkreiszeichen Wassermann geboren sind, beschäftigen sich auffallend häufig mit Ideen für die mögliche Gestaltung einer Zukunft, die eine andere Lebensqualität haben wird als die Gegenwart.[9] Sie engagieren sich beruflich und privat bevorzugt in Projekten, die der Lösung übergeordneter geistig-kultureller, aber auch technisch-materieller Probleme dienen. Dadurch sind für sie Überzeugungen und Haltungen selbstverständlich, die für andere erst in Jahrzehnten aktuell werden könnten. Andererseits leiden sie oftmals daran, daß sie zuwenig mit dem Wasser-Element der Gefühle verbunden sind; sie wirken oft kühl und verstandesbetont. Die Ausgewogenheit von Distanz und Nähe ist im Zeichen Wassermann schwierig zu leben, da Emotionen allzu leicht durch intellektuelle Sachlichkeit überlagert werden, was die innere und äußere

Entfernung von den Mitmenschen leicht als Gleichgültigkeit erscheinen und das eigene Alleinsein zur Vereinsamung werden läßt.
Positive Wassermannenergie ist erfüllt gelebte Water-Violet-Energie. Dies bedeutet: Ich habe Kontakt zu meinen Mitmenschen, ohne daß die Distanz, die ich für mich selbst fordere, zwischen ihnen und mir verlorengeht.
Wer den Begriff des Wassermann-Zeitalters benutzt, verbindet damit die Hoffnung auf eine bessere Zukunft für die Menschheit. Man stellt sich diese Zeit liebevoller, aggressionsärmer, lichter als die Gegenwart vor. Was als Vision bedingungslose Liebe verheißt, muß aber auch in den Schattenanteilen gelebt werden: Distanz zu anderen durch intellektuelle Kühle, Mangel an direkter körperlicher Nähe, Getrenntsein von Emotionen. Diese Kennzeichen entsprechen nicht der gängigen Vision einer spirituell geprägten Zukunft, sondern dem bereits angebrochenen Zeitalter der Computer. Zugleich dürfen wir aber auch aus dem Wissen heraus leben, daß der Wassermann mit dem Göttlichen verbunden ist, da er das »Wasser des Lebens« in Händen hält und seine Inspiration der Erde dient.

Der Apostel und Evangelist Matthäus

Hermann Haindl hat der Water Violet als Polarität zur Frauenenergie den Apostel und Evangelisten Matthäus zugeordnet. Matthäus wurde, dem Neuen Testament entsprechend, von Jesu selbst zum Apostel berufen.
In der kirchlichen Lehre wird ihm das älteste der vier Evangelien zugeschrieben, in denen Lehre und Lebensgeschichte Jesu als Erfüllung der alttestamentarischen Weissagungen geschildert werden: Jesus als der Messias aus dem Geschlechte Davids.
Das Matthäusevangelium ist von allen vier Evangelien dasjenige, das am tiefsten aus dem magischen Wissen seiner Zeit schöpft, am dichtesten die Berührung Jesu mit den kosmischen Naturenergien erkennen läßt.
Der Namenstag des Apostels ist der 21. September. Dieser Tag »galt in alter Zeit als Winteranfang und wird heute noch hier und da ›Wintertag‹ genannt. Er ist in Bauernregeln ein Lostag für die Witterung. Die in der Matthäusnacht Geborenen sollen geistersichtig werden. Wahrscheinlich begann um diese Zeit das Herbstfest der Germanen; davon gingen alte Bräuche auf den Matthäustag über. Am Vorabend suchten früher ... Mädchen ihre künftige Heirat zu erforschen, indem sie Kränzchen, Papier-

stücke oder Weizenkörner im Wasser schwimmen ließen. Glaubensboten wiesen gegenüber heidnischen Wasserbräuchen die Neubekehrten auf das in der Kirche geweihte Wasser hin und erzählten, der Gebrauch des Weihwassers rühre vom Apostel Matthäus her.«[10]

Anwendungsmöglichkeiten

Edward Bach fand die Blüte der Water Violet *»für jene, die in Gesundheit oder Krankheit lieber allein sind. Sehr stille Menschen, die sich lautlos bewegen, wenig und in sanftem Ton sprechen. Sie sind sehr unabhängig, fähig und selbstsicher, fast ganz unbeeinflußt von den Meinungen anderer. Sie sind zurückhaltend, lassen andere in Ruhe und gehen ihre eigenen Wege. Oft sind sie schlau und talentiert. Ihre Ruhe und ihr innerer Frieden ist ein Segen für ihre Umwelt.«*[11]

Edward Bach bescheinigt den Menschen, die Water Violet brauchen, daß sie oftmals von großer körperlicher und geistiger Schönheit seien.[12]

Menschen, denen Water Violet helfen kann, sind meist ausgesprochen introvertierte Individualisten. Ihr wohl auffallendster Charakterzug äußert sich in dem Zusammenhang von hoher Intelligenz und Sachkompetenz mit einem überdurchschnittlichen Bedürfnis nach Distanz zu ihren Mitmenschen. Im Mittelpunkt von Aufmerksamkeit zu stehen entspricht nicht ihrem Lebensstil. Das da und dort zu findende Urteil »überhebliche Unabhängigkeit« dürfte den Kern nicht treffen, weil Menschen mit intensiven Interessen nichts mehr zuwider ist, als der Zwang, Verpflichtungen einzugehen, die nichts mit ihren eigenen Neigungen zu tun haben. Sie selbst haben meist keinerlei Begabung für »Small talk«; so schweigen sie, und andere halten sie für arrogant, wenden sich von ihnen wegen ihrer hochmütig wirkenden Verschlossenheit ab. Wo keine gleichen oder gleichwertigen Interessen, was immer diese auch beinhalten, eine Verbindung schaffen, kann keine Freude an Kontakten aufkommen, denn es würden sich keine energetischen Felder mischen. Beide Seiten wenden sich rasch wieder voneinander ab, fast ohne Bedauern. Aber diese meist sanftmütigen, ruhigen und sehr kultivierten Persönlichkeiten, wie Bach sie charakterisiert, haben eine stetige Begleiterin: die Einsamkeit. Das gewünschte Alleinsein spiegelt sich in schwachen sozialen Beziehungen, die die betreffenden Menschen allzuoft zu »Außenseitern« werden lassen.

Symptome der blockierten Water-Violet-Energie

- Menschen, die Water Violet brauchen, haben eine ausgesprochene Abneigung gegenüber einer zu großen Nähe anderer Menschen.
- Sie gehen höchst ungern Bindungen mit anderen Menschen ein, da sie, eingesponnen in ihre eigene innere Welt, oftmals gleichgültig gegenüber Belangen und Betroffenheiten ihrer Mitmenschen sind.
- Sie wirken unnahbar, weil sie, auch ohne Worte, ihr Bedürfnis nach Distanz deutlich ausstrahlen.
- Sie stellen die von ihnen benötigte Distanz durch Betonung ihrer oftmals überlegenen Intelligenz her, was, vor allem wenn man sie nicht besonders gut kennt, abschreckt, ein Gespräch anzuknüpfen.
- Oftmals kaschieren sie ihre Ängste, daß andere die für sie notwendige Distanz überschreiten könnten, mit Zynismus.
- Sie haben Schwierigkeiten, ihre Gefühle zu zeigen, weil sie sich vor aufdringlichen Taktlosigkeiten fürchten.
- Sie ziehen sich in ihre Innerlichkeit zurück. Dies kann auf Dauer zu Vereinsamung führen, mit leidvollen körperlichen Folgen wie Versteifung der Gelenke, Nackenschmerzen, Hauterkrankungen.

Water Violet kann helfen …

… anderen Menschen offener zu begegnen, weil die Nähe anderer nicht mehr von vornherein eine Verletzung der persönlichen Distanzbedürfnisse darstellt.

… hinter der Schutzmauer ständig zur Schau getragener intellektueller Kühle oder geistiger Empfindsamkeit die eigene Angst vor Einsamkeit zu entdecken.

… festzustellen, daß man sich nichts vergibt, wenn man Hilfe annimmt und sich, etwa im Krankheitsfall, verwöhnen läßt.

… emotionale Zuwendung von nahestehenden Menschen annehmen und erwidern zu können.

… sich trotz aller Zurückhaltung einzumischen und im sozialen Umfeld sinnvoll zu wirken.

… in der Ruhe und Gelassenheit, die aus dem souveränen Umgang mit Problemen herrührt, zum Vorbild für andere zu werden.

Water-Violet-Meditation

Water-Violet-Meditationselemente

Element:	Luft
Farbe:	Helles Violett
Bewegung:	Eine von einer Mittelachse durchdrungene Kugel
Mantra:	All-ein-Sein. Mein Alleinsein ist Einssein mit allem.

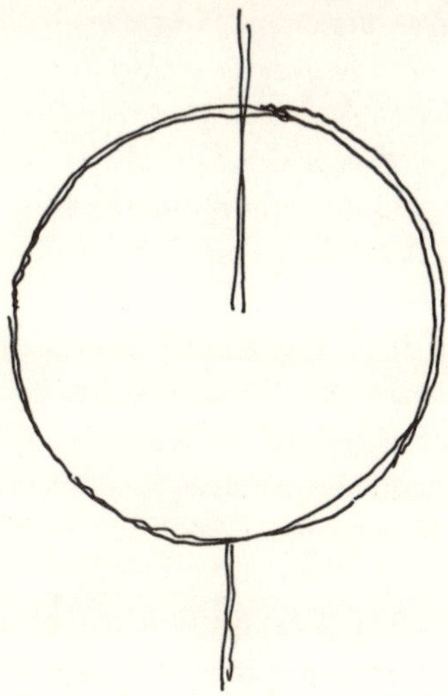

Water Violet spricht:

Eure Urängste vor Sumpf und nachgebender Erde schützen mich. Das wechselnd schimmernde Licht über der Oberfläche des Wassers verleiht meinen Blüten etwas von der Schönheit blasser Wassernixen: Wer mich mit Gier berührt, vergeht daran. Rührt mich nicht an! Euer Fuß könnte ausgleiten, Eure Haare im Fallen naß werden.

Geheimnis ist um mich – mein starker Stengel hebt meine Blüten empor ins Licht, meine zartfiedrigen Blätter treiben geräuschlos unter der Wasseroberfläche – wie tief ist die Tiefe, aus der ich hervorwachse, in die ich, wenn ich Frucht trage, wieder zur Erde zurücksinke?
Erkennt Ihr die Zukunft? Ihr verderbt Euch selbst, weil Ihr alles nehmen wollt, ohne zu geben. Ihr zwingt mit grausamem Eifer die Tümpel und Teiche zum Austrocknen. Gräben und Bäche habt Ihr in leblose Rinnen verwandelt.
So geht Ihr auch mit Euren Gefühlen um. Ihr laßt die Krüge mit dem Wasser des Lebens leer werden. Ihr Törichten, daß Ihr lernt, Euch vor Eurer Klugheit und Eurer Arroganz zu fürchten, damit Ihr erfahrt, wie dicht Euch das Leben umgibt und durchdringt. Wenn ich am Ende der mir zugemessenen Zeit niedersinke auf den Grund des Wassers, war und bin ich eins mit dem Universum. Und Ihr?

Das Gemüt antwortet:

Die Klarheit meines Intellekts führt mich hinauf zu den Blitzen. Ich brauche niemand und vertraue meiner eigenen Kraft.
Ich gehe an den Menschen um mich herum geräuschlos vorbei. Sie interessieren mich nicht, und mein eigener Wille schafft mir die Distanz, daß ich keine Berührung habe mit ihren Nichtigkeiten. Ich bin freundlich mit jedem, aber ihre Angelegenheiten kümmern mich nicht.
Schau, schöne Sumpfwasserfeder, fedrige Blätter im Wasser der Gefühle, meine Flügel aber wollen hinauf in die Höhen der klaren Vernunft. Ich will sehen, was sich hinter dem Horizont verbirgt. Das finde ich nicht auf dem Markt der alltäglichen Gewöhnlichkeiten.
Ich habe keine Gefährten, die meine Schritte, den Flug meiner Gedanken begleiten könnten. Wer mir Weggefährte, Weggefährtin sein will, muß ebenfalls das Alleinsein ertragen können.
In meinen Augen spiegeln sich Sterne wie in der Mitte Deiner Blüten. Ich erwache und träume von ihnen. Die Kraft der Schöpfung ist in Dir und ist in mir. Ich bin mit »allem eins«.
Aber das »Alleinsein« beginnt in mir aufzubrechen, und aus den Tiefen der Weisheit strömt eine neue, mir bisher unbekannte Energie in mich ein. Ich erkenne, daß ich ein Teil des großen Netzwerkes des Lebens bin, in dem

alle Geschöpfe gleichwertig miteinander verbunden und voneinander abhängig sind. Denn ich habe es durch Dich gelernt: Das Sternenlicht leuchtet auch in allen anderen Geschöpfen, und ich muß nähertreten, um es in anderen Menschen wahrzunehmen: Auch in ihnen leuchten die Schönheit und das Geheimnis Deiner Blüten, tief drinnen oder auch sichtbar auf ihren Stirnen.

Anmerkungen

1 Ihr wissenschaftlicher Name »Palustris« geht auf den Botaniker Peter Hotton (1648–1709) zurück und bezieht sich auf den Lebensraum der Pflanze: das lateinische Wort *palus* heißt »Sumpf«.

2 Vgl. 4. Moses, 20, 1.

3 2. Moses 15, 20–21.

4 Psalm 68, 26.

5 Die Maria mit dem Jesusknaben der Clematis-Karte ist ebenfalls ein Werk dieses Bildhauers. Die Statue der Miriam gehört in das komplizierte theologische Programm der Fassade des Doms von Siena (Toskana), das dem Lob der Himmelsmutter Maria gewidmet ist. Maria wird umgeben von den berühmtesten Propheten des Alten Testamentes, darunter auch die Seherin Mirjam. Die Originalstatuen befinden sich heute im Dommuseum.

6 Der Planet Uranus wurde erst 1781, gewissermaßen am Vorabend der Französischen Revolution, entdeckt.

7 Die von Haindl gewählte Vorlage ist die Darstellung des Tierkreiszeichens in einem italienischen Stundenbuch aus der Zeit um 1475. Das Stundenbuch befindet sich heute in der Pierpont Morgan Library, William S. Glazier Collection. New York. Das entsprechende Blatt ist abgebildet in: Albert S. Lyons, *Der Blick in die Zukunft*, S. 58.

8 Vgl. Barbara G. Walker, *Das geheime Wissen der Frauen*, S. 1155, Kap. »Wasserkrugträger«.

9 Vgl. George Trevelyan, *Eine Vision des Wassermann-Zeitalters*, Freiburg i. Brsg. 1980.

10 *Lexikon für Theologie und Kirche*, S. 172.

11 Edward Bach, Jens Erik R. Petersen, *Heile dich selbst mit den Bach-Blüten*, S. 152.

12 Vgl. Edward Bach, *Blüten, die heilen*, S. 60.

GENTIAN
Bitterer Enzian/Herbstenzian
(Gentiana amarella)

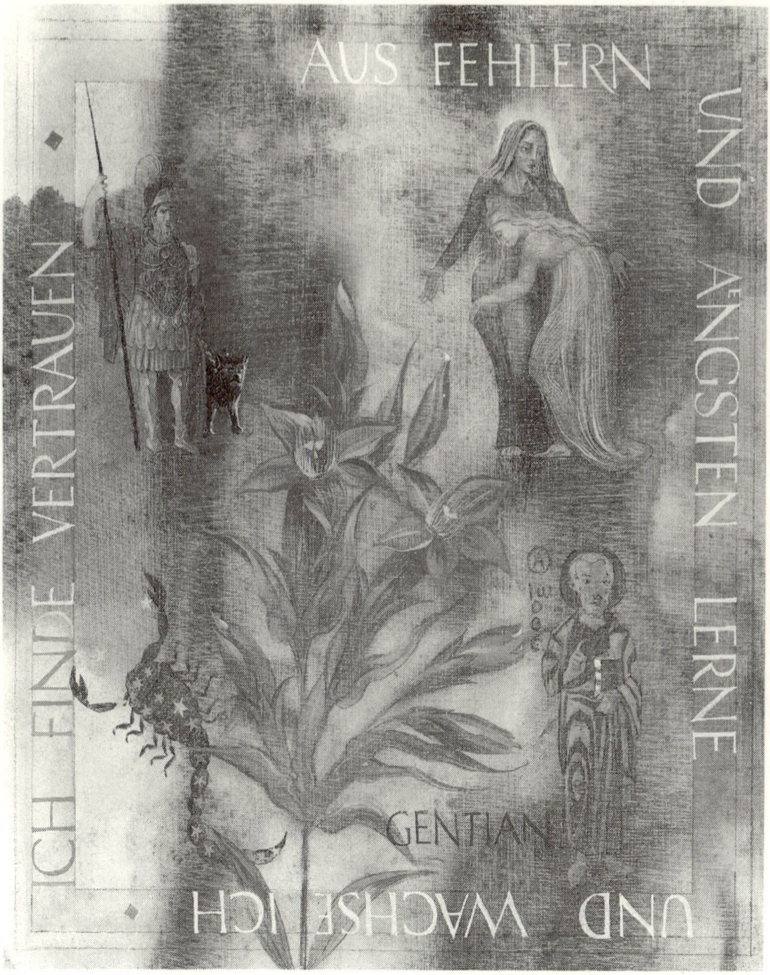

Die Pflanze

Gentian gehört zu der Familie der Enziane.[1] Jeweils ein bis drei Blütenkelche wachsen aus den Achsen der gekreuzt gegenständigen, an glatten Stengeln sitzenden Blätter. Die Farbe der fünfblättrigen Blütenkelche spielt, je nach Standort, von Purpur bis in ein rötliches Blau.[2] Die zweijährigen Pflanzen werden zwischen 15 cm und 20 cm hoch und bevorzugen trockene kalkreiche Böden. Blütezeit: von August bis in den Oktober hinein.

Edward Bach begegnete dem Gentian im September 1931 auf einer Wiese im Hügelland von Kent.

Gentian in der Volksheilkunde

Gentian wird seit alters der intensiven Bitterstoffe des Wurzelstockes wegen als Heilpflanze verwendet. Die Wirkung war allgemein bekannt, besonders bei Leber- und Magenleiden, zur Verbesserung der Blutzusammensetzung und gegen Fieber.

Der Name Gentian stamme, so berichtete der im 1. Jahrhundert n. Chr. lebende griechische Arzt Dioskorides, von einem illyrischen, heilkundigen König Gentius ab. Dieser habe im 2. Jahrhundert v. Chr. den Enzian als Heilmittel eingesetzt, als in seinem Land eine Pestepidemie wütete.

Auch Hildegard von Bingen nutzte die Bitterkraft des Enzians, und der berühmte Kräuterpfarrer Kneipp empfahl, im Garten neben Salbei und Wermut einen Enzianstock zu hegen, dann habe man »sogleich eine Apotheke in der Hand«[3]. Beide bezogen sich auf den gelben Enzian, aber ihre Hinweise gelten auch für die meisten der anderen Enziane.

In der traditionellen astrologischen Kräuterheilkunde wurde Enzian Mars und Saturn zugeordnet, heute, bezüglich seiner spirituellen Energie, dem Pluto.

Die vier Bildmotive

Männliche Energie:	Apostel und Evangelist Johannes
Weibliche Energie:	Noemi und Ruth aus dem Alten Testament
Planet:	Pluto
Tierkreiszeichen:	Skorpion

Die Enzianpflanze mit den zwei großen Blüten steht nicht genau in der Bildachse; dadurch kommt eine leichte Dynamik in den Aufbau der Karte. Sie wird besonders in der Diagonale von links unten nach rechts oben durch die Bewegung des Skorpionkörpers und die Haltung der beiden Frauen aufgenommen.

Das Tierkreiszeichen Skorpion: Tod und Wiedergeburt

Das vom Künstler gewählte Vorbild gehört zur Ausmalung des Sala del Mappamondo des Palazzo Farnese in Capraola von 1575.[4]

Menschen, die im Tierkreiszeichen Skorpion geboren sind, müssen auffallend häufig mit gleichzeitig vorhandenen Gegensätzen zurechtkommen. Alle Energie muß durch die Nacht des Todes gehen, um in einem neuen Wachstumsprozeß ins Licht zu kommen. Dieser Ablauf spiegelt sich ablesbar im astrologischen Symbol für diesen Tierkreis: Die Rundungen des Zeichens stehen für das fließende Wasserelement, der Weg geht nach unten in die Finsternis des Vergehens und führt anschließend mit großer Eindeutigkeit wieder hinauf ins Licht.

Im positiven Skorpion-Zustand können die Menschen nicht nur über das »Wasser des Lebens« verfügen, sondern auch über das »Feuer des Lebens«.

C. G. Jung nannte den Skorpion deshalb diejenige Energie, die den Weg zwischen der menschlichen und der göttlichen Ebene darstellt: Kann ein Mensch in einem derartigen Spannungsfeld leben, erfährt er, zumindest in seltenen kostbaren Zuständen, das Einssein mit der Schöpfung. Aber nur wer durch Angst hindurchgegangen ist und sich von dem bis dahin gelebten materiellen und immateriellen Besitz zu lösen bereit ist, kann auch den Tod akzeptieren. In den Einweihungsritualen der alten Hochkulturen spiel-

te die Todeserfahrung deshalb eine zentrale Rolle. Es ist nicht erstaunlich, daß das Tierkreiszeichen Skorpion mit den ihm zugeordneten Inhalten bereits Teil der babylonischen Astrologie war.
Im antiken Griechenland gehörte der Skorpion zum Orion, jenem göttergleichen Riesen, um den sich in der griechischen Mythologie auffallend viele Geschichten ranken.[5] In dem Augenblick, in dem das Sternbild des herbstlichen Skorpions am Himmel im Osten auftaucht, verschwindet das des Stiers, das den Frühling bringt, am westlichen Horizont.[6] Die Menschen glaubten, daß der Skorpion für das Verschwinden des Frühlingsbringers verantwortlich sei.[7]
Im Hinblick auf die Charakteristik des Tierkreiszeichens lassen sich in den Mythen von Orion und Skorpion drei sehr typische Grundzüge skorpionischer Lebensenergie erkennen:

- Sehnsucht nach Ekstase (Dionysischer Rauschzustand)
- Triebhaftigkeit (bis hin zur zerstörerischen Gewalttätigkeit)
- Blindheit des Nicht-sehen-Wollens oder Nicht-sehen-Könnens.

Der Skorpion gilt in der Astrologie als ein Zeichen, das im negativen Zusammenhang oft auf Alkoholprobleme hinweist.
In der linken unteren Ecke der Bildtafel kommt der Skorpion gleichsam hinter den Blättern des Enzians hervor, und diese Pflanze hat auch heute noch eine besondere Beziehung zu Alkohol, denn die Einheimischen in den Regionen, in denen Enzian wächst, graben noch immer heimlich im Frühjahr nach den Wurzeln der Pflanze, um Schnaps daraus zu brennen. Enzianschnaps wurde früher nur im Winter getrunken, um mit der eingefangenen Frühlingskraft der Pflanze die Winterkälte in Balance zu halten. Das magische Image ist zwar nicht mehr so offensichtlich, aber manche Menschen können noch immer spirituellen Zugang zu der Pflanze finden, gesetzt den Fall, sie wagen sich auf die skorpionische Ebene der Kommunikation.
Diese Fähigkeit korrespondiert indes mit einer schwierigen Skorpion-Eigenschaft: Skorpione stehen den Werten und Anforderungen des modernen Lebens vorwiegend mißtrauisch und pessimistisch gegenüber. Zum Beispiel fällt es ihnen schwer, Ordnung zu halten oder sinnvoll mit Geld umzugehen. Das mühevolle Lernen aus Fehlern und Ängsten gehört zu den grundsätzlichen Problemen skorpiongeborener Menschen, da sie sich möglichen Lernprozessen immer wieder ein Stück weit verweigern.

Vergleichbar der Beschreibung des blockierten Gentian-Zustandes durch Edward Bach geben Skorpiongeborene im Krankheitsfall auffallend schnell die Hoffnung auf, daß sie wieder gesund werden könnten.
Man sagt, daß sich das Tier Skorpion in einer aussichtslosen Situation selbst umbringe; so besteht auch bei skorpiongeborenen Menschen schneller als bei anderen eine Neigung, die eigene Durchhaltekraft zu schwächen, was sich in Sätzen äußert wie: »Ich habe es ja schon von Anfang an gewußt«, oder: »Das war ja wohl zu erwarten.«

Der Planet Pluto: Absolute Energie

Hermann Haindl hat einen schwarzen Hund als Versinnbildlichung des Plutos gewählt, der von Mars[8] an einer Kette festgehalten wird.[9]
Die Komplexität des Plutos läßt sich an seinem astrologischen Symbol ablesen: ein Kreis in einer Schale über einem gleichschenkligen Kreuz. »Der Kreis in der Schale über dem Kreuz steht für den nichtmanifestierten Geist, der zunächst durch die Seelenebene fließen muß, um die materielle Ebene zu erreichen.«[10]
Der Himmelskörper Pluto wurde erst 1930 als der bisher äußerste Planet unseres Sonnensystems entdeckt. Er benötigt fast 250 Jahre, um einmal durch den Tierkreis, das heißt einmal um die Sonne zu laufen. Ein einzelnes Menschenleben ist also viel zu kurz, um einen ganzen Plutozyklus zu erfahren.
Die Energie des Plutos wird heute astrologisch, als Ablösung des Planeten Mars, dem Tierkreiszeichen Skorpion zugeordnet. Aber auch in der Plutokraft sind marsische Feueraspekte enthalten, so daß in der Kombination Skorpion und Pluto die widersprüchlichen Energien von Feuer und Wasser, von Hell und Dunkel zusammenfließen.
Die Wirkungen des Planeten Pluto lassen sich zwar in der Realität erkennen, der Planet selbst steht jedoch für eine Kraft, die nicht faßbar ist: Sie ist weder gut noch böse, sondern erhält ihre Wertung erst durch die Art und Weise, wie sie genutzt wird: »Die plutonische Energie ist im Grunde genommen die zur Verfügung stehende Kraft, aus der heraus etwas gebildet werden kann. In der Zuordnung zum Tierkreiszeichen Skorpion erhält Pluto die Bedeutung der Transformation von einer ungeordneten Energie in einen geordneten Zustand und wieder zurück zum Chaos. Wenn Pluto im Horoskop nur sehr wenige oder keine Aspekte aufweist, deutet dies auf

einen willensschwachen Menschen hin, während ein Pluto mit ausgeprägten Querverbindungen auf Willensstärke und energetisierende Zusammenhänge verweist. Wo immer der Pluto auftaucht, entsteht Chaos im Sinne der Auflösung und Neuentwicklung von Ordnung.«[11]
Mit der Tiergestalt des »schwarzen Hundes« versucht Haindl, die spirituellen Aspekte dieser Energie auszudrücken. In der Kombination des Plutos mit der Bachblüte Gentian will der schwarze Hund zum Ausdruck bringen, daß uns die verschmolzenen Kräfte von Himmel und Erde zur Verfügung stehen; ob wir sie segensreich oder zu unserem Verderben nutzen, liegt an uns. In jedem Fall ist der Pluto-Hund ein Symbol für eine große und – falls sie falsch genutzt wird – gefährliche Kraft.

Noemi und Ruth: Aus Vertrauen entsteht Sicherheit

In der Gruppe der beiden unterschiedlich alten Frauen hat der Künstler eines der schönsten Beispiele aus dem Alten Testament von respektvoller und zugleich liebevoller Verbundenheit zwischen Frauen aufgegriffen. Im Buch Ruth wird geschildert, wie sich in tiefster Not neue Lebensperspektiven öffnen, weil zwei Menschen ihr Vertrauen in eine höhere Führung nicht aufgegeben haben.
Für das Motiv wurde ein Ausschnitt aus dem Gemälde »Noemi mit ihren beiden Schwiegertöchtern« des englischen Malers und Dichters William Blake (1757–1827) gewählt; es ist jener Moment dargestellt, in dem Ruth der Schwiegermutter mit einer ergreifenden Geste zu erkennen gibt, daß sie nicht von ihrer Seite weichen wird.
Blake hat eine wunderbar eingängige Symbolsprache gewählt: Während die erfahrene alte Frau, um deren Kopf ein helles Licht strahlt[12], ihre Arme weit ausbreitet – Schutzgebärde für die Jüngere und zugleich eine Geste der leeren Hände –, umfängt die Jüngere den gealterten Leib mit ihren Armen, als Beweis ihrer Anhänglichkeit. Die Augen der alten Frau, vom Leid gezeichnet, schauen weit geöffnet in eine ungewisse Zukunft. Die Jüngere hält ihre Augen geschlossen. In ihrer demütigen Geste liegt alles Vertrauen, das Frauen miteinander teilen können.
Noemi war mit ihrem Mann und zwei Söhnen in einer Hungersnot aus Bethlehem nach Moab gegangen. Beide Söhne heirateten moabitische Frauen. Noemi hat später gesagt, »die Hand Jahwes« habe sich gegen sie erhoben, denn nicht nur ihr Mann, auch ihre Söhne starben im fremden

Land. Ruth, eine der verwitweten Schwiegertöchter, blieb bei Noemi, als diese, altgeworden, zu ihrem Volk zurückkehrte. Ruth ging »in einer tiefen Anhänglichkeit: schutzbedürftig und fürsorglich zugleich«, freiwillig als Fremde mit Noemi in das für sie fremde Land.[13]
Die Frauen erprobten mit großer Klugheit und Geduld alle bestehenden Möglichkeiten, wieder Lebenssicherheit für sich zu schaffen. Die Bibel schildert ausführlich, wie es zur Heirat Ruths mit Boas kam. Sie gebar einen Knaben, den Großvater von König David, dem berühmtesten aller jüdischen Könige.[14] Aus tiefster Not war durch Vertrauen und den Glauben in eine höhere Führung ein erfülltes Leben geworden; König David sollte zur »Wurzel Jesse« werden.

Der Apostel und Evangelist Johannes

Der bärtige Apostel Johannes der Limburger Staurothek steht ruhig am unteren Bildrand, mit der Bibel in der einen Hand, die andere in der verkündenden Geste erhoben. Es ist Johannes, dem nach kirchlicher Überlieferung das Johannesevangelium zugeschrieben wird.
Offensichtlich hatte seine Stimme nach der Gründung der Urgemeinde in Jerusalem in der Auseinandersetzung mit Paulus und dessen Heidenmissionierung großes Gewicht.
Spätere Jahrhunderte machten aus dem in früheren Traditionen als stürmisch geschilderten Jünger die sanfte, geradezu mädchenhafte Gestalt des Lieblingsjüngers von Jesus. Mit ihm und mit Maria in der Gestalt der sanften schönen Mutter haben sich die mittelalterlichen Bewegungen mystischer Verinnerlichung identifiziert; aus dieser Haltung sind die schönsten Kunstzeugnisse des esoterischen Christentums entstanden.

Anwendungsmöglichkeiten

Edward Bach fand Gentian *»für jene, die sich leicht entmutigen lassen. Sie machen vielleicht schon gute Fortschritte in ihrer Krankheit oder den Angelegenheiten ihres täglichen Lebens, aber bereits die geringste Verzögerung oder das kleinste Hindernis läßt sie zweifeln und macht sie mutlos.«*[15]
Menschen, die Gentian brauchen, haben nicht viel Vertrauen zum Leben; sie haben wenig Hoffnung, daß Härten und Ungerechtigkeiten an ihnen

vorübergehen könnten. Ihr hervortretendster Charakterzug ist der Zweifel, die Skepsis: Man weiß es immer schon vorher, daß alles schiefgehen wird, daß nichts gelingen wird. Durch Mißerfolg gefährdet, wird in die täglichen Erfahrungen kein Mut oder Willensstärke eingebracht, eine Anstrengung durchzuhalten, denn: Es geht ja doch schief.
Da bei jeder Entscheidung das Mißtrauen daneben steht, bleiben viele Möglichkeiten ungenutzt: Weil man Mühe hat, Vertrauen zu entfalten, hält man sich oft auch da fern, wo Teilnehmen Freude und Entspannung bringen würde, Bildungsgewinn oder positive menschliche Kontakte. Menschen, die Gentian brauchen, gelten dadurch sehr oft als Außenseiter. Immer wieder bleiben sie im Teufelskreis ihrer pessimistischen Lebenssicht stecken.
Andererseits scheint es so, als sei die Bereitschaft, aus den eigenen und auch aus fremden Fehlern zu lernen, meist sehr gering. Es ist aber die Angst vor Mißerfolg, die hinter gewissen Formen von Sturheit verborgen gehalten wird. Man läßt sich auf nichts ein, dann kann man am wenigsten enttäuscht werden; und ist auch letztendlich an nichts schuld und für nichts verantwortlich.
Selbstverständlich sehnt sich jeder Mensch danach, anerkannt zu werden und glücklich zu sein. Derartige Widersprüche müssen zu »Strudeln« im Gefühlsleben führen. Menschen mit blockierter Gentian-Energie sind unter Umständen eine schwere Belastung für ihre Umwelt, zumal wenn es sich um nahestehende Menschen handelt, von denen man sich nicht so ohne weiteres distanzieren kann und möchte.
Menschen, die Gentian benötigen, haben meist auch ein gestörtes Verhältnis zur Ordnung. Erfahrungsgemäß bedarf es zur Aufrechterhaltung eines Mindestmaßes an Ordnung im Alltag Willensanstrengungen, denn Zusammenhänge zerfallen immer wieder in Einzelaspekte, werden chaotisch. Nur allzu leicht fehlt es an Ausdauer und Willenstärke, aus »Chaos« immer wieder »Ordnung« herzustellen.
»Die Willensschwäche jener Menschen, die Gentian brauchen, entsteht vermutlich aus der Angst um ihr Ego. Nur wer seine eigene Psyche gut kennt und weiß, was er/sie sich zutrauen kann, kann den Schritt ins Chaos wagen. Dieser Prozeß führt grundsätzlich in die Tiefe und findet nicht an der Oberfläche statt.«[16]

Symptome der blockierten Gentian-Energie

- Menschen, die Gentian brauchen, äußern Zweifel und Skepsis als erste Reaktion auf eine neue Situation, auf eine Herausforderung.
- Sie glauben nicht an ein gutes Ergebnis, an einen guten Ausgang.
- Da sie anderen Menschen kein Vertrauen entgegenbringen, erwarten sie auch nicht, daß man ihnen vertraut.
- Nichts wird so gefürchtet, wie unübersichtliche, »chaotische« Situationen.
- Sie haben Angst, die Kontrolle über sich zu verlieren.
- Sie bevorzugen es, sich nicht zu entscheiden, damit sie nicht in Dinge hineingezogen werden, von denen sie überzeugt sind, daß sie sowieso schlecht ausgehen.
- Sie haben Schwierigkeiten, aus Fehlern zu lernen und greifen oft auf die immer gleichen Fehlhaltungen zurück, mit dem entsprechend negativen Ergebnis.
- Da es sich oft um leicht verletzbare Menschen handelt – denn sie haben kein starkes Selbstbewußtsein, das sie schützt –, entwickeln sie eine gewisse Sturheit, hinter der sich Resignation zu verbergen sucht.

Die Gentian-Energie kann helfen ...

... aus Fehlern und Ängsten zu lernen und daran zu wachsen.
... Vertrauen in die eigenen Fähigkeiten zu entwickeln und daran zu glauben, daß in Gefahr auch die Kräfte wachsen werden.
... Mißtrauen und Skepsis einer optimistischeren Weltsicht willen aufzugeben.
... mit wachsendem Vertrauen auch die Ausdauer wachsen zu lassen.
... Rückschläge in Gesundungsprozessen gelassener durchzustehen.
... Verletzbarkeit und Unsicherheit nicht mehr mit Sturheit zu kaschieren.
... nicht mehr von vornherein an eine Situation mit Negativerwartungen heranzugehen. Dadurch wird das Leben spannender.
... neue Impulse aufzunehmen, auch wenn der Ausgang einer Angelegenheit zunächst ungewiß ist.

Gentian-Meditation

Gentian-Meditationselemente

Element:	Erde
Farbe:	Grün
Bewegung:	Die letzte, oben runde Linie des Skorpionzeichens mit dem unten ebenfalls rund gebogenen, wieder nach oben weisenden Pfeil
Mantra:	Aus Fehlern und Ängsten lerne und wachse ich. Ich finde Vertrauen.

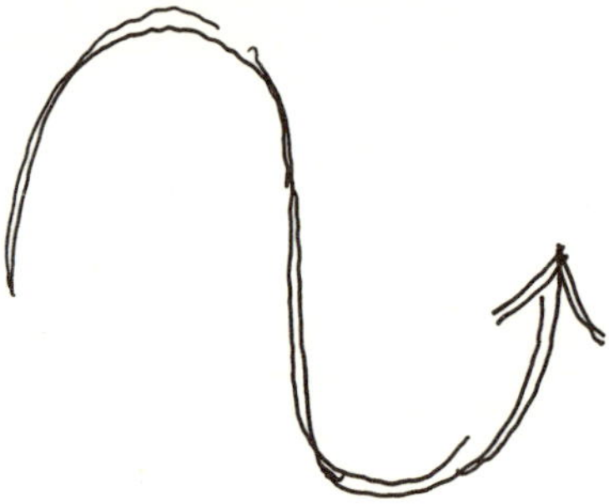

Gentian spricht:

Meine Seele ist hell und leicht; ich fühle mich getragen von den Kräften der Schöpfung. Im Purpur und Blau meiner Blüten fließen die Kräfte des Herzblutes mystischer Liebe und der Farbe des Mantels der großen Himmelsmutter zusammen. Mir kann nichts geschehen. Ich vertraue dem Leben.
Schau in den tiefen Kelch meiner Blüten. Schließe die Augen und Du wirst am Ende des Tunnels das Licht erblicken, das Dich zu Deinen eigenen Gefilden führt. Es ist der Kelch des Lebens, und Du findest das Glück Deines Seins, denn das Dunkel des Todes ist in Dir wie die

Helligkeit des Lebens. Das Leben wird aus dem Tod geboren, und im Leben ist der Tod enthalten. Du kannst sein, was Du sein möchtest, aber Du mußt es Dir selbst erlauben.
Doch Du kannst Deine Chance nur nutzen, wenn Du demütig bist, damit Du die Schwingungen der Ewigkeit spüren kannst, wie sie Dich durchdringen, wie Du eins wirst mit allem, was lebt. Gott ist in Dir, wenn Du Dich dieser Kraft öffnest. Alles was heilig ist, bist Du selbst. Das gibt Dir Kraft und Heilung und unerschütterliche Gelassenheit.

Das Gemüt antwortet:

Ich habe schon ein paar Schritte getan in die Richtung, die Du mir weist. Aber da tauchen Wände auf, höher als daß ich sie erklettern kann. Da tauchen Gräben auf, die breiter sind, als ich springen kann. Ich lasse mich in den Brunnen fallen, aber ich sehe am Ende des Tunnels kein Licht, im Gegenteil: Ich stehe am Abgrund und weiß, daß er mich nicht auffangen wird. Ordnung fällt in mir zu Chaos zusammen und türmt sich zu unendlicher Höhe. Aber ich kann nicht hinaufsteigen, um oben die Sterne funkeln zu sehen. Ich verliere meinen Mut. Ich stehe auf halbem Wege und weiß nicht mehr weiter.
Ich strecke einen Finger aus, um zu prüfen, ob eine andere Hand mir entgegenkommt, aber das Feuer wird mich vermutlich verbrennen, und im Wasser werde ich ertrinken.

Führst Du mich, Gentian, durch die Höhen und die Tiefen? Daß ich hinabschaue von den höchsten Höhen und eintauche in die feuerfarbenen, meerblauen Tiefen? Schützt Du mich, wenn Verzagtheit und Hoffnung in mir toben in wildem Gegeneinander? Damit ich hindurchfinde zu meiner Seele und Selbstvertrauen und Gelassenheit schöpfen kann?
Wenn ich steckenbleibe in meiner Verzagtheit, wächst sie. Wenn ich daraus auftauche, schwindet sie. Wenn ich Vertrauen habe, lasse ich das Hindernis hinter mir. So will ich mutig sein und Vertrauen haben. Ich erkenne, daß es in meiner eigenen Verantwortung liegt, wie ich antworte; es ist meine Chance. Mir diese Chance zu geben ist Deine unendliche Güte, sie nutzen zu dürfen macht mein Menschsein aus.
Ich bin es selbst, die sich entschließen muß, welche der »Hände« ich anzunehmen bereit bin, die sich mir entgegenstrecken in Blüten und

Pflanzen, in Tieren und Menschen, in den hohen Bergen und den tiefen Tälern, im sanften Abendlicht und im erfrischenden Tau des Morgens, in jedem Lächeln eines Gesichtes, in jeder Geste einer geliebten oder einer fremden Hand.

So wandeln sich meine Mutlosigkeit und meine Willensschwäche, mein Mißtrauen und meine Kleingläubigkeit, vergleichbar einem bunten Blütenteppich aus rotblauen Gentianblüten, in den ich mich in unendlicher Dankbarkeit hineinfallen lassen kann, um die Melodie meines eigenen Lebens in mir zu finden. Ich erlaube mir, glücklich zu sein.

Anmerkungen

1 Man kennt ca. 180 verschiedene Arten der Gattung Enzian; bevorzugter Lebensraum sind höhere Bergregionen, einige wachsen auch in Mittelgebirgslagen.

2 Die Farbskala in der Enzianfamilie reicht von Purpurrot bis hin zu dem leuchtenden Blau der Hochgebirgsenziane und dem Gelb des Gelben Enzians, der, im Gegensatz zum zweijährigen englischen Herbstenzian der Bachblüte, ca. 50 Jahre alt werden kann und erst im zehnten Jahr beginnt, Blüten auszubilden.

3 Richard Wilfort, *Gesundheit durch Heilkräuter*, S. 119.

4 Vgl. Giuseppe Maria Sesti, *Die Geheimnisse des Himmels*, S. 206.

5 Die Sternbilder Skorpion und Orion sind nie gleichzeitig am Firmament zu sehen. Das Sternbild »Orion« ist in seiner sehr prägnanten Zusammensetzung leicht zu erkennen. Die Legenden über seine Zeugung sind voll praller Lebenskraft: Zeus, Poseidon und Hermes hätten gemeinsam ihren Samen in die Haut eines geopferten Stiers fließen lassen, die in die Erde vergraben wurde und aus der Orion geboren worden sei. Ein anderer Mythos berichtet, der wilde Jäger Orion habe seine Stiefmutter im Rausch vergewaltigt und sei zur Strafe dafür geblendet worden. Durch die Strahlen der Sonne fand er sein Augenlicht wieder. Er schwor Rache und begann, alle Tiere der Erde zu töten. Die Göttin Artemis bat die Erdgöttin Gaia um Hilfe. Diese brachte einen riesigen Skorpion hervor, der Orion in die Ferse stach, daß er starb. Der Skorpion und der Orion wurden unter die Sternbilder des Himmels aufgenommen. Vgl. Karl Kerényi, *Die Mythologie der Griechen, Bd. 1: Die Götter- und Menschheitsgeschichten*.

6 *Die Geheimnisse des Himmels*, S. 449.

7 Orion ist in der griechischen Mythologie eine solare Energie. Tritt die Sonne in sein Zeichen ein, beginnt ihre Kraft zu schwinden. Es wird Winter. Erst wenn sie zur Frühjahrs-Tagundnachtgleiche in das Zeichen des Stiers eintritt, beginnt ihre Kraft wieder zu wachsen.

8 Vorbild für diese Marsgestalt ist eine römische Statue von 90 n. Chr.

9 Die verschlüsselte Symbolik dieser Plutogestalt wird verständlicher, wenn man sich an die Schilderung der Rolle der zwei schwarzen Hunde erinnert, die sie bei einer indianischen Heilzeremonie für Hermann Haindl gespielt haben. Vgl. das Kapitel »Hermann Haindl malt die Bachblüten«, S. 18.

10 Günther Cherubini, Astrologie-Seminar »Pluto«, Hofheim 1991.

11 Günther Cherubini, Astrologie-Seminar »Pluto«, Hofheim 1991.

12 Auf dem Gemälde von Blake ist, kaum wahrnehmbar, ein Heiligenschein um Noemis Kopf zu sehen.

13 *Große Frauen der Bibel*, S. 153.

14 Altes Testament, Das Buch Ruth 3, 17.

15 E. Bach, J.-E. R. Petersen, *Heile dich selbst mit den Bach-Blüten*, S. 119.

16 Günther Cherubini in einem gemeinsamen Gespräch im Juni 1996.

ROCK ROSE
Gelbes Sonnenröschen
(Helianthemum nummularium)

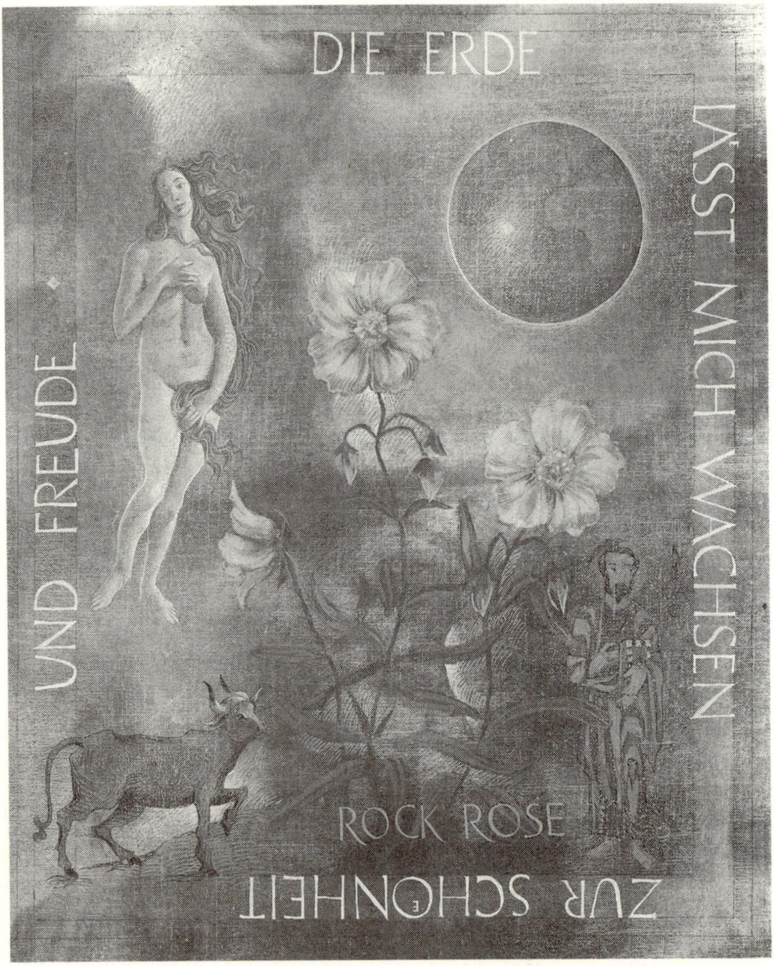

Die Pflanze

Der 15 cm bis 30 cm hohe ausdauernde Halbstrauch der Rock Rose, des Gelben Sonnenröschens, gehört zur Familie der Zistrosengewächse. Die wärmeliebende Pflanze bevorzugt flachgründige, steinige und kalkhaltige Böden. In der Regel blüht jeweils nur eine der zitronengelben, fünfblättrigen Blüten an einem Stengel. Blütezeit: Mai/Juni bis September/Oktober.

Rock Rose in der Volksheilkunde

Rock Rose ist eine alte Heilpflanze. Sie enthält Gerbstoffe und fand daher Verwendung als Wundheilmittel.

Die vier Bildmotive

Männliche Energie:	Apostel und Evangelist Lukas
Weibliche Energie:	Die Erde
Planet:	Venus
Tierkreiszeichen:	Stier

Rock Rose bildet als letzte Blüte in der Zwölferreihe der »Heiler« den Abschluß, was auf eine besondere Bedeutung schließen läßt: Tatsächlich hat Bach mit der zwölften Heiler-Blüte eine Hilfe für die Befreiung aus dem Zustand von Panik und höchster Lebensangst gefunden. Haindl gab der sonnenhaft gelben Blume folgenden Wortkreis: *»Die Erde läßt mich wachsen zur Schönheit und Freude.«*

Die Form der Blüte – ein Symbol des Menschen

Die weitgeöffneten Blüten des Sonnenröschens stellen mit ihren fünf Blütenblättern die Zahl dar, die den natürlichen, aus seiner Mitte heraus lebenden Menschen symbolisiert.[1] Im Laufe der Geschichte wurde aus diesem »natürlichen« Menschen der sich seiner Individualität bewußte Mensch, wie ihn Leonardo da Vinci in einer berühmten Zeichnung dargestellt hat, die heute gerne von großen Institutionen zur Imagebildung verwendet wird.[2]

Venus – Harmonie aus Ruhe und Bewegung

Das Sonnenröschen zählt der Fünfzahl seiner Blütenblätter wegen zu den Venusblüten. Die Blume steht auf der Tafel in der Mitte der »göttlichen Diagonale« zwischen links oben und rechts unten. Den oberen Beginn der Diagonale bildet, bekrönt von hinter Wolken hervorleuchtendem Mondlicht, die Gestalt einer nackten jungen Frau; unverkennbar die Gestalt der Venus aus dem Gemälde »Die Geburt der Venus« des Renaissancemalers Sandro Botticelli.[3]
Diese Frau symbolisiert unsere schönsten Möglichkeiten: Der Strom des Lebens durchpulst die in der Fülle von Jugend stehende Gestalt. Ihre Haare werden von einem stürmischen Wind in das Braun des Hintergrundes emporgewirbelt; zugleich sind die sanften fließenden Bewegungen des Körpers voller Ruhe und Gelassenheit. Während eine Hand, die Haarfülle zusammenfassend, das dem Stier zugeordnete Wurzelchakra betont, liegt die andere auf dem der Venus zugeordneten Herzchakra. Damit werden in der Haltung der Hände, wenn auch verschlüsselt, die Energien des Stiers und der Venus dargestellt. Diese Frauengestalt existiert aus ihrer zentrierten Mitte heraus. Es ist die sichtbar gewordene Schönheit des Prinzips des Frühlings und des Erwachens der fruchtbaren Erdenkräfte.[4]
Als Planet verkörpert Venus zwei Prinzipien: Sie ist einmal der Morgenstern, mit dem aktiv der neue Tag beginnt, und zum anderen ist Venus der Abendstern, der in die stille Nacht hineingleitet. Hier wurde für das Sonnenröschen die Venus des Abendsterns gewählt, die, von leuchtender, aber sanfter Schönheit, zugleich in der Geborgenheit der Nacht lebt.

Gaia, die Erde

Die feine Lichtlinie, die den nackten Frauenkörper der Venus umspielt, korrespondiert mit der blauen Aura der zwischen Rock-Rose-Blüten hervorschwebenden Erdkugel. Die vom Künstler beabsichtigte Gemeinsamkeit ist unübersehbar: Venus ist Gaia, und Gaia ist Venus.

Den Griechen galt Gaia als die Urgöttin: »Als Allmutter schuf sie jegliche Lebewesen.«[5]

In unserem Jahrhundert ist es erstmals möglich geworden, Gaia als Ganzes zu sehen. Wer ihren Anblick erleben darf, verändert sich. Der Kosmonaut Edgar Mitchell (USA) schildert, wie die Erde, aus dem Dunkel des Weltalls hervorkommend, sichtbar wird: »Plötzlich taucht ... in langen zeitlupenartigen Momenten von grenzenloser Majestät ein funkelndes blauweißes Juwel auf, eine helle, zarte himmelblaue Kugel, umkränzt von langsam wirbelnden weißen Schleiern. Allmählich steigt sie wie eine kleine Perle aus einem tiefen Meer empor, unergründlich und geheimnisvoll. Du brauchst eine kleine Weile, um ganz zu begreifen, daß es die Erde ist ... unsere Heimat.« Ein anderer amerikanischer Kosmonaut, James Irwin, geht aufgrund seiner Erfahrungen noch einen Schritt weiter: »Ein solcher Anblick muß einen Menschen einfach verändern, muß bewirken, daß er die göttliche Schöpfung und die Liebe Gottes dankbar anerkennt.«[6]

In unserer eigenen Gegenwart beginnen naturwissenschaftliche Erkenntnisse[7] sich mehr und mehr zu decken mit den Aussagen von traditionellen Geomantikern und Wünschelrutengängern, für die die Erde schon immer ein lebendiger und heiliger Organismus war, dessen Kraftlinien und »Orte der Kraft« für die Gesundheit dieses blauen Planeten wirken.[8]

Wenn der Künstler zur Sichtbarmachung der heilenden Kräfte des Sonnenröschens die Erdkugel in ihrem blauen Schleier gewählt hat, so verwendet er intuitiv ein Symbol, in dem sich die spirituelle Bedeutung der letzten der zwölf Heiler-Blüten des Edward Bach überzeugend widerspiegelt. Denn die fünfblättrige Blüte des Sonnenröschens stellt in ihrer Schönheit und Vollkommenheit einen leuchtenden Kreis dar und steht für die Suche, aber auch das Finden der Mitte. Wer aus einem Zustand höchster Verzweiflung oder höchsten Entsetzens in die eigene körperliche und geistig-seelische Balance findet, kann wieder Mut und die notwendige Gelassenheit zum Weiterleben finden.

Der Apostel Lukas

Die Gestalt des Lukas bildet in dem Zusammenklang der Blüten und der Frauengestalt und deren miteinander korrespondierenden fließenden Bewegungen das Gegengewicht auf der »göttlichen Diagonale«; sein Blick

führt wie jener der Venus aus dem Bild hinaus, und seine Füße, nur wenig sichtbar unter dem lang herabfallenden Gewand, wiederholen die Stellung der Füße der Venus.
Von Lukas wird gesagt, er sei Arzt gewesen; andere Überlieferungen berichten von einem Bild, das Lukas von der Mutter Jesu gemalt habe. Damit verbinden sich in ihm mitfühlende Hilfe und eine von Heiligem durchdrungene Kreativität. Er gilt als Verfasser des dritten kanonischen Evangeliums, das sich ganz besonders mit dem Opfertod von Jesus befaßt. Etwa seit dem 4. Jahrhundert wurde, entsprechend den Visionen des Propheten Hesekiel[9], dem Lukas als Evangelistensymbol der Stier zugeordnet. Über das Symbol des Stiers und, damit verbunden die Weisheitslehren der Astrologie, lassen sich in der Rock-Rose-Tafel die polaren männlichen und weiblichen Energien in Beziehung setzen; der Planet Venus ist dem Tierkreiszeichen Stier zugeordnet.

Das Tierkreiszeichen Stier

Im späten Frühjahr, wenn Pflanzen nach einer ersten stürmischen Wachstumsphase verharren und ihre Blüten ausbilden, um sich in ihrer vollen Schönheit zu entfalten, ist die Zeit des Stiers gekommen. Rock Rose hat diese Leuchtkraft des: »Ich trage die siegreiche Sonne in mir.«[10]
Das Tierkreiszeichen Stier steht für jene Anteile in uns, die Schönheit und Freude lieben. Stiermenschen sind sensibel und leben gerne, aber sie brauchen Sicherheit und halten deshalb an allem fest, was ihnen Geborgenheit und Schutz bietet; sie haben meist Angst vor Konflikten und unvorhersehbaren Herausforderungen.
Wie kaum ein anderes Tierkreiszeichen muß der Stier auch seine polare Energie leben: den Schatten aus dem Skorpion. Skorpion steht für Angst bis hin zur Todesangst.[11] Wenn keine Antwort auf eine Katastrophe, keine Erklärung für etwas Entsetzliches zu finden ist und wenn der Lebensatem stockt, dann kann das erdhafte, aber auch das spirituelle Gebäude der Sicherheit zerbrechen, so daß das Ich in Panik und Verzweiflung fällt: das ist Stierangst schlechthin.
Das Tierkreiszeichen Skorpion steht für die besondere Wahrnehmung der Vergänglichkeit aller Dinge, weil Schönheit keine Dauer hat und Jugend vergänglich ist. Dieser Skorpion-Schatten steht hinter der Lebensfreude des Stiers; wohl auch deswegen ist der Stier seit Beginn menschlicher

Kulturen nicht nur ein Symbol für Lebenskraft und Geduld, sondern auch für »Opfer«.

Das deutet auf die Vielschichtigkeit, die sich in diesem Symbol zu verstehen gibt. Viele Jahrtausende lebten die Menschen aus der Gewißheit, daß das Opfer, das durch die Dunkelheit des Todes hindurchführt, zugleich auch den Weg zur Wiedergeburt öffnet.

Viele Mythen aus den alten Hochkulturen preisen den Stier bzw. die Kuh als das erste Wesen, dem eine unergründliche Schöpfungsenergie Leben gegeben hat. Aus den Hörnern geopferter Stiere, so die Überlieferung, steigen in der Gestalt von Bienen jene Seelen empor, die sich in eine neue Inkarnation begeben. Die wichtigste Zeit, das Opfertier zu töten, war gekommen, wenn die Sonne in das Sternbild des Stieres hineinzog.[12]

Wie im geheimen Mithraskult[13] inkarnierte sich auch der ägyptische Erlösergott Osiris in den Apis-Stieren, die jährlich in einer großen Zeremonie zur Vergebung der Sünden des Königreiches verehrt und anschließend geopfert wurden. Wenngleich die Christen als Symbol für den Opfertod von Jesus nicht den Stier, sondern das Lamm wählten, steht auch das Lammsymbol dennoch erkennbar in dieser jahrtausendealten Tradition.

Überlieferungen, in denen der Stier für unheilvolle, dunkle Kräfte steht, die es zu besiegen galt, wie das »Goldene Kalb« der Bibel oder der Mythos des kretischen Minotauros, weisen darauf hin, wie sich Bedeutungen verschieben.[14]

Auf welchem religiösen Hintergrund auch immer wir unsere spirituellen Energien erleben, ob es die christliche Botschaft ist oder die Ressourcen des kollektiven Bewußtseins, die sich in fernen Zeitentiefen verlieren, immer werden wir auf die Notwendigkeit stoßen, Lebensangst und Lebensgewißheit als zusammengehörend zu begreifen.

Die dem Stier und der Venus zugeordnete Farbe ist Grün, die Farbe der Gaia und neben Rosa die traditionelle Farbe des Herzchakras. Wenn wir aus dem geistigen Prinzip der Hoffnung, für die diese Farbe steht, leben können, kann aus Verzweiflung und Erstarrung neue Bewegung und Gelassenheit werden, können wir uns tragen lassen vom Ineinander-Schwingen von Ruhe und Bewegung.

Anwendungsmöglichkeiten

Edward Bach hat den Anwendungsbereich von Rock Rose folgendermaßen beschrieben: *»Das Heilmittel in Notfällen, ja in allen Fällen, in denen es scheinbar keine Hoffnung mehr gibt. Bei Unfällen oder plötzlichen Erkrankungen oder wenn der Patient sehr erschreckt ist oder große Angst hat oder wenn die Lage ernst genug ist, um den Anwesenden ebenfalls große Angst zu machen.«*[15]

Wenn der blockierte Rock-Rose-Zustand offenlegt, wie weit wir uns von den Quellen unseres eigenen Lebens entfernt haben, zeigt die gelöste Rock-Rose-Energie Möglichkeiten, wie wir uns in Zukunft möglichem Unerwarteten gegenüber besser vorbereitet erweisen können.

Nicht alle Menschen werden in gleichem Maß von extremen Situationen aus dem inneren und äußeren Gleichgewicht gebracht; seelisch unflexible Menschen sind eher gefährdet als jene, für die es ein selbstverständliches Bedürfnis ist, alltäglich bewußt aus innerer Ausgeglichenheit heraus zu leben und die über Erfahrungen verfügen, wie dieser Zustand erreicht werden kann.

Edward Bach hielt es für die wichtigste Voraussetzung, »zu lernen, auf die innere Stimme zu hören«[16], um ein besseres Verhältnis zu sich selbst aufzubauen. Seine Forderung gilt ganz besonders für die Möglichkeiten der Rock Rose. Panik entsteht nämlich nicht aus »heiterem Himmel«, wenngleich es manches Mal auch den Anschein haben mag.

Im blockierten Rock-Rose-Zustand findet sich das Ich mit den Begrenzungen der verleugneten Schatten, der dunklen Seite der Persönlichkeit und, diesen Effekt verstärkend, gleichzeitig mit ungelösten Problemen konfrontiert; eine außergewöhnliche Herausforderung. Die Erfahrung, daß die »normalen« Gefühle und Bewertungen umkippen und plötzlich das Entgegengesetzte als zu bewältigende Realität offengelegt wird, führt zu der Notwendigkeit, die Widersprüche in den Strukturen der eigenen Persönlichkeit zu erkennen, aber auch in denjenigen der Gesellschaft, der man angehört.

In solchen Augenblicken des Erkennens können sich vorhandene körperliche und seelische Probleme in unvorhersehbarem Umfang steigern: Panik entsteht. In den Meridianen besinnt sich der Körper auf archaische Gedächtnisinhalte, und in tiefen Schichtungen der Seele werden Ängste mobilisiert, die möglicherweise älter sind als der derzeitige Lebenszyklus.

Es darf nicht übersehen werden, daß panische Angst aus dramatischen Erlebnissen herrühren kann, die über die Grenzen des Begreifens hinausgeführt haben, etwa durch Drogen oder durch den Zusammenbruch aller bis dahin gültigen Werte. Jede Herausforderung im Lebensverlauf, ob zunächst als positiv oder als negativ empfunden, ist jedoch gekoppelt mit einem Kraftimpuls. Es erweist sich allerdings immer wieder als schwierig, derartige Erfahrungen in neue Bewußtseins- und Handlungsmuster umzusetzen, damit anschließend in vergleichbaren Situationen angemessen reagiert werden kann.
Existenzangst läßt sich nur dadurch bewältigen, indem wir zurückkehren in das Vertrauen in eine höhere Führung, denn alles, was unser Leben bestimmt, »entstammt einer höheren unbegreiflichen Dimension und hat einen Sinn. Wir müssen lernen, ihn zu erkennen«[17].

Symptome der blockierten Rock-Rose-Energie

- Das schockartige Erkennen von Lebensgefahr, sei es bei Katastrophen wie Unfällen, Unwetter oder plötzlich ausbrechender schwerer Krankheit.
- Wenn durch Verkrampfungen panische Ängste entstehen, die entweder zu dem Gefühl führen: »Das Herz bleibt mir stehen« und die Betroffenen körperlich und seelisch erstarren lassen oder aber unkontrollierte Hektik zur Folge haben. In beiden Fällen können wichtige Körperfunktionen außer Kontrolle geraten (Herz und Kreislauf; Blase und Darm).
- Man weiß in solchen Situationen nicht mehr ein noch aus. Aus der Angst, nicht angemessen auf eine extreme Situation reagieren zu können, entsteht Panik.
- Wenn Angst jeglichen Gedanken an einen Ausweg blockiert, besteht die Gefahr, daß die betreffende Person die Kontrolle über sich verliert und die körperliche und geistig-seelische Konstitution ernsthaft gefährdet wird.

Rock Rose kann helfen ...

... in Gefahrensituationen sinnvoll aktiv zu werden. Damit läßt sich die verhängnisvolle Erfahrungskette abbrechen.

... die Entsetzen und Verzweiflung auslösenden Vorkommnisse zu erkennen als das, was sie sind: Hinweise darauf, daß vorhandene Potentiale noch nicht genügend genutzt werden. Damit lassen sich die zunächst negativen Erfahrungen in ihr Gegenteil transformieren.

... die Erfahrung von Verzweiflung oder Panik zu einem Blick in den Spiegel der eigenen Seele zu nutzen: Was wurde im bisherigen Leben tabuisiert? Etwa der Tatbestand des Alterns und der Sterblichkeit oder das Vorhandensein von gewalttätigen Aspekten in der Natur, wie sie sich in Naturkatastrophen und ihren Folgen manifestiert? Oder das Vorhandensein negativer Kräfte in der eigenen Gesellschaft?

... Panik und Angst auch als Fluchtmöglichkeiten und Verweigerungen zu erkennen und mutig den Sprung über die Schatten zu wagen.

... die Qualität geistig-seelischer Beweglichkeit zu erkennen. Innere Flexibilität hat immer bessere Antworten auf unvorhergesehene Herausforderungen als Angst.

Rock-Rose-Meditation

Rock-Rose-Meditationselemente

Element:	Erde
Farbe:	Grün
Form:	Drei konzentrische Kreise um einen Mittelpunkt
Mantra:	Die Erde läßt mich wachsen zur Schönheit und Freude.

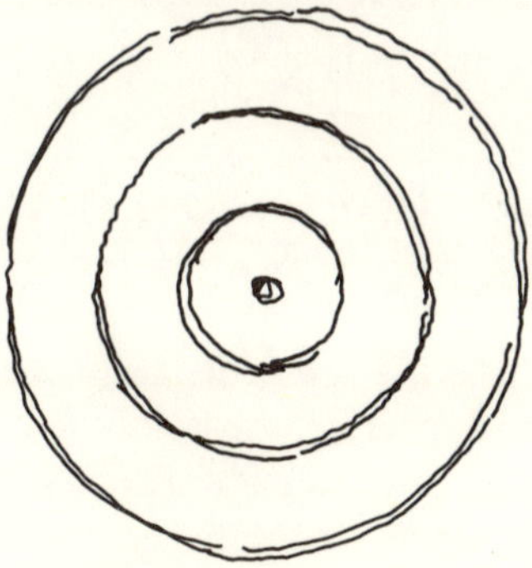

Rock Rose spricht:

Ich erhebe mich aus kargem Boden und lebe. Meine Stengel tragen die Blüten wie Kronen. Wenn ihre Zeit vorüber ist, welken sie, damit ich neue Augen öffnen kann.
Jede Blüte von mir ist einzigartig. Das Licht der Sonne strömt in mir. Meine Blüten machen das Mysterium der heiligen Mitte sichtbar, um die das ganze All kreist.
Durch den Tag und die Nacht hindurch folgen meine Blüten dem kosmischen Licht. Vertiefe Dich in die zentrierte Form: Aus ihr wachsen mir Kräfte der Gelassenheit und des Vertrauens zu. Vergängnis und Tod schrecken mich nicht, denn Schönheit und Lebenskraft kehren mit

jeder Blüte, mit jedem neuen Tag, mit jedem neuen Frühling zu mir zurück.
Verzweifle nicht, wenn Entsetzen und Panik Dein Herz bedrängen, Dir alle gangbaren Wege versperrt erscheinen. Unsere Mutter, die Erde, trägt Dich und mich. Aus tiefem Leiden und Opfer erwächst neue Hoffnung, denn unsere »Erdigkeit« ist eine Einheit mit der gleichen Energie, die die Planeten bewegt.
Zwar ist die Erde und das Rund meiner goldgelben Blüten verletzbar wie die Schönheit von Jugend, zerstörbar wie Freude unter den Schlägen plötzlichen Unheils. Aber solange Du mir vertraust, vermag ich, Dir meine kosmischen Kräfte zu schenken, die Dich aus der Erstarrung sanft zurückgeleiten zu Bewegung und Gelassenheit.

Das Gemüt antwortet:

Wenn angesichts von großem Schrecken und Entsetzen wie eine schwarze Wolke Panik über mich hereinbricht, läßt die Verzweiflung mein Herz rasen und zugleich stille stehen. Mein Körper, meine Mitte geht mir verloren: Da ist kein Ausweg! Die dunkle Macht der Angst hüllt mich ein, und ich falle in Erstarrung oder ziellose Hektik.
Ich bin in dem Grausen meiner Gefühle so unendlich allein. Aber ich weiß: Ich will leben. Bin ich ein Opfer, das durch die Wandlung gehen muß, um aus der Läuterung heraus neues Leben zu finden? Wie aber könnte ich einer solchen Herausforderung gewachsen sein? Wo ist Hilfe? Wer befreit mich von meiner Lebensangst? Wo ist Sicherheit, daß ich daran gesunden und innere Gelassenheit finden kann?
Rock-Rose-Blüte, Du bist gekennzeichnet durch die Schönheit Deiner »Erdigkeit«, die eins ist mit dem glückspendenden Sonnenlicht, von dem wir alle existieren. Ich strecke verlangend meine Arme aus nach der Lebensfreude, die sich in Dir inkarniert hat. Aus Deinem Anblick wachsen mir Kräfte zu, die mir vorher verborgen waren: mir meiner selbst bewußt zu sein, auch wenn ich in Opfer und Tod geführt werden sollte. Denn diese Panik bin nicht ich. Hinter ihr öffnet sich ein Raum der Stille und der Freude, den ich betreten kann. Ich gehöre zum Universum und lebe in dessen stetiger Bewegung, weil Bewegung Leben ist. Ich bin ein Teil der mich nährenden und nach meinem Tode mich bergenden Erde; mir wird

nichts fehlen. Du hilfst mir zu begreifen, daß ich auch im Anblick unerwarteter Katastrophen oder angesichts von Erfahrungen, die stärker zu sein scheinen als meine Kraft, sie zu ertragen, den Mut finde, bewußt die Risiken des Lebens anzunehmen.

Anmerkungen

1 Vgl. Friedrich W. Doucet, *Traum und Traumdeutung*, München 1993 (18. Aufl.), S. 107: »Die Symbolbedeutung der Fünf, des Fünfecks, des fünfeckigen Sterns und des Pentagramms sind die des natürlichen Menschen. (Die Fünf) ergibt sich aus der Form eines Menschen mit ausgestreckten Armen und gespreizten Beinen, die zusammen mit dem Kopf ein Fünfeck bilden.«

2 Es ist kein Zufall, daß diese berühmte Zeichnung auf den Mitgliedskarten der Ersatzkassen zu sehen ist als Erkennungszeichen für eine computergerechte Gesellschaft.

3 Das Bild wurde um 1485 gemalt. Es ist heute eines der am meisten betrachteten Bilder in der Uffizien-Galerie in Florenz.

4 Die Geste, mit der Frauen sowohl das primäre als auch das sekundäre Geschlechtsmerkmal verdecken, gilt in der christlichen Kultur als Geste der Keuschheit bzw. Scham.

5 Brigitte Regler-Bellinger, *Die Himmelsherrin bin ich: Gebete und Hymnen an Göttinnen*, Bonn 1993 (2. Aufl. 1995), S. 253.

6 Die Zitate der Astronauten stammen aus: *Der Planet Heimat,* Hg. Kevin W. Kelley im Auftrag der *Association of Space Explorers*, 1989.

7 Vgl. z. B. Rupert Sheldrake, *Das Gedächtnis der Natur*, Bern 1990.

8 U. a. Nigel Pennick, *Einst war uns die Erde heilig: Die Lehre von den Erdkräften und Erdstrahlen*, Waldeck 1987; oder Jörg Purner, *Radiästhesie – Ein Weg zum Licht? Mit der Wünschelrute auf der Suche nach dem Geheimnis der Kultstätten*, Zürich 1988.

9 Vgl. Hesekiel 1, 4 f.

10 Günther Cherubini, aus einem Astrologie-Seminar-Protokoll der Autorin, 1993.

11 Günther Cherubini, Protokoll eines Seminars zum Tierkreiszeichen »Stier«. 1993.

12 Vgl. Barbara Walker, *Das geheime Wissen der Frauen*, Stichworte: »Heidentum«, »Königtum«, »Stier«.

13 Will Erich Peukert, *Geheimkulte*, Hildesheim 1984, S. 302.

14 Vgl. Giuseppe Maria Sesti, *Die Geheimnisse des Himmels*, S. 453 ff.

15 Edward Bach, Jens-Erik R. Petersen, *Heile dich selbst mit den Bach-Blüten*, S. 98.

16 Edward Bach, Jens-Erik R. Petersen, *Heile dich selbst mit den Bach-Blüten*, S. 89.

17 Götz Blome, *Mit Blumen heilen*, S. 168.

III. Die sieben Helfer

Die sieben Helfer-Blüten

Nachdem Edward Bach die Serie der »Zwölf Heiler« abgeschlossen hatte, begann er, Blüten für Menschen zu suchen, deren Seelenzustände durch chronisch gewordene Krankheiten starke Veränderungen erfahren, da Resignation als Folge einer scheinbar nicht mehr zu behebenden Erkrankung quasi schicksalhaft gelebt wird. Dadurch entsteht für die Betroffenen die Gefahr, die Hoffnung zu verlieren, daß sie je wieder gesund werden könnten.

Edward Bach hatte erkannt, daß im Laufe der Zeit die Hoffnungslosigkeit das Wesen dieser Menschen verändert und sich eine gereizte bzw. depressive Haltung bei ihnen zu einem zentralen Charakterzug entwickelt. Um ihnen Linderung oder Heilung zu bringen, ist es notwendig, noch intensiver als beim Einsatz der ersten zwölf Heiler in Tiefenschichtungen der Seele einzuwirken, die unterhalb der bewußten Wahrnehmung liegen, und dort Störungen in der Lebensorientierung aufzuheben.

Wenn sich durch eine Krankheit langfristig berufliche und soziale Kontakte auflösen, bedeutet dies möglicherweise nicht nur eine Minderung oder gar den Verlust der materiellen Existenzsicherung, sondern auch bisheriger menschlicher Beziehungen. Der Verlust von Sicherheit läßt die Betroffenen in unterschiedlicher Weise in ein gebrochenes Verhältnis zu sich selbst geraten. Ein chronisches Krankheitsgeschehen ist deshalb eine doppelte Herausforderung. Nicht nur, daß die eigentlichen Ursachen gefunden werden müssen, warum die psychische Balance verlorenging, auch die Folgen – Vereinsamung, Resignation, Verzweiflung und Bitterkeit – müssen überwunden werden, um Heilung zu erfahren.

Heilsein im spirituellen Sinn bedeutet indes nicht, daß ein Mensch immerzu vor Gesundheit strotzt, sondern daß er oder sie mit der Wahrheit der eigenen, konkreten Existenz leben kann. Viele Krankheiten werden vermutlich deshalb chronisch, weil zu wenig darauf gehört wird, was die Seele durch den Körper ausdrücken möchte. Damit ist viel Leid verbunden, denn im Körper lösen sich die Probleme, die sich dort materialisiert haben, selten von allein auf. Sie verfestigen sich eher. Es ist entscheidend für die Qualität des Lebens, den Sinn von Krankheit zu verstehen und Klarheit über sich selbst zu gewinnen.

Edward Bach war von Anfang an der Überzeugung, daß Heilmittel für diese Patienten und Patientinnen[1] nur von Pflanzen kommen können, die in großen Gruppen auf dichtem Raum zusammen leben.[2] Nur wo geballte Pflanzenkraft vorhanden sei, ließe sich die notwendige Energie gewinnen, um »chronische Resignation« zu überwinden.

Bei der Suche nach Mitteln gaben sich Edward Bach zunächst die folgenden drei Blüten zu erkennen: Gorse, Oak und Heather. Dazu kam Rock Water zur Vervollkommnung einer ersten Viererserie als einzige Bachblüte, die nicht aus dem Pflanzenreich kommt. In einem zweiten Schritt fand er drei weitere Blüten: Olive, Vine und Wild Oat. Damit war die Siebenergruppe der »Helfer« abgeschlossen.

Die Essenz Rock Water bewog Hermann Haindl, hinzuschauen, ob die vier ersten der sieben »Helfer« mit den vier Elementen in Verbindung stehen könnten, denn eines der vier Elemente, das Element Wasser, war von Bach bereits vorgegeben.

Der Künstler ordnete die vier ersten Helfer-Blüten folgenden Elementen zu: Die leuchtend gelbe Gorse-Blüte dem Feuer, Oak, die Blüte der Eiche, der Erde, die zarte Heather-Blüte der Luft, und Quellwasser steht für sich selbst.

Die Zuordnung zu den Elementen ergibt viel Sinn, denn aus der Zahl »Vier« lassen sich lebensnotwendige Orientierungsmöglichkeiten nicht nur für den Alltag, sondern als Balancewerte generell erkennen: Himmelsrichtungen, Tages- und Jahreszeiten, Menschenalter und Elemente.

Wie das Feuer mit seiner Wärme es ermöglicht, Speisen zu bereiten und den kalten Winter zu überleben, so zerstört es, wenn es aus der Kontrolle gerät, die Werke der Menschen. Zu viel Sonne läßt die Ernte verdorren. Quellen und Bäche trocknen aus, die Wüste wächst. Zugleich ist das Feuer das Symbol für Lebenswillen und Bewußtsein.

Das Wasser ist die Grundlage des Lebens für Mensch, Tier und Pflanze, aber es wirkt vernichtend, wenn es zu unbeherrschbaren Fluten zusammenströmt. So wurde schon früh das Wasser zum Symbol der Gefühlskräfte, die dem Leben Tiefe und Glück geben, als ambivalente Kräfte aber individuelle und kollektive Leben zerstören können.

Die Luft brauchen wir zum Atmen, aber die gleiche Luft vernichtet als Sturm die Arbeit der Menschen, bricht die Bäume des Waldes um wie Streichhölzer, verdirbt die fruchttragenden Felder. Luft gilt als Element des Intellekts, der, analysierend, das heißt zerteilend, Grundlage und Voraussetzung jeglicher Wissenschaft ist.

Die Erde bietet in ihren unterschiedlichen Erscheinungsformen von den Höhen unwirtlicher Berge über fruchtbare, üppige Landschaften bis hin zu den Ödnissen lebensfeindlicher Wüsten hundertfältige Möglichkeiten des gesicherten oder bedrohten Daseins. Es ist die Materie, aus der unsere Körper kommen und in die sie zurückgehen. Erde ist das Symbol für alles, was materielles Leben ausmacht.

Für die Zuordnung der weiteren zwei Helfer Olive und Vine gab es für Haindl durch seine intensive Anbindung an die mediterrane Natur und Kultur keine Unsicherheit: Olive steht für »Körper« und Vine für »Geist«. Es war dann nicht mehr schwierig, die Gestalt der zarten Waldtrespe als Ausdruck für »Seele« zu erkennen.

Mit der Zuordnung von Olive zur Körperebene, Wild Oat zur Seelenebene und Vine zur Geistesebene wollte der Künstler die Heiligkeit der Dreierkonstruktion zum Ausdruck bringen, da sich durch die gegenseitige Durchdringung dieser drei Ebenen spirituelle Kraftquellen öffnen, aus denen neue Vitalität geschöpft werden kann.

Geht es bei den ersten zwölf Bachblüten, den Heilern, darum, in akuten Erkrankungssituationen so rasch wie möglich, auf dem Umweg über eine Einflußnahme auf die seelische Ebene, die Krankheitsursachen oder Auswirkungen – etwa bei einem Schock – zu erreichen und aufzulösen, so können die sieben Helfer-Blüten vor allem zur langzeitlichen Erkenntnis der eigenen Persönlichkeit dienen. Sie können helfen, tief ins Unterbewußte abgesunkene Ursachen für den Verlust körperlich-seelischer Balance aufzuspüren und ins Bewußtsein emporzuheben. Mit der Aufarbeitung von Verhaltensfehlern, seelischen Verletzungen oder charakterlichen Schwächen kann man zu einem offenen, großmütigen Leben finden, für das man die Verantwortung zu übernehmen bereit ist. Eingebettet in ein ganzheitliches Verständnis der eigenen Existenz lassen sich Fähigkeiten und Begabungen auch gegen ungünstige alltägliche Rahmenbedingungen durchsetzen, denn in Übereinstimmung mit dem eigenen Seelenplan wird das Leben in seiner Schönheit und Tiefe erfahrbar. Jeder neue Tag läßt sich als Geschenk erkennen.

Die Vorstellung, was Gesundheit ist und was »Heilsein« bedeutet, entspricht der spirituellen Entwicklung eines jeden einzelnen Menschen. Viele bevorzugen von ihrem Bewußtseinsstand her die klassischen medizinischen Angebote: allopathische Medikamente und eine hochtechnisierte Apparatemedizin, ohne auf seelisch-geistige Aspekte zu achten. Sie befinden sich damit in Übereinstimmung mit den Hauptströmungen unserer Gesellschaft, die immer noch gegen besseres Wissen auf Wohlstandswachstum und auf technischen Fortschritt setzt. Dieser Ansatz erweist sich angesichts sogenannter chronischer Erkrankungen aber oft als nicht ausreichend oder sogar als unwirksam.

Im Laufe der Geschichte sind viele Vorstellungen entwickelt worden, die die Einheit von Körper, Seele und Geist auseinanderrissen. Der Körper wurde zu einer Maschine erklärt, die sich in den Einzelteilen betrachten und reparieren läßt. In letzter Konsequenz muß daraus medizintechnisch der Versuch erwachsen, die Sterblichkeit des Menschen zu überwinden.

In einem bewußt gelebten Leben geht es darum, Brücken zu schlagen zwischen der materiellen, sichtbaren Welt, also auch der des Körpers, und der unsichtbaren seelisch-geistigen Welt.[3] Zunehmend mehr Menschen werden gewahr, was ihnen abhanden gekommen ist. Viele finden, zugleich mit einer veränderten Form von Selbstachtung, gangbare Wege zu neuen religiösen Dimensionen. Dabei lernen sie auch, ihre Seele wieder »anzunehmen« und sich, unabhängig von Institutionen, von »Gottes Geist« berühren zu lassen.

Wir haben eine neue Chance, mit den Bachblüten als unsere Heiler und Helfer zu erkennen, warum wir als Individuen und als Kollektiv so viel von unserem inneren Frieden verloren haben. Wir leiden auch deshalb, weil wir die »innere Stimme« nicht mehr hören, und es spielt keine Rolle, ob wir sie als »Gott« bezeichnen oder als »Höheres Selbst«.

Edward Bach muß in einem ganz außergewöhnlichen Maß mit seinem materiellen Körper in seinem Astral- und Mentalleib, in der Durchdringung von Körper, Seele und Geist verankert gewesen sein. Das aus dieser Einheit entstehende »partizipierende Bewußtsein« hat ihn geleitet, die Bachblüten zu finden.

Anmerkungen

1 Aufgrund seiner Beobachtungen hatte Bach auch im Zusammenhang mit den sieben Helfer-Blüten Persönlichkeitstypen entsprechend den unterschiedlichen Verhaltensweisen erkannt, die sich, wie bei den zwölf Heilern als unabhängig erwiesen von der Art und Schwere der Erkrankung.

2 Vgl. Nora Weeks, *Edward Bach*, S.101.

3 C. G. Jung hat versucht, diesen Bedürfnissen wieder Geltung zu verschaffen, damit sich wieder »Ehrfurcht vor dem Leben« (Albert Schweitzer) einstellen könne. Die wissenschaftliche Entwicklung mit Waffentechnik, mangelnder Erkenntnis der Zerstörbarkeit der natürlichen Qualitäten, der Gentechnik, haben jedoch entsprechende Fortschritte wieder in Frage gestellt. Insbesondere die Diskussion um die Organentnahme zeigt, wie wenig Hochachtung der Seele entgegengebracht wird, wie der menschliche Körper als letzte der bisher noch nicht ausgebeuteten Ressourcen nunmehr auch in die Verwertungsmaschinerie gerät.

Die vier Helfer: Die vier Elemente

GORSE
Stechginster
(Ulex europaeus)

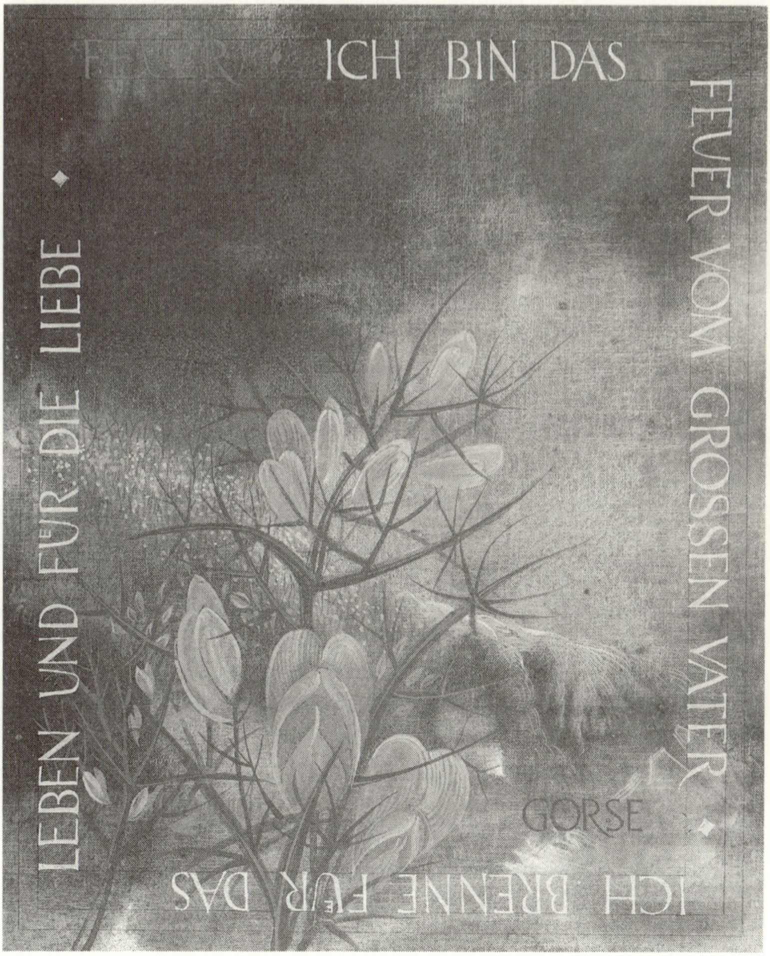

Die Pflanze

Gorse gehört zu den Schmetterlingsblütlern. Die stachelige Ginsterart kommt in den vom Golfstrom begünstigten Gegenden Englands häufig, in Mitteleuropa jedoch eher selten vor, da sie Wärme braucht und bei längerem Frost erfriert. Die dichtbuschige, sommergrüne Pflanze wird bis zu 150 cm hoch und bedeckt großflächig sandiges, kalkarmes, trockenes Heideland, lichte Waldböden und Wegränder.
Die Blätter des Stechginsters sind keine Blätter im üblichen Sinn, sondern steife Dornen. Die leuchtend gelben Blüten wachsen meist einzeln aus den oberen Achsen dieser dornigen Stachelblätter. Blütezeit: April bis Juni.

Gorse: Das Element Feuer

Die Bachblüte Gorse steht in der Vierergruppe der Elemente für das Element Feuer. Der Ginsterstrauch deutet in seinen Pflanzeneigenschaften auf die polaren Energien hin, die im Feuerelement enthalten sind: einerseits die auffallend großen Stacheln, mit denen jede unachtsame Berührung gefährlich werden kann, und andererseits die Blüten, die in ihrer Leuchtkraft an die Wärme der Sonne erinnern.
Mit der Verfügung über Feuer ist in der Geschichte des Menschen ein besonders auffallender Entwicklungssprung geschehen. Es verwundert deshalb nicht, daß die Völker das Feuer verehrt haben und daß es nicht nur in der Gestalt der zyklisch kommenden und gehenden Sonne als sichtbare Gestalt unbegreiflichen göttlichen Wirkens erkannt wurde. Es war der Blitz, durch den das Feuer konkret auf die Erde kam, und die Menschen der Antike sahen selbstverständlich im höchsten der Götter, in Zeus, den eigentlichen Herrn über den Blitz.
Das Feuer wurde als ein Geschenk gewertet, das den Menschen eigentlich nicht zustehe, und Prometheus, der im Mythos diese Gabe vom Tisch der Götter genommen und zu den Menschen gebracht hatte, wurde für diese Tat von Zeus grausam bestraft.[1]
Mit dem Element Feuer hat der Gott des Alten Testamentes das »Volk Israel« aus Ägypten geführt, tagsüber als Wolke, d. h. als Element »Wasser«, des Nachts als Feuersäule, die vor den Wandernden herzog.[2] In der Begegnung Moses mit seinem Gott auf dem Berge Sinai sah das Volk, »daß

der Herr herab auf den Berg fuhr mit Feuer«[3]. Der unbegreifliche Gott, dessen Angesicht kein Mensch ertragen kann, wählt sowohl auf dem Sinai-Berg als auch im Dornbusch, der lodernd hell brennt, aber nicht vom Feuer verzehrt wird, das Feuerelement als seine sichtbare Energie, an der ihn die Menschen erkennen können.[4] Jahwe weist sein Volk an, dieses Feuerelement auf dem Altar des Tempels niemals verlöschen zu lassen, als Zeugnis ihres lebendigen Glaubens.

Im Christentum wurde das Feuer in seinem verderbenden Aspekt zum Element der Hölle, in seinem heilenden, erlösenden Aspekt, von Christus ausgehend zur Erleuchtung des Pfingstwunders. In der Osternacht, so heißt es, wird die Flamme aus einem Stein geschlagen: Der Stein ist Christus als Eckstein der Kirche.

Die Bedeutung dieser mythischen Handlung muß uralt sein: Die sibirischen Teléuten[5], die noch heute eine Feuermutter als höchste Feuerkraft verehren, lobsingen in einem Gebet an die »dreißigköpfige Feuermutter« das Feuer, das »vom Vater aus dem Stein herausgeschlagen, von der Mutter angezündet« wird.[6]

Die ehemals weltweit gültige sakrale Bedeutung des Feuers blieb nicht nur im »ewigen Licht« in den katholischen Kirchen erhalten, sondern bis in die Gegenwart auch in besonders wichtigen Ritualen indigener Völker. Vor allem für die Nachkommen jener, ursprünglich nomadischen nordamerikanisch-indianischen Stämme, die ihre Kultur und Religion inzwischen wieder praktizieren dürfen[7], ist die Zeit des höchsten Sonnenstandes im Jahr die Zeit der heiligsten Zeremonien. Die Lakota, und mit ihnen viele andere indianische Stämme, feiern mit Fasten, Gebeten und Opferungen den Sonnentanz, nachdem sie sich zuvor in der Schwitzhütte mit der Energie von im Feuer glühend erhitzten Steinen gereinigt haben.

Eine besondere Heiligkeit hatte in bäuerlichen Gesellschaften bis in dieses Jahrhundert hinein das Herdfeuer, Mitte und Lebenssymbol der Hausgemeinschaft. Verehrt und gehütet, wurde es zur Wintersonnenwende rituell gelöscht und wieder zu einem neuen Zyklus feierlich angezündet.[8]

Die Menschen haben im Feuer das unbegreiflich Göttliche verehrt, das die Kraft der Reinigung, Wandlung und auch der Strafe versinnbildlichte. Im Feuer des häuslichen Herdes hatte man sich dieses Element dienstbar gemacht, aber es mußte geschützt und gehütet werden, damit die Flammen nicht ausbrachen und zur Vernichtung wurden.

Wer Flammenenergien handhaben konnte, dessen Arbeit strahlte etwas von der göttlichen Bedeutung aus, die mit dem Feuer verbunden ist. Der Köhler, der Schmied – sie kannten die geheimnisvollen Kräfte und vermochten sie zum Nutzen der Gemeinschaft umzuwandeln; sie waren »Meister des Feuers«. Ihre Berufe galten als okkult: Sie konnten heilen und verwandeln, sie verfügten über die magischen Feuerkräfte, die nur für Eingeweihte zugänglich waren.[9]

Mit einem oder drei Schlägen eines Hammers, der immer noch, aller Verweltlichung zum Trotz, der Hammer des Schmiedes ist, in dem sich die meisterschaftliche Beherrschung des Feuers manifestiert, wird auch heute noch in manchen Bereichen des gesellschaftlichen Lebens die Rechtmäßigkeit einer Handlung, etwa einer Grundsteinlegung, bekräftigt.[10]

Das Feuer erhält heute auch aus dem sensibilisierten Bedürfnis, Heimat und Natur zu schützen, neue Bedeutung. Bei akuter Not diente das Feuer früher als weithin sichtbare Warnung: Man zündete es auf den Bergen an, wenn Seuchen oder Kriegsgefahren drohten. Inzwischen brennen auf manchen Bergen in den Alpen am zweiten Samstag im August wieder die Mahnfeuer, um darauf aufmerksam zu machen, daß die Gefährdung dieses Naturraums durch Verkehr und Tourismus von Jahr zu Jahr extrem zunimmt.[11]

Edward Bach hat die Blüte Gorse 1933, kurz vor Ostern, gefunden. Die frühlingshafte Lebenskraft sollte all jenen helfen, die durch eine lange chronische Krankheit keinen Mut zur Genesung mehr haben, kein Selbstvertrauen, keine Hoffnung. Mit der gelbleuchtenden Blüte war er einer Pflanzenenergie begegnet, die sichtbar durchströmt ist von der Kraft des Lebensfeuers.

Die Gorse-Meditationstafel

Die dornigen Äste mit den Ginsterblüten wachsen vor dem Hintergrund eines Hanges voller blühender Büsche. Die großen leuchtend gelben Blüten züngeln wie Flammen. Aus der linken oberen Bildecke ziehen rote Feuerschwaden in unterschiedlicher Dichte zur anderen Bildseite hinüber.

Anwendungsmöglichkeiten

Edward Bach hat den Anwendungsbereich von Gorse folgendermaßen beschrieben: *»Tiefe Hoffnungslosigkeit; diese Menschen haben den Glauben aufgegeben, daß ihnen noch geholfen werden kann. Auf Zureden und um anderen einen Gefallen zu tun, probieren sie vielleicht verschiedene Behandlungsformen aus, versichern aber dabei ihrer Umgebung, daß die Hoffnung auf Linderung nur ganz gering sei.«*[12]

Chronisch krank zu sein, dies bedeutet nur zu oft auch zugleich, zum Außenseiter zu werden, weil man an vielem nicht mehr teilhaben kann, was das soziale Miteinander oder die Beschäftigung mit eigenen Interessen früher geprägt hat.

War zunächst die Hoffnung auf Besserung eine gute Motivation, Behandlungen durchzustehen bzw. immer wieder neu nach günstigen Heilmethoden zu suchen, so wird dieses Licht im Laufe der Zeit immer kleiner und schwächer. Was auch unternommen wird: Man tut es, ohne an eine Besserung glauben zu können. Zwar läßt man sich nicht gerade unterkriegen – immer wieder versucht man es, auch auf Drängen und auf Ratschläge von seiten der Familie oder der Freunde und Bekannten noch einmal, aber man selbst glaubt nicht mehr an eine Besserung, zumal wenn die Ärzte signalisieren, daß sie keine Chancen mehr sehen.

Meist ist es ein langsamer Prozeß. So wie die Natur nach dem ersten Frost und Schnee stumm wird, beginnen die Lebenskräfte zu erlahmen, die Fähigkeit, Freude zu empfinden, kommt abhanden. Resignation setzt sich durch: »Es hat keinen Zweck mehr – das war es wohl gewesen, mein Leben.« Die Hoffnung, noch einmal gesund zu werden, wird immer schwächer, bis sie ganz verlorengegangen ist.

Oft sind mit chronischem Leiden auch tragische Familiengeschichten verbunden, etwa wenn Krankheit als Erbkrankheit weitergegeben worden ist, oder Unachtsamkeit, wie Rauchen in der Schwangerschaft oder berufliche Belastungen, wie etwa Strahlenschäden das ungeborene Leben geschädigt haben. Vorwürfe und Wut gegen die Eltern, die vorhergehenden Generationen sind Auswirkungen der tiefen Verzweiflung über das schicksalhafte Ausgeliefertsein an Schmerzen und Leiden.

Wenn der sozialen Gruppe, der man angehört – Familie, Freundeskreis etc. –, signalisiert wird, daß man die Hoffnung auf Besserung aufgegeben hat und aus sich heraus keine Kraft mehr entfalten kann, können in den anderen Mitleidsgefühle aktiviert werden, die einen möglichen Heilungsprozeß unter Umständen gänzlich verhindern. Übergroße Fürsorge kann kranken Menschen die letzten Möglichkeiten wegnehmen, selbständig den Alltag zu bewältigen, auch wenn es mit Mühsal oder Schmerzen verbunden ist. Resignation, Hoffnungslosigkeit, auch Neid auf die Gesünderen, werden leicht zu ständigen Begleitern, was die geschwächten seelischen Kräfte zusätzlich mindert.

Symptome der blockierten Gorse-Energie

- Man hat sich mehr oder minder mit den Symptomen der Krankheit arrangiert und versucht, so gut es geht, weiterzuleben, aber ohne besonderen Elan.
- Da man nicht mehr an eine Besserung glaubt, verliert das körperliche und psychische Immunsystem die wichtigen Impulse, aus sich heraus Heilkräfte zu entwickeln.
- Resignation und Hoffnungslosigkeit verzehren die Lebenskräfte.

Gorse kann helfen …

… den Lebensmut wiederzufinden.

… die Krise als Chance zu begreifen. Dann öffnen sich neue Möglichkeiten für eine Hoffnung, die sich nicht in erster Linie nach außen (auf Ärzte bzw. medizinische Programme) richtet, sondern in der eigenen Lebensgeschichte nach Zusammenhängen forscht und an einer Veränderung der inneren Einstellung zum Leben arbeitet.

… Schicksalsschläge als Aufforderungen zu verstehen, mehr über sich selbst zu lernen, mehr auf die eigenen Bedürfnisse zu achten.

… das Schicksal anzunehmen. Das kann bedeuten, die verlorengegangene Anbindung an die eigenen Seelenqualitäten wiederzufinden.

… in der eigenen Zuständigkeit ein bisher unbekanntes Potential an Lebensfreude zu finden.

Gorse-Meditation

Gorse-Meditationselemente

Element:	Feuer.
Farbe:	Leuchtendes Orange
Bewegung:	Eine im Uhrzeigersinn drehende Spirale.
Mantra:	Ich bin das Feuer vom großen Vater. Ich brenne für das Leben und für die Liebe.

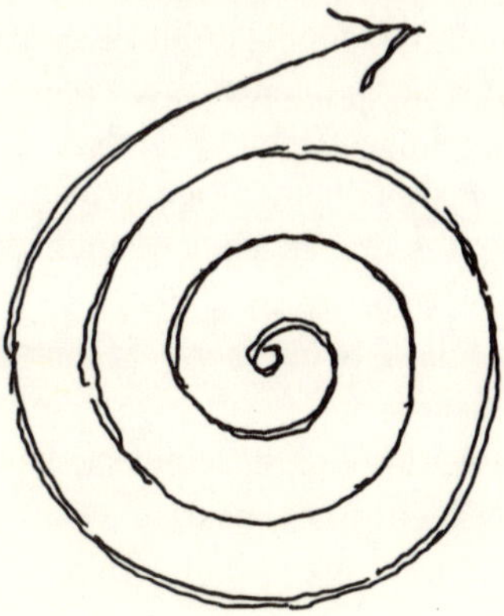

Gorse spricht:

»Ich bin das heimliche Feuer in allem,
und alles duftet von mir,
und wie der Odem im Menschen, Hauch der Lohe,
so leben die Wesenheiten und werden nicht sterben,
weil ich ihr Leben bin.
Ich flamme als göttlich feuriges Leben
über dem prangenden Feld der Ähren,
ich leuchte im Schimmer der Glut,

ich brenne in Sonne, Mond und in Sternen,
im Windhauch ist heimlich Leben aus mir
und hält beseelend alles zusammen.«[13]

Das Gemüt antwortet:

Mein inneres Auge hat Dich erblickt,
und ich breite die Arme aus in großer Sehnsucht,
denn auch der Odem in mir ist Dein Odem,
und der Feuerhauch Deiner Liebe läßt mich
  nicht fallen.
Hilf mir, einen heiligen Atemzug zu atmen,
  bei dem ich Dich ganz fühlen kann,
  daß ich zu einem Schrein Deiner Ganzheit werde,
denn ich leide an meinen Grenzen und
  hungere nach Deiner Wärme.
Ich möchte hoffen und wage es nicht.
Ich halte Ausschau nach der flammenden Kraft
  Deiner Göttlichkeit.
Leuchte mir im Schimmer der Sonne, des Mondes
  und der Sterne.
Schicke mir im Windhauch des Lebens Deine
  beseeligende Lebenskraft.

Anmerkungen

1 Prometheus wurde der Sage nach an einen Felsen des Kaukasus angeschmiedet, und täglich kam ein Adler, der ihm die Leber wegfraß, die in der Nacht wieder nachwuchs. Herakles hat für Prometheus bei Zeus um Gnade gebeten und der Kentaur Chiron sich angeboten, für Prometheus die Strafe zu erdulden.

2 2. Mose 13, 21 und 22.

3 2. Mose 19, 18.

4 Im Katharinenkloster am Fuße des Moses-Berges in der Wüste Sinai wird heute noch der Dornbusch gezeigt, in dem, der Bibel nach, Gott Moses erschienen ist.

5 Die Teléuten, noch immer weitgehend nomadisch lebende Hirten, sind Bewohner des östlichen Altaigebirges. Sie werden auch »weiße Kalmücken« genannt und zu den Tataren gezählt.

6 Brigitte Regler-Bellinger, *Die Himmelsherrin bin ich*, S. 181.

7 Erst US-Präsident Carter erließ nach immer stärker werdenden Protesten seitens der indianischen Stämme, die in der amerikanischen Öffentlichkeit beachtliche Irritation zur Folge hatten, ein Gesetz, wonach die Ureinwohner Nordamerikas ihre eigenen Sprachen wieder sprechen und ihre eigene Religion wieder praktizieren konnten, was bis dahin mit harten Strafen geahndet worden war.

8 Einer der tiefsinnigsten Mythen um die häusliche Feuerstelle ist der Mythos der griechischen Göttin Demeter, die, in tiefem Leid um ihre entführte Tochter Persephone unerkannt als Amme den spätgeborenen Sohn des Keleos, König von Eleusis, und seiner Frau Metaneira aufzieht. Jede Nacht hält sie das Kind ins Feuer, um den Königssohn unsterblich zu machen. Das Feuer zeigt hier den Aspekt des Elementes der Läuterung und Wandlung.

9 Dieser Aspekt kommt in dem großen Mythos der Siegfriedsage zum Ausdruck, Siegfried lernt in der Einsamkeit einer Schmiede, sein Zauberschwert zu schmieden, mit dem er der germanischen Sage entsprechend die Walküre Brunhild aus der Feuerlohe befreit.

10 Noch heute wird mit dem Hammerschlag die Rechtmäßigkeit von Grundsteinlegungen oder bei Versteigerungen bestätigt.

11 Ausgehend vom Graubündener Val Madris haben Umweltschützer den Brauch wiederbelebt, mit Feuern in den Alpen auf Gefährdungen, jetzt auf die Gefährdungen des Lebensraums Alpen, hinzuweisen. Die Feuer werden am 2. Sonnabend des August entzündet, überall dort, wo akute Bedrohungen der Natur gegeben sind, durch Transitverkehr, durch Staudammprojekte etc. So hatten 1996 Naturschützer eine Brücke einer der besonders dicht befahrenen Alpentransitstrecken mit gelben Tüchern eingehüllt. Dieses Gorse-Gelb galt in

Europa im Mittelalter als Warnfarbe, besonders bei Seuchen. Vgl. *Natur*, August 1996, S. 7.

12 Edward Bach, Jens-Erik. R. Petersen, *Heile dich selbst mit den Bach-Blüten*, S. 122.

13 Dies ist ein Lobgesang von Hildegard von Bingen. Abgedruckt in: Hildegard von Bingen, *Metaphysik der Seele*, ausgewählt von Stephanie Faber, München 1989, S. 252.

ROCK WATER

Heilkräftiges Quellwasser

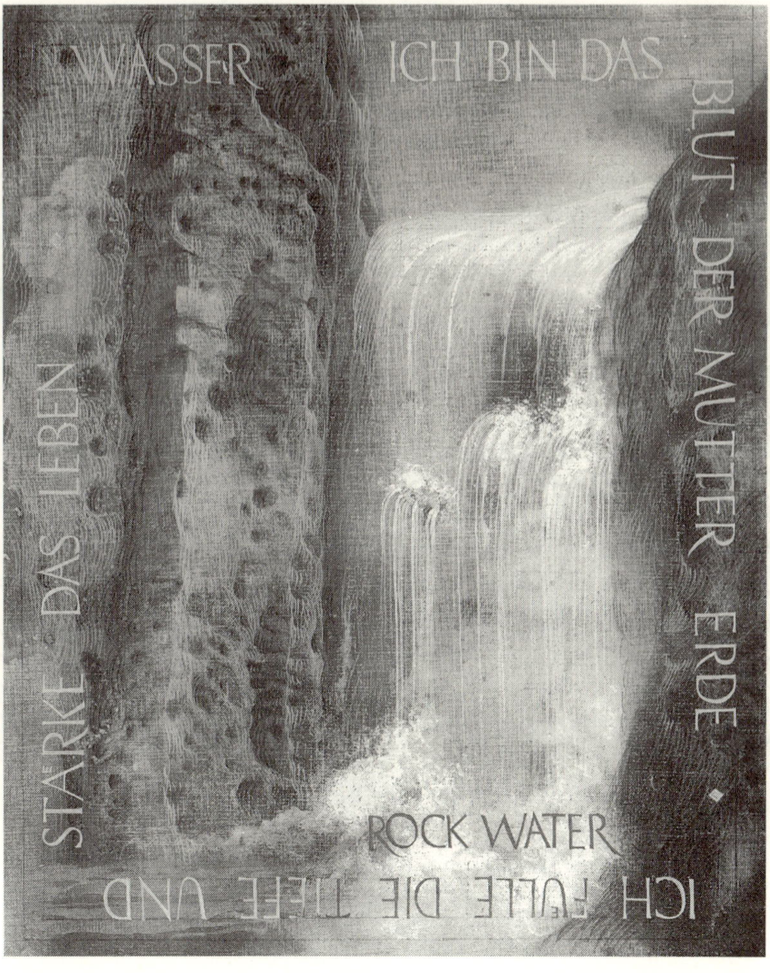

Rock Water: Das Element Wasser

Rock Water steht im Verbund der Helfer-Karten für das ihm von Hermann Haindl zugeordnete Element: für Wasser.

Heilige Quellen

Die Heilkraft von Quellen ist seit Menschengedenken dem Heiligen zugeordnet worden. Die Quellen selbst erfuhren im Laufe der Jahrtausende ihrer Nutzung so gut wie immer eine zeitgemäße kulturelle Gestaltung.[1]
Die Fassungen wurden, wenn die Quelle viele Menschen anzog, mit Brunnenbecken zum Schöpfen erweitert; nach der Christianisierung kamen sehr oft Nischen für die Statuen von Heiligen dazu.
Edward Bach hat darauf hingewiesen, daß das Wasser für die Essenzen nicht von Nutzbrunnen stammen dürfe, sondern von möglichst naturnah gebliebenen Heilquellen.[2]
Quellen, die zu Heilungen dienten, lagen auch schon in früheren Jahrtausenden immer außerhalb der Siedlungen und wurden nicht für den täglichen Wasserbedarf verwendet. Sie befanden sich an »Orten der Kraft« wie in heiligen Hainen, auf Landschaftsdominanten oder besonderen Kreuzungspunkten von Erdenergie-Linien.[3]
Viele der heilkräftigen Quellen wurden auch als Orakel benutzt. Man befragte sie an wichtigen Übergangsstellen des Lebens: bei Geburt, Hochzeit oder Tod, nach Treue und Liebe. An manchen Quellen[4] legte man gebutterte Brotstücke auf das Wasser oder tauchte Kleidungsstücke von Kranken hinein: Gingen die Orakelgegenstände unter, bedeutete dies baldigen Tod. Da hatte die befragte Schöpfung selbst die Antwort gegeben, und das Sterben war für alle leichter zu ertragen.
Zur Fontaine Blanche in Plougastel-Daoulas (Finistère, Bretagne), dem weißen Brunnen – der Name verweist auf eine keltische oder noch ältere Feentradition –, brachte man kurz nach der Geburt kranke bzw. schwache Kinder und tauchte sie mit den Worten: »Auf Leben und Tod« in das eiskalte Wasser. Der Brauch, kleine Kinder zu dieser Quelle zu bringen, ohne daß sie dieser Probe noch unterzogen wurden, hat sich bis in die Generation heute alter Menschen erhalten.[5]
Der fromme Bezug, der über eine in seiner Länge schwer vorstellbare Zeit zu diesen Wasserorten aufrechterhalten wurde, macht deutlich, daß es die

Menschen schon immer danach drängte, mit dem Numinosen über das Element Wasser in Berührung zu kommen; es ist die archetypische Erfahrung des Kindes am Beginn des Lebens, wenn sich im mütterlichen Schoß in der scheinbaren Grenzenlosigkeit des Fruchtwassers langsam die Form des eigenen Daseins bildet.

Wasser ist seit Menschengedenken ein weibliches Element gewesen, »der Urschoß des Lebens«[6]. Waren es in den Zeiten der großen Megalithheiligtümer wie Stonehenge, Avebury in England oder Carnac in der Bretagne kraftvolle Muttergottheiten, die die Quellen hüteten, so veränderten sie sich im Laufe der Zeit zu Quell-Priesterinnen, noch später zu Nixen und Nymphen.[7] Nach der Christianisierung übernahmen Heilige die Funktion des Quellenschutzes, weil die Menschen von ihrer spirituellen Verbindung mit den heiligen Quellen nicht abließen.[8]

In der Religion der Kelten spielte das Wasser eine zentrale Rolle. In den von iro-schottischen Mönchen christianisierten Regionen[9] haben sich keltische und frühe christliche Rituale und deren Bedeutungen besonders dicht ineinandergefügt. Über vorchristlichen Quellheiligtümern erbaut, dienten die Krypten der frühen Kirchen ursprünglich dem Ritual der Erwachsenentaufe im Quellwasser. Im Innern der Kirche St. Galoneg und Demet in Plozévet (Finistère, Bretagne) sprudelt noch heute eine Quelle lebendig an die Oberfläche.

Das Bild von Gott als lebenspendende Quelle, die die Dürstenden erquickt, ist tief in die christliche Frömmigkeit eingebettet. Auffallend viele, auch inzwischen vergessene Quellen sind, etwa in Bayern, bei Kapellen zu Ehren Marias zu finden.[10] Besondere Aufmerksamkeit verdienen die St.-Anna-Quellen in der Bretagne. In dieser europäischen Randregion erfährt die Großmutter Jesu eine höhere Verehrung als Maria.

Kein Zweifel: In der Gestalt der hl. Anna lebt noch immer die Terra Mater. Aus Irland ist der Name einer vorkeltischen Erdgöttin bekannt: »Ana-Dana«, die einem steinzeitlichen Mutterkult zugeordnet werden kann. Bei Killarney in Irland gibt es die beiden berühmten Hügel, die »Da Chich Annan« genannt wurden, die »Brüste der Anna«. Im St.-Anna-Kult vermischten sich keltisch-gallische Urmuttervorstellungen mit dem christlichen Mutterbildnis. Die Kirche ließ die Legende erblühen, daß die hl. Anna, Mutter der Maria, Großmutter von Jesus, aus der Bretagne gekommen und auch dort verstorben sei.[11]

Die Verbindungen zwischen den Quellheiligtümern und den Menschen, die immer wieder über Kulthandlungen erneuert wurden, weisen noch eine weitere Dimension auf: die Bedeutung des Wassers für den realen, aber auch den feinstofflichen Körper der Erde. Dies wird besonders deutlich im Mythos des Grals. Legenden um den König Artus berichten, daß ein englischer König der Frühzeit eine Quell-Priesterin vergewaltigt und ihr den goldenen Kelch gestohlen habe, mit dem sie die Vorüberkommenden mit dem Wasser der Quelle erfrischte. Daraufhin verließen alle Priesterinnen die von ihnen beschützten Quellen, die versiegten; das Land wurde wüst und trocken.

Die sagenhafte Tafelrunde der Ritter um König Artus machte es sich zur Aufgabe, den Gral wiederzufinden, damit die Jungfrauen wieder zurückkämen und das Land wieder fruchtbar würde. Da die Ritter jedoch den goldenen Gralsbecher nicht fanden, ließen sich auch die Quellen nicht wiederbeleben.[12] Anderen Versionen nach stellten die Ritter an bestimmten »Akupunkturpunkten« der Erde heilige Steine auf, um die Wasserkräfte der Erde wieder zum Fließen zu bringen, eine Technik, die heute u. a. von Marko Pogačnik nach langen Studien spiritueller Landschaftskräfte wieder angewandt wird.[13]

All diese Mythen lassen sich als Nachklänge der bis heute unaufgeschlüsselten Kultur des Megalithikums deuten. So ist es in der Bretagne an vielen Quellen stellenweise noch immer Brauch, zuerst zu dem bzw. der Quellheiligen zu beten, dann von dem Wasser zu trinken oder es auf die kranken Körperstellen zu gießen und anschließend auf den Knien um einen sich in Quellnähe befindlichen Menhir zu rutschen oder die kranken Glieder daran zu reiben.

In der Verschmelzung der Ana-Dana mit der hl. Anna gibt sich uns die Überlebenskraft einer alten Naturreligion zu erkennen, die mit größter Wahrscheinlichkeit schon eine alte Kultur war, als die Kelten in die Bretagne kamen; vor allem die Verbindung zwischen Quelle und Stein deutet auf weit zurückreichende Zeitentiefen hin.

Die Rock-Water-Meditationstafel

Auf der Meditationstafel ist glasklares Wasser zu sehen, wie es als Wasserfall zwischen hohen Felsen niederstürzt. Es ist das Wasser in seiner ungebrochenen Seinsform, noch nahe an der eigenen Geburtsstelle in großen Höhen. Aus der Nähe des Himmels kommend, fließt es abwärts und durchdringt dabei die Poren der Erde. In Quellen tritt es wieder ans

Tageslicht und stillt den Durst aller Geschöpfe nach Gesundheit und auch nach göttlicher Nähe.

Anwendungsmöglichkeiten

Edward Bach hat den Anwendungsbereich von Rock Water folgendermaßen beschrieben: »*Für jene, die in ihrer Lebenseinstellung sehr strikt sind. Sie versagen sich selbst viel von der Freude und den Vergnügungen des Lebens, weil sie meinen, diese stünden ihrer Arbeit im Wege. Sie sind sich selbst gestrenge Lehrmeister. Sie wünschen, gesund, kräftig und aktiv zu sein, und werden alles tun, was sie ihrer Meinung nach in diesem Zustand erhält. Sie hoffen, Vorbilder zu sein, die andere anregen werden, die dann ihren Vorstellungen folgen und bessere Menschen dadurch werden.*«[14]

Symptome der blockietren Rock-Water-Energie

- Alle Bereiche des menschlichen Zusammenlebens und die fremden, aber vor allem die eigenen Verhaltensweisen werden mit äußerster Strenge beurteilt.
- Das Verlangen nach spielerischen Verhaltensweisen in sich selbst wird ohne Gnade unterdrückt, obwohl kleine »Nichtigkeiten« doch den Alltag leichter machen.
- Das Leben wird geprägt von der Forderung nach Selbstkontrolle und der totalen Ablehnung irgendwelcher Schwächen.
- Nachgeben wird als Charakterfehler angesehen.
- Man läßt sich prinzipiell in keiner Form gehen, weder in der Konsequenz gesunder Ernährung noch in der Kleidung, noch in der politischen Meinung oder in Moralvorstellungen.
- Menschen im blockierten Rock-Water-Zustand sind meist wenig beliebt, da sie so gut wie kein Verständnis für Verhaltensweisen anderer Menschen zeigen, die Lebensfreude ausdrücken, da diese nicht ihren strengen Vorstellungen entsprechen.
- Meist sind Menschen im blockierten Rock-Water-Zustand keine Eltern, die von ihren Kindern geliebt werden. Eine verständnisvolle Förderung der Neigungen und Begabungen der Kinder ist nicht zu erwarten, da

sie ihre eigenen harten Prinzipien mit starrer Haltung durchzusetzen versuchen.

- Bei Männern kann der negative Rock-Water-Zustand darauf hindeuten, daß sie die weibliche Seite in sich unterdrücken, vielleicht um als besonders männlich zu gelten oder aber, um nicht in den Ruf von Emotionalität zu kommen, da dies ihrer Karriere schaden könnte.
- Bei Frauen kann der negative Rock-Water-Zustand darauf hindeuten, daß sie verzweifelt versuchen, in einer männerdominierten Gesellschaft männliche Fähigkeiten in sich zu stärken, um beruflich konkurrenzfähig zu sein.
- Nicht zuletzt deutet ein blockierter Rock-Water-Zustand auf eine realitätsferne Selbstüberschätzung hin.

Rock Water kann helfen …

… die schöpferischen, spielerischen Seiten in sich selbst zu entdecken, die den Alltag heller und leichter machen.

… den Zugang zu größerer Leichtigkeit und Lebensfreude zu finden, mit dem allmählich auch ein neues Verhältnis zum eigenen Körper entsteht.

… zu spüren, wie die Energien wieder durch den Körper fließen. Das öffnet neue Lebensperspektiven, nicht nur von Freude und Heiterkeit, sondern auch zu Schönheit und Tiefe des Lebens, die man sich nunmehr aktiv anzueignen bereit ist, etwa durch künstlerische Kreativität.

… durch das Loslassen von selbstgesetzten Zwängen zu innerer Freiheit zu finden.

… nicht mehr ständig Kritik an anderen Menschen zu üben. Das Herumnörgeln weicht einem freundlichen Interesse an den Mitmenschen, ohne daß man unter dem Zwang steht, sich in jeder Situation als Vorbild verhalten zu müssen.

… dankbar wieder die als weiblich bezeichneten emotionalen Seiten in sich zu akzeptieren, ohne die törichte Angst, dadurch an Kompetenz zu verlieren.

… Kindern ihren notwendigen Freiraum zuzugestehen, damit sie sich ihren eigenen Neigungen und Veranlagungen entsprechend entwickeln können, auch wenn Eltern sich vielleicht andere Interessen, Freunde, Zukunftsvorstellungen bei ihnen gewünscht hätten.

Rock-Water-Meditation

Rock-Water-Meditationselemente

Element:	Wasser
Farbe:	Durchschimmerndes Weiß
Form:	Zwei Wellenlinien auf der Linie der »göttlichen Diagonale«, aus einem Punkt kommend
Mantra:	Ich bin das Blut der Mutter Erde. Ich fülle die Tiefe und stärke das Leben.

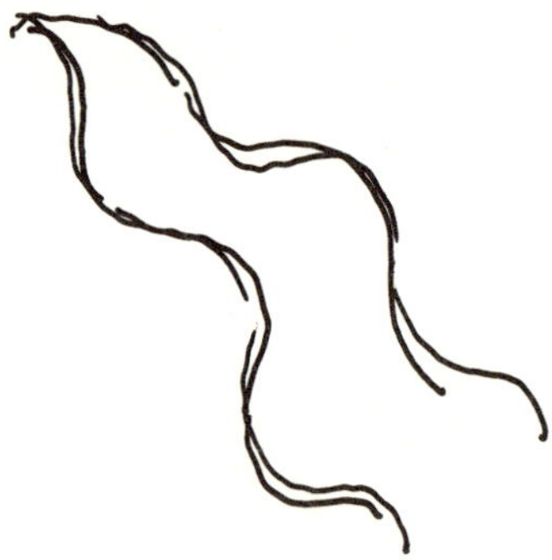

Rock Water spricht:

Ich fließe. Alles Lebendige trinkt aus mir. Die Quellen, die aus der Tiefe der Erde emporsteigen, das bin ich. Ich bin in allem, denn ich bin im dunklen Mutterschoß. Ich bin im Blut Deiner Adern, im Saft der Pflanzen.
Ohne mich gibt es keinen Wandel. Ich bin heilig.
Aus mir wurde der Geist geboren, durch mich erfährst Du die Nähe Gottes, der unsere Mutter und unser Vater ist: Ich bin da, wenn Du Dich dem Göttlichen näherst und mit mir ein heiliges Zeichen auf Deine Stirn machst. Ich bin das Wasser der Taufe, und ich bin die Reinigung,

die Deine müden Glieder erfrischt. Du hörst mich im Schlag der Wellen am Strand oder dem Gluckern der Quelle – es ist alles eins.
Wo ich geehrt werde, bringe ich gutes Leben hervor, wo man mich mißachtet, reiße ich alles nieder, alle Dämme, alles Menschenwerk. Oder ich gehe weg, und die Erde vertrocknet, wird wüst und öde.
Wer in mich hineinschaut, dem spiegele ich das Leben, aber auch den Tod. Wenn Du mich ehrst, kannst Du teilhaben an meinem Lebensstrom.

Das Gemüt antwortet:

In Dir erlangte ich mein erstes Bewußtsein, wurde meine Haut wach von Deiner unbegreiflichen Weiche, als ich im Dunkel der mütterlichen Höhle begann, das Licht zu ahnen. Du bist Teil des Lebens und des Todes, ich weiß es aus einem Erinnern, das unbegreiflich viel größer ist als ich bin.
Ich fürchte mich, in diese Tiefen einzutauchen. Ich habe Räume in mir, die ich nicht kontrollieren kann mit meinem Wachbewußtsein, Räume voller Pflanzentöne, Erdtöne, Muttertöne. Da bin ich nicht mehr Herr meiner selbst. Das darf nicht sein, denn das Leben fordert mich, wie könnte ich mich da solchem Fließen hingeben.
Aber ich bin innerlich unbeweglich geworden im Leben. Bist Du, Wasser, in mir der Gral, der Glück und Liebe, Gelassenheit und Freude schenkt? Wo bist Du in mir? Habe ich Dich zerbrochen? Habe ich Dich verloren, ohne zu wissen wo?
Ich gieße Wasser aus heiligen Quellen über mich, daß ich wieder zu träumen vermag und mich erkenne als einen einzigen kleinen Tropfen im unendlichen Fluß, der niederkommt in Regen und Schnee, in die Erde versickert, die steilen Felswände herabfällt, zum Bach und Fluß wird, um im schier endlosen Meer mit unzählbaren anderen Tropfen zusammenzufließen, um wieder und wieder aufzusteigen im ewigen Kreislauf, aus dem sich das Leben formt, ohne Starre.
Ich höre mein Herz pochen im Rhythmus Deiner Wellen, rauschend und strömend wie eine Kaskade oder leise, wie Tropfen fallen von der Decke einer Höhle oder kaum hörbar wie der auf- und absteigende Saft in den Stämmen der Bäume.
Ich werde durchsichtig, und mein Gemüt badet in den Farben des Regenbogens, die sich in meiner inneren Quelle widerspiegeln.

Anmerkungen

1 Den eindrucksvollen Park um die heilige Quelle in Glastonbury (England) haben Angehörige der Findhorn-Bewegung angelegt.

2 Vgl. auch Weeks/Bullen, *38 Bach Original Blütenkonzentrate*, S. 46.

3 Vgl. Nigel Pennick, *Einst war uns die Erde heilig*, Eine besonders quellenreiche Region liegt um Carnac in der Bretagne.

4 Vgl. Marie-Louise Plessen, Daniel Spoerri, *Heilrituale an bretonischen Quellen*, Casti/Schweiz o. J. (1977), S. 328. Quelle St. Evy in St. Jean de Trolimon (Finistère, Bretagne) oder die Quelle Feunteun An-Ankou in Plouégat-Guérand (Finistère, Bretagne), die auch »Sterbequelle« genannt wird.

5 Vgl. Plessen/Spoerri, *Heilrituale an bretonischen Quellen*, S. 338.

6 Vgl. Elisabeth Moltmann-Wendel, Maria Schwelien, B. Stamer, *Erde, Quelle, Baum: Lebenssymbole in Märchen, Bibel und Kunst*, Stuttgart 1994, S. 104 f.

7 Vgl. Barbara G. Walker, *Das geheime Wissen der Frauen*, S. 796. Nixen und Wasserfeen galten noch das ganze Mittelalter hindurch als Todesengel der Nacht-Mondgöttin Nyx-Selene, die die Seelen der Menschen aufbewahrten, unglückliche Menschen in die Tiefe lockten und ihre Seelen verschlangen. Darin sind sie den Meerjungfrauen vergleichbar.

8 Vgl. Heidemarie Strauss, Peter F. Strauss, *Heilige Quellen zwischen Donau, Lech und Salzach*, München 1987, S. 14. Noch im 11. Jahrhundert wurde in der Beichte danach gefragt, ob man an Quellen gebetet, Kerzen entzündet oder ein Opfer gebracht habe.

9 Vgl. Salzburger Landesregierung (Hg.): *Virgil von Salzburg: Missionar und Gelehrter*, Salzburg 1985. Das Missionsgebiet, ausgehend von Irland und Cornwall in England, reichte bis nach Salzburg. Der erste Salzburger Dom ist eine Gründung des irischen Missionars und ersten Bischofs von Salzburg, St. Virgil.

10 Vgl. Strauss, *Heilige Quellen zwischen Donau, Lech und Salzach*.

11 776 n. Chr. während der Ostermesse und im Beisein von Kaiser Karl d. Gr., wühlte ein Taubstummer eine Reliquie der hl. Anna aus dem Boden einer bretonischen Kirche, aber die Anna wurde erst 1382 in den Heiligenkalender aufgenommen und ihr Namenstag erst 1584 festgelegt. Hinter diesen weit auseinanderliegenden Zahlen verbirgt sich ein langer Kampf gegen die Verehrung der hl. Anna und die letztendliche Integration der keltischen Terra Mater.

12 Viele esoterisch orientierte Menschen sehen in Chalice Well in Glastonbury diejenige heilige Quelle, die den Gral beinhaltet. Vgl. Mary Caine, *The Glastonbury Zodiac: Key to the mysteries of Britain*, Kingston, 1978.

13 Vgl. Marco Pogačnik, *Die Erde heilen*.

14 Edward Bach, Jens Erik R. Petersen, *Heile dich selbst mit den Bach-Blüten*, S. 158.

HEATHER

Schottisches Heidekraut, Besenheide

(Calluna vulgaris)

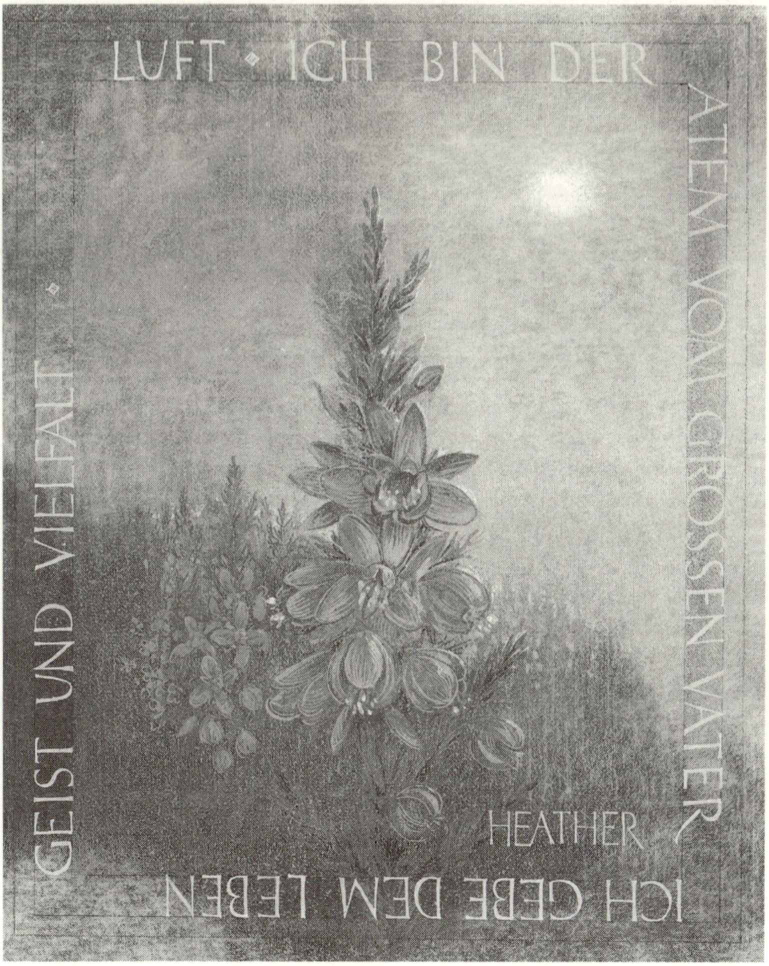

Die Pflanze

Die immergrüne und ausdauernde, zwischen 10 cm bis 60 cm hoch werdende, stark verholzende Pflanze wächst in lichten Laub- und Kiefernwäldern, an Wegrainen und Bergwiesen, auf Brachland, in Hochmooren; in den Alpen bis auf 2000 m Höhe. Sie braucht sauren Boden. Die einzelnen Pflanzen bilden über lange Triebe eine sich ineinander verfilzende dichte Pflanzendecke, die in feuchten Moorgebieten mit der Zeit eine torfartige Schicht unter sich entstehen läßt. Die einzelnen Pflanzen können sehr alt werden.

Die kleinen nadelförmigen Blätter sind gegenständig, die kleinen, kurzgestielten trockenen Blütchen traubenförmig angeordnet.

Vom Mittelmeerraum bis hinauf nach Irland und Schottland bedeckt das Heidekraut in der Blütezeit zwischen Juli und September auch heute noch weite Areale mit einem rotstichigen lila Blütenteppich. Weiße Blüten sind eher selten.

Die Bienen lieben den reichlich vorhandenen Nektar der Blüten, die sie bestäuben, wenn sie in die kleinen Glöckchen hineinkrabbeln.

Das Heidekraut als Heilpflanze ist heute so gut wie vergessen, wurde aber früher wegen der enthaltenen Flavonglykoside und Gerbstoffe bei Rheuma, Blasenleiden, nervösen Störungen eingesetzt, wobei die Blüten unterschiedslos von allen Heidekrautarten[1] verwendet wurden. Edward Bach hat nur die Blüten von Calluna vulgaris für seine Essenz benutzt.

Heather: Das Element Luft

Heather steht im Verbund der Helfer-Karten für das Element Luft. Wir atmen ein, wir atmen aus. Luft ist so wichtig für unser Leben, wie Erde, Feuer und Wasser. Wohlfart-Zundel und Cherubini nennen das Luftelement das anpassungsfähigste Element, und deshalb sei es in astrologischer Hinsicht am schwersten in ein Schema einzuordnen.[2]

Welch unendlich kostbares Gut die Luft ist, für uns Menschen und für alles, was lebt, beschreibt der Astronaut Wladimir Schatalow (UdSSR): »Wir blicken zum Himmel auf, und er scheint unendlich zu sein. Wir atmen, ohne uns dessen bewußt zu sein, wie sich alles vollzieht, was von Natur aus geschieht. Ohne nachzudenken reden wir immer wieder vom endlosen Luftmeer. Aber dann setzt du dich in ein Raumschiff, wirst von der Erde losgerissen, und binnen etwa zehn Minuten stößt du durch die Luftschicht, hinter der das Nichts ist! Leere, Kälte, Dunkelheit. Der endlose blaue Ozean des Himmels, der uns das Atmen ermöglicht und vor abgründiger Weite und Tod schützt, hat sich als ein ganz zartes Häutchen erwiesen.«[3]

Heidekraut als Symbol für das Element Luft: Da tauchen Bilder von großen Weiten vor dem inneren Auge auf, einsame schottische, walisische oder irische Berge und Täler, bedeckt mit einem dicken Teppich aus Heide, über die der Wind hinstreicht und sich ein großer Himmel dehnt. Viel Luft zum Atmen; die Brust weitet sich, kaum ein Baum hält den umherschweifenden Blick fest.

Luft gilt als Element des Geistes, steht für die Welt der Gedanken. In der langen Geschichte, Summe der Schicksale von freien und unfreien Menschen, ist das Element Luft zu einem Symbol für Weite und Offenheit des Lebens geworden. Ludwig van Beethoven hat im Gefangenenchor in der Oper *Fidelio* diese Bedeutung des Elementes in einer einmaligen Hymne erfahrbar gemacht: Die Gefangenen begrüßen die »freie Luft zum Atmen« ergriffen als ein Geschenk der Freiheit.

Die menschenleeren Regionen in Schottland, die uns heutigen Betrachtern dieses Glücksgefühl des weiten Raumes geben, sind nicht nur ein Werk der Natur. Die »Schattenseite« weist auf Macht- und Geldgier. Es waren nie dichtbesiedelte Gebiete, aber früher wohnten hier die Pächter der zum Teil unvorstellbar reichen schottischen Landeigner; sie wurden aus ihrer kargen Existenz vertrieben, als die Schafzucht rentabler wurde als die kümmerliche Landwirtschaft. Die Reste ihrer zerfallenen armseligen Behausungen kann auch heute noch sehen, wer sehen will. Mit der Heide ist nicht nur der frei dahinschweifende Blick, sondern auch schon seit Jahrhunderten Armut und Leid verbunden.[4] Dies will uns nicht die Berührtheit von der Schönheit des blühenden Heidekrautes nehmen, aber wir sollten begreifen, wie dicht bei Heather Schönheit und Verzweiflung beieinander stehen.

Wenn wir uns bemühen, durch die Schichtungen der Geschichte hindurchzuschauen, tauchen Bilder aus der europäischen Frühzeit auf. »Heidr« ist in der altnordischen Sprache ein Name für Seherinnen und Zauberinnen. Wenn also in manchen Gegenden das Heidekraut heute noch »Beschreikraut« genannt wird, führt der Weg zurück zu jenen weisen Heilerinnen, die ehemals Mensch und Tier gesund erhielten, später als Hexen auf den Scheiterhaufen der Inquisition verbrannten. So blieb von ihnen im Volksglauben das auch von Neid und Mißgunst mitbestimmte Image von Hexen, die heimlich Krankheit und Seuchen über die Familien und das Vieh der Nachbarn bringen, indem sie sie »beschreien«.

Sich ein Zweiglein der Heidekrautpflanze anzustecken signalisiert in manchen Gegenden, daß man allein sein will und keine Gesellschaft haben möchte.[5] Vielleicht war es jedoch ehemals ein mehr oder weniger heimliches Zeichen, an dem sich die verfolgten Frauen in den abgelegenen Gegenden gegenseitig erkannten. Wer ihre Hilfe suchte, schlich im Schutz der Dämmerung zu ihren versteckten Plätzen.

Eine andere Wurzel reicht in geschichtlich noch tiefere Zeiten zurück. Das altnordische »Heidr«, das auch »Heide« bedeutet, führt zu dem Ort »Lyngvi«, jener, wie die Legende weiß, heidekrautbestandenen Insel im See Amsvartnir[6], wo die germanischen Asengötter den Weltenwolf Fenrir[7] angekettet hatten. Er riß sich zum letzten Kampf der Götterdämmerung los und verschlang den Göttervater Odin.[8]

Noch bis ins 10. Jahrhundert war der Glaube an die germanische Götterwelt in Nordeuropa lebendig geblieben. In diesen Übergangsjahrhunderten haben sich die Bilder des alten Glaubens mit den Vorstellungen des neuen christlichen Glaubens vermischt.[9]

Mechthild Scheffer und Wolf-Dieter Storl weisen darauf hin, daß im Volksglauben ein Büschel Heidekraut, am Hofbaum angebunden, Wölfe und Schlangen abschrecke.[10] So haben sich Erinnerungen aus der Tiefe von Weltuntergangsmythologien, vermischt mit dem christlichen Symbol für Sünde, bis in die jüngste Vergangenheit in Volksbräuchen lebendig erhalten, deren ursprüngliche Bedeutungen in Vergessenheit gerieten.

Edward Bach ist im Herbst 1933 der Heilkraft des Heidekrautes begegnet, als er in der Pflanze Kräfte verspürte, die Menschen helfen können, sich aus egozentrischen Verstrickungen zu befreien, sich nicht mehr ausschließlich um eigene Belange zu kümmern, sondern auch die Mitmenschen mit deren Sorgen und Bedürfnissen wahrzunehmen. Dies ist eine Möglichkeit, auf einer persönlichen Ebene wieder geistig-seelische Sensibilität im Verhalten zu sich selbst und zu anderen Menschen zu finden. Darüber hinaus erscheint es mir angesichts der Schicksale, mit denen das Heidekraut verbunden ist, ein sehr berührender Gedanke zu sein, daß, indem die heilenden Kräfte des Heidekrautes wiederentdeckt wurden, es vielleicht auch gelingen könnte, auf einer unbewußt-kollektiven Ebene im Spirituellen vergangenes Leid zu versöhnen.

Die Heather-Meditationstafel

Auf der Meditationstafel von Hermann Haindl sind zwei weit aufgeblühte Pflanzenstengel vor einem Hang zu sehen, der von einer sich in der Ferne verlierenden Fülle rotblühenden Heidekrauts bedeckt ist.
Die Luft darüber nimmt den größten Teil der Bildkarte ein, wobei sich die Farbigkeit von der linken oberen Bildecke zur gegenüberliegenden Seite von tiefem Blau bis zu einem hellen rötlichen Ton verändert, um damit die unterschiedlichen Luftbeschaffenheiten von »kühl« und »warm« anzudeuten, aber auch vom Himmelsblau bis hin zum von Wolken grauen Himmel, mit Regen und Feuchtigkeit in der Luft.

Anwendungsmöglichkeiten

Edward Bach hat den Anwendungsbereich von Heather folgendermaßen beschrieben: »*Für jene, die ständig Gesellschaft brauchen und suchen, weil sie es für notwendig halten, ihre eigenen Angelegenheiten mit anderen zu besprechen, ganz gleich, mit wem es auch sei. Sie sind sehr unglücklich, wenn sie einmal längere oder kürzere Zeit allein sein müssen.*«[11]
Wer ununterbrochen Zuhörer für die eigenen Angelegenheiten braucht, hat Angst vor innerer Leere, vor einer möglichen Bedeutungslosigkeit der eigenen Existenz. Diese muß mit einer hastigen und pausenlosen Darstellung überdeckt werden; wenn niemand mehr zuhört, wird die eigene Unwichtigkeit überdeutlich. Die Folge ist, daß solche Menschen selbst sehr schlecht zuhören können. Oft sprechen Menschen, die Heather brauchen, auffallend schnell, was extrem ermüdend für die Zuhörenden sein kann. Viele dieser Menschen haben in ihrer Kindheit und Jugend die Erfahrung gemacht, daß ihre Bezugspersonen, Eltern, Verwandte, Kindergärtnerinnen, Alterskameradinnen und Alterskameraden, Lehrkräfte etc. sie nicht wichtig nahmen, daß niemand ihnen zuhörte. Aus solchen Erfahrungen kann der Versuch erwachsen, Minderwertigkeitsgefühle und die Angst vor Einsamkeit mit Formen von Geltungssucht zu überdecken.
Oftmals kümmern sich Menschen, die Heather brauchen, jedoch auffallend intensiv um andere Menschen oder engagieren sich zu gemeinnützigen Zwecken, jedoch nicht mit der nötigen Distanz, sondern mit deutlichem Selbstmitleid und in einer Opfermentalität, die ebenfalls darauf

hindeutet, daß diese Verhaltensweisen eingesetzt werden, um Einsamkeitserfahrungen und Liebesmangel auszugleichen.

Symptome der blockierten Heather-Energie

- In Gesellschaft wird jede Gelegenheit genutzt, um das Gespräch auf die eigene Person zu lenken.
- Man spricht auffallend schnell und ausschließlich über eigene Angelegenheiten.
- Man läßt seine Zuhörer nicht zu Wort kommen; ein einmal begonnenes eigenes Thema wird für die Zuhörenden ermüdend lange festgehalten. Die Distanzbedürfnisse anderer Menschen werden nicht zur Kenntnis genommen.
- Oftmals erfolgt eine übertriebene Zuwendung zu Menschen, die als hilfsbedürftig erklärt werden und deren Dankbarkeit man damit erreichen möchte. Dies geschieht ohne Gefühl für die notwendige Distanz, denn es fehlt an Einfühlungsvermögen.
- Man engagiert sich im gemeinnützigen Zusammenhang, nicht der Sache wegen, sondern um Ausgleich für Liebesmangel zu finden.

Heather kann helfen …

… die Ursachen für den Hunger nach der Aufmerksamkeit anderer Menschen u. a. in eigenen Kindheitserfahrungen zu erkennen und entsprechend zu verarbeiten.

… in sich selbst Ruhe zu finden und zu erkennen, daß diese sehr viel unabhängiger von äußerer Bestätigung ist als angenommen.

… zu erkennen, daß man durch selbstherrliche Aneignung von Pflichten anderen gegenüber von diesen keinen Dank gewinnen kann.

… einzusehen, daß man nicht mehr aus innerer Unsicherheit heraus behaupten muß, daß man von allem und jedem etwas verstünde.

… frei zu werden von dem Zwang, sich anderen aufdrängen zu müssen, um Zuwendung zu bekommen.

… eine größere innere Gelassenheit zu erreichen. Man kann in der Gesellschaft anderer Menschen frei atmen, wird selbstsicher.

… eigenen Neigungen zu folgen und unabhängig von anderen Menschen eigene Interessen zu entwickeln.
… gesellschaftliche Aufgaben um ihrer selbst willen zu übernehmen, denn sie dienen nun nicht mehr zur Befriedigung des Bedürfnisses nach der Aufmerksamkeit anderer Menschen, sondern der Sache selbst.

Heather-Meditation

Heather-Meditationselemente

Element:	Luft
Farbe:	Blaßlila
Form:	Zwei sich diagonal kreuzende Linien
Mantra:	Ich bin der Atem vom Großen Vater. Ich gebe dem Leben Geist und Vielfalt.

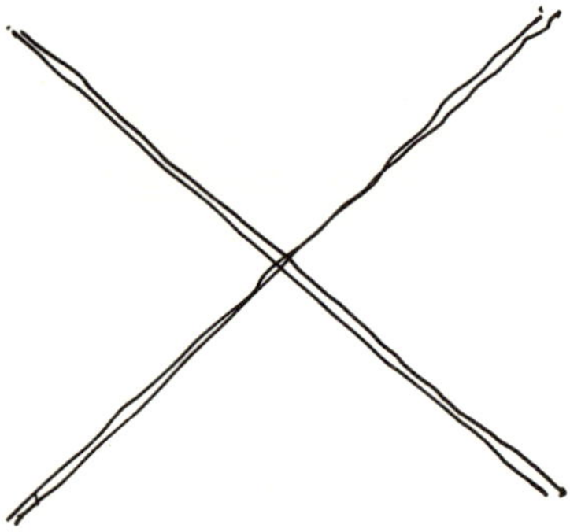

Heather spricht:

Wo ich wachse, ist Einsamkeit und Ruhe. Du kannst den Atem der Unendlichkeit fühlen. Tag und Nacht, Wärme und Kälte: jede Veränderung kündigt sich an im geringsten Lufthauch.

Wenn im Herbst, im Winter und im Frühjahr die Stürme über mich hinwegfegen, vertraue ich auf meine Wurzeln, und wenn meine Blüten die Erde mit Schönheit überziehen, kommen die Bienen zu mir; sie sorgen dafür, daß die Heide weiterleben wird. So bin ich eingebettet im Kreislauf des Jahres und in die Kräfte meines Lebensraums.

Die Einsamkeit weiter, menschenleerer Landschaft ist um mich, aber ich weiß mich geborgen im Atem des Großen Vaters. Schwere und leichte Schicksale sind hier vorübergezogen, ich nehme teil daran und bleibe zugleich zeitlos, denn jedes Geschöpf dieser Erde trägt für sich selbst das eigene Leben.

Das Gemüt antwortet:

Tausende Jahre von Freud und Leid, von Ruhe und Sehnsucht, von Sommerleuchten und Winterskälte begegnen mir in Dir. Meine Brust wird weit, mein Atem wird frei, und ich erhebe meine Stimme und singe ein Lied, das über die Hügel davonfliegt. Klagend ist es und voller Trauer: früh vereinsamte Kindheit und Jugend, bittere Einsamkeit, da ich erwachsen bin. Aber auch Freude ist darin von den Wonnen des Frühlings, von der klaren Luft des Sommers, wenn alle Neigungen und Wünsche in mir nach ihrer Erfüllung drängen.
Atem der Welt! Ich höre Dich atmen – ein und aus – in Stille. Du versprichst Geist und Vielfalt und das Aufgehobensein in Deinem Atem, Großer Vater. Laß mich ganz und gar teilhaben an dieser Kraft. Lehre mich dieses Leben in der Zeit, ohne ängstlich Ausschau halten zu müssen nach anderen. Denn Geist und Vielfalt wohnen in mir selbst.
Ich stecke mir ein Sträußlein Heidekraut an, und die Kraft der alten Heilerinnen und Zauberinnen erwacht in mir. Ich hänge das Sträußlein Heidekraut in meinen Lebensbaum, und ich verstehe wieder den Gesang der Heidelerche und höre im Wind, der über die Heide streicht, die Stimmen der Tiere. Ich lege mich nieder auf die Erdenmutter, umgeben von Tausenden von lila Heidekrautglöckchen, und begreife, was das heißt, angeschlossen zu sein an die Zeitlosigkeit des Lebens.

Anmerkungen

1 Frühlingsheide (Erica carnea), Sumpfheide (Erica tetralix) Dunkelrote Glokkenheide (Erica cinerea) Besenheide oder Schottisches Heidekraut (Calluna vulgaris).

2 Wolfart-Zundel/Cherubini, *Lilith*, S. 133.

3 Das Zitat stammt aus: *Der Planet Heimat.*

4 Vgl. Peter Sager, *Schottland: Geschichte und Literatur, Architektur und Landschaft,* Köln 1980. S. 328 f.

5 Vgl. Scheffer/Storl, *Das Heilgeheimnis der Bach-Blüten,* München 1985. S. 79.

6 Wer die Äußeren Hebriden kennt, kann sich vorstellen, wie diese Insel ausgesehen haben mag.

7 Das altnordische Wort »fen« bedeutet »Sumpf«/»Moor«. Der Fenrir-Wolf galt als ein Moorbewohner. Das stellt mit Heidekraut eine dichte Verbindung her.

8 Fenrir war der Sohn von Loki, und Loki war als dunkles Gegenprinzip zu Odin dessen eigene zweite Seite. Odin begegnet also in sich selbst dem Todesprinzip. Mit ihm geht die Erde im Feuersturm unter und wird, wie die Edda berichtet, als »grüne Erde« wiedergeboren.

9 Vgl. Rudolf Simek, *Lexikon der germanischen Mythologie,* Stuttgart 1984, S. 163 und S. 245.

10 Scheffer/Storl, *Das Heilgeheimnis der Bach-Blüten,* S. 80.

11 Bach/Petersen, *Heile dich selbst mit den Bach-Blüten,* S. 158.

OAK
Stieleiche
(Quercus robur)

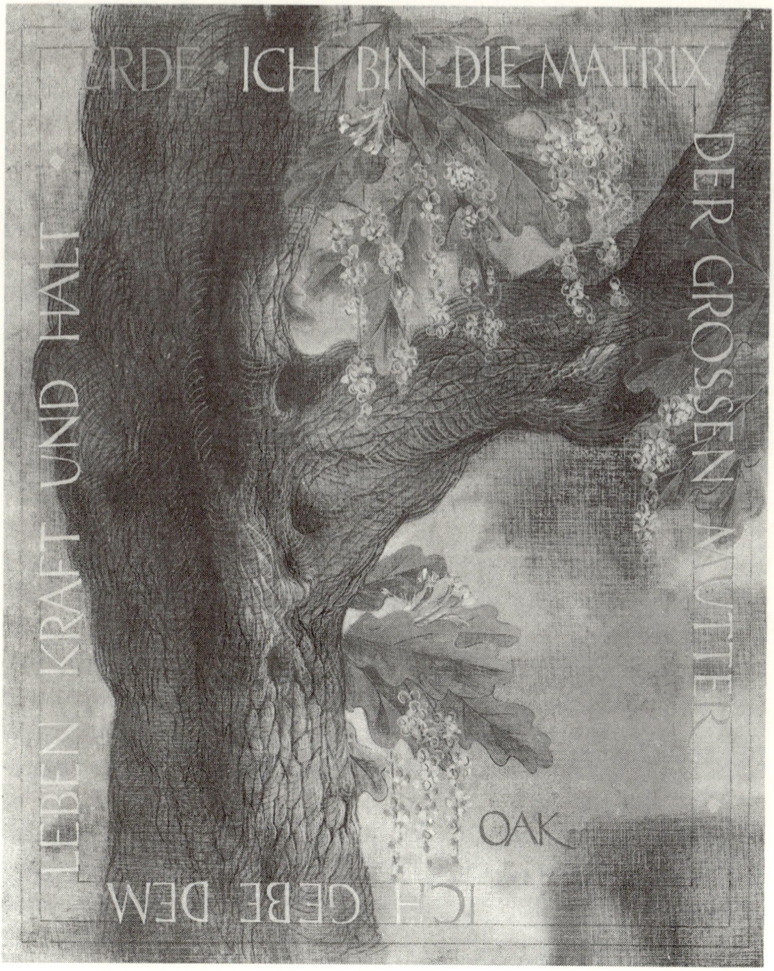

Die Pflanze

Mit ca. 500 verschiedenen Arten bilden die Eichen eine der größten Baumfamilien der nördlichen Hälfte der Erde. Die meisten davon wachsen in Nordamerika. In Mitteleuropa sind, entsprechend den natürlichen Gegebenheiten, vier bis fünf Arten verbreitet, wobei die Stieleiche am häufigsten vorkommt.

Von Natur bevorzugte Lebensräume sind Gebiete mit tiefgründigen, schweren Lehmböden und hohem Grundwasserstand, wie Flußniederungen, aber sie gedeiht auch bis in Mittelgebirgslagen von 400 m bis 500 m Höhe.

Die Eiche wird auch als »Lichtbaum« bezeichnet, weil sie zum Gedeihen viel Licht braucht; alte Eichenwälder sind immer zugleich auch lichte Wälder, wo jede Baumindividualität viel Raum um sich hat.

Stieleichen erreichen Höhen von 40 bis 50 Metern; sie sind durch ein mächtiges Wurzelsystem, das mehrere Meter tief in den Boden hineinwächst, fest verankert. Sie können tausend Jahre und älter werden.

Der Stamm teilt sich relativ früh in Äste, und es bildet sich eine weit ausladende Krone. Die schönsten Baumgestalten bilden Eichen aus, wenn sie frei stehen.

Sie wachsen, wie es der gesamten Pflanzenfamilie eigen ist, sehr langsam; dadurch wird das Holz sehr hart. Dies ist aber auch der Grund, weshalb sie immer weniger in jungen Waldbeständen zu finden sind, da ihnen in einer an ökonomischem Nutzen orientierten Waldwirtschaft schneller wachsende Holzsorten vorgezogen werden.

Der Name Stieleiche bezieht sich nicht auf die kurzgestielten, markant gelappten Blätter, sondern auf die an der Spitze der neuen Austriebe sitzenden unscheinbaren, rötlich gefärbten weiblichen Blüten, aus denen sich an längeren Stielen die Eicheln entwickeln.[1] Blütezeit: April – Mai.

Im Frühjahr nimmt man zunächst nur die männlichen gelbgrünen, herabhängenden Kätzchen wahr; die aus den vorjährigen Trieben wachsen. Die weiblichen Blüten kommen vereinzelt oder auch gebüschelt an den Spitzen der neuen Austriebe; an den eindrucksvollen Eichbäumen sind die weiblichen Blüten nur mit Mühe zu finden. Da der Wind sie bestäubt, hat die Natur keinerlei Lockmittel für Insekten, wie Farbe, Größe oder Duft entwickelt.

Das harte Holz der Stieleiche hat in den vergangenen Jahrtausenden für Bauten im Wasser, für Fachwerkhausbau und vor allem im Schiffsbau

Verwendung gefunden, denn durch den hohen Gerbstoffgehalt ist das Holz gegen Fäulnisbakterien sehr widerstandsfähig. Deshalb wurden bereits im Altertum und bis in die Neuzeit hinein die natürlichen Bestände drastisch reduziert, was in weiten Gebieten Europas zu irreparablen Verkarstungen führte.

Oak: Das Element Erde

Oak steht bei Hermann Haindl im Verbund der ersten vier Helfer-Karten für das Element Erde. Die Form alter Eichen hat nichts Gefälliges, sondern im Gegenteil viel »Erdenschwere«, die an Schicksalsschläge und Lebenskampf erinnert. Die unscheinbaren weiblichen Blüten der Stieleiche, die für die Oak-Blütenessenz verwendet werden, weisen darauf hin, daß die spirituellen Kräfte der Pflanzengeschöpfe unabhängig sind von Größe oder Schönheit.

Die Eiche ist, man möchte sagen, seit alters ein Symbol der Kraft und der Ausdauer, traditionell ein männliches Symbol für Kriegsruhm und Ehre. Aus dem Baum der heiligen Haine der Germanen wurden die frei stehenden Grenz- und Gerichtsbäume des Mittelalters, und spätestens im 18. Jahrhundert begann der vaterländische Kult um die Eiche.[2] Die Auszeichnung für diejenigen Kriegshelden des Zweiten Weltkrieges mit »Eichenlaub und Schwertern«, die am meisten vernichtet, am meisten Menschenleben zerstört hatten, deutet auf die pervertierende Verkehrung der Eichensymbolik hin.

Auf eine viel tiefere Verbindung zwischen Mensch und dem Mitgeschöpf Eichbaum verweist die Tatsache, daß es offensichtlich eine gewisse emotionale Hemmung gibt, alte Eichbäume zu fällen, selbst wenn viele der knorrigen Äste bereits abgestorben oder die Kronen durch Blitzschlag zerstört sind.[3] Auf Viehweiden, besonders in England, kann man auch heute noch gewaltige, in Teilen bereits abgestorbene Baumriesen finden. Dieser Respekt, der alten Eichbäumen entgegengebracht wird, hat historisch sehr alte Wurzeln. Für die Antike war die Eiche ein Baum des Jupiters.[4] Den mittel- und nordeuropäisch-germanischen Stämmen war die Eiche heilig als Baum des Gottes Thor/Donar.[5] Der Jesaja des Alten Testamentes nennt die Eichen Symbole der gewaltigen Kraft der Heidenvölker, die das Volk Israel umgeben[6] und die Jahwe umstürzen und vernichten wird.

Eine heilige Eiche hat im 8. Jahrhundert eine besondere Bedeutung bekommen, in der sich die von Edward Bach beschriebenen positiven und negativen Oak-Eigenschaften ineinanderschichten, in der Form der Resignation und des hoffnungslosen Widerstandes des germanischen Naturglaubens gegen die Christianisierung als auch des fließenden Übergangs in neue Religiosität.
Der angelsächsische Benediktinermönch Bonifatius, von Papst Gregor II. zur Germanenmissionierung gesandt, hatte Anfang des 8. Jahrhunderts im Stammesgebiet der Chatten in Nordhessen eine hochverehrte Donar-Eiche im Zuge der teilweise gewaltsamen Christianisierung fällen lassen.[7] Jahrhundertelang hat zu einer heute nicht mehr bekannten Kirche in der Nähe von Geismar eine Wallfahrt stattgefunden, wobei, so die Überlieferung, die Verehrung dem Kirchenbau selbst galt. Daran läßt sich die Vermutung festmachen, daß aus dem Holz des gefällten heiligen Eichbaums die Kirche erbaut worden war.
Um 830 n. Chr. entstand im ehemaligen Stammland der Cherusker, direkt an der Grenze zu der Region der Chatten, an einem der Felsen der Externsteine bei Paderborn ein großes Steinrelief der Kreuzabnahme Christi. Nikodemus steht auf einem gewaltigen, umgebogenen Baum; ein Hinweis auf die Überwindung alter Glaubensinhalte, aber zugleich auch ihrer Verschmelzung mit der neuen Botschaft, dient der gebeugte Stamm doch dem Eingeweihten Nikodemus, um hinauf zum Kreuz zu steigen.
Auch spätere Generationen haben im Eichbaum ein Symbol für Durchhaltekraft gesehen. Das spiegelt sich bis in unsere eigene Gegenwart in den Werken von Malern und Dichtern wider.[8]
Wie sehr sich die Kraft als Prinzip in der Eiche materialisiert und sich dem Menschen als Gleichnis und Ansporn anbietet, trotz schmerzhafter Verfestigungen durchzuhalten und nicht nur körperlichem und seelischem Leiden, sondern, da so dicht damit verbunden, auch menschlicher Willkür Widerstand zu leisten und dennoch das irdische Leben zu bejahen, hat Hermann Hesse in seinem Gedicht »Gestutzte Eiche« ausgedrückt:

Wie haben sie dich, Baum, verschnitten,
Wie stehst du fremd und sonderbar.
Wie hast du hundertmal gelitten,
Bis nichts in dir als Trotz und Wille war!
Ich bin wie du, mit dem verschnittnen,
Gequälten Leben brach ich nicht

Und tauche täglich aus durchlittnen
Roheiten neu die Stirn ins Licht.
Was in mir weich und zart gewesen,
Hat mir die Welt zu Tod gehöhnt,
Doch unzerstörbar ist mein Wesen,
Ich bin zufrieden, bin versöhnt,
Geduldig neue Blätter treib ich
Aus Ästen hundertmal zerspellt,
Und allem Weh zum Trotze bleib ich
Verliebt in die verrückte Welt.[9]

Diese Verse sind, auch wenn Hermann Hesse das nicht direkt sagt, eine Hommage an die Erde, aus der immer wieder die Kräfte fließen, um den Stürmen des Lebens standzuhalten. In die Erde können die Menschen und Baumgeschöpfe ihre realen oder spirituellen Wurzeln senken, um Standfestigkeit zu finden. In diesem Lebenskampf lebendig und emotional beweglich zu bleiben, wird immer wieder als die eigentliche Kunst des Lebens bezeichnet. Es mag sein, daß Menschen, vor allem ältere Menschen, mit Eigenschaften, die an knorrige, sturmgeschüttelte Eichen erinnern, in einer Gesellschaft, die sich trotz aller Individualisierungsversuche des einzelnen zunehmend zu einer immer anonymer werdenden, fremdgesteuerten Massengesellschaft entwickelt, als starrsinnig empfunden werden. Wäre es jedoch ein Ideal unserer Gegenwart, im Laufe des Lebens eichenähnliche Charaktereigenschaften zu entwickeln, die Definition dessen, was »Starrsinn« ist, würde vermutlich anders ausfallen.

Edward Bach hat 1933 die winzigen Eichenblüten für seine erste Oak-Blütenessenz von einer Gruppe alter Eichen in der Nähe von Cromer in Norfolk/England gesammelt, die auf dem Areal einer ehemaligen römischen Siedlung standen.[10] Das Gefühl für Zeitentiefe dürfte damit in die Blütenessenz eingebunden sein.

Bach hat diejenigen, die Oak brauchen, »tapfere Menschen« genannt. Diese Beurteilung, in der Respekt mitschwingt, findet sich im Zusammenhang mit »Eiche« in keinem der Bücher heutiger Bachblütenexperten. Vielleicht ist da ein ganz wichtiger Aspekt der Oak-Essenz verlorengegangen.

Die Oak-Meditationstafel

Ein wuchtiger, erdfarbener Eichenstamm nimmt die ganze Bildfläche in Anspruch. Der Künstler hinterlegte die Gabelung des gewaltigen Baumstammes mit einem leuchtend gelben Schimmer. Wo sich ein Stamm teilt, sind gewaltige Licht- und Erdenergien am Wirken, denn die Pflanze nimmt in ihrer Orientierung im Raum eine neue Richtung hinzu. Vergrößert sich die Krone, muß sich auch entsprechend im Unsichtbaren die Wurzel vergrößern, um die Standfestigkeit zu sichern. Dies gilt nicht nur für den materiellen Bereich, sondern auch für den spirituellen.

Anwendungsmöglichkeiten

Edward Bach hat den Anwendungsbereich von Oak folgendermaßen beschrieben: *»Für jene, die sich sehr anstrengen und sich Mühe geben, um wieder gesund zu werden, und auch in ihrem täglichen Leben hart kämpfen. Sie werden weiterhin eines nach dem anderen ausprobieren, auch wenn ihr Fall hoffnungslos scheint.*
Sie kämpfen weiter. Sie sind nicht zufrieden mit sich selbst, wenn Krankheit ihnen die Erfüllung ihrer Pflichten oder ihrer Hilfe für andere durchkreuzt.
Sie sind tapfere Menschen, die gegen große Schwierigkeiten ankämpfen, ohne daß ihre Anstrengungen oder ihre Hoffnungen dabei nachlassen.«
Im Widerspruch zu ärztlichen Bescheiden, die keine Besserung einer chronisch gewordenen Krankheit mehr in Aussicht stellen, weiter um die Gesundheit zu kämpfen und nicht aufzugeben, kann bedeuten, daß man sich für seine Familie, für die Pflichten am Arbeitsplatz, in den übernommenen Ämtern und Würden für unersetzbar hält. Aber die Haltung kann auch darauf verweisen, daß der betreffende Mensch über große Ressourcen an Vertrauen und Lebenskraft verfügt und sich nach wie vor für das Leben und gegen Resignation entscheidet.
Es mag im Zusammenhang mit der Energie der Bachblüte Oak erkenntnisvermittelnd sein, sich der großen Zahl von Männern zu erinnern, die mit schweren, oft als irreparabel eingestuften gesundheitlichen Schäden aus den Weltkriegen zurückkehrten. Viele von ihnen haben sich trotz schwerer Einschränkungen in einen normalen Alltag hineingefunden, weil sie als normale Menschen weiterleben wollten.[11] Sie haben gezeigt, daß

durch Willensstärke und durch das Vertrauen in die Lebenskraft Besserungen in scheinbar hoffnungslos erscheinenden Situationen möglich werden können.
Dieser Kampf um Lebensqualität war und ist nur mit großer Willenskraft durchzustehen und immer auch mit Streß verbunden, denn in einer sich gnadenlos an Leistung orientierenden Gesellschaft erhält oft nur das Verschweigen von Schmerzen, Erschöpfung und Niedergeschlagenheit den mühsam errungenen Platz in der Arbeitswelt, im privaten Freundeskreis, in der Familie. Das macht es schwierig, nicht emotional zu verhärten. Chronische Erkrankung, welcher Ursache auch immer, bedeutet nicht zugleich automatisch Todesnähe, aber durch die zeitliche Dauer eine zunehmende Annäherung an die Talsohle der Leidensfähigkeit. Gerade der alltägliche Streß der Beeinträchtigung verschleißt die Lebenskräfte.
Es leuchtet ein, daß Krankheiten generell chronisch werden können, wenn keine Kompromisse zustande kommen zwischen körperlichen und emotionalen Befindlichkeiten und einem Verantwortungsbewußtsein, das alle anderen Gefühle und Bedürfnisse überlagert. Pflichtgefühl und Ehrgeiz stehen oft dicht beieinander; wenn ein Mensch nicht nachgeben oder auf Verantwortungen verzichten kann, weil Prestige und Einfluß damit verbunden sind, deutet dies eher auf Verhärtungen im Selbstbild als auf menschliche Größe und Opferbereitschaft. Wenn die Einschätzung der eigenen Möglichkeiten und Grenzen sich nicht mehr mit der körperlichen und geistigen Realität deckt, ist Oak ein Mittel, das hilft, nachzugeben und loszulassen.
Zu erkennen, daß man entbehrlich und auch ersetzbar ist, ist meist eine Herausforderung an die eigenen Geistes- und Seelenkräfte, verhilft aber auf Dauer zu einer größeren Gelassenheit im Umgang mit sich selbst und mit den eigenen Einschränkungen.

Symptome der blockierten Oak-Energie

- Übernommene Aufgaben werden als Verpflichtung empfunden, die man in jedem Fall zu erfüllen hat.
- Eigene Bedürfnisse haben hinter den Pflichten zurückzustehen, auch wenn dadurch die notwendige körperliche und seelische Erholung zu kurz kommt.

- Andere erfahren nichts von den Belastungen; man klagt nie.
- Man bittet nicht um Hilfe und gibt einmal übernommene Pflichten nicht so ohne weiteres ab.
- Man ist davon überzeugt, daß niemand anstehende Aufgaben mit der gleichen Sachkenntnis ausführen könnte, mit dem gleichen Verantwortungsbewußtsein ausführen würde wie man selbst.
- Im Fall einer chronischen Beeinträchtigung durch Krankheit kämpft man, auch wenn es von den Fachleuten als aussichtslos bezeichnet wird, um Besserung und läßt die Hoffnung nicht sinken, wieder gesund zu werden, nicht zuletzt deshalb, um übernommene Aufgaben weiterhin oder wieder erfüllen zu können.
- Die physische und psychische Dauerbelastung führt irgendwann zu einem Verlust an Freudefähigkeit. Es wird vergessen, daß Kräfte zum Durchhalten nicht nur aus Willensstärke, sondern auch aus dem Wechsel von Ruhe und Arbeit, von Pflicht und Freude gewonnen werden können.

Oak kann helfen...

... die Bedürfnisse des eigenen Körpers anzuerkennen und ohne schlechtes Gewissen Ruhepausen zu machen, um in der Entspannung neue Kräfte zu sammeln,

... Ursachen für Niedergeschlagenheit in der Überanstrengung zu erkennen und Ausgleich auch in Freizeit und privaten Interessen zu finden,

... fünf auch einmal gerade sein zu lassen,

... einzusehen, daß andere Menschen mit ihren eigenen Möglichkeiten zurechtkommen, auch wenn man ihnen nicht hilft.

Oak-Meditation

Oak-Meditationselemente

Element:	Erde
Farbe:	Grün in den Variationen von hell bis dunkel
Bewegung:	Quadrat
Mantra:	Ich bin die Matrix der Großen Mutter. Ich gebe dem Leben Kraft und Halt.

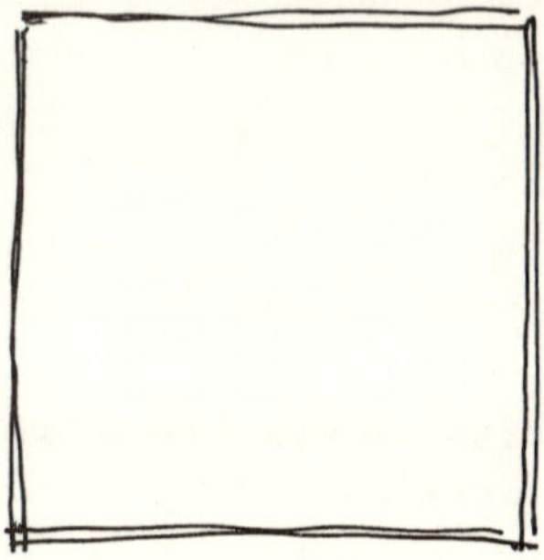

Oak spricht:

Ich bin eines der kraftvollsten Geschöpfe der Erde; in meinen Ästen webt die Zeitlosigkeit. Geduld und Ausdauer sind meine Tugenden, und ich beuge mich niemandem, außer unserer Mutter, der Erde, wenn sie mich einmal heimrufen wird ins Vergessen.
Stürme und Blitze reißen mir Äste weg, aber meine tiefen Wurzeln halten mich aufrecht, nicht, weil ich stolz bin, nicht, weil mich Mut durchdringt, sondern: weil ich lebe.
An mir könnt Ihr erfahren, was Erdenkraft ist: nicht gut, nicht böse, nicht stolz, nicht hochfahrend; es ist der Atem der ewigen Wiederkehr, der aus der Tiefe kommt und in mir pulst, in der Kälte des Winters, in der Hitze des Sommers. Solange meine Wurzeln in das Grundwasser der

Erde hinabreichen, können weder der Wind noch das Feuer der Sonne mich fällen.
Wenn der Sturm mich beugt, ängstigt Euch das gewaltige Rauschen, aber wenn die Stille zurückkehrt, bin ich bis zum letzten Blatt erfüllt von der glänzenden Lust und Schönheit des Lebens, denn alles, was welk und abgestorben an mir war, habe ich im Wind abgeschüttelt.
Oft brechen Äste von mir ab, ja, ich bin mitnichten kompromißbereit, sondern auch starrsinnig. Aber wenn unter dem Feuer der Blitze sich Brandwunden tief in mein Holz fressen, weiß ich, daß ich in der Verbindung zwischen Himmel und Erde als Mittler der Energien gebraucht werde.
Vom herabtropfenden Regen bilden sich, einer Kette von Perlen vergleichbar, kleine Löcher im Boden, jedes Grübchen ein Mund der Erdenmutter, durch den sie die Wasservorräte in ihren Tiefen aus der Höhe des Himmels wieder auffüllt, um mir und auch Dir zu trinken zu geben.
Schön bin ich und geheimnisvoll, wenn in der Nacht die volle Mondin mit ihrem weichen Schimmer mich zum Geheimnis werden läßt. Wenn in meinem harten Holz die Stimmen des Wassers aus der Erde durch die Wurzeln emporsteigen und wispernd über meiner Blätterkrone hinschweben. Dann verzaubert die Mutter ihre Kinder und spielt im Mondenlicht mit uns knorrigen Riesinnen.
Ihr Menschen habt heute keine Geduld mehr für uns; wir Eichen wachsen Euch zu langsam. Jahrtausende habt ihr unser Holz für Eure Häuser genutzt, für Eure Schiffe. Jetzt versteht Ihr nicht mehr, daß, wenn wir aus Eurem Leben verschwinden, Ihr Quellen Eures eigenen Lebens verliert, die Ihr durch uns gewonnen habt: das reine Grundwasser, die saubere Luft. Ihr seid so einfältig zu glauben, die Schönheit des Lebens käme aus der schnellen Oberflächlichkeit, von schnellen Verbindlichkeiten: Das sind jedoch keine Formeln für wirkliches Leben.

Das Gemüt antwortet:

Erde, wie wunderbar mußt Du sein, daß wir Menschen zu solch starken Pflanzengeschöpfen aufschauen können. Wenn der Wind in den Eichen rauscht: Jahrzehnte sind wie ein Tag, tausend Jahre sind ein Leben.
Als Kind habe ich mit Deinen Eichelfrüchten gespielt. Jetzt, wo ich älter

werde, erinnere ich mich wieder an die Botschaften, die aus Deinem Inneren zu mir kamen: »Leben ist nicht schwer, Leben ist nicht leicht, Du mußt es leben, wie es ist: Standhalten ist besser als Umfallen, aber Du brauchst tiefe Wurzeln, daß Dich nicht jedes Lüftlein umblasen kann. Wappne Dich, das Leben fordert Dich heraus. Aber wenn ein Ast abbricht, bricht noch nicht zugleich der Stamm. Dort oben, wo die frischen Triebe sind, kommen jedes Jahr neue Blüten, wirbelt der Wind Dir Fruchtbarkeit und neues Leben zu.«

Eiche, ich berühre Deine Rinde, lege meine Hand in die tiefen Schrunden Deiner Borke. Wieviel hundert Jahre bist Du alt? Bist Du sanft oder grimmig in Deiner Energie? Spürst Du mich, wenn ich mich mit meinen wenigen Lebensjahrzehnten an Deinen Stamm lehne, dort, wo er sich dick und knorrig in die Erde senkt? Ich kann Deine Wurzeln nicht sehen, aber wenn Du mir wohlgesonnen bist, läßt Du die Regungen Deines Wurzelkreises als Schwingungen durch meinen Körper fließen. Ich bin voller Respekt und Bewunderung und hebe die Hände empor zu der Kraft, die dies alles gemacht hat und zu der alles zurückkehren wird.

Ich setze mich nieder in Deinen machtvollen Schatten und lausche auf das Licht, das Dich durchflutet; eine große Ruhe kehrt in mich ein. Du lehrst mich, daß Geduld auch Gleichmut ist angesichts eines Lebens, das in immer wiederkehrendem Rhythmus Jahrzehnt um Jahrzehnt kommt und geht.

Lehre mich, stark zu sein, wenn es lebensnotwendig ist. Lehre mich, mutig zu sein, ohne stolz und hartherzig zu werden. Lehre mich, Leiden zu ertragen, wenn es denn sein muß, ohne im Herzen abzusterben. Lehre mich, loszulassen, wenn die Zeit dazu gekommen ist.

Anmerkungen

1 Eichen sind »einhäusig«, d. h. die männlichen und weiblichen Blüten sind getrennt, wachsen aber auf derselben Pflanze.

2 Vgl. Susanne Fischer, *Blätter von Bäumen: Legenden, Mythen, Heilanwendung und Betrachtung von einheimischen Bäumen*, Frankfurt am Main 1984 (8. Aufl.), S. 60.

3 Das alte Sprichwort, bei Gewittern Buchen aufzusuchen, aber »Eichen zu weichen« hat einen konkreten Grund. Da die Eichen mit den Wurzeln im Grundwasser stehen bzw. Standorte über Wasseradern bevorzugen, sind sie mehr als andere Bäume blitzgefährdet.

4 Die berühmteste Jupiter-Eiche stand im heiligen Hain der Stadt Dodona in Epirus. Unter ihr wurde das Orakel befragt. Wenn der Wind durch die Zweige fuhr, wußte die weissagende Priesterin, daß Jupiter anwesend war.

5 Der heiligste Baum der Germanen war die Esche, denn der Weltenbaum Ygdrasil war eine Esche.

6 Vgl. Jesaja 2, 13.

7 Vgl. Rudolf Simek, *Lexikon der germanischen Mythologie.* S. 78.

8 Eines der eindrucksvollsten Beispiele ist das Gemälde von Caspar David Friedrich: »Klosterfriedhof« im Schnee von 1810. Das Bild ist 1945 in den Wirren des Kriegsendes verbrannt. Im Vordergrund des verschneiten Friedhofes, im Hintergrund eine Klosterruine, stehen zwei hohe Eichstämme, der größte Teil ihrer Äste ist abgebrochen. Einsamkeit und Stille, aber unter der Hoffnungslosigkeit wartet dennoch der nächste Frühling, daß die wenigen noch verbliebenen lebendigen Äste der Eichen wieder ausschlagen werden.

9 Hermann Hesse, *Bäume,* Frankfurt am Main 1984, S. 107.

10 Vgl. Nora Weeks, *Edward Bach*, S. 103.

11 Das gleiche gilt heute für ungezählte Menschen, die mit Behinderungen geboren werden (Stichworte: Contergan, Hiroshima, Tschernobyl, Aids ...) oder sich durch Unfälle mit einer eingeschränkten Gesundheit arrangieren müssen.

Die drei Helfer:
Körper, Seele und Geist

OLIVE
Ölbaum
(Olea europaea)

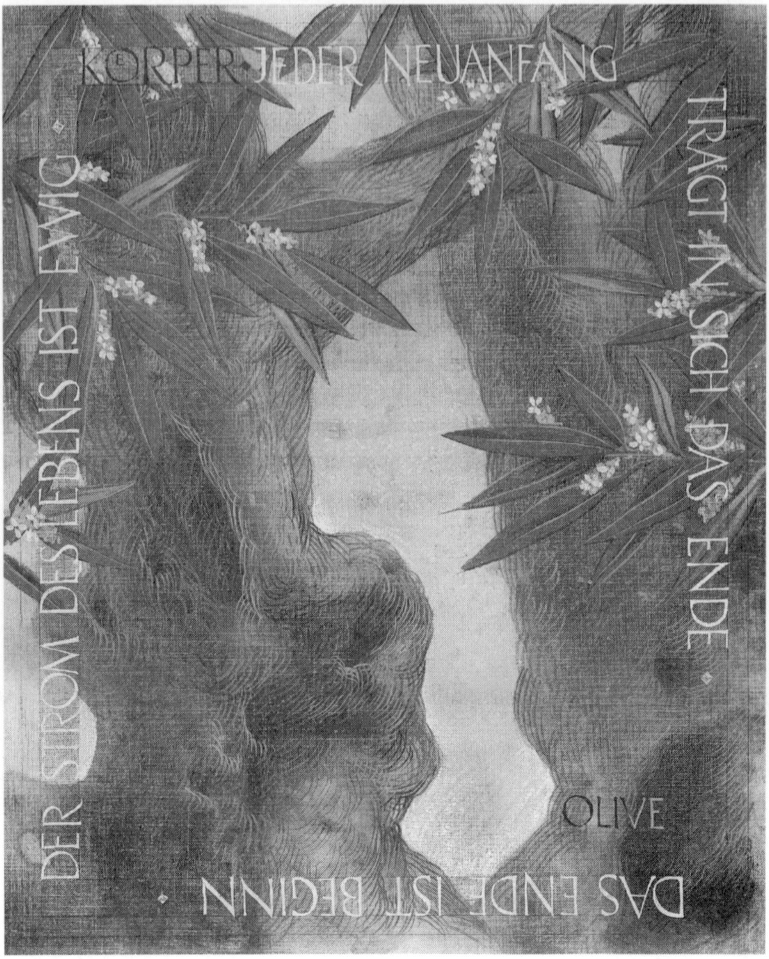

Die Pflanze

Der Olivenbaum ist eine der ältesten Kulturpflanzen der Welt. Die Rispen mit den gelblich-weißen Blütchen wachsen aus den Achsen der paarig angeordneten, länglichen Blätter. Die Bäume blühen, je nach Sonnenlage, von April bis Juni. Die kleinen Früchte liefern, kalt gepreßt, ein außerordentliches Öl, das nicht nur von der Kirche als Salböl benutzt wird, sondern in der Herstellung von Medikamenten und Kosmetika Verwendung findet und das selbstverständlich wegen seiner exquisiten Qualität als Speiseöl geschätzt ist.

Die eindrucksvollen Bäume mit dem silbrig-grünen Laub prägen die Landschaften des Mittelmeerraums. Da und dort lassen sich Exemplare finden, die um die tausend Jahre alt sein dürften. Oftmals sind die Stämme auseinandergebrochen, leben aber in ihren einzelnen Stammteilen weiter. Man sagt, daß es auf dem Hang des »Gartens Gethsemane« in Jerusalem noch einige Ölbäume gäbe, die bereits zu Jesu Zeiten dort gestanden hätten.

Die Olive-Meditationstafel

Der Olivenbaum ist schon seit Jahrtausenden ein Diener des Menschen: Je nach Landschaft, das heißt der Sonnenintensität, werden die Bäume immer wieder tief ins Holz zurückgeschnitten, damit keine schattenwerfenden Kronen entstehen und blütentragende Ästchen wachsen. Im Selbstheilungsprozeß bilden die Bäume im Laufe der Zeit zum Teil bizarre Formen aus.

Hermann Haindl hat im Zusammenleben mit diesen alten Baumgeschöpfen eine sehr enge Beziehung aufgebaut. Viele Male hat er toskanische Olivenbäume gemalt, und mit jedem Bild wuchs seine Verehrung für sie.

Olive: Die Seinsform »Körper«

In der Dreiergruppe »Körper-Seele-Geist« innerhalb der Siebenergruppe der Helfer nimmt bei Hermann Haindl die Blüte »Olive« die Position des Körpers ein. Der indische Arzt Sudhir Kakar beschreibt, welche Bedeutung in seiner Kultur das Einölen des Körpers hat. Es ist ein Bestandteil täglicher Körperpflege, zugleich aber ein Teil des Verständnisses der Ganzheitlichkeit des Lebens. Man pflegt den Körper mit Ölen, um in seiner Schönheit die Schönheit des Kosmos zu ehren und der Sehnsucht nach spiritueller Teilhabe an ihm Ausdruck zu geben.

Dem Körper, den Sudhir Kakar als einen »Tempel des lebendigen Gottes« bezeichnet, kommt eine große Wichtigkeit in mystischen Ritualen zu, dient er uns doch als Brücke zum Verstehen der geistigen Welt, etwa wenn Jesus vom Brot als seinem Leib und vom Wein als seinem Blut spricht.

Edward Bach ist in dem berühmten Freimaurer-Vortrag von 1936 auf die nichtmateriellen Aspeke des Körpers eingegangen: »Wir sind uns alle bewußt, daß unser Körper nicht die einzige Ursache unserer Schwierigkeiten ist. So sagen wir beispielsweise nicht ›Mein Körper ist besorgt oder niedergeschlagen oder hat Angst‹. Vielmehr sagen wir: ›Ich mache mir Sorgen, bin niedergeschlagen oder habe Angst.‹ Auch sagt wohl niemand: ›Meine Hand tut sich weh.‹ Nein, wir sagen: ›Meine Hand tut mir weh.‹ Wenn wir nichts als Körper wären, so gäbe es für uns nichts als … die Befriedigung unserer unmittelbaren Bedürfnisse. Aber dies ist nicht der Fall. Jedes freundliche Lächeln, jeder freundliche Gedanke, jede aus Liebe und Sympathie oder Wohlwollen für andere ausgeführte hilfreiche Tat ist ein Beweis dafür, daß es in uns etwas gibt, das größer ist als das, was wir sehen – daß wir einen göttlichen Funken in uns tragen und an einem unsterblichen Prinzip teilhaben.«[1]

Die Meditationstafel von Hermann Haindl stellt dieses »Sein« des Körpers in den beiden Welten des Körperhaften und des Geistig-Seelischen auf der Symbolebene mit dem Olivenbaum dar: Zwischen den alten erdhaften Stämmen leuchtet helles Licht, das sich auch in den Blüten wiederfindet, deren zarten Duft man zu spüren vermeint. Die glatten lanzettförmigen Blätter signalisieren Vitalität. Man glaubt es dem Olivenbaum, daß er immer wieder zu einem Weiterleben fähig ist und zugleich in seinen Blüten und im Öl der Früchte körperliche und spirituelle Lebendigkeit weitergeben kann.

Die Menschen in den Ländern um das Mittelmeer nutzten schon immer die Früchte des Olivenbaums. Weder das köstliche kalt gepreßte Öl noch die in Salzlösung oder Öl mit Kräutern eingelegten Oliven gelten als Delikatesse, sondern sind heute noch ein normaler Bestandteil der täglichen Nahrung.

Durch den lebenspendenden Dreiklang aus Brot, Öl und Wein ist die Nahrung Brücke zwischen der materiell-körperlichen und der spirituellen

Ebene. Wer einmal am Tisch einer Ölbauernfamilie in einem südlichen Land gesessen und gemeinsam mit ihnen die jahreszeitlich üblichen Speisen gegessen hat, dem vermittelt sich noch immer etwas von der archaischen Energie der Nahrung.

Gemeinsam essen war ein herausgehobenes Kennzeichen der frühen Christengemeinden. Jörg Zink: »Die Christen waren an einem sehr körperlichen Vorgang zu erkennen: nämlich der gemeinsamen Mahlzeit. Sie sagten damit: ›So gehören wir zusammen. So sorgen wir füreinander. Und so wird Gott für uns sorgen, wenn unser Tisch auf dieser Erde abgeräumt sein wird.‹ Die Mahlzeit war ihnen ein Bild für das Leben überhaupt.«[2]

In dieser Vorstellung von der Rolle der Nahrung für unseren irdischen Körper schimmert der geistige Leib hindurch. Verstehen wir die Blütenessenz Olive als Energie des »wissenden« Körpers, so wird deutlich, wie sehr sie für leidende Menschen zur Helferin werden kann, denn im Olivenbaum hat sich in der Geschichte der Menschen die Sehnsucht nach Übereinstimmung zwischen materieller Sicherheit und innerem und äußerem Frieden, nach emotionaler Wärme und Kraft inkarniert: In der biblischen Geschichte von der Sintflut bringt die Taube ein Blatt des Ölbaums zurück, als Zeichen der Hoffnung auf einen neuen Beginn des diesseitigen Lebens in Übereinstimmung mit dem Göttlichen.

Mit Kränzlein aus Olivenzweigen, die da und dort noch in den Ländern rund ums Mittelmeer bei der Geburt eines Kindes an die Haustür gehängt werden, erbittet man Schutz für das Neugeborene, aber das Kränzlein ist auch zugleich ein Zeichen des Dankes für körperliche Fruchtbarkeit. In der Hand eines Toten dagegen wird der Olivenzweig zum Symbol für die Endlichkeit des diesseitigen Lebens im materiellen Körper und für die Transformation in die spirituelle Welt.[3]

Die Notwendigkeit, Körper und Seele als Einheit zu begreifen, wird heute auch von der Schulmedizin erkannt, wenngleich man auch heute noch nicht sehr viel mehr über die Seele weiß, als es Aristoteles tat, nämlich daß der physische Körper aus den seelischen Vitalkräften heraus lebt und daß die Seele, so wie sie sich äußert, Ausdruck der Persönlichkeit ist, die wir noch immer für unser höchstes Gut halten.

Im Körper begegnet uns die gleiche heilige Zahl wie in der Zahl der sieben Helfer. Sie hat sich im System der sieben Chakren manifestiert, die unseren materiellen Körper als sieben Energiezentren wie eine Lichtschnur durchziehen, entsprechend den Hauptdrüsen des materiellen Körpers.[4] Mit Hilfe dieser Energiezentren verbindet sich der hautbegrenzte Leib mit dem sogenannten Ätherleib.[5] Dessen Form und Farbe gibt Auskunft nicht nur über den Zustand der körperlichen Gesundheit, sondern auch über seelische Haltungen: Wut und Neid, Hilfsbereitschaft und Güte haben ihre eigenen Farbwerte und strahlen um einen jeden materiellen menschlichen Körper.

Dieser feinstoffliche Ätherleib bildet die Brücke zwischen dem physischen Körper, dem nicht mehr stofflichen Astralleib und dem Mentalkörper; der letztere entsteht im Laufe des Lebens aus der jeweils individuellen Spiritualität. Mit dem Bewußtsein für den Übergang der Materie unseres Körpers in die seelisch-geistigen Bereiche öffnen sich viele Möglichkeiten spiritueller Erfahrungen.[6]

Es existiert kein Hinweis von Edward Bach, warum er die mediterrane Olivenblüte, die aufgrund des Klimas in England nicht zu finden ist, in die Gruppe der sieben Helfer aufgenommen hat. Vielleicht haben ihn die vielen verzweifelten Menschen, die mit chronischen Beschwerden zu ihm kamen, an die Einsamkeit von Jesus im Olivenhain von Gethsemane erinnert. Vielleicht ist aber auch eine andere Erklärung sinnstiftend. Bach berichtete, wie Nora Weeks schreibt, des öfteren über Details aus früheren Inkarnationen, in denen er ebenfalls als Heiler gearbeitet habe.[7] In seiner außergewöhnlichen Begabung, kranken Menschen zu helfen, hat er vielleicht sowohl in der in England nicht wildwachsenden, aus dem Himalaja stammenden Blüte Cerato als auch in der Olivenblüte Wissen aus früheren Leben genutzt; er betonte immer, daß er seine außergewöhnliche Fähigkeit, die heilenden, geheimen Kräfte der Pflanzen zu erkennen, einer höheren Macht verdanke.

Anwendungsmöglichkeiten

Edward Bach hat den Anwendungsbereich von Olive folgendermaßen beschrieben: *»Für jene, die seelisch oder körperlich so gelitten haben, so erschöpft und müde sind, daß sie das Gefühl haben, keine Kraft mehr zu besitzen, um sich von neuem anzustrengen. Das tägliche Leben ist für sie Schwerarbeit, freudlose Mühe.«*[8]

Die Lebenskraft ist verausgabt. Alle Energiereserven sind verbraucht. Die Last schwieriger Erlebnisse konnte nicht mehr abgebaut werden und hat sich in Tiefenschichtungen des materiellen Körpers festgesetzt und diesen krank werden lassen. Man fühlt sich total überfordert.

Unser Körper ist unser bester Freund, und er lügt nie. Wenn wir erschöpft sind, brauchen wir Ruhe und eine Chance, wieder zu Kräften zu kommen. Aber wir haben sehr oft zum Körper ein gestörtes Verhältnis, betrachten ihn als unseren Diener, der zu tun hat, was wir von ihm fordern: Stets jung, leistungsfähig, schön und gesund hat er zu sein. Das kann er gar nicht, denn nichts im Leben ist so gewiß wie der Alterungsprozeß, auch wenn wir heute viele Möglichkeiten haben, den Ablauf zu verlangsamen. Alexander Lowen, der Vater der Bioenergetik: »Wir behandeln unseren Körper schlimmer als unseren ärgsten Feind: Wenn wir Hunger haben, essen wir, wenn wir Durst haben, trinken wir, wenn aber unser Körper andere elementare Rechte fordert wie Bewegung und Entspannung, Lust und Zärtlichkeit, dann streiken wir, verweigern dem Körper, was des Körpers sein sollte.«[9]

Vielleicht bedarf es eines neuen Verständnisses für die Ursachen von chronischen Leiden. Um unsere körperlichen und mentalen Kräfte zu erhalten, müssen wir vielleicht erst einmal lernen, zu verzeihen, damit sich die in unserem Körper tief verkapselten Niederschläge von Demütigungen, Wut oder Verzweiflungen lösen können. Unter Umständen lassen sich chronisch gewordene Probleme auf erbliche Krankheiten zurückführen oder etwa auch auf Schwächen der Eltern, wie Alkohol- oder Drogenanfälligkeit. Der Körper muß dieses Erbe tragen. Vielleicht auch verweisen Herzprobleme öfter als dies wahrgenommen wird, auf Linkshändigkeit. Linkshändige Kinder machen von Anfang ihres Lebens an die Erfahrung, daß ihre aktive Hand die »linkische« Hand genannt wird, das »nicht schöne Händchen«. Irgendwann sind die Muskeln der gesamten linken Körperhälfte in der Tiefe so verspannt, daß sich daraus eine Beeinträchtigung des Herzmuskels ergeben kann. Gelingt die Auflösung bewußt, so brauchen sich weder Versagens-, noch Wut- oder Schuldgefühle als chronische Krankheit im Körper niederzuschlagen.

Symptome der blockierten Olive-Energie

- Man fühlt sich über Wochen und Monate körperlich und seelisch kraftlos und müde. Alle Energien sind aufgezehrt.
- Die geringsten Anforderungen werden als übergroße Belastung erfahren.
- Menschen, die bereits von der familiären Veranlagung her nicht beson-

ders belastbar sind, neigen dazu, sich zu schwierige Aufgaben zuzumuten.

- Oftmals entsteht der blockierte Olive-Zustand aufgrund einer langanhaltenden schweren Erkrankung oder dauerhafter familiärer Konflikte.
- Eine der Folgen der Erschöpfung sind vermehrte Schlafstörungen.
- Wenn die körperliche Erschöpfung nicht durch Phasen der Erholung und Regenerierung ausgeglichen werden kann und statt dessen zusätzlich unvorhergesehene Belastungen hinzukommen, besteht ernsthafte Gefahr.

Olive kann helfen...

... zu verstehen, daß es keinen Sinn hat, mehr von sich selbst zu verlangen, als man körperlich und seelisch zu verkraften in der Lage ist.

... daß es eine Frage der Lebensklugheit ist, den eigenen Leistungsumfang zu akzeptieren und auf den eigenen Körper zu hören. Phasen der Anstrengung müssen Ruhephasen folgen, damit Körper und Seele sich wieder regenerieren können.

... die eigenen Ressourcen kennenzulernen, um sie bewußt wieder füllen zu können, sei es mit Sport oder mit kreativem Tun, wie Malen oder Musizieren, mit dem Aufsuchen bestimmter Landschaften, Tragen von Edelsteinen auf den Chakren etc.

... Probleme zu lösen, die sich oft in Erschöpfung und chronischen Krankheiten ausdrücken.

... wieder Freude zu haben an eigenen Interessen, an zwischenmenschlichen Kontakten, an körperlichen Tätigkeiten, wie etwa Wandern.

Olive-Meditation

Olive-Meditationselemente

Seinsstufe:	Körper
Farbe:	Türkis
Form:	Fünfeck mit der Spitze nach oben, ein Punkt in der Mitte
Mantra:	Jeder Neuanfang trägt in sich das Ende. Das Ende ist Beginn. Der Strom des Lebens ist ewig.

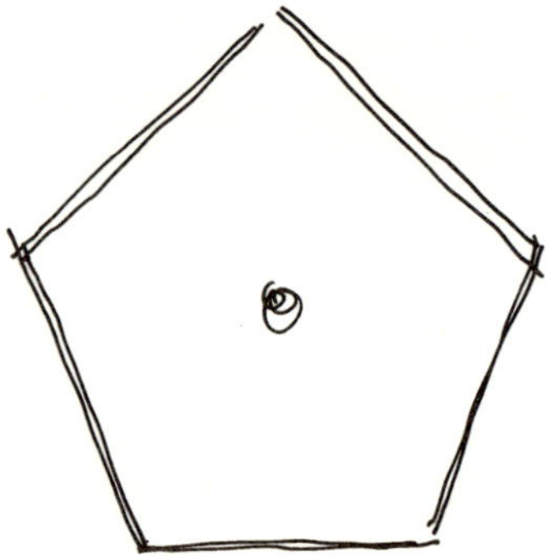

Der Olivenbaum spricht:

Bevor sich aus dem Kern meiner Früchte ein Keim entfaltet, schiebt sich ein Würzelchen hinunter in die dunkle Erde. Es muß zu einer starken Wurzel werden, erst dann kann ich meine Blätter bilden und nach oben zu wachsen beginnen.
Vom ersten Tag meines Pflanzenlebens an muß ich auf die innere Stimme hören, denn meine Blätter dürfen nicht schneller zum Leben drängen, als meine Wurzel nach dem Wasser im Erdreich hinwächst. Ohne diese starke Verankerung verdurste ich. So lerne ich früh, meine Lebenswünsche nach meinen Lebensmöglichkeiten auszurichten, denn wenn im heißen Sommer die Erde aufreißt vor Trockenheit,

muß ich warten, bis der Regen kommt. Wenn die Menschen meine Äste schneiden, muß ich meine Heilkräfte für mich nutzen, und ich werde mit jedem Jahrzehnt stärker.
Meine kleinen Blüten duften wie die Süße des Frühlings im Sonnenschein über dem weiten schönen Land, wenn Vögel in meinen Ästen umherfliegen und ihr Gesang die Luft erfüllt.
Aus meinen Früchten fließt das goldene Öl, Labsal für die Menschen, die mich nutzen als Nahrung, für die Schönheit und Gesundheit ihrer Körper und um die besonderen Zeiten des Lebens mit Salböl zu heiligen. Mit meinem Öl und meinen Früchten diene ich ihnen.
Meine Blüten sind für diejenigen, die erkennen wollen, was ihr Leben schwer macht, warum sie erschöpft sind. Der Duft und die geheime Kraft meiner Blüten löst Müdigkeit und bringt Erfrischung, macht den Leib und mit ihm die Seele wieder strahlend und froh. Denn ich bin ein Geschöpf von Vater Sonne und Mutter Erde, und mit mir füllen sich die Vorratskammern der Lebenskraft wieder auf.

Das Gemüt antwortet:

Der Schlaf hat mich verlassen, ich bin müde und erschöpft. Lasten liegen auf meinen Schultern, die ich nicht mehr zu tragen vermag. Ich möchte niedersinken und die Augen schließen und schlafen, nichts als schlafen.
Wo ist meine Lebenskraft hin? Ich vermeinte, viel davon zu haben, aber ich habe mich geirrt. Nun ist mir alles zu viel; die Quellen in mir sind vertrocknet.
Ich umfange Deinen Stamm mit meinen Armen, befühle deine rissige Rinde, spüre Dein altes, hartes Holz, labe meine Augen an dem silbrigen Schleier Deines Laubes. Ich bin ganz Sinn, um den Duft Deiner Blüten in mich aufzunehmen, der über dem Land schwebt.
Ich weine, weil ich so kraftlos bin, aber langsam beginne ich, die Erde unter meinen Füßen wieder zu spüren, meine Atemzüge werden ruhig, und ich fühle die Sonne auf meiner Haut. Wärme durchflutet mich, ich kehre wieder zurück ins Leben, das aus jedem Vogelgezwitscher ruft, aus jedem Windhauch spricht.
Ich erkenne, daß ich mit der kostbaren Gabe des Lebens nicht sorgsam genug umgegangen bin. Ich will von nun an auf die Stimmen meines

Körpers hören und ihm geben, was er braucht. So wie Du werde ich versuchen, nur dann zu wachsen, wenn meine Wurzeln ins Wasser reichen, und auf Kühle zu warten, wenn die Anstrengungen des Lebens zu groß werden. Es ist nicht einfach, demütig die eigenen Grenzen zu respektieren, aber ich will es versuchen.

Anmerkungen

1 Edward Bach: Der Freimaurer-Vortrag. In: Howard /Ramsell, *Edward Bach: Die nachgelassenen Originalschriften,* S. 197.

2 Jörg Zink, *Die Wahrheit läßt sich finden. Dokumente aus der Bibel und Erfahrungen von heute.* Stuttgart 1972, S. 226.

3 Vgl. Maria Schwelien, »Der Baum in der Kunst«. In: Moltmann-Wendel/Schwelien/Stamer, *Erde, Quelle, Baum,* S. 225.

4 Es sind die Chakren, die als spirituelle Energie den Hauptdrüsen des materiellen Körpers entsprechen.

5 Dieser Ätherleib läßt sich inzwischen mit Hilfe der Kirilian-Fotografie als eine Art elektrisches Feld physikalisch nachweisen.

6 Vgl. George Trevelyan, *Eine Vision des Wassermann-Zeitalters,* Freiburg i. Brsg. 1980.

7 Nora Weeks, »Erinnerung an Edward Bach«. In: Howard/Ramsell, *Edward Bach: Die nachgelassenen Originalschriften,* S. 210–215.

8 Bach/Petersen, *Heile dich selbst mit den Bach-Blüten,* S. 158.

9 Alexander Lowen, *Der Verrat am Körper*, Reinbek 1983.

WILD OAT
Waldtrespe
(Bromus ramosus)

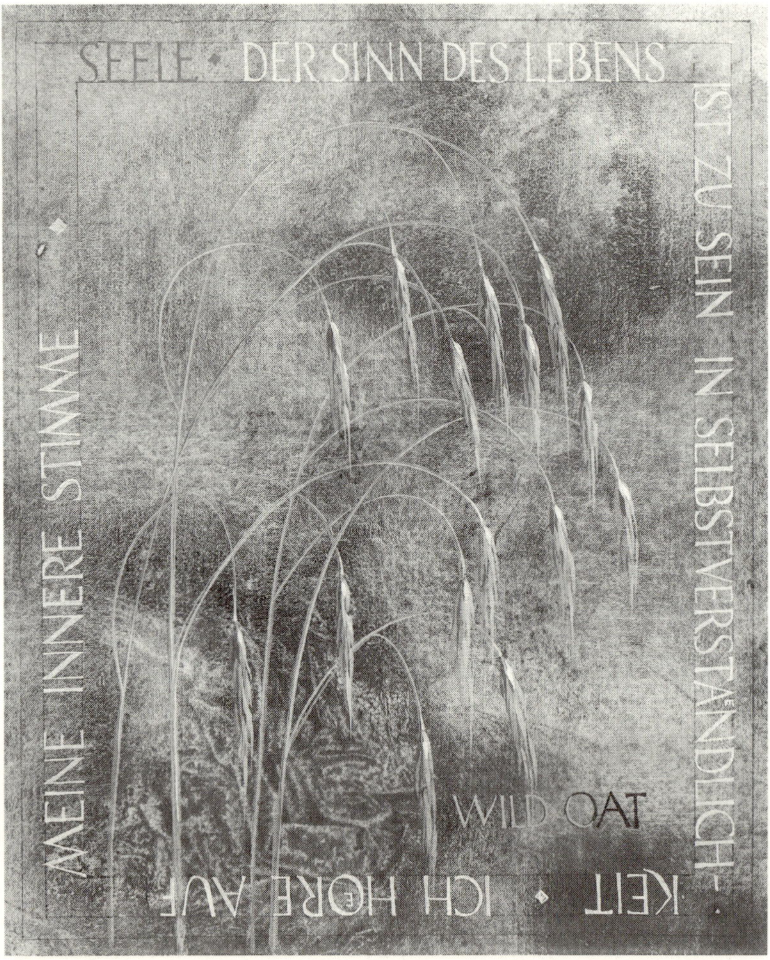

Die Pflanze

Wild Oat gehört zur großen Familie der Gräser, die insgesamt über 4000 verschiedene Arten umfaßt. Bereits vor Tausenden von Jahren wurden aus Gräsern die Getreidesorten gezüchtet, die, vielfach weiter verändert, noch heute einen Grundpfeiler unserer Nahrung darstellen.
Auch für die von Pflanzen lebenden Nahrungstiere der Menschen stellt Gras nach wie vor eine der wichtigsten Ernährungsgrundlagen dar.
Die Waldtrespe, deren Blüte Edward Bach als einzige Grasblüte gewählt hat, gehört zu den sogenannten Süßgräsern. Der einzelne Grashalm wird 60 bis 120 cm hoch mit überhängender Spitze. Anders als die meisten Süßgräser, die die Wiesenbestände ausmachen, wächst Wild Oat, wie ihr deutscher Name Waldtrespe sagt, vor allem im Halbschatten von Wäldern und Hecken. Zwischen den Waldbäumen bildet das Gras häufig ausgedehnte, schleierartige Teppiche.
Die unscheinbaren doppeltgeschlechtigen Blütenstände befinden sich in den kleinen Ähren. Mehrere von ihnen bilden eine Rispe. Die Blüten werden vom Wind bestäubt.

Die Wild-Oat-Meditationstafel

Links im Bild wachsen aus einem vorwiegend dunkelblauen Hintergrund vier Grashalme empor, deren kleine Ähren, an einzelnen Hälmchen aufgehängt, sich alle nach rechts neigen.
Aus der Bläue des Hintergrundes tauchen einige braunrote Flächen auf, die mit dunklen blauen Bereichen eine Art eigenes Muster bilden. Unten links weisen blaue Bildteile deutliche, in sich gefältelte Strukturen auf, die der Richtung der zunächst aufwärts gewachsenen und sich dann niederbiegenden Gräser Nachdruck verleihen.
Dieser Schub aus der linken, unteren Ecke wird von den roten Strukturen in der Bildmitte aufgenommen und in das blau in blau lebhaft gegliederte rechte obere Bildviertel weitergegeben. Damit bekommt die Bildtafel eine starke innere Bewegung, obwohl es zunächst den Anschein hat, als wäre das Blatt unter ästhetischen Aspekten sehr still und weitgehend monochrom.

Der Künstler hat in der Helfer-Dreiheit »Körper-Seele-Geist« die Bachblüte Wild Oat der Seele zugeordnet. Wer sich bemüht, mit den eigenen Seelenpotentialen im Einklang zu leben, kann im Laufe der Zeit die dem eigenen Sein zugeordnete Lebensaufgabe finden.
Eingespannt zwischen den Gesetzen des vom Augenblick der Geburt an alternden und früher oder später dem Tode anheimfallenden Körpers und der Vorstellung einer unsterblichen Seele gleichen wir Menschen nicht nur den Bäumen, sondern auch den Gräsern im Winde.
Der Körper ist für unsere zeitlich begrenzte Erdenzeit die »Wohnung« unserer Seele. Das Herz und das mit ihm als Einheit erfahrene Blut sind jene Bestandteile unseres Körpers, an denen wir wohl am ehesten unsere Seele festmachen, gelten Herz und Blut doch seit alters als Träger des Lebens. Im Bewußtsein vieler Generationsfolgen wurde speziell das Herz zum Symbol menschlicher Seelenkräfte, zum Sinnbild des Einswerdens von Körper und Seele, so wie man von Liebenden, die in völliger Harmonie miteinander verschmelzen, sagt, sie seien »ein Herz und eine Seele«.
So fand die Liebe ihren Sitz im Herzen der Menschen. Um Haß und Neid zu überwinden, die daran hindern, »großherzig« und »offen« für andere zu sein, bedarf es der Motivierung von brachliegenden Herzens- und Seelenkräften, die diese negativen Regungen aufzubrechen und zu »erlösen« vermögen. Für den Benediktinerpater David Steindl-Rast ist das Herz das Organ der Sinnfindung: »Er empfiehlt, mit dem Herzen zu horchen und es auf den Ruf der Schöpfung einzustimmen. Wenn dieses Horchen nicht mehr stattfindet und man also Gott nicht mehr gehorchen kann, wird nach seiner Auffassung das Leben absurd.«[1]
Was unser Körper für uns bedeutet, vermeinen wir zu wissen, denn der Körper gibt uns normalerweise mit seinem Zustand die Möglichkeiten und Grenzen unseres täglichen Lebens an. Aber was ist die Seele?
Von Paramahansa Yogananda wird ein kleiner Dialog berichtet: »Meister«, fragte ihn ein Schüler, »ist es möglich, daß eine Seele unwiderruflich verlorengeht?« – »Unmöglich!« erwiderte der Meister. »Die Seele ist ein Teil Gottes. Wie sollte es möglich sein, Gott zu zerstören?«[2]
Wie immer auch ein Mensch in seinem Leben Gotteserfahrung verweigert oder gesucht hat – im Augenblick des Todes geht diese unsterbliche Seele zurück in die kosmische Unendlichkeit. So ist es zu verstehen, daß sich das Verhältnis der Menschen zur Gemeinsamkeit von Körper und Seele

seit Anbeginn menschlichen Bewußtseins am deutlichsten in deren Auseinandersetzung mit dem Tod widerspiegelt. Offensichtlich waren Menschen bereits vor vielen Jahrzehntausenden davon überzeugt, daß da etwas ist, das nicht mit dem materiellen Körper nach dem Tod wieder in seine Bestandteile zerfällt. Bei vielen Bestattungen aus der Frühzeit[3] wurden die Körper so niedergelegt, daß der Blick der gebrochenen Augen nach Westen zur untergehenden Sonne ausgerichtet war, lagen die Toten auf dicken Schichtungen von rotgefärbter Erde oder auch von Blumen[4], hatte man sie mit Zahn- und Muschelketten geschmückt, wurden Begräbnisplätze mit Steinsetzungen umgeben. Das alles deutet bereits für eine sehr frühe Zeit auf eine differenzierte Religiosität und auf Totenkulte hin. Der Glaube an höhere Wesenheiten bzw. eine höhere Wesenheit mußte gegeben sein[5]; fühlten die Menschen in der Frühphase unserer Ahnenkette, daß da etwas sein muß, was mit dem Sterben des Leibes nicht verfällt, sondern in eine andere Wirklichkeit hinüberwechselt?

Generell aus fast allen Zeithorizonten bis in unsere eigene Gegenwart hinein ist ein überwältigend großer Teil der Zeugnisse menschlicher Kultur mit dem Glauben an die Seele verbunden. Seit den frühen Hochkulturen gehört zur Vorstellung des Weiterlebens der Seele nach dem Tode die »himmlische Buchführung«, das heißt eine Art Abrechnung über das Handeln während der Lebenszeit. Bei der Wägung der Seelenqualitäten zählen nicht irdische Ehren und Prestige, sondern nur die Reinheit des Herzens, der Gedanken und des Handelns.

Die Metapher von den guten und bösen Taten auf der Seelenwaage im alten Ägypten[6] ebenso wie die christliche Drohung mit der Hölle zeigt, wie sehr es schon immer symbolischer Bilder bedurfte, um die Seele und ihren Verbleib nach dem körperlichen Tag faßbar zu machen. Man stellte sie sich als Lufthauch vor, als Schatten des Körpers[7], als Vogel[8], als Licht. Die Maler des christlichen Mittelalters malten sie als kleine Kinder, die entweder in den Armen von Engeln hinauf in die Seligkeit getragen werden oder von Teufeln hinabgezerrt in ewige Verdammnis. In Märchen und Mythen wird überliefert, daß sich die Seelen Verstorbener in Pflanzen oder Tiere verwandeln, um in der Nähe der Lebenden zu bleiben.[9]

Die Seele ist im Gegensatz zum Körper unsichtbar und ist doch das, was schon Aristoteles als das Leben selbst bezeichnete, indem er den Begriff der »Vitalseele« prägte: Grundlage für die Imagination, für das begehrende und fühlende Bewußtsein, aus dem letztendlich die Fähigkeit zur Erkenntnis wächst.

Für die Integration von Körper und Seele gibt es ein weltweit verstandenes Symbol, den gebogenen Hirtenstab. Er ist das Symbol der Vergänglichkeit des materiellen Lebens, eingebettet in die Einheit der Seelenkräfte: aufsteigend im Wachstum des Leibes und des Bewußtseins, auf dem Höhepunkt nicht knickend, sondern sich neigend in der Demut des Erkennens der Endlichkeit des irdischen Lebens.
Es spielt keine Rolle, ob der gekrümmte Stab aus einem gebogenen Baumstämmchen gemacht ist – wie bei nordamerikanischen Indianern, mit Stoffstreifen in den Farben der sechs heiligen Richtungen umwickelt und mit zwölf Adlerfedern geschmückt – oder aus Gold, mit Edelsteinen verziert, wie der bischöfliche und päpstliche Krummstab in der katholischen Kirche. Es ist die gleiche Symbolik der Bewegung der Vitalseele im Einklang mit dem göttlichen Geist zwischen Erd-Materie und Himmels-Licht, wie sie sich auch im Emporsteigen aus dem Erdboden und in der Neigung der Waldtrespe in den Wind widerspiegelt.
Edward Bach hat die Blüte der Wild Oat für diejenigen gefunden, die nicht wissen, wozu sie berufen sind, aber die Kräfte in sich spüren und den Wunsch haben, einem höheren Zweck zu dienen, ohne sich entscheiden zu können. Vielleicht ist es mangelnde Eindeutigkeit der Seelenpotentiale, woraus die beklagte Unzufriedenheit und Irritation entsteht.
Die zarte Waldtrespe sagt uns, daß das Leben kurz und die Erdenzeit, in der wir unserer inneren Bestimmung folgen können, schnell vorüber ist und daß sich ohne Demut die Kräfte der Gegensätze nicht nutzen lassen. Nur wenn die »innere Stimme« ans »innere Ohr« dringen kann und wir *one-minded* sind, wie die Indianer das nennen, also ohne gespaltene und egoistische Wünsche und Gedanken den Platz füllen, an dem wir stehen, kann der eigene Lebenssinn und damit das, was wir »Berufung« zu nennen pflegen, erkennend begriffen werden. Dann läßt sich »ja« zum eigenen Lebensweg sagen.

Anwendungsmöglichkeiten

Edward Bach hat den Anwendungsbereich von Wild Oat folgendermaßen beschrieben: *»Für jene, die den Ehrgeiz haben, in ihrem Leben etwas Außerordentliches zu leisten, die viel Erfahrung sammeln und alles genießen möchten, was das Leben ihnen zu bieten hat, die sich des Lebens in vollen Zügen erfreuen wollen. Ihre Schwierigkeit besteht darin, zu entscheiden, welcher*

Beschäftigung sie nachgehen sollen, denn obgleich ihr Ehrgeiz groß ist, fühlen sie sich von keiner Berufung besonders angezogen. Dies kann zu Verzögerungen und Unzufriedenheit führen.«[10]

Menschen, die Wild Oat brauchen, haben möglicherweise trotz vieler Begabungen keine rechten Ideen, wo und wie sie eine für sie richtige Lebensaufgabe finden können, oder aber sie leben nicht in Übereinstimmung mit ihrem Seelenplan. Es mag sein, daß sie nicht aufrichtig mit sich selbst sind. So kann man sich vorstellen, in einem Beruf zu arbeiten, weil man spürt, für die notwendige Art der Arbeit begabt zu sein, oder aber, weil ein hohes gesellschaftliches Image mit diesem Beruf verbunden ist und man ein gutes Einkommen erwarten kann. Wenn keine Übereinstimmung zwischen Entscheidungen und den Seelenpotentialen auf der Grundlage grundsätzlicher Wahrhaftigkeit im Umgang mit sich selbst gefunden wird, entsteht Unzufriedenheit und Frustration, weil man aufgrund mangelnder innerer Eindeutigkeit auch kein Betätigungsfeld findet, das den eigenen Begabungen wirklich entspricht.

Symptome der blockierten Wild-Oat-Energie

- Man verfügt über eine Fülle von Begabungen, aber das Bedürfnis, etwas Besonderes zu leisten, entspringt sehr leicht dem Wunsch, etwas Besonderes zu sein.
- Sinnkrisen durch innere Unklarheiten lassen sich nicht mit Entscheidungen lösen, die auf Eitelkeit beruhen.
- Bereits Wild-Oat-Kinder sind unstet, da sie nicht wissen, welchen Neigungen sie folgen sollen.
- Unklare Zielvorstellungen schaffen immer wieder Verwirrung in beruflichen und persönlichen Entscheidungssituationen.
- Wild-Oat-bedürftige Menschen legen sich hinsichtlich einer Tätigkeit nicht gerne fest. Sie wollen keine Verpflichtungen eingehen, um eventuell bessere Chancen jederzeit nutzen zu können, obwohl sie ihr eigentliches Lebensziel nicht klar vor Augen haben.
- Mangelnde Entscheidungsfähigkeit führt in Partnerschaftsbeziehungen sehr leicht zur Verweigerung, d. h. der Unfähigkeit zur Hingabe. Sexuelle Probleme können die Folge sein.
- Aufgrund vorhandener Begabungen werden immer wieder neue Anfänge versucht, aber nicht konsequent durchgehalten, weil die inneren

Widersprüche in der Motivation, wenn es darauf ankommt, die notwendigen Energien zum Durchhalten blockieren.

- Anfänglich hochbegabte Menschen verzetteln sich im Laufe ihres Lebens, da sie keine der Begabungen zur vollen Entfaltung bringen. Mittelmäßigkeit und Unzufriedenheit sind die Folgen.

Wild Oat kann helfen…

… Klarheit über die eigenen Motivationen zu gewinnen, Begabungen als höheres Geschenk zu begreifen und die Verantwortung für sich zu übernehmen.

… im Dialog mit sich selbst ruhig abzuwägen, wo die wirklichen Begabungen liegen und wie man möglichst viele von ihnen unter einem übergeordneten Ziel verbinden kann, so daß man sich nicht mehr verzetteln muß .

… in Beruf, Partnerschaft und im gesellschaftlichen Leben klare Entscheidungen zu treffen und dadurch eine stabile Identität aufzubauen.

Wild-Oat-Meditation

Wild-Oat-Meditationselemente

Seinsstufe:	Seele
Farbe:	Helles Blau
Form:	Offene Mondschale mit Mittelpunkt
Mantra:	Der Sinn des Lebens ist zu sein in Selbstverständlichkeit. Ich höre auf meine innere Stimme.

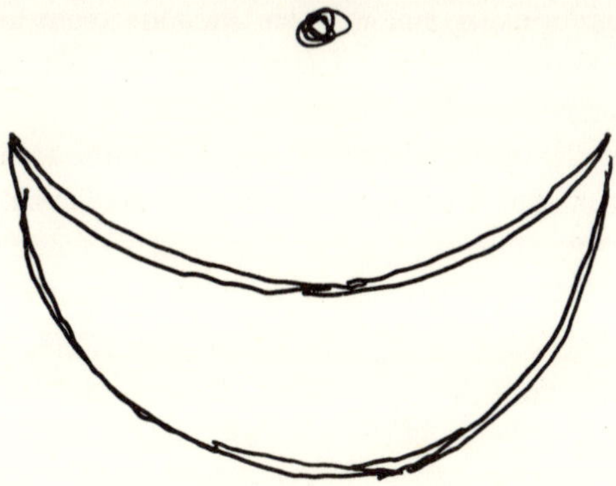

Wild Oat spricht:

Ich bin zart und zerbrechlich, aber die Weltenkraft, die mich geschaffen hat, läßt mich wachsen, blühen und Samen tragen, wie es mir entspricht. Ich neige mich, wenn meine Zeit gekommen ist, wieder zurück zur Erde. Ich lebe als winziges Teil im großen Weltengeschick. Ich bin ebenbürtig den Bäumen, unter denen ich gedeihen kann. Ich bin ebenbürtig dem Wind, der mich bestäubt und der meine winzigen Samen davonträgt. Ich bin in meiner Mitte und stehe in Gottes Hand.

Das Gemüt antwortet:

Seele, mein Seele, aus Dir kommt mein Fühlen, Wollen und Handeln. Ich schwinge mich empor zur Kraft des Ostens. Von Dir, Osten kommt das neue Licht. Trage mich empor, daß ich die wahre Aufgabe meines Lebens erkenne, zeige mir den Weg, wenn ich nicht weiter weiß.
Dann rufe ich Dich, Süden, die Weisheit der Erde, die Kraft der Materie. Dein ist das pralle Leben, mein Wollen, mein Handeln, die Dinge, die ich gewinne. Gib meinem Leben Fülle und Beständigkeit.
Ich bitte Dich, Westen, um Weisheit. Ich rufe Euch, Ihr Lichtgestalten, die Ihr mich bis zu diesem Punkt meines Lebens geleitet habt. Laßt mich dort in das Licht eintauchen im Westen, wo die Sonne untergeht, so daß ich zurückschauen kann auf das, was geschehen ist, was ich getan habe, wo meine Seele sich erinnert, aus welchen Quellen sie getrunken hat, auch erkennend und akzeptierend hinblickt auf die Zeiten des Schwankens, die Augenblicke des Strauchelns, der Schwächen.
Große Kraft des Nordens, ich lasse mich in Dich hineinfallen, denn Du umhüllst mich mit dem Dunkel des ewigen Mutterschoßes, in dem alles hinwegschmilzt, was unvollkommen an mir ist, die Du mich hinüberträgst in eine neue Welt der Klarheit. Denn wenn ich sterbe, wird die Zeit einen Atemzug lang stille stehen, weil der Himmel die Erde berührt und die Lebenden eingehüllt werden von meiner Seelen-Ewigkeit.
Tief in mir sitzt der Impuls aus dem unbegreiflichen Land der Seelen, wo wir verschmelzen zu einem Sein. In Spiralen dreht sich meine Existenz zu neuer Form. Ich bin die Verbindung zwischen dem Körper der Erde und dem Geist des Himmels. Wie in einem Perlenband fließt Eure Kraft in mir ineinander und strahlt aus mir heraus. Ich berühre voll Dankbarkeit unsere Mutter, die Erde, und recke meine Arme empor in tiefer Lebensfreude zu Dir, Vater des Himmels: Ich bin ein Mensch, und aus mir leuchtet die Schönheit der Weltenseele.

Anmerkungen

1 David Steindl-Rast, zit. in: Rüdiger Dahlke, *Herz(ens) Probleme: Be-Deutung und Chance von Herz- und Kreislaufsymptomen*, München 1980, S. 300.

2 Paramahansa Yogananda, *Das Vermächtnis des Meisters*, München 1996.

3 Hier sei auf die wissenschaftlichen Erkenntnisse der Vor- und Frühgeschichte verwiesen. Eindeutige Grabfunde beginnen mit dem Mittelpaläolithikum, das mit den Jahrtausenden zwischen 60 000 und 50 000 v. Chr. beginnt, Zeiten, aus denen nur Steinwerkzeuge gefunden wurden. Die Menschen lebten offensichtlich in einer dichten Symbiose mit den Tieren, die ihnen als Nahrung dienten und aus deren Fellen sie ihre Kleidung und Behausungen herstellten. Die wichtigsten europäischen Fundplätze aus diesen Jahrzehntausenden befinden sich in Südfrankreich und Nordostitalien.

4 Die Blumensorten wurden über Pollenanalyse erkannt. So konnten die jeweiligen Jahreszeiten der Bestattungen erkannt werden.

5 Es sind sehr viel prähistorische Opferplätze gefunden worden, wo entweder Tiere oder auch Werkzeuge geopfert worden waren, wobei letztere ganz offensichtlich für die Opferung hergestellt worden waren, da sie keinerlei Nutzungsspuren aufweisen. Vgl. Hermann Müller-Karpe, *Handbuch der Vorgeschichte, Bd. 1: Altsteinzeit,* S. 229–242.

6 Vgl. Emma Brunner-Traut, *Ägypten,* Stuttgart 1986, S. 110. Im ägyptischen Totengericht fällt der Totenrichter Osiris das Urteil. Den Taten des Menschen, symbolisiert im Herz als Sinnbild des Bewußtseins, wird auf der entgegengesetzten Waagschale eine Feder gegenübergestellt, als Sinnbild der Wahrheit. Der schakalköpfige Anubis prüft den Ausschlag der Waage, der ibisköpfige Gott Thot führt das Protokoll. Entweder ist die Seele gerettet oder wird zum Fraß von Monstern. Das entspricht im Christlichen der Höllenpein, wo ebenfalls Monster die Sünder peinigen. Der Glaube des gesamten Mittelalters bis in die Neuzeit war von solchen Schreckensbildern geprägt, wie sie Hieronymus Bosch zu diesem Thema gemalt hat.

7 Diese Vorstellung hat all die Geschichten geprägt, in der ein Mensch zu Lebzeiten dem Teufel gegen Macht und Reichtum seine Seele verkauft und dafür keinen Schatten mehr hat. Oft auch wurde dem Teufel Körpergewicht gegeben. Das führte in der Inquisition zu dem schrecklichen Brauch, daß junge Mädchen sich wiegen lassen mußten, und wer als zu leicht befunden wurde, geriet in höchste Gefahr, als im Bunde mit dem Teufel angeklagt und verbrannt zu werden.

8 In der paläolithischen Höhle von Lascaux in Südfrankreich ist in einem Felsschacht eine eigenartige Figur zu sehen, die einen Stab trägt, auf dessen Spitze ein Vogel sitzt. Diese Gestalt wird als Schamane gedeutet, der Vogel auf der Stange als Seelenvogel.

9 In den nordamerikanischen Indianerkulturen sind die Clans der Familien entsprechend den jeweiligen Totemtieren gegliedert: Schildkrötenclan, Bärenclan etc.
In vielen Märchen, etwa dem Märchen vom Machandelbaum, hat sich die tote Mutter in einen Baum verwandelt, der der verzweifelten, in Bedrängnis geratenen Tochter Ratschläge gibt und sie mit köstlichen Gaben versorgt, die ihr Leben verändern.

10 Bach/Petersen, *Heile dich selbst mit den Bach-Blüten*, S. 128.

VINE

Weinrebe

(Vitis vinifera)

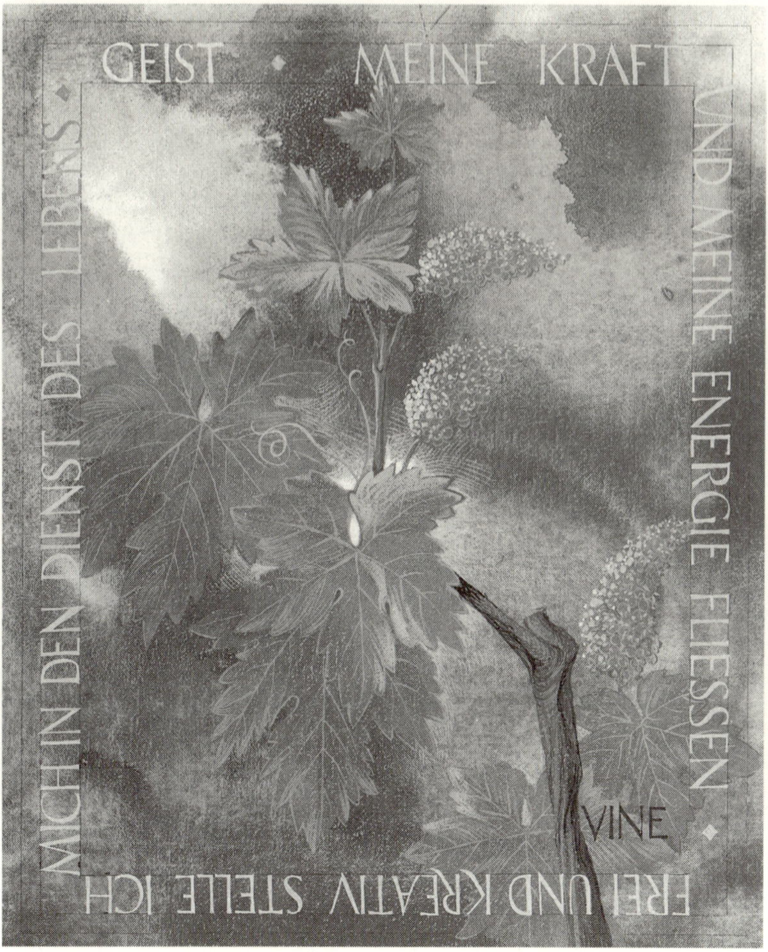

Die Pflanze

Vitis vinifera, auch der »echte Wein« genannt, wird im *Brockhaus' Conversations-Lexikon* von 1887 als die »edle Rebe der Alten Welt« bezeichnet. Vine ist ein Kletterstrauch, der viel Wärme braucht und dem Trockenheit wenig schadet, da er einen tiefreichenden Wurzelstock besitzt. Die fünffach gegliederten, stark gezackten Blätter sitzen wie die Trugdolden der Blüten an längeren Stielen. Blütezeit: je nach Klimazone, Mai bis Juni.

Durch das Schneiden der Triebe verholzt der in den meisten Anbaugebieten niedrig gehaltene Stamm von Jahr zu Jahr immer stärker. Die Pflanzen können 600 Jahre und mehr alt werden.

Die ursprüngliche Heimat der Weinrebe ist vermutlich der Kaukasus. Von dort aus verbreitete sich die Pflanze in den Flußtälern Vorderasiens; aus dem Zweistromland liegen Beweise für den Weinanbau bereits aus der Zeit um 3500 v. Chr. vor.

Die Rebe verbreitete sich in den gesamten Mittelmeerraum und kam mit den römischen Soldaten und Händlern in die römisch besetzten Gebiete Germaniens: an den Rhein, die Mosel, die Pfalz, nach Baden-Württemberg. Im Mittelalter und der frühen Neuzeit waren es vor allem die Klöster, die den Anbau und die Veredelung der Reben betrieben.

Die Vine-Meditationstafel

In der Darstellung der Bildtafel sind Hinweise auf Verhaltensweisen symbolisch verschlüsselt, für die Edward Bach diejenigen Patienten, die sich im blockierten Vine-Zustand befanden, sensibilisieren wollte.

Ein brauner, bereits verholzter Rebstamm wächst in der rechten Bildhälfte, von unten kommend ein Drittel der vorhandenen Bildhöhe aufwärts. Von dort geht er in die sogenannte göttliche Diagonale über. Die mittleren Weinblätter übernehmen die diagonale Richtung, die oberhalb von ihnen von der Grenzlinie zwischen einer leuchtenden weißen und einer blauen Fläche aufgenommen und bis zum Bildrand weitergeführt wird.

In der Mitte des Bildes steigt hinter zwei dicht übereinander angeordneten Blättern ein junger Trieb mit Blütendolden senkrecht empor und bildet die Mittelachse bis zum oberen Bildrand. Der Trieb wird genau im Bildmittelpunkt sichtbar. Er signalisiert, ohne sich von dem übrigen Verbund der Pflanze abzuheben: Ich bin die zentrale Aussage, denn ich trage die Blüten.

Die beiden, unterhalb des aufsteigenden jungen Triebs abwärts hängenden Blätter bilden das Gegengewicht gegen die nach oben strebenden Entwicklung und halten somit die Balance.
Die gesamte Komposition drückt überzeugende Zielstrebigkeit aus, die aus dem Zentrum kommt, das gleich wichtig von allen anderen Teilen getragen und gehalten wird.
Durch die verschobene Mittelachse vom alten Stamm zum jungen Austrieb hin wird jede Starre und Unbeweglichkeit ausgeschlossen. Auch in der Balance zwischen dem kühlen Blau und Weiß und den warmen rötlichen Brauntönen des Hintergrundes wird ästhetisch und emotional ein Gefühl der Ausgeglichenheit vermittelt.

Vine: Die Seinsform »Geist«

Wenn Hermann Haindl die Blüte des Weinstocks in der Dreiheit von Geist-Seele-Körper dem »Geist« zuordnet, beruft er sich auf eine jahrtausendealte europäische Tradition. Oft wird heute »Geist« mit »Intellekt« gleichgesetzt, aber das entspricht nicht der traditionellen Dreigliederung von Körper, Seele und Geist.
Die Kulturen der Völker sind von Ritualen geprägt, die aus dem Verlangen entstanden sind, die Zugänge zu den kosmischen Kräften, die größer und umfassender sind, als es die Einzelseele sein kann, zu erweitern.[1] Übergänge im Jahreslauf und Schwellensituationen im persönlichen Leben wie Geburt, Geschlechtsreife, Hochzeit und Tod wurden mit rituellen Feiern begangen, die die Nähe des Transzendenten hervorhoben und göttliche Kräfte herbeiriefen.[2] Der Wein spielte dabei eine wichtige Rolle: Er diente als Opfergabe, verhalf aber auch zu Trance, Ekstase und Visionen.
Aus Dionysos, dem archaischen griechischen Gott der Ekstase, war in der Zeit des Römischen Reiches der trunkene Bacchus geworden; er wird bis heute im deutschen Sprachraum von alkoholseligen Stimmen gerne besungen. Dionysos galt in Griechenland jedoch noch lange als der spirituelle Vorläufer von Jesus, denn in seinem Mythos[3] hatten sich archetypische Menschheitserfahrungen von Tod und Wiedergeburt über Jahrhunderte miteinander verschmolzen. Im Kult des strahlenden, jungen Gottes wurde den Menschen als Höhepunkt der Schöpfung nicht nur Zeugung und Tod, sondern auch transzendiert die Einheit von Körper-Seele-Geist erfahrbar.

Dionysos, der übrigens auch zwölf Getreue hatte, wird, so der Mythos, nach einem schmerzvollen Opfertod für die Fruchtbarkeit des Lebens in der Form eines Weinstockes wiedergeboren.[4]

Auch Jesus verglich sich mit einem Weinstock und mit den Trauben, die durch die Leiden der Kelter gehen müssen. So wird in den christlichen Kirchen der Wein als sein Blut bzw. als Symbol für sein Blut materialisiert zur Trägersubstanz der zentralen Glaubensaussage. Jesus stirbt, um den Menschen den Zugang zur Erlösung und damit zu einem spirituellen Leben zu öffnen.

Eine Betrachtung der sehr komplexen Bedeutung des Weins und der Weinrebe führt zu einer vertieften Erkenntnis über die Blütenessenz Vine. Edward Bach hat diese Blüte für jene gefunden, die in ihrer Persönlichkeit durch Machthunger gezeichnet sind, durch Intoleranz, Kaltherzigkeit und Fanatismus gegenüber anderen Menschen und an diesen Eigenschaften zugleich auch leiden.

Bach hat sich durch die Wahl der Weinblüte nicht von der traditionellen Bedeutung des Weinstocks abgeschnitten, aber einen neuen Zugang zu seiner spirituellen Kraft geöffnet, indem er die Energien der Pflanze in der Blüte, also vor der Frucht, das heißt vor den in der Antike und im Christentum gegebenen Opferaspekten, nutzt.

Durch eine an den geistigen Aspekten humanen Handelns orientierte Bewußtseinsarbeit, so die Botschaft der Bachblüte Vine, kann der Mensch frei werden von Machtgier und Herzenskälte und hinfinden zu großherzigem Wirken.

Der moderne Mensch ist auch deshalb aus der Balance von Körper, Seele und Geist gefallen, weil er nicht mehr in der Lage oder willens ist, den doppelten Ursprung des Menschen aus dem »Himmlischen« und dem »Irdischen« als Einheit wahrzunehmen und danach zu leben.[5] Die westliche Kultur hat die beiden Bereiche gründlich voneinander gespalten, indem der himmlische Anteil des Menschen ausschließlich in die Zuständigkeit der Kirchen verwiesen wurde.

Die übermächtig gewordene Realität der Moderne spielt sich in der alle Bereiche menschlichen Lebens betreffenden Anbindung an rationales Denken ab, was einer weitestgehenden Orientierung an materiellen Zielen gleichkommt. Dies hat zur Entfremdung des Menschen von seinen geistigen Ursprüngen geführt.

Um zur eigentlichen Lebensbestimmung zurückzufinden, so Karlfried Graf Dürckheim, »müssen wir vor allem lernen, die Erfahrungen ernst zu nehmen, durch die uns in besonderen Augenblicken das göttliche Sein berührt und ruft«[6]. Dürckheim bezeichnet dieses Berührtwerden durch den kosmischen Geist, was immer dies für den einzelnen bedeuten mag, als den initiatischen Weg des zu seinem Wesen erwachten Menschen.

Der Mensch, so schildern es viele alte Weisheitslehren, ist ein Geschöpf, dessen Individualität spirituell orientiert ist.[7] Um auf die Ebene der körperlichen Wirklichkeit herabzusteigen, braucht das »unsterbliche Ich« eine Schutzhülle, um in dieser dichten Ebene überhaupt leben zu können.[8] Sir George Trevelyan[9] spricht von einem »ewigen Ich«, das im Diesseits von der Seele getragen werde. Mit diesem »ewigen Ich«, das wir auch als »Geist« oder »Anteil an Gott« bezeichnen können, fließen dem Menschen aus dem großen Reservoir der kosmischen Energien jene Vitalkräfte zu, die den physischen Leib zusammenhalten und dem jeweiligen Menschen als »himmlischem Anteil« Zugang zu einem höheren Bewußtsein ermöglichen. Die individuelle Seele hat dabei die Bedeutung einer Verbindungsinstanz zwischen der materiellen Welt und der Geistwelt. Ein Blick in die Physik läßt es uns verstehen: Die feineren Ebenen, vergleichbar elektromagnetischen Wellen, durchdringen unsichtbar die scheinbar feste Materie des Körperlichen. Die »höheren Welten« durchdringen die gröberen, denen unser Körper angehört und alles, was wir mit unseren Sinnen und unseren Empfindungen wahrnehmen. Unsere Körperlichkeit ist wie ein Filter, durch den wir nur jene Schwingungen empfangen, die wir ertragen können. Wer sich sensibilisiert für das Geflecht aus Vitalkräften, gewinnt Zugang auch zu Ebenen, die mit den üblichen Vorstellungen von Zeit und Raum nichts mehr zu tun haben. Die alten Kulturvölker oder auch jene, die noch Zugang zu archaischem Wissen haben, wie Schamanen der letzten Reste der Urbevölkerungen oder Erleuchtete der Hochkulturen wußten immer um diese Zusammenhänge und nutzen diese bis heute.[10]

Zunehmend mehr Menschen erkennen für sich Möglichkeiten eines spirituellen Weges und erfahren die »Gnade«, ihn auch gehen zu können. Ausgelöst durch die wachsende Beunruhigung angesichts einer immer größeren globalen Unbalance gelangen heute Berichte von derartigen Erfahrungen in die Öffentlichkeit, als beabsichtigte Impulse der Ermutigung anderer, während sie früher ihres okkulten Charakters wegen geheim blieben und nur im Kreise weniger Eingeweihter ausgetauscht wurden.

Bei derartigen Berichten fällt auf, welche wichtige Rolle dem Ort des Geschehens zukommt.[11] Die Erde als lebendiger Organismus verfügt, wie

der menschliche Körper, über Energiezentren, Chakren. Wir nennen sie »Orte der Kraft«. Zwei derartige Beispiele möchte ich hier darstellen.
Die Christen hatten nach der Anerkennung des Christentums als Staatsreligion im 4. Jahrhundert ihre Kirchen des öfteren als Überbauungen von besonderen »Kraftorten« über Mithrasheiligtümern errichtet.[12] In einem solchen ehemaligen Mithrasheiligtum, einem feuchten, grottenartigen Raum unterhalb der Unterkirche von San Clemente in Rom, hatte der österreichische Radiästhesist Dr. Jörg Purner eine Lichtvision: »Schon nach wenigen Schritten (nachdem er den ehemaligen sakralen Raum betreten hatte; Anm. d. Verf.) verspürte ich eine geheimnisvolle Kraft, die fast augenblicklich in mir ein merkwürdig vibrierendes Empfindungsphänomen auslöste, das, vom Herzbereich ausgehend, sehr rasch meinen ganzen Körper erfüllte und schließlich das gesamte Blickfeld meines Bewußtseinshorizontes durchstrahlte und durchtönte. Es schien, als ob ich in eine unsichtbare Sonne eingetreten wäre. Eine wunderbare Wärme durchströmte mich, und ein wohltuender Schauer begann sich in mir auszubreiten. Während dies geschah, lösten sich auf einmal alle Wahrnehmungsinhalte meiner Sinneseindrücke auf. In wenigen Augenblicken waren auf diese Weise alle Erlebnisbilder meines Alltagsbewußtseins wie ausgelöscht. Ich fühlte mich der Erdenschwere völlig enthoben, und mein gewöhnliches Denken hatte längst aufgehört, tätig zu sein. Trotzdem war ich hellwach, ja so wach, wie ich zeit meines Lebens noch nie gewesen war. Ich hatte mich völlig in Licht aufgelöst. Ich war Licht. Einverwoben und geborgen in diesem grenzenlosen Meer von Licht, ruhend in der Ewigkeit ohne Raum- und Zeitgefühl, war der anfängliche wohltuende Schauer zu einem unbeschreiblichen Glücksgefühl angeschwollen. Und dann kehrte ich allmählich zurück in die gewohnten Bewußtseinshüllen der Vergänglichkeit, in die Illusion von Raum und Zeit. Ich spürte ganz deutlich, daß ich nicht mehr derselbe war, wie vor wenigen Augenblicken. Erst jetzt bemerkte ich, daß mir Tränen über das Gesicht rannen, die der reinigende Lichtstrom bewirkt haben mußte.«[13]
Von einer vergleichbaren Licht-Erfahrung berichtet Hermann Haindl. Es geschah auf dem Wearyall Hill nahe Glastonbury (England), einem seit Jahrtausenden heiligen Bezirk, in dem die keltisch-druidische Spiritualität mit dem jungen Christentum in einer Weise miteinander verschmolzen ist, wie dies wohl nur selten im Abendland geschehen ist. Von diesem Wearyall Hill[14] wird gesagt, Joseph von Arimathia[15] sei hier nach dem Tode von Jesus mit zwölf Gefährten gelandet. Der eher unauffällige,

langgestreckte niedrige Bergrücken in der Nähe des heiligen Tor-Berges von Glastonbury, so der Mythos, ist der Begräbnisplatz eines riesigen heiligen Fisches. Auch weiß die Legende, daß der Hügel die Wohnung des geheimnisvollen »Königs der Fischer«, ein Synonym für Jesus von Nazareth, berge.

Auf diesem Hügel wächst ein Dornbusch, es ist eine orientalische Buschart, die nicht im Frühjahr, sondern im Herbst blüht. Jedes Jahr am Morgen des 24. Dezember brechen einige wenige seiner kleinen weißen Blüten auf, die ein Bote nach London an den Weihnachtstisch der englischen Königin bringt. Niemand kann das Geheimnis dieses Busches wissenschaftlich erklären, denn Büsche der gleichen Pflanzenart an vergleichbaren Standorten und klimatischen Lagen bleiben kahl. Es ist das Geheimnis des Wearyall Hill; der auch »Lichtberg« genannt wird.

Auf diesem Hügel machte Hermann Haindl an einem Spätherbsttag eine Licht-Erfahrung. Er saß auf einer Bank, von der man einen weiten Blick über das Land hat. Sein Bericht hat große Ähnlichkeiten mit jenem von Jörg Purner: »Plötzlich erhob sich ein Windstoß, und die bunten Herbstblätter wirbelten wild um mich herum. Ich fühlte mich von der Wärme eines hellen Lichtstrahls durchdrungen, und ein Bewußtsein von der Alleinheit der Schöpfung durchfloß mich. Ich war von einem überwachen Bewußtsein, und zugleich waren alle normalen körperlichen Gefühle von mir abgefallen. Mein Leben war ein gewaltiger Fluß, der dahinströmte, und ein unendlich süßer Ton vibrierte in mir.«

Als er zurückkehrend von diesem Licht erzählte, sagte ich ihm, die ich ihn aus einiger Entfernung während dieser Zeit reglos auf der Bank hatte sitzen sehen, daß es an diesem herbstlichen Nachmittag völlig windstill gewesen und die Sonne nicht durch die Wolkendecke hindurchgekommen war. Er hatte während der Vision im Schatten gesessen.

Hermann Haindl hatte sich nicht gezielt durch die Bachblüte Vine für diese Erfahrung auf dem Lichtberg von Glastonbury »geöffnet«, aber er war bereits in Sotwell, dem letzten Wohnort von Edward Bach gewesen, hatte das Gebet von ihm über seinem Schreibtisch gelesen: *And may I be used at the right time in the right place for the right purpose.* Der Impuls seiner »inneren Stimme« führte ihn von dieser Geist-Erfahrung zum Malen der Bachblüten-Meditationskarten.

Anwendungsmöglichkeiten

Edward Bach hat den Anwendungsbereich von Vine folgendermaßen beschrieben: »*Sehr fähige Menschen, die sich ihrer Fähigkeiten gewiß sind und ihren Erfolg zuversichtlich erwarten. Bei all ihrer Sicherheit denken sie, daß es auch für andere gut wäre, wenn sie sich überreden ließen, so zu handeln wie sie selbst oder wie sie meinen, daß es richtig sei. Selbst im Krankheitsfall werden sie denen, die ihnen helfen und sie pflegen, Anweisungen erteilen und sich besserwisserisch zeigen. In Notsituationen sind sie zu außerordentlichen Leistungen in der Lage.*«[16]

Wohl in keiner Bachblüte spiegeln sich die Widersprüchlichkeiten der gesellschaftlichen Wertorientierungen derart kraß wie in Vine. Die heute üblichen Schlüsselbegriffe zur Charakterbeschreibung derjenigen, die sich im blockierten Vine-Zustand befinden, stellen einen linearen Verlauf dar, der zunächst positiv beginnt, um irgendwann ins Negative umzukippen: schnelle Auffassungsgabe, Willensstärke, Ehrgeiz, Effektivität, Selbstsicherheit, Egozentrik, Dominanzbedürfnis, Herrschsucht, Intoleranz und schließlich Fanatismus.

Der größte Teil dieser Eigenschaften genießt in einer leistungsbezogenen Gesellschaft hohes Ansehen, ist geradezu die Voraussetzung für beruflichen Erfolg und eine angesehene gesellschaftliche Position. Aber Menschen, die Vine brauchen, leben in einem höchst gefährdeten Verhältnis zu sich selbst, denn Arroganz aufgrund von persönlichen Stärken und Führungsqualitäten kann allzu leicht kippen in Intoleranz und bedeutet Herrschsucht, was meist rücksichtslose Ausbeutung anderer bedeutet. Aus Machtsucht entstehen allzu leicht Fanatismus und Grausamkeit.

Als Weiterentwicklung aus dieser Position bietet sich der Weg an in die innere und äußere Gefühlslosigkeit, gegenüber anderen und auch gegenüber dem eigenen Leben.

Was sich an Freundschaft und Liebe im Verlauf des Lebens entwickelt haben mag, verkümmert. Menschliche Bindungen gehen zugrunde, denn Machtgier wird niemals mit Liebe beantwortet, eher mit Angst, die zu Haß und Verachtung werden kann. Ein vertanes Leben trotz allem möglichen äußeren Glanz und Erfolg.

- Man weiß alles besser als andere, hat für Abhängige, wie Kinder, Schüler, Untergebene selten ein Wort des Lobes, sondern meist nur Kritik.
- Aus der Besserwisserei erwächst Rechthaberei und Sturheit, was zu geistiger Unbeweglichkeit, d. h. zur Unfähigkeit zu dialogischer Kommunikation führen muß.
- Da man keine gleich starken Menschen neben sich dulden kann, werden diejenigen, mit denen man zusammenlebt bzw. mit denen man zusammenarbeitet, durch negative Impulse in ihrem Selbstbewußtsein verunsichert oder gedemütigt.
- Abhängigen Menschen wird der Zugang zur Eigenverantwortlichkeit verweigert und alle Entscheidungsmacht auf die eigene Person konzentriert. Dadurch lassen sich abhängig Mitarbeitende oder Familienmitglieder leichter manipulieren und gegeneinander ausspielen. Die Verfügung über Kontrollmöglichkeiten stärkt die eigene Machtposition.
- Es paßt in das Bild rücksichtslosen Machthungers, daß der Eindruck vermittelt wird, man kümmere sich um das Wohl der anderen und wolle das Beste für sie. Damit wird auf der emotionalen Ebene etwaiger Widerstand gegen die Abhängigkeit abgeblockt, zumal wenn es gelingt, Solidarität zwischen Mitarbeitenden oder in der Familie zu verhindern, indem Existenzängste oder Konkurrenzdenken gefördert werden.
- Einem etwaigen Nachlassen der eigenen Leistungsfähigkeit wird mit eiserner Disziplin begegnet, um die berufliche und gesellschaftliche Stellung zu behalten.
- Der Verlust an freiwilligen menschlichen Zuwendungen wird durch Überschätzung der eigenen Bedeutung kompensiert. Nach und nach entsteht immer deutlicher eine fanatische Haltung, die keine Rücksicht mehr gegenüber den Bedürfnissen und Lebensprinzipien anderer Menschen kennt.

Vine kann helfen ...

... zu erkennen, daß das Erreichen hoher gesellschaftlicher Positionen oder beruflicher Erfolge nicht den Sinn des Lebens ausmachen kann.

... die überdurchschnittlichen Führungsqualitäten im Dienste von Aufgaben einzusetzen, die Lebensbedürfnisse anderer Menschen respektieren.

... die eigenen Fähigkeiten, unabhängig davon, wo der eigene Platz im Leben ist, dazu zu verwenden, andere Menschen zu ermutigen, die in ihrer Persönlichkeit angelegten Begabungen zu entfalten.

... ohne Druck auszuüben, lediglich aufgrund der Überzeugungskraft des eigenen Denkens und Handelns Vorbild für andere zu sein.

... Erfahrungen im feinstofflichen Bereich erkennend anzunehmen,

... die Lebensorientierungen zu ändern und neue Wege zur inneren Reife zu finden.

Vine-Meditation

Vine-Meditationselemente

Seinsstufe:	Geist
Farbe:	Weiß
Form:	Unendlichkeitsschlange, die sich in den Schwanz beißt, mit Punkt in der Mitte
Mantra:	Meine Kraft und meine Energie fließen. Frei und kreativ stelle ich mich in den Dienst des Lebens.

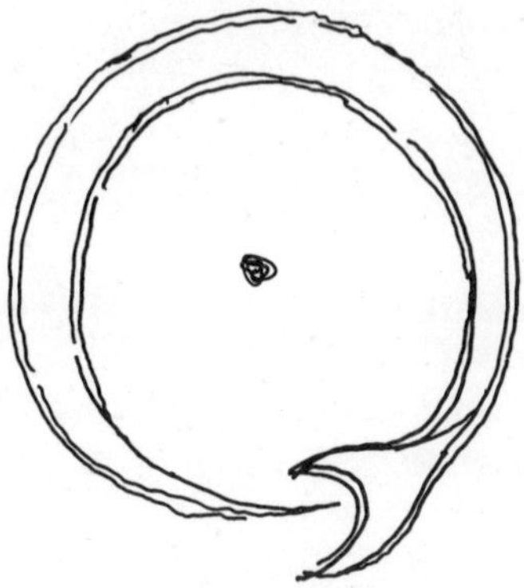

Vine spricht:

Das vergessene Wissen der Vergangenheit soll wieder gelöst und geheiligt werden. Körper, Seele und Geist bilden eine Einheit.
Jahrzehnte, Jahrhunderte reichen meine Wurzeln tief in sonnenbeschienene Erde. Aus meinem braunen, holzigen Stamm wachsen Jahr für Jahr frische Triebe empor. Von ferne sind in den neuen Blüten noch die Erinnerungen an die Früchte des letzten Jahres enthalten. Gefiltert durch die Einsamkeit des Winters, geläutert durch die helle Sonne des Frühlings. Dieses Wissen um Blühen und Fruchttragen, Gekeltert- und

Gebrauchtwerden nimmt in meinen weißen Blüten jedes Jahr erneut Gestalt an.
Unzähligen Menschen habe ich Freude, Heiterkeit und Ergriffenheit geschenkt: Weisen, Narren und Toren. Eingeweihten und Wissenden habe ich den Weg geöffnet zur geistigen Erfahrung im Göttlichen und im eigenen Sein.
Das Unendliche wird für Dich lebendig sein, wenn Du aus Deinem eigenen kleinen Ego hinaustrittst und in den Großen Geist verehrend, erschauernd einzutauchen vermagst. Erkenne die Kraft dazu im ersten Strahl der Morgensonne ebenso wie in meinen Blüten oder in Deinen eigenen Augen, in Deiner Fähigkeit zur Liebe, in Deiner Fähigkeit zur Großmütigkeit. Sie tritt Dir noch im Einfachsten aller Geschöpfe entgegen.
Der Geist berührt Dich, und Du überwindest das sinnlose Kreisen um Dein Ego. Du kannst alle Härte fallen lassen und brauchst Dich nicht um Dich zu sorgen. Stelle Dich in den Dienst des Lebens, und Du wirst es gewinnen.
Der Weg, hinaus aus Egoismus und Härte ist verschlungen und schmerzhaft und hell und licht zugleich. Gehe ihn durch Dein eigenes Mißtrauen und Zögern hindurch: Ich, die Blüte des Weinstocks, bin Dir ein Zeichen unveränderlicher Zuverlässigkeit: Vertraue den kosmischen Mächten. Du wirst eine neue, unbekannte Ruhe und Freude in Dir finden. Schau auf mich: In meinen Blüten perlt das Leben, ich recke meine grünen Ranken und verwebe mich mit den nachbarlichen Pflanzengeschöpfen, sie stützen mich und zugleich ruhe ich in mir.

Das Gemüt antwortet:

Wie funktioniert die Welt? Etwa mit Liebe? Schau Dich doch um! Wer Mitleid ins Herz läßt, geht unter im Feuerrauch der Waffen, die nicht nur töten, sondern zerfetzen, nicht nur töten, sondern alle ohne Unterschied grausig opfern. Glaube an Geist und Geisteskraft? Sind das nicht Sehnsüchte aus Vergangenheiten, die heute unwirklich sind? Die niemand mehr braucht? Auch ich brauche niemand, der mich mitleidig, schwach und in Tränen sehen möchte. Ich will oben und nicht unten sein. Ich will siegen, Recht und Einfluß haben. Alles andere erscheint mir verächtlich.

Du willst mir den Weg zu mir selbst zeigen? Ich bin doch gerade dort, wo ich sein will, bin ich doch Herr über viele und vieles. Meine Macht ist groß.

Ich sei halb, halb meine Herzseite, halb mein Kopf, weil ich nur die Hälfte des Lebens sähe, nicht wisse, was wirkliches Leben sei. Was soll das heißen? Ich schaue in den Spiegel und sehe mich ganz.[17] Du sagst, ich sei Stückwerk? Stürze ich ab in meinem eigenen Bild?

Das Licht Deiner Blüten berührt mich seltsam, ich spüre eine Bewegung um mich, die geht über mich hinweg. Ich kann sie nicht fassen; sie geht durch mich hindurch.

Ich bleibe stehen und horche nach innen. ich will wachsam wahrnehmen, was in mir lebendig ist. Welcher Lebensspur soll ich folgen? Da ist mein Körper, ihn habe ich vergessen, und doch vermag er Antwort zu geben, wenn ich die Wellen durch ihn hindurchströmen fühle, die in mir aufsteigen und mich verbinden mit einer unbekannten Welt.

Ich will versuchen, die in mir verschlossenen Türen zu öffnen, um mein anderes Ich zu finden. Bist Du, Blüte des Weinstocks, ein Schlüssel dazu?

Anmerkungen

1 Vgl. Mircea Eliade, *Kosmos und Geschichte: Der Mythos der ewigen Wiederkehr,* Frankfurt am Main 1984.

2 Vgl. auch Rüdiger Dahlke, *Lebenskrisen als Entwicklungschancen: Zeiten des Umbruchs und ihre Krankheitsbilder,* München 1995.

3 Dionysos ist meist in der Gestalt des weinseligen Bacchus bekannt, der sich bei fröhlichen Weintrinkern besonderer Beliebtheit erfreut.

4 Vgl. Barbara G. Walker: »Diese dunklen Mythen zeigen Dionys als Urtyp des Erlöser-Gottes«; *Das geheime Wissen der Frauen,* S. 170.

5 Karlfried Graf Dürckheim, *Der Weg, die Wahrheit, das Leben: Erfahrungen auf dem Weg zur Selbstfindung,* 1982, S. 34.

6 Dürckheim, *Der Weg, die Wahrheit, das Leben*, S. 35.

7 George Trevelyan, *Eine Vision des Wassermann-Zeitalters,* S. 19 ff.

8 Der Kreis in der Schale im Symbol des Planeten Pluto steht für den nichtmanifestierten Geist, der durch die Seelenebene (Schale) fließen muß, um die materielle Ebene des Körpers (gleichschenkliges Kreuz) zu erreichen.

9 Die russische Psychiaterin Olga Kharitidi schildert ihre Begegnungen mit dem sibirischen Schamanismus: Erfahrungen, die nicht nur ihre subjektive Weltsicht veränderten, sondern sie auch völlig ungewohnte und höchst erfolgreiche Möglichkeiten zur Heilung von psychisch Kranken finden ließen. (*Das weiße Land der Seele,* München 1997[2].)

10 George Trevelyan ist ein Mitbegründer von Findhorn.

11 Zur rituellen Erneuerung sinnstiftender göttlicher Handlungen bedurfte es schon immer besonders geheiligter Orte, an denen Himmel, Erde und Unterwelt als »Weltenachse« ineinander übergingen: heilige Berge oder heilige Haine und Gefilde, die Gottheiten geweiht waren, oder Tempel und Kirchen, die oftmals in ihrer Siebenergliederung symbolisch den Kosmos darstellen.

12 321 n. Chr. wurde die christliche Religion im Römischen Reich zur Staatsreligion erklärt. Damit begann die Überlagerung nichtchristlicher Kultorte durch christliche Kirchenbauten. Die Kirche hat dies angeordnet, um die Kraft des Ortes und die damit verbundene Verehrung auf ihren eigenen Kult zu ziehen.

13 Jörg Purner, *Radiästhesie – ein Weg zum Licht?,* S. 164 f. Jörg Purner ist von seiner akademischen Ausbildung her Ingenieur und näherte sich dem Phänomen der Wünschelrute von seiten der Naturwissenschaften.

14 Mary Caine, *Glastonbury Zodiac.*

15 Vgl. Markus 15, 43 f. Joseph von Arimathia war Mitglied des Hohen Rates von Jerusalem und bestattete Jesus in einem Felsengrab.

16 Bach/Petersen, *Heile dich selbst mit den Bach-Blüten,* S. 202.

17 Wir können uns jedoch nie ganz sehen. Auch in einem Spiegel oder der Oberfläche von Wasser erblicken wir immer nur eine Hälfte.

IV. Die Baumblüten

Die Kraft der Baumblüten

Die Blüten der Bäume

Daß die Blüten der Bäume weniger auffallend sind als die Blumenblüten hat etwas mit dem Erscheinen der Bäume im Verlauf der Evolution zu tun. Während die Baumarten, die einer älteren Zeitstufe entstammen, zweihäusig sind, das heißt die männlichen Blüten auf anderen Bäumen wachsen als die weiblichen Blüten und erst der Wind sie miteinander vermischt, entwickelten spätere Baumarten einhäusige Formen, das heißt, die männlichen und die weiblichen Blüten wachsen auf dem gleichen Baum. Während auch die älteren einhäusigen Baumarten noch immer vom Wind bestäubt werden, bedienen sich jüngere Arten mit zweigeschlechtigen Blüten der Insekten. So ist die einhäusige Eiche eine ältere Baumart als die Kastanie. Die Obstbäume mit ihrer Blütenpracht sind sehr viel später in der Evolution aufgetaucht als etwa die Koniferen, die sich im Frühjahr noch immer in eine Wolke von Blütenstaub hüllen, während die Obstbaumblüten von Insekten umsummt werden.

Die Bäume des Lebens

Die Bäume waren schon da, als der Mensch in seiner materiellen Form noch nicht existierte. Bäume sind von dem Augenblick an, als der Mensch zu einem eigenen Bewußtsein fand, seine Begleiter gewesen. Der Baum ist die Pflanze, die Leben möglich macht. Seine Früchte ernähren uns[1], unsere Atemluft stammt von den Bäumen der Welt. So wurde der Baum auf der Ebene der symbolischen Lebensvorstellungen zur Achse, zur »axis mundi«, die Erde und Himmel verbindet, zur Achse, an der Schamanen aus ihrem konkreten Bewußtsein hinaus und hinüber in andere spirituelle Welten einzutreten vermögen.

In der eigenen, vom Rhythmus der Natur geprägten Existenz erkannten die Menschen früherer Zeiten beispielhaft die Gesetze des Weltalls. Im Laufe der Jahrtausende entstand aus der freien Baumnatur die Form der Säule, die in allen Kulturen der Welt geheiligte Räume anzeigt. Die Irminsul im Heiligtum der Exsternsteine der germanischen Stämme hatte diese symbolische Aussagekraft ebenso, wie sie die weinumrankten Säulen des Baldachins über dem Altar des Petersdoms in Rom haben. In ihnen wirkt die Symbolkraft des Weinstocks ebenso wie die des Kreuzesbaums von Jesus.[2]

Die Verehrung der Bäume stand von jeher in einem engen Zusammenhang mit der Verehrung des Mondes und der Sonne, die die Rhythmen des Jahres und damit der Zeit bestimmen. Auch der Baum war ein Symbol für »Zeit«. Einige Funde deuten darauf hin, daß in alteuropäischen Steinkreisen Bäume die Mitte der Kreise bildeten. Der Baum als Mittelachse lenkte den Blick nach oben: Sonne, Mond und Sterne kreisen um ihn als die axis mundi.

So wie ein Baum Holzschicht um Holzschicht seine Gestalt im Jahreszeitenverlauf von Jahrzehnten und Jahrhunderten entwickelt, wächst eine Generation aus der vorhergehenden. Die mythische Zeit wurde immer wieder neu im Symbol des Baumes als Bezugsrahmen der eigenen realen Lebenszeit begriffen und mit Ritualen beschworen. Der Baum, der die Ordnung der Welt und der menschlichen Gesellschaft trägt und erhält, als Lebensbaum, als Kabbalabaum, als Baum, unter dem Gericht gehalten wird, als Maienbaum, unter dem Liebende einander begegnen konnten, als Hausbaum, als Sonnentanzbaum nordamerikanischer Indianer. Mit dem »Stammbaum« werden die natürlichen und gesellschaftlichen Zusammenhänge der Kontinuität von Geburt, Zeugung und Tod für das Bestehen einer Familie sichtbar gemacht.[3]

Erkennen und Erinnern

Die nordamerikanische Indianerin Janet Mc'Cloud[4] ist eine Frau, die die Übereinstimmung von Alltagsleben und Religiosität in einer Weise vorlebt, die Mut macht. Von ihr stammt der folgende Gedanke, der sich auch auf das Miteinander von Baum und Mensch bezieht: »Wenn ich von der Kraft sprach, die in uns steckt, dann denke ich auch an die Kraft des Gebets. Diese Kraft entsteht durch Deine Gefühle, Deine Hingabe, Deine Konzentration. Diese verleihen einem Gebet Kraft. Das gilt auch für unser Verhältnis zu allem nichtmenschlichen Leben, den Bäumen, den Vögeln. Das sind die Lebewesen, von denen wir abhängig sind. In einem engen spirituellen Verhältnis zur Natur steckt Kraft. Vielleicht kann man dieses Verhältnis von Respekt und Zugehörigkeit nie erlernen, sondern muß als Kind hineingewachsen sein. So etwas läßt sich wahrscheinlich nur schwer nachholen.«[5]

Vielleicht sind die Baumblüten des Edward Bach nicht nur Wegbegleiter zu den Schichtungen unseres Höheren Selbst, sondern zugleich auch eine Art Brücke, um zurückzufinden zu jenen Erfahrungen, die wir als Kinder mit nichtmenschlichen Geschöpfen gemacht haben, als wir noch frei waren von den Wertungen und den sinnenhaften Verstümmelungen des Erwachsenenlebens. Während die meisten von uns im Laufe des Lebens die Möglichkeiten verlieren, mit den Tieren und den Pflanzen zu reden, waren wir als Kinder, im Zustand der Offenheit und Neugier für die Welt, zugleich noch im Besitz langsam verklingender Ahnungen an kosmisches Wissen. Die Sinne, mit denen wir uns mit anderen Geschöpfen auf gleichen Schwingungsebenen bewegen konnten, funktionierten noch. »Weißt Du, daß die Bäume reden?«, so fragte Tatanga Mani, ein kanadischer Stoney-Indianer, seine Zuhörer. »Ja sie reden. Sie sprechen miteinander und sie sprechen zu dir, wenn du zuhörst.« Zu ihm haben die Bäume gesprochen, über das Wetter und auch über den Großen Geist.[6]

Aus der eigenen Erinnerung kommen mir Kindheitserfahrungen in den Sinn. Wir wohnten in einem Haus, das umgeben war von einem großen Garten mit alten Bäumen: Kastanien, Buchen, Tannen. Es gab auch einen Crab-Apple-Baum und viele andere Sorten. Ich erinnere mich noch heute voller Liebe an diesen Garten meiner Kindheit und Jugend. Mein Bruder und ich stiebitzten uns im Herbst saftige Äpfel im Obstgarten, wenn die Erwachsenen ausgegangen waren. Ich habe im aktiven Tun und im Lauschen auf die Vielfalt hinter den sichtbaren Formen meine eigene »Stier-Natur« begreifen können. Dieses wunderbare Glücksgefühl, vom gleichen Schöpfungsatem getragen zu sein wie diese alten Baumgefährten, die so viel Ruhe ausstrahlen, immer an der gleichen Stelle stehen, aber mit den Jahreszeiten ihre Gesichter und Gaben, ihre Botschaften wechseln. Diese übersprudelnde Freude und gleichzeitig jenes Gefühl von Teilnahme an einem Geheimnis, wenn ich im Frühjahr die Pracht der niederrieselnden bunten Kastanienblüten um mich herum tanzen ließ!

Ich erinnere mich an das Gefühl tiefer Andacht, mit dem ich, wenn ich allein im Garten umherstreifte, durch die grüne Halle gegangen bin, deren Dach die alten Bäume hoch über mir bildeten. Und ich erinnere mich an meine Ergriffenheit angesichts der Blütenpracht des Holzapfelbaums. Er stand vor dem Fenster meines Zimmers. Im Maivollmond der erblühte Baum;

Jahr für Jahr sang da eine Nachtigall. Ich lauschte in die eigene beginnende Maienzeit meines Lebens, die sich mir in dem Blütenwunder vor meinem Fenster erschloß. Die Botschaft dieses Baumes blieb in mir für mein ganzes Leben.
Im Garten gab es auch eine Stechpalme, den Holly-Baum. Er blieb für mich ziemlich stumm; ein Fremdling. Seine bizarren stacheligen Blätter, die feinen Blüten, die roten Beeren – es war ein Herüberwehen aus unbekannten Fernen, das ich damals nicht entschlüsseln konnte. Ich erinnere mich noch, daß ich manches Mal die runden roten Beeren über die offenen Handflächen rollen ließ, bis sie hinunter ins dichte Immergrün sprangen.
Ich habe damals begriffen, daß ich ohne einen engen Kontakt zu diesen wunderbaren Pflanzengeschöpfen nicht in meiner eigenen Mitte leben kann.

Die Baumblütentafeln

Hermann Haindl hat zu den Baumblüten von Edward Bach Gemälde gestaltet, die weniger direkt als diejenigen der zwölf Heiler an Symbole und Bilder gebunden sind. Die unterschiedlichen Baumgestalten stehen jeweils vor einer Landschaft, die ihre spirituellen Qualitäten versinnbildlicht. Es werden also keine konkreten Einstiege mehr geboten, sondern das atmosphärische Zusammenspiel von Farben, die zur Meditation einladen. Dies entspricht der Aussage von Edward Bach, daß die Baumblüten als zweite Hälfte des Bachblüten-Systems eine höhere Schwingungsoktave darstellen.
In der Gegenwart wird die Natur und werden damit auch die Bäume so vollkommen vermarktet, daß für Erfahrungen, wie ich sie aus meiner Kindheit geschildert habe, kaum mehr Raum zu sein scheint. Hermann Haindl versucht nicht, angesichts der negativ veränderten Realität in eine Traumwelt aus nostalgischer Natursehnsucht abzuheben, sondern er versteht seine Baumblütenkarten als Versuch, wieder Wege zurück in eine Balance zwischen Mensch und Baum zu finden. Denn der Künstler hat eigene Enkel – und je mehr Baum-Mitgeschöpfe verschwinden, um so größere Teile der Erde werden eines Tages unbewohnbar sein.
Die Hoffnung liegt in uns selbst. Trotz allem Pessimismus über die Zerstörungen der Natur in uns und um uns schreibt Gertrud Höhler in ihrem

Buch *Bäume des Lebens:* »Wenn in unseren Großstadtbäumen keine Nistplätze mehr für Vögel sind, so können wir dennoch aus der Beobachtungsschärfe der Indianer, die mit Naturbäumen umgingen, für unseren Umgang mit den Bäumen lernen.«[7] Auch die Bachblüten wollen einen Weg zurückweisen zum Respekt vor der Natur und ihren Geschöpfen. Ohne diesen Respekt als Grundlage werden auch die Baumblüten des Edward Bach niemandem langfristig dabei helfen können, seelische und körperliche Nöte zu überwinden.

Anmerkungen

1 Im Alten Testament gibt es genaue Anweisungen an das Volk Israel, wie es die Bäume zu ehren und zu respektieren hätte. Erst, so das Gebot, im fünften Jahr durften die Früchte genommen werden, nachdem sie im vierten Jahr dem Schöpfer als Opfer dargebracht worden waren. Wehe denjenigen, die die Bäume nicht achteten. Das Baum-Gebot findet sich an bevorzugter Position in den Büchern Moses, denn in der Wüste war ein Leben an einem Ort ohne Bäume nicht möglich.

2 Die Irminsul ließ Karl d. Gr. bei der gewaltsamen Christianisierung der widerständigen Sachsen zerschlagen. Als der Stadtstaat Florenz den Stadtstaat Pisa unterworfen hatte, mußten als schmerzhafteste Unterwerfungsleistung die beiden roten Porphyrsäulen des Domes, die Symbole für Christus, an Florenz ausgeliefert werden. Sie stehen noch heute rechts und links der Goldenen Pforte am Baptisterium in Florenz.

3 Vgl. Gertrud Höhler, *Die Bäume des Lebens: Baumsymbole in den Kulturen der Menschheit.* Stuttgart 1985.

4 Janet Mc'Cloud ist durch ihr Engagement in den Kämpfen der Nordwestindianer der USA um ihre Fischereirechte als »indianische Mutter des Widerstandes« bekannt geworden. Heute gilt sie in der ganzen Welt als Vermittlerin spiritueller Weisheit.

5 Janet Mc'Cloud, »Die Knüppel der Polizei haben mich aufgeweckt«. In: Claus Biegert (Hg.), *Der Erde eine Stimme geben,* Reinbek 1988, S. 220.

6 *Weißt Du, daß die Bäume reden?: Weisheit der Indianer,* Wien 1984, S. 11.

7 Gertrud Höhler, *Die Bäume des Lebens*, S. 281.

Fünfzehn Baumenergien

CHERRY PLUM
Kirschpflaume
(Prunus cerasifera)

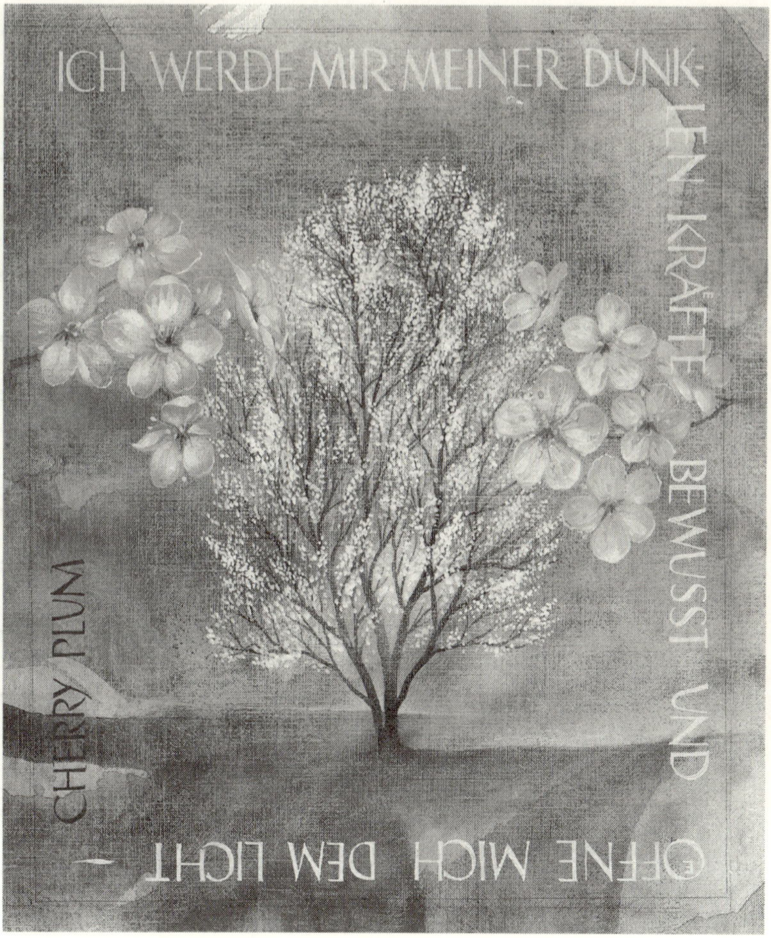

Die Pflanze

Cherry Plum gehört zu der großen Familie der Rosengewächse. Wahrscheinlich wurde der Baum bereits im Neolithikum im Raum des heutigen Irak als Fruchtbaum gehegt und hat sich von dort über den Mittelmeerraum auch nach Nordeuropa ausgebreitet.
Die Kirschpflaume ist ein Busch bzw. ein Baum, der je nach Standort zwischen 3 und 6 m hoch werden kann und in England oft in den Felder und Weiden umgebenden Hecken wild wächst. Die Zweige tragen keine bzw. wenig Dornen. Die wuchsstarke Pflanze wird bevorzugt als Veredelungsunterlage für Steinobstsorten verwendet.
Die leuchtend weißen Blüten erscheinen im frühen Frühjahr noch vor den Blättern; sie sind größer als die der verwandten Schlehe. Die etwa kirschgroße, pflaumenartig gerillte, gelbliche Frucht schmeckt säuerlich. Der verholzte Kern mit dem Samen enthält giftige Blausäure.

Cherry Plum in Mythen und Legenden

Es ist nicht schwierig nachzuvollziehen, daß in den alten europäischen Kulturen Cherry Plum der großen Weißen Göttin zugeordnet worden war. Wenn ringsrum andere Bäume noch kahl sind, stehen die Kirschpflaumenbäume und -büsche bereits in voller Blüte: Die Göttin lädt zum großen Fruchtbarkeitsritual des Frühjahrs ein, bereitet sich vor für die Heilige Hochzeit. Die leuchtend weißen Blüten der Kirschpflaume geben das Signal über das weite Land weiter, von Hecke zu Hecke: Der Winter ist vertrieben. Das Lager ist bereitet. Der Bräutigam kann kommen, das neue Leben kann beginnen. Die dunkle Seite des Lebens, das Sterben, sinnbildlich im Gift enthalten, das sich im Innern des steinharten Kerns im Samen entwickeln wird, ist in der Blüte schon vorgegeben, hat aber noch keine Gestalt angenommen.
Die alte Kultur der großen Weißen Göttin, die Dunkel und Hell in sich vereinigt hatte, ist auf den Scheiterhaufen der Inquisition gestorben. Die Hüterinnen ihres Kultes, die weisen Frauen, die jahrhundertelang für Fruchtbarkeit und Gesundheit des Volkes, des Viehs und der Felder gesorgt hatten, sie wurden zu Hexen, zu »Zaunreiterinnen«, die von der zivilisierten Gesellschaft ausgegrenzt, in der Wildnis jenseits des durch Hecken beschützten Landes unsichere Zufluchten fanden. Die Fruchtbar-

keit spendende, blütengeborene Große Göttin verschwand durch die Christianisierung hinter Maria. Dieses trägt jedoch noch immer Züge der alten Himmelsmutter und setzt ihren Fuß auf die Mondsichel.
Edward Bach hat Cherry Plum als ein Mittel für Menschen mit Borderline-Syndrom gefunden, für jene also, deren Leben im Extremfall auf einem schmalen Grat zwischen Gelassenheit, Verzweiflung und Entsetzen schwankt. In dieser Zuordnung spiegelt sich mehr oder minder verdeckt die Bedeutungsverschiebung der Pflanze: Ehemals die Blüte des rhythmisch geordneten Lebens, ist sie im Laufe der Jahrhunderte wie die Schlehe zum Synonym für Abgedrängte, für Ausgegrenzte geworden. Selbst in ihren Bachblütenkräften verweist diese Blüte auf die Bitternis von Angst und Verzweiflung. Das Gift im verschlossenen Innern steht für die Dunkelheit hinter der leuchtend weißen Blüte; in unserer Gesellschaft wird noch immer ausgegrenzt, wer seine Gefühle nicht beherrschen kann.
Die Hecken mit den Schlehen und Kirschpflaumen haben ihren Charakter als Abzäunung gegen die wilden Kräfte, die man fürchtete, verloren. Menschen mit einem wachsenden ökologischen Bewußtsein pflanzen neue Hecken an, als Orte, an denen Natur sich noch ein wenig ihren eigenen Formen entsprechend entwickelt und von denen Impulse der Fruchtbarkeit in die denaturierten Felder ausgehen können.

Die Cherry-Plum-Meditationstafel

Hermann Haindl hat eine Bildtafel geschaffen, in der Cherry Plum in ihrer weißen Blütenpracht vor einem Hintergrund aus zartem Frühlingsblau zu sehen ist und die Sonne im niedrigen Frühjahrsstand durch die Blüten hindurchscheint. Er hat den Baum nicht vorwiegend als Teil einer Hecke dargestellt, sondern die überzeugende Lebenskraft von Cherry Plum betont. Das hat seine Bewandtnis: In unserem Garten war ein neugepflanztes Pflaumenbäumchen verdorrt. Die natürliche Kirschpflaumen-Pfropfunterlage indes blieb am Leben, aus ihr wuchs ein vielstämmiger Baum von großer Frühlingspracht. Er spiegelt Gelassenheit und Lebensfreude und auch Dank, daß die natürliche Unterlage eines verdorrten hochgezüchteten Obstbaums nicht gleich im Zorn über das Mißgeschick ausgerissen wurde.

Anwendungsmöglichkeiten

Edward Bach ordnete Cherry Plum dem Komplex der Furcht zu: *»Furcht, den Verstand zu verlieren oder daß man gefürchtete, schreckliche Dinge tun könnte, die man nicht will und als falsch erkennt, während man trotzdem den Impuls spürt, sie zu tun.«*[1]

Cherry Plum ist kein Mittel für ein bestimmtes Gefühl, sondern betrifft den Gefühlsbereich generell. Die Beschreibung von Edward Bach zum Wirkungsbereich von Cherry Plum bezieht sich offensichtlich auf das Ende einer Entwicklung, die mit der Unterdrückung starker Emotionen beginnt und über eine stetige Steigerung zu einer Kurzschlußhandlung führen kann. Allerdings besteht nur im Extremfall eine übermächtige Angst, durch ein lange angestautes Gefühl den Verstand zu verlieren oder gegen sich oder andere gefährlich aggressiv zu werden.

Es gibt jedoch keinen Zweifel daran, daß viele Menschen im Laufe ihres Lebens in zerstörerischen und selbstzerstörerischen Gefühlswirrwarr geraten, weil in der modernen Gesellschaft das Ausleben von Gefühlen Regeln unterworfen ist, die den Bedürfnissen der Individuen nur wenig Spielraum lassen. Als Kinder mußten wir lernen, spontane Lebensäußerungen wie Lachen und Toben, Weinen und Zornigsein den Normen unterzuordnen, die uns vermittelt wurden. Extreme Gefühlsäußerungen »gehören sich nicht«; sie sind in unserer Gesellschaft tabu, wohl auch deshalb, weil sie von dem sozialen Umfeld als Appell zum teilnehmenden Reagieren verstanden werden müßten.

Nicht nur Leidgefühle oder extreme Liebesempfindungen, auch Ärger oder Wut haben strikt verdeckt zu bleiben. In einer Gesellschaft, in der es immer weniger ein »Recht« auf Arbeit gibt, müssen von immer mehr Menschen Kränkungen und Demütigungen widerspruchslos hingenommen werden, um den Arbeitsplatz nicht zu verlieren. Das Konkurrenzverhalten untereinander bekommt immer bedrohlichere Formen. Mobbing, das emotionale »Fertigmachen« von Schwächeren, wird zu einer sich ausbreitenden Gefährdung. Das führt nicht nur zur Zerstörung von ökonomisch relevanten Arbeitskraftpotentialen, sondern richtet vor allem bei den betroffenen Menschen langfristig körperliche und seelische Schäden an, die auch zu Kurzschlußhandlungen führen können.

Besonders betroffen ist nach wie vor der sexuelle Bereich, dessen Unterdrückung zu gefährlichen Gefühlsstaus führt. So sind nicht gelebte Gefühle, vor allem in der Pubertät, gleichbedeutend mit dem Verlust von Vitalenergie. Die geltenden Mechanismen zur Reglementierung haben zwar ihre Formen verändert, die dahinterstehenden moralisch kaschierten Prinzipien von Gefühlsfeindlichkeit funktionieren jedoch nach wie vor. Die Forderung, sich in allen Lebenslagen zu beherrschen, steht ausgesprochen oder unausgesprochen über unserem gesamten privaten und öffentlichen Leben.

Symptome der blockierten Cherry-Plum-Energie

- Man hat in seinem Verhalten nicht das richtige Maß. Das Ausleben überschwenglicher Gefühle isoliert in der Umwelt und belastet ebenso wie die Unfähigkeit, zu den eigenen Bedürfnissen zu stehen.
- Die nicht gelebten Gefühle verstärken sich gegenseitig und laden sich negativ auf.
- Aufgestaute Gefühle verdrängen alle anderen Gedanken.
- Man fürchtet, die Kontrolle über die eigenen Handlungen zu verlieren, da sich in Gedanken bereits Formen von Gewalttätigkeit aufdrängen.
- Gefühle, sich und anderen schutzlos ausgesetzt zu sein, werden immer drängender.
- Man fürchtet, dem Druck nicht mehr standhalten zu können und den Verstand zu verlieren.
- Man kann die aufsteigenden Bilder nicht mehr aushalten. Gedanken an Selbstmord werden immer bedrängender.

Cherry Plum kann helfen …

… die Ursachen der inneren Ängste und des emotionalen Drucks in der eigenen Unfähigkeit zu erkennen, sich seinem Höheren Selbst anzuvertrauen.

… die emotionale Verzweiflung aufzulösen, indem verstanden wird, warum man kein Vertrauen zu sich selbst entwickelt hat.

… die angestauten Gefühle Schritt für Schritt ins Leben zu integrieren.

… sich an Kraftquellen anzuschließen und die eigenen Lebensenergien frei fließen zu lassen.

… das Gefühlsleben ins Gleichgewicht zu bekommen. Man durchschaut die Bedingtheiten des persönlichen Lebens, findet Möglichkeiten, negative Prägungen aus den kindlichen und jugendlichen Erziehungserfahrungen aufzulösen und loszulassen und selbstbewußt und zugleich ohne extreme Übertreibungen die eigenen Emotionen zu leben.

… in gegebenen Situationen den Mut zu finden, seine emotionalen Bedürfnisse zu verteidigen.

… selbstbewußt und gelassen zu den eigenen Gefühlen zu stehen. Dadurch bieten sich anderen Menschen weniger Möglichkeiten zu Kränkungen.

Cherry-Plum-Meditation

Cherry-Plum-Meditationselemente

Element:	Luft
Farbe:	Weiß
Form:	Zwei Fischblasen in einem Kreis
Mantra:	Ich werde mir meiner dunklen Kräfte bewußt und öffne mich dem Licht.

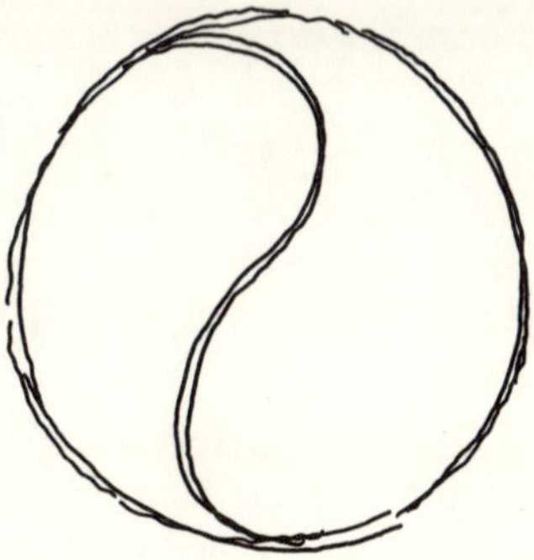

Cherry Plum spricht:

In mir erblickst Du die Schönheit des neu beginnenden Jahres. Tauche ein in mein Weiß und werde hell wie ich. Aus meinem Inneren leuchtet das Gelb der zu einem neuen Bogen aufsteigenden Frühlingssonne. Im Geben und Nehmen leben aus meiner Blütenfülle ungezählte Insektengeschöpfe. Die Früchte, die aus mir entstehen werden, gelten Euch Menschen als Symbole der Fruchtbarkeit.
Sei stark, ruhe in Dir. Schließe Dich an das Leben an, das aus mir leuchtet. Von der Kraft meiner Blüten werden Angst und Furcht hinwegschmelzen. Du wirst Deine innere Ruhe wiederfinden, wenn Du unserer gemeinsamen Quelle vertraust.
In mir sind Hell und Dunkel zu einer Einheit verbunden, denn die

Lebensgewißheit meiner Blüten ist gepaart mit der Kraft des Giftes in meinem Kern. Es ist das Dunkel, das aus dem Wissen um den Tod kommt. Zwischen diesen beiden Polen lebe auch ich mein Pflanzenleben.
Die Sonne strahlt durch meine blütenbeschäumten Äste und gibt mir Helligkeit und Klang. Schau um mich her die Bläue des Frühlings. Tauche hinein und schöpfe Mut und Vertrauen zu dem Grund, auf dem Du stehst. Schau in die Ferne, die Nebel heben sich, und Dein Blick wird klar.

Das Gemüt antwortet:

Verzweiflung schüttelt mich, ich traue mich nicht, zu mir selbst zu kommen, ich fürchte, Verstand und Selbstbeherrschung zu verlieren. Das Licht brennt so niedrig, meine Sinne sind verdunkelt.
Du leuchtest so hell! Kann ich zu Dir kommen, die weiße Pracht Deiner Blüten in mich hineinatmen und Hoffnung schöpfen? Hoffnung auf befreites Leben, auf Wärme, auf Liebesglück, auf Freude, Selbstsicherheit und Glaube an mich selbst? Oh, wie gerne komme ich zu Dir, wunderbare Macht des Frühlings, die Du Dir die Helligkeit und Blütenfülle der Kirschpflaume geschaffen hast.
Ich will lernen, auch in mir dunkle Tiefen zu akzeptieren. Das Licht des Frühlings gilt auch mir, ich fühle, wie die Angst sich auflöst, in meinen Verstand kehrt wieder Gelassenheit ein, ich werde ruhig und sehe die Zusammenhänge in ihren klaren Dimensionen.
Ich will meine Gefühle leben in ihrer schönen Fülle, ohne das Maß zu verlieren, aber auch, ohne mich von Grenzen einengen zu lassen. So wie Deine blühende Baumkrone einen schützenden Schirm über Deiner Wurzel bildet, möchte ich in meine Mitte kommen, denn auch ich will aus dieser Mitte heraus fühlen, denken und handeln. Ich werde es wissen: Leben ist hell und dunkel zugleich. Das richtige Maß wird mir Sicherheit geben.
Wie schön Du bist, Kirschpflaume! Mein Herz beginnt zu leuchten von Dir. Die Strahlen der Frühlingssonne werden auch mich zum Blühen bringen. Die Gefühle von Angst und Verzweiflung verlieren sich im Schein des jungen Lichtes. Ich will von meiner Verzweiflung und Angst Abschied nehmen. Sie haben mir dazu gedient, einen Schritt tiefer in mich selbst hineinzufinden. Nun kann ich sie loslassen. Ich danke Dir.

Anmerkungen

1 Bach/Petersen, *Heile dich selbst mit den Bach-Blüten*, S. 104.

ELM
Ulme
(Ulmus procera)

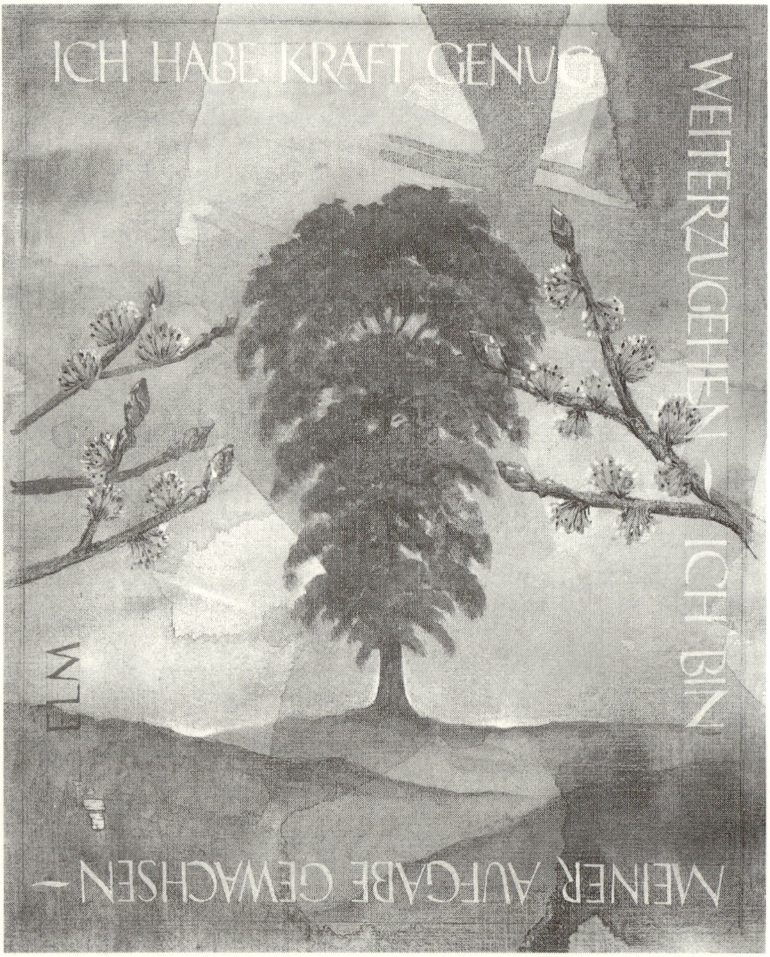

Die Pflanze

Die auch »englische Ulme« genannte Ulmus procera kam schon sehr früh, wahrscheinlich aus den Regionen nördlich des Himalaya, über Südeuropa in den europäischen Norden. Die heute vor allem im östlichen England beheimatete Ulmenart wurde früher häufig in grenzmarkierenden Hecken angepflanzt. Die sommergrünen Bäume können stattliche Größen erreichen und bis zu 500 Jahre alt werden.

Von der Evolution her stehen die Ulmen an der Grenze zwischen denjenigen Baumarten, die vom Wind bzw. von Insekten bestäubt werden. Die Ulmenblüte verrät die Tendenz zur Insekten anlockenden Ausstattung. Aus den zwittrigen hellgelben bis rötlichen Blüten, von denen meist mehrere in dichten Büscheln angeordnet sind, entstehen Fruchtkerne, die, in einer dünnen Haut eingeschlossen, leicht vom Wind davongetragen werden können. Die Blüten erscheinen im Frühjahr vor den Blättern. Oft sind auch die meist nicht keimfähigen Samen schon vor der Laubentfaltung fertig ausgebildet. Der Baum vermehrt sich vorwiegend durch Wurzelschößlinge und wächst leicht aus Stecklingen.

Da die Ulmen auffallend wenig keimfähige Samen ausbilden, ist nur eine geringe morphologische Variation vorhanden. Die Familie der Ulmen ist klein, besteht nur aus 18 verschiedenen Baumarten. Die Ulmus procera unterscheidet sich in ihrer Gestalt durch die unverkennbare kegelförmige Baumkrone von anderen Ulmenarten.

Ulmen sind heute vom Aussterben bedroht. Ein kleiner schwarzer Käfer, der Ulmensplintkäfer, schleppt einen Schlauchpilz in das Holz hinein, der das Leitungssystem des befallenen Baumes langsam zusammenbrechen läßt. In feuchteren Sommern können sich die Bäume manchmal etwas erholen.

Sagen und Legenden

Die Ulme gilt im Mittelmeerraum als männlicher Baum, entsprechend den antiken Mythen über die Entstehung der Menschen aus Bäumen. Im sechsten Gesang der Ilias wird berichtet, daß Nymphen die Grabstätten gefallener Helden mit Ulmen bepflanzen, denn in der Antike galten die Ulmen als Symbole des Todes und der Trauer.

Immer wieder treffen wir in unterschiedlichen Kulturen auf vergleichbare mythische Traditionen. Auch nach den germanischen Überlieferungen haben die Götter das erste Menschenpaar aus Bäumen geschaffen. Odin erschlug mit zwei Brüdern den Riesen Ymir, und sie formten aus dessen riesigem Leib die Erde und das Weltall: aus seinen Knochen die Berge, aus seinem Blut entstanden die Meere. Den Himmel machten sie aus seinem Schädel und aus seinem Gehirn die Wolken. Seine Haare wurden zu Bäumen. Später fanden die Götter zwei Baumstämme angespült am Meeresstrand: eine Ulme und eine Esche, Ask und Embla. Sie hauchten ihnen Leben und Seele ein; so entstand das Geschlecht der Menschen.[1]

Im Volksbewußtsein wurde die Ulme nie zu einem Baum, um den sich dunkle Legenden rankten. Das liegt vermutlich auch an den vielseitigen Heilmitteln gegen Durchfall, Hauterkrankungen und gegen rheumatische Schmerzen, die aus den schleimigen Bestandteilen des Holzes früher gewonnen wurden.[2] Die Blätter der Ulme waren in der vorindustriellen Landwirtschaft im übrigen sehr begehrt als Viehfutter, und im Mittelmeerraum pflanzte man früher häufig die einer Stütze bedürftigen Weinreben neben Ulmenbäume, an denen sie sich hochranken konnten. Die beiden Pflanzen bildeten in mehrfacher Hinsicht eine Symbiose, schützten sich vermutlich gegenseitig vor Schädlingen.

Die Elm-Meditationstafel

Der Künstler hat eine große, für die Ulmus procera typische Baumgestalt genau in die Mittelachse des Bildes gestellt. Es ist ein eindrucksvolles Pflanzenindividuum, dem anzusehen ist, daß es lieber vereinzelt oder in kleinen Gruppen wächst als im dichten Gefüge des Waldes.

Kahle, aber frühlingshaft pralle Äste, mit gelbroten Blütenbüscheln besetzt, wippen von rechts und links wie vom Frühjahrswind bewegt in das Bild hinein. Sie geben der Bildtafel Halt im »oben« und »unten«, im »rechts« und »links«, trennen in Vorder- und Hintergrund. Die zarte Bläue und das lichte Grün der Karte weisen den Weg zu Räumen, die sich den Meditierenden öffnen.

Anwendungsmöglichkeiten

1935 fand Edward Bach die Elm-Blüte. Er ordnete sie dem Thema »Mutlosigkeit« zu: *»Für jene, die gute Arbeit leisten, der Berufung ihres Lebens folgen und hoffen, etwas Wichtiges zu vollbringen, das möglichst zum Wohle der Menschheit sei. Es gibt Zeiten, wenn sie niedergeschlagen sind und das Gefühl haben, die Aufgabe, die sie sich aufbürdeten, sei zu schwer und ihre Erfüllung übersteige die menschliche Kraft.«*[3]

Die Bedeutung der Elm-Blüte ist über die subjektive Biographie von Edward Bach erkennbar. Als Bach die zweite Serie der Blüten suchte, war die Zeit, die ihm zur Vollendung seines Lebenswerkes blieb, bereits knapp bemessen. Hochsensibel, erschöpft und von dem Gefühl getrieben, der schwierigen Aufgabe seines Lebens nicht länger gewachsen zu sein, glaubte er, zusammenzubrechen. Aber die Stunde seines Todes war noch nicht gekommen; es war ein vorübergehender Zustand. Bach fand die Elm-Blüte, die ihm seine Kraft und seine innere Gelassenheit und Zuversicht wieder zurückgab.

Der blockierte Elm-Zustand ist typisch für jene Menschen, die in Positionen stehen, in denen sie für andere Menschen oder für die Realisierung großer Ideen die Verantwortung tragen und, indem sie wenig an sich selbst denken, ihre eigenen Kräftereserven zu rasch verbrauchen. Durch längere Überforderung kann es dann leicht geschehen, daß Aufgaben, die normalerweise keine besondere Herausforderung darstellen, die Betroffenen fürchten lassen, Müdigkeit, Erschöpfung und der damit verbundene Motivationsverlust signalisiere einen endgültigen Zustand von Entkräftung. Wenn die Warnsignale verstanden werden und nicht nur dem Körper, sondern auch der Seele die notwendigen Ruhephasen zugestanden werden, können sich durch die Elm-Essenz Selbstvertrauen, Energie und Konzentrationsfähigkeit schnell wieder stabilisieren.

Symptome der blockierten Elm-Energie

- Man ist völlig überfordert und unzufrieden mit den eigenen Leistungen.
- Die Ausstrahlung auf andere Menschen, d. h. die Überzeugungskraft läßt rapide nach. Angefangene Projekte bleiben stecken.
- Man hat das Gefühl, zu versagen, ist den gestellten Aufgaben nicht mehr gewachsen.

- Man fühlt sich in einem Meer von Verzagtheit versinken und sieht keinen Ausweg.
- Der Körper wird schwer, man stolpert oft, weil mit der seelischen Mitte auch das Verankertsein im körperlichen Schwerpunkt verlorengegangen ist.
- Man verliert Selbstsicherheit und Selbstvertrauen.
- Man findet nicht mehr das richtige Maß im Umgang mit sich selbst.
- Man traut seinen eigenen Entscheidungen nicht mehr.

Elm kann helfen …

… die eigenen Kräfte richtig einzuschätzen und die eigenen körperlichen und emotionalen Bedürfnisse ernst zu nehmen.

… eine distanziertere Einstellung zu den übernommenen Aufgaben zu gewinnen.

… wenn man in einer Überschätzung der eigenen Kräfte zu viel Pflichten übernommen hat. Man kann diese nun sinnvoll reduzieren.

… daß aus der neu gewonnenen Übereinstimmung zwischen dem eigenen Befinden und den Ansprüchen aus dem beruflichen, familiären oder ehrenamtlichem Engagement wieder Selbstvertrauen und eine ausgewogene Identifikation mit den übernommenen Aufgaben erwächst.

Elm-Meditation

Elm-Meditationselemente

Element:	Erde
Farbe:	Altrosa
Form:	Geflügelte Sonnenscheibe
Mantra:	Ich habe Kraft genug weiterzugehen. Ich bin meiner Aufgabe gewachsen.

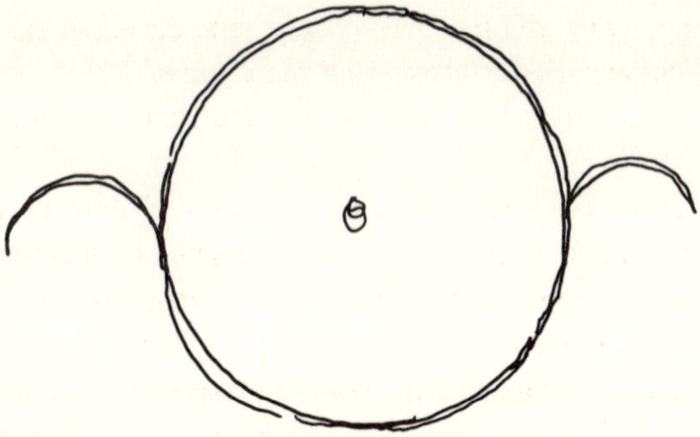

Elm spricht:

Dort, wo der größte Ring meiner Krone sich auf dem Erdboden widerspiegelt, quillt Licht herauf. Über meinem höchsten Kronenrand öffnen sich neue Räume, die nur von der Seele betreten werden können.
Seit Millionen von Jahren bin ich, Ulme, ein Teil des sich wandelnden Gewandes der Erde, beginnen im Frühjahr meine Blüten zu leuchten, bevor ein einziges grünes Blatt Schatten wirft. Nun aber ist mein Leben in Gefahr. Ein kleiner Käfer, Geschöpf der gemeinsamen Mutter, bedroht meine Existenz, doch finde ich immer wieder im Schutz des sommerlichen Regens neue Kraft, weiter dazusein.
Wenn ich aus der Vielfalt des Erdenlebens scheiden muß, werde ich gehen. Das Licht um meinen Stamm gibt mir Gewißheit, daß nichts

geschehen wird, was nicht im Plan des Lebens vorgesehen ist, denn die Vögel, die in meinen Zweigen nisten, verbinden mich mit dem Himmel. Hörst Du das Piepen der Kleinen in den Nestern, hörst Du das Schwirren der Flügel der Eltern, die von der Futtersuche zurückkehren zu ihren Kindern, die ihnen vertrauen? Das ist das Lied in meinen Ästen, es tönt bis in die Tiefe meiner Wurzeln hinab und gibt Kraft, gelassen zu sein und zu leben. Ich bin Heimat für andere, ohne mich selbst verloren zu haben. Und die Erde schickt mir den Regen, daß ich leben kann, solange es mir bestimmt ist. Ich vertraue ihr.

Das Gemüt antwortet:

Die Verantwortung für das, was ich zu tragen habe, drückt mich nieder, so als würde Schnee auf Dein Sommerlaub fallen. Es ist zu viel für mich geworden. Ich habe mein Selbstvertrauen verloren, ich ruhe nicht mehr in mir. Ich bin müde und kraftlos geworden.

Du, Ulme, und Deine Schwestern und Brüder, Ihr sterbt seit Jahrzehnten. Aber Du gewinnst immer wieder Kraft. Um Dich ist das Licht des Frühlings, Dein Blätterdach bildet einen große Schirm, unter dem anderes Leben gedeihen kann. Gelassenheit und Zuversicht strahlen aus Dir, daß auch ich wieder zurück zu meiner Mitte finden kann im Vertrauen auf Deine Blütenkraft. Du weißt, was Leben ist, Dein Stamm verbindet dich fest mit der Erde und gleichzeitig vermag er im Licht zu vibrieren.

Deine unteren Äste beugen sich der Erdenwärme entgegen, während Du Dich von einem grünen Blätterbogen zum nächsten hinauf in Räume steigerst, die in andere Welten führen. Da stehst Du, allein, in Dir selbst wurzelnd. Ich will vertrauen auf diese Lebendigkeit, die Du auch mir zu geben bereit bist.

Auch aus meinem Fundament vermag Licht zu brechen. Wenn ich hinhöre und hinschaue kann ich es sehen. Es läuft auch an meiner Gestalt hoch und sammelt sich in meinem Lebensschwerpunkt. Deine Blüten verschaffen mir wieder Zugang zu meiner eigenen Lebensfreude.

Meine Seele fliegt mit den Vögeln durch Deine Zweige, und ich spüre den Wind in meinem Gesicht. Wenn ich mich zurückwende, sehe ich die Schatten meiner Mutlosigkeit in sich zusammensinken. Ich werde Kraft gewinnen für morgen.

Ulme, Dein Name läßt Quellen in mir aufspringen, aus lange vergangenen Erdzeiten, und das Licht, das aus Deinem Namen Elm hervorbricht, führt mich hin in den hellen Tag. Führt mich hin zur Gelassenheit, damit ich weitergehen kann, denn das Wissen um Licht und Dunkelheit trägt auch mich.

Anmerkungen

1 Vgl. Rudolf Simek, *Lexikon der germanischen Mythologie*, Stuttgart 1984, S. 23 und S. 224.

2 Vgl. Scheffer/Storl, *Das Heilgeheimnis der Bach-Blüten*, S. 119.

3 Bach/Petersen, *Heile dich selbst mit den Bach-Blüten,* S. 179.

PINE

Waldkiefer, Föhre

(Pinus sylvestris)

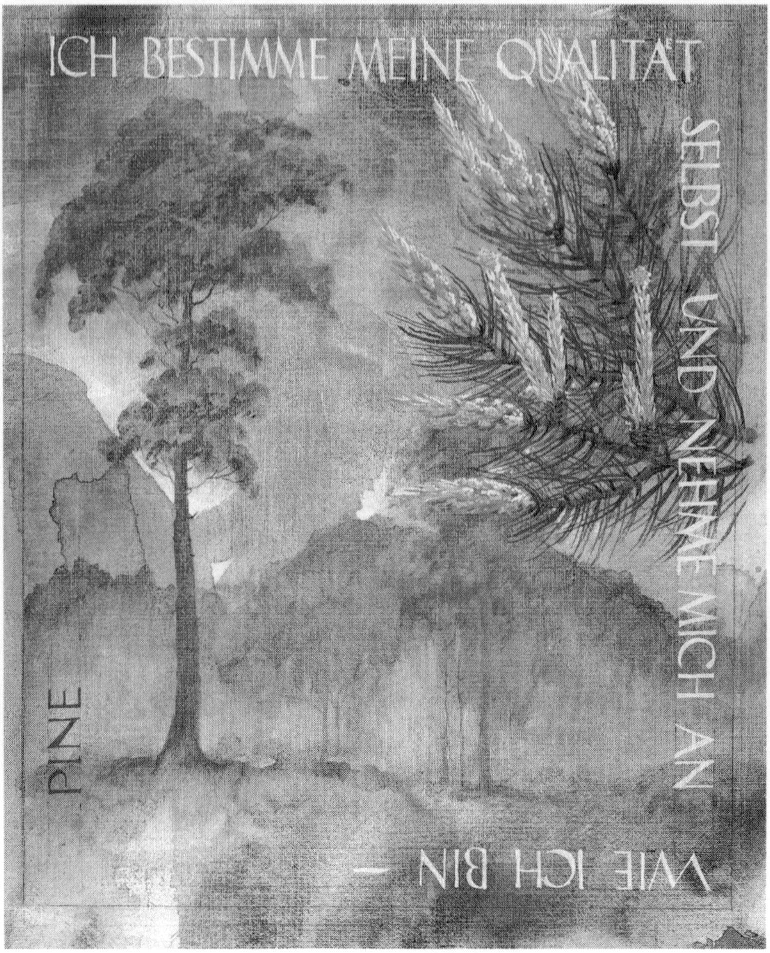

Die Pflanze

Die Pinus sylvestris gehört zu der größten und am weitest verbreiteten Koniferengattung der Pinien; diese hat über 100 verschiedene Arten entwickelt. Zu den Kiefern gehören auch die ältesten noch lebenden Bäume der Welt: die über viertausendjährigen Grannenkiefern im Südwesten Nordamerikas.[1]

Die Kiefern kehrten gemeinsam mit den Birken nach der letzten Eiszeit vor mehr als 10 000 Jahren als erste wieder in die eisfreien Regionen zurück, wurden aber später von den Laubbäumen zurückgedrängt, so daß natürliche Kiefernstandorte nur noch von Fachleuten als kleine Inseln im heutigen, durch die Forstwirtschaft künstlich erzeugten Bestand aufzufinden sind.

Die Pflanzenfamilie der Kiefern ist bereits einhäusig, daß heißt, die männlichen und die weiblichen Blüten wachsen auf einem Baum. Dennoch verkörpern sie noch ein altes Evolutionsprinzip: Sie werden vom Wind bestäubt und hüllen sich dazu im Frühjahr in eine Wolke von Pollenstaub ein. Niederrieselnd entsteht dadurch oft ein gelber Teppich unter den Kiefernbäumen.

Die Waldkiefer (Pinus sylvestris), aus deren Blüten Edward Bach seine Blütenessenz Pine herstellte, ist die am häufigsten vorkommende Kiefernart und wächst von Spanien bis nach Ostsibirien und Kleinasien meist im Flachland und in Mittelgebirgslagen, aber auch in Höhen bis 2100 Meter. Sie ist bemerkenswert anspruchslos. Frosthart und relativ unempfindlich gegen Trockenheit, wächst sie sowohl auf nährstoffarmen sandigen als auch auf moorigen Böden. Die einzelnen Bäume können eine Höhe bis zu 40 Meter erreichen und haben normalerweise eine Lebensdauer von 250 Jahren, gelegentlich auch von bis zu 400 Jahren. Junge Bäume wachsen, je nach Standort und Klima, bis zu einem Meter im Jahr.

Die 5 bis 8 mm langen männlichen, walzenförmigen, glänzend gelben Blüten stehen in dichten Büscheln an der Basis der neuen Triebe. Die weiblichen, etwa 5 mm langen Blütenzäpfchen sitzen aufrecht, meist einzeln oder höchstens in einer Zweiergruppe an den Spitzen der neuen Triebe. Aus ihnen entwickeln sich im nächsten Jahr grüne holzige, 5 bis 7 cm große Zapfen, deren Farbe im Laufe des Jahres zu einem matten dunklen Graubraun wechselt. Die Samen werden im Herbst des zweiten Jahres reif, fallen aber erst im folgenden Frühjahr aus, wenn sich in der beginnenden Wärme die Zapfen öffnen.

»Ein Tempel ist Natur, wo jede Säule lebt. Und zu uns redet mit geheimnisvollen Zungen.« Dieser Vers von Charles Baudelaire gilt auch für die Waldkiefer. Lucas Cranach hat in seinem berühmten Bild »Ruhe auf der Flucht« von 1504 die uralte Beziehung zwischen den Koniferen und den Laubbäumen symbolisch genutzt: Die Kiefer bzw. Tanne ist hinter Josef und der schlanke junge Laubbaum, die Birke, neben der jugendlichen Mutter Maria zu sehen.

Trotz ihres hohen Alters gibt es weniger Mythen zur Kiefer als etwa zur Eiche oder zum Olivenbaum. Als Baum der Verwandlung ist die Kiefer aus der Antike im Zusammenhang mit der Nymphe Pitys bekannt, der, um sie vor den Nachstellungen von Pan zu retten, die Große Mutter die Gestalt einer Kiefer gab. Wie man sich eine solche Verwandlung vorstellte, hat der antike Dichter Ovid in einer Ode beschrieben:

»Doch der Verfolger ist schneller, von Amors Flügeln getragen. Er braucht keinerlei Ruhe, so ist er dem flüchtigen Mädchen hart auf den Fersen, sie spürt im Nacken den Atem des Gottes. Jetzt versagt ihr die Kraft; sie erbleicht, von der Mühe der schnellen Flucht überwunden: ›Ach, öffne dich mir, o Erde‹, so ruft sie. ›Oder vernichte die allzubegehrte Gestalt durch Verwandlung!‹ Kaum hat sie solches gebetet, da fällt eine schwere Erlahmung ihr auf die Glieder, die schwellende Brust überzieht sich mit feiner Rinde; es wachsen die Haare zu Blättern, zu Zweigen die Arme; auch die Füße, soeben so rasch noch, sie hängen in trägen Wurzeln, das Haupt wird Wipfel. Was bleibt, ist die glänzende Schönheit.«[2]

In China galt die Waldkiefer jahrhundertelang als heiliger Baum, dessen Holz für Särge und Grabgewölbe genutzt wurde, in der Hoffnung, daß dem Toten die besondere Lebensenergie der Kiefer bei der Rückkehr in ein neues Leben zugute käme. Denn die Kiefer galt in der langen Zeit vom 21. bis 16. Jahrhundert v. Chr. als Materialisation des höchsten Erdgottes, der alle schaffenden und ernährenden Energien der Erde verkörperte.[3]

Einen Nachklang dieser religiösen Bedeutung hat die Kiefer in der chinesischen Kunst behalten; sie war während der Ming-Dynastie (1368–1644) eines der beliebtesten Motive der Maler: Kiefernbäume vom Wind gebogen und verdreht, krallen sich mit ihren Wurzeln auf steil abfallenden Felsen fest. Im Nebel bekommen ihre Äste geheimnisvolle Konturen und wandeln sich zu Fabelwesen.

In den alten europäischen Kulturen hat die Kiefer zwar nie eine derartige mythische Bedeutung gehabt, spielte aber bis in die jüngste Neuzeit hinein aufgrund ihres Harzgehaltes eine wichtige Rolle im Alltagsleben der Menschen. Aus ihrem Holz wurden die Kienspäne geschnitzt, die, wenn die Dunkelheit hereinbrach, angezündet wurden und mit ihrem Licht auch einen harzigen Geruch im Raume verbreiteten. In den ausgedehnten Kiefernwäldern der neuen Bundesländer kann man noch große Areale finden, in denen die Bäume in DDR-Zeiten regelmäßig zur Harzgewinnung für die industrielle Nutzung angezapt wurden. Jeder einzelne Baum weist im unteren Stammbereich ein unter die Rinde eingetieftes, zentral zusammenlaufendes System von Rillen auf, mit dessen Hilfe das heraustropfende Harz aufgefangen wurde.[4]

Die Pine-Meditationstafel

Hermann Haindl hat, ohne es bewußt zu tun, etwas vom bizarren Charakter einiger besonders bekannter chinesischer Landschaften in die Tafel der Waldkiefer einfließen lassen; man kann sich anhand seines Gemäldes ohne Mühe die Materialisierung des Erdgottes in der Gestalt der Kiefer vorstellen. Das Licht, das von den Bergen strahlt, verweist auf die harzige Feuerkraft der Pinie. Auch etwas von den viele Tausende Jahre währenden Lebensspannen der nordamerikanischen Grannenkiefern strömt aus der Symbolhaftigkeit der Landschaft und der Farben. Aus der Karte spricht eine Raum- und Zeitentiefe, die sich noch immer am intensivsten in der Meditation erfahren läßt.

Anwendungsmöglichkeiten

Edward Bach ordnete Pine dem Thema »Schuldgefühle« zu: »*Für jene, die sich selbst Vorwürfe machen. Selbst wenn sie erfolgreich sind, denken sie, sie hätten es noch besser machen können und sind nie zufrieden mit ihren Bemühungen oder deren Resultaten. Sie arbeiten schwer und leiden sehr unter den Fehlern, die sie sich selbst einreden. Manches Mal, wenn es einen Fehler gibt, den andere verschuldet haben, nehmen sie diesen sogar auf sich und fühlen sich verantwortlich.*«[5]
Schwierig wird es besonders dann, wenn Fehler, die in der Vergangenheit

gemacht wurden, nicht losgelassen werden und sich immer wieder von neuem Schuldgefühle daran entzünden. Der Gedanke, daß man seinem eigenen Ideal nicht entspricht, erzeugt ein schlechtes Gewissen, das auch durch harte Arbeit und Selbstüberforderung nicht aufgelöst werden kann. Man darf sich die eigenen Fehler nicht verzeihen, auch wenn sich aus dieser Haltung Krankheiten entwickeln.
Diese Art von Selbstverurteilung wird in unserer Kultur noch immer durch eine Erziehung mit zwanghaftem Schulddenken gefördert, aus dem der einzelne Mensch nur ausbrechen kann, wenn er sich von machtvollen kollektiven Schuldvorstellungen löst. Es gibt in unserer Gesellschaft moralische Normen, zumal im Zusammenhang mit Sexualität, die immer wieder überschritten werden, weil sie vitalen Bedürfnissen zuwiderlaufen. Das führt zu belastenden Schuldvorstellungen und der Angst vor Strafe, der man durch Selbstbezichtigungen zu entgehen versucht.
Anerzogene Moral verhinderte jahrhundertelang, daß die Menschen für ihr eigenes Tun die Verantwortung übernahmen. Dies aber ist die einzige Möglichkeit, um nicht nur mit sich selbst in Frieden zu leben, sondern auch davon abzulassen, andere für ihre Handlungsweisen zu verurteilen. Nur wenn ich mir erlaube, mir selbst zu vergeben, kann ich auch anderen gegenüber tolerant und großmütig werden. Die Bachblüte Pine ist ein wunderbares Mittel, seit Kindertagen verinnerlichte Moralvorstellungen anderer Menschen, vor allem der Eltern, für die eigene Lebensgestaltung aufzulösen, um für die Entwicklung eigener Wertvorstellungen frei zu werden.

Symptome der blockierten Pine-Energie

- Starke Schuldgefühle und Vorwürfe gegen sich selbst.
- Die Scham über, wie man meint, moralische Fehltritte höhlt das Selbstvertrauen aus.
- Man bekennt sich verantwortlich für Fehlleistungen anderer und vermeint damit, in gewisser Weise Buße tun zu können für das, was man als eigene Sündhaftigkeit zu erkennen glaubt.
- Bis in die Sterbestunde wirft man sich in der Vergangenheit gemachte Fehler vor.

Pine kann helfen …

… zu verstehen, daß niemand Drittes uns von Fehlern »reinwaschen« kann.

… zu wissen, daß niemand uns in Gefühle von Schuld und Sünde hineinzudrängen vermag, wenn wir nicht dazu unsere Zustimmung geben. Diese Erkenntnis gibt eine Möglichkeit, kollektiv vermittelte Schamgefühle abzubauen und »ja« zu sich selbst zu sagen.

… in einer rückhaltlosen Ehrlichkeit gegenüber sich selbst Fehlleistungen zu erkennen und in bezug zu den Ursachen zu sehen.

… mit sich selbst Frieden zu schließen, indem man die Verantwortung für das eigene Tun übernimmt (und gemachte Fehler, soweit es möglich ist, wiedergutmacht).

… Möglichkeiten zu eröffnen, an den eigenen Schwachstellen zu arbeiten.

… ein stabileres Selbstbewußtsein zu entwickeln. Eine indianische Weisheit sagt: »Der Große Geist macht keinen Abfall.« Mit anderen Worten: Ich bin in meiner Individualität auch mit meinen Schwächen so im Plan der Schöpfung vorgesehen.

… Lebensfreude, vor allem das Recht auf Sexualität, in der eigenen Verantwortung zu leben, ohne schlechtes Gewissen. Ist diese Form innerer Freiheit erreicht, erweisen sich frühere Schuldgefühle als gegenstandslos.

Pine-Meditation

Pine-Meditationselemente

Element:	Feuer
Farbe:	Rotbraun (Gebrannte Terra di Siena)
Form:	Flamme
Mantra:	Ich bestimme meine Qualität selbst und nehme mich an, wie ich bin.

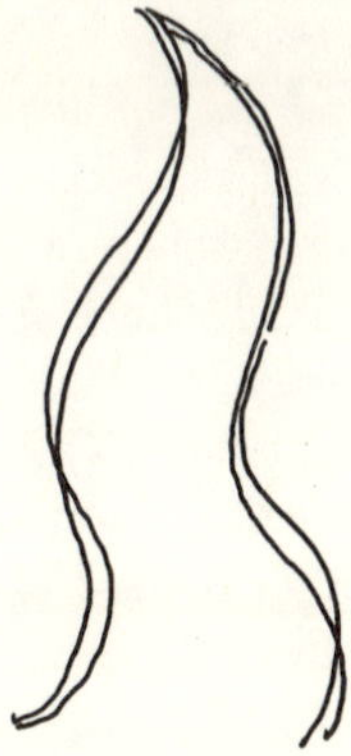

Pine spricht:

Jahrhundertelang stehe ich geduldig an der Stelle, wo unsere gemeinsame Mutter, die Erde, mich wachsen läßt. Meine immergrünen Nadeln schmückt im Winter der Rauhreif, der Schnee bleibt auf mir liegen. Im Sommer duftet die Luft von meinem harzig-heilsamen Atem. Geh leise über den dicken Teppich aus meinen Nadeln, berühre meine dicke borkige Rinde, fülle Deine Lungen und Bronchien mit meiner Ruhe und meinem Harzduft.
Suche mich nicht dort, wo Forstleute mich gepflanzt haben, sondern wo ich von alleine wachse, denn dort bin ich wirklich stark. Erinnere Dich daran, daß Du von Natur aus gut bist. Sage »ja« zu Dir selbst und wohne in Deinem Körper, so wie ich in dem meinen: Aus der Mitte

heraus und verwurzelt im Unsichtbaren, das, auch wenn Du es nicht sehen kannst, sehr konkret ist und Dich und mich aufrecht hält. Tief in uns allen lebt das Paradies, wie könnten wir sonst existieren.

Das Gemüt antwortet:

Unter meinen Füßen federt der Waldboden, weil schon Jahrzehnte, vielleicht sogar jahrhundertelang Jahr für Jahr Deine Nadeln hier niedergefallen sind. Dein Stamm fühlt sich warm an, und ich atme Deinen harzigen Duft. Er dringt tief in meine Lungen. Ich spüre, wie ich freier atme als bisher. Lasten beginnen, leichter zu werden. Meine Schultern heben sich, ich erinnere mich an Lebensfreude, ganz klein und fern; ein Hoffnungsschimmer.

In Deinem Wald sind alle Geräusche leiser als unter den Blättern der Laubbäume, leiser und geheimnisvoller. Aus einer für mich unvorstellbaren Zeitentiefe dringt ein Gefühl der Ruhe in mein Inneres. Deine Blütenkraft wird in mir Wunden heilen, die die Angst vor Schuld und Sünde gerissen hat. Warum, warum nur stürze ich immer wieder in Schuldgefühle, die nichts mit meinem eigenen Leben zu tun haben? Warum nur bin ich so weit weg von mir selbst? Du läßt mich wieder leben, so schön und so ganz. Ich muß mich nur erinnern.

Ich will auf die Suche gehen, Dich dort zu finden, wo die Klugheit Deines Samens Dich hat wachsen lassen, daß ich Vertrauen und Kraft in mir selbst finden kann, daß ich begreife, daß auch ich unsichtbare Wurzeln habe, die tief in die Erde reichen und auch in mir die Vögel des Himmels einen Schlafplatz finden können in der Nacht.

Ich streiche mit meinen Händen an Deinem Stamm entlang bis hinunter zum Boden, berühre die trockene Erde über Deinen Wurzeln, spüre den Hauch von Zeitlosigkeit im Kreis Deiner Krone über mir. Großer heiliger Gott, der Du unser Vater und unsere Mutter bist, gib mir dieses Selbstvertrauen wieder, um heimzufinden und mich selbst »anzunehmen«, wie ich bin.

Kiefer, ich berühre den gelben Pollenteppich unter Dir und lausche in die Kraft Deiner Lebensfülle. Ich streife das Regenwasser von Deinen Nadeln und benetze damit mein Gesicht und summe voll Dankbarkeit ein Lied hinauf zu dem dunkelgrünen Wipfeldach.

Anmerkungen

1 Vgl. Höhler, *Die Bäume des Lebens,* S. 182. Als diese Uraltbäume aus ihren Samen zu keimen begannen, herrschten im Zweistromland assyrische Könige, von denen im Alten Testament berichtet wird. Im Gegensatz zu den gewaltigen Mammutbäumen in Kalifornien sind die Grannenkiefern von geringem Wuchs: Sie erreichen maximale Höhen von 12 m.

2 Ovid, *Metamorphosen.* Übersetzt und herausgegeben von Hermann Breitenbach. Zürich 1958. Zit. nach Sibylle Selbmann (Hg.): *Der Baum: Symbol und Schicksal des Menschen,* Katalog einer Ausstellung der Badischen Landesbibliothek, Karlsruhe 1984, S. 46.

3 Vgl. Hans Gercke (Hg.), *Der Baum in Mythologie, Kunstgeschichte und Gegenwartskunst,* Katalog des Heidelberger Kunstvereins zur Ausstellung »Der Baum«, Heidelberg 1985, S. 55.

4 Auch in den Wäldern der bayerischen Gemeinde Zentbechhofen, heute ein Stadtteil von Höchstadt a. d. Aisch, sind noch solche Bäume zu finden. Die arme Bevölkerung hat früher das auf solch mühsame Weise gewonnene Harz auf Schubkarren bis nach Bamberg gebracht, wo es zu Terpentin u. ä. verarbeitet wurde.

5 Bach/Petersen, *Heile dich selbst mit den Bach-Blüten,* S. 176.

LARCH
Europäische Lärche
(Larix decidua)

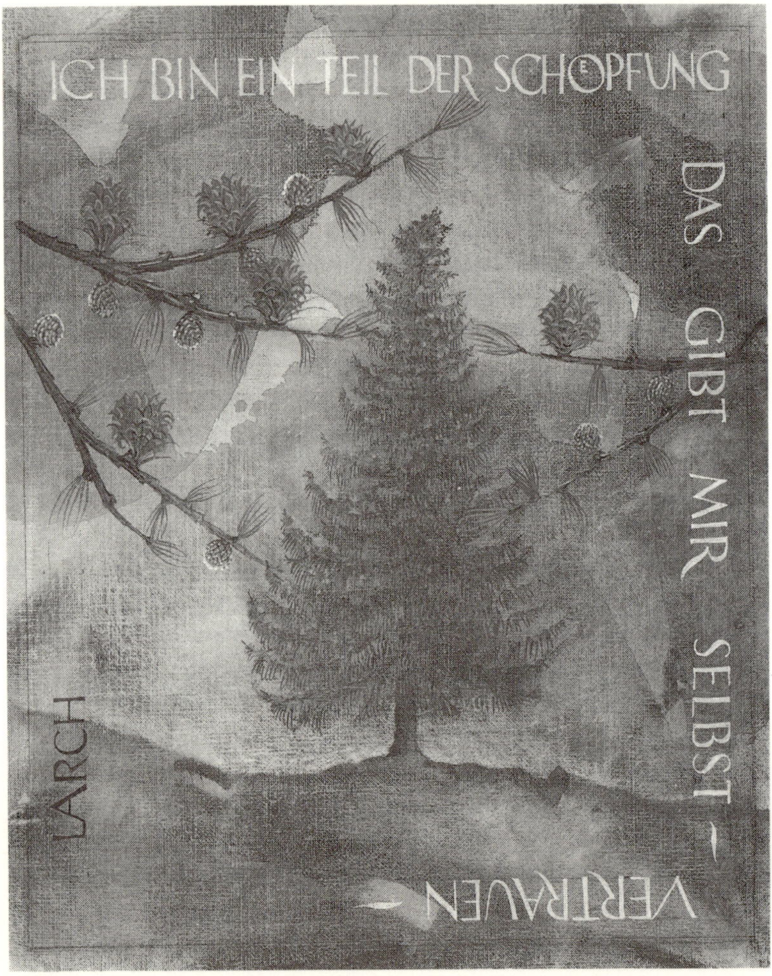

Die Pflanze

Die Lärche, ein sommergrüner Nadelbaum, gehört zu der Familie der Kieferngewächse; es gibt zehn nahe verwandte Arten, davon wachsen drei vorwiegend in den europäischen Alpen, nahe der Waldgrenze bis in Höhen von 2400 Meter.
Im Gegensatz zu anderen Koniferen gedeiht unter Lärchen eine reiche Bodenflora. Der Baum bildet tiefreichende Wurzeln aus, die ihm auch noch an steilen Abhängen in Wind und Wetter einen festen Halt geben. Lärchen gedeihen auch auf nährstoffarmen Böden. Die schnellwüchsigen Bäume erreichen, wenn sie ausgewachsen sind, Höhen bis zu 50 Meter.
Die Lärche ist ein ausgesprochener Lichtbaum. Das Holz ist fest und härter als das der Kiefer oder der Fichte und der Tanne. Es enthält noch mehr und feineres Harz als das der Kiefer. Das macht das Lärchenholz gegen Insektenbefall sehr widerstandsfähig, und es ist seit alters für einige Nutzungen besonders begehrt: Trifft man im Alpenraum auf ein altes Holzhaus, ist es mit großer Wahrscheinlichkeit aus Lärchenholz erbaut. Auch für Wasserbauten, Wasserleitungen oder Bottiche nutzte man früher die Eigenschaften des Holzes. Auch heute noch nimmt man für Schindeln zur Verkleidung der Wetterseiten von Gebäuden das Holz der Lärchen.
Die hellgrünen frischen Triebe kommen im März und werden im Laufe des Sommers dunkelgrün. Im Herbst färben sich die feinen Nadeln goldgelb und fallen ab. Die in Büscheln stehenden Nadeln wachsen spiralig um die relativ dünnen, herabhängenden Zweige.
Die Lärche ist einhäusig, das heißt, die männlichen und die weiblichen Blüten befinden sich auf der gleichen Pflanze. Blütezeit: März bis Mai. Die Blüten erscheinen vor oder auch während des Austriebs der Nadeln. Die etwa 5 bis 10 mm großen männlichen Blüten befinden sich gehäuft an der Unterseite der Triebe; sie färben sich während des Stäubens gelb. Die 1 bis 3 cm langen weiblichen Blütenzäpfchen sitzen aufrecht an einem 5 mm langen beschuppten Stiel, meist ein bis sechs Blüten an einem älteren Ast. Sie blühen etwa zwei Wochen vor den männlichen Blüten des gleichen Baumes, um sicherzustellen, daß die weiblichen Blüten nicht nur von den vom Wind weitergetragenen Pollen des eigenen Baums bestäubt werden. Dadurch wird die Stabilität der Art garantiert. Aus den weiblichen Blüten bilden sich im September/Oktober des gleichen Jahres die zunächst grünen, später braunen eiförmigen 3 bis 4 cm langen Zapfen, die oft jahrelang, auch wenn die Samen ausgefallen sind, am Baum hängen bleiben.

Larch in der Volksheilkunde

Das feine Harz und die ätherischen Öle der Lärche werden bis heute zu mancherlei Heilmitteln, insbesondere zu Salben verarbeitet, bevorzugt zu Mitteln gegen Erkältungen.

Märchen und Legenden

Die Lärche ist der Sagenbaum der europäischen Bergregionen, um den sich die Geschichten der Waldfeen ranken; sie hatten unter den hohen Lärchenbäumen ihre Tanz- und Ruheplätze. In den Zweigen des Lichtbaums kann man noch, wenn man die richtigen Augen dazu hat, die zarten Schleier der Feen wehen sehen.

Die lichten Waldfrauen sind in den verblassenden Erzählungen der Bewohner der Bergregionen immer den Menschen wohlgesonnen gewesen. Sie führten diejenigen, die sich im Nebel verirrt hatten, zurück auf die gangbaren Wege, und sie halfen vor allem gebärenden Frauen zu einer leichten Geburt und zu schönen, gesunden Kindern.[1] Wer ihnen Gutes tat, konnte mit großzügigen Gaben rechnen: Geldbörsen, die nie leer wurden, Brotkästen, die immer voll waren.

Weh jedoch denjenigen, die die Weisungen der Waldfeen nicht achteten. In den Sagen und Legenden der Alpen spiegeln sich die Verbindungen zwischen den numinosen Kräften und dem Verhalten der Menschen wider: Jäger, die ohne Rücksicht die Tiere der Feen, die Gemsen, jagten und töteten, gefährdeten das gute Verhältnis zwischen den Menschen und den Geistwesen der Natur. Quellen trockneten deshalb aus, Bäume starben ab, Berggebiete wurden öde.

So wie die Eiche als männlicher Baum gilt, finden wir andere Bäume, denen ausgesprochen weibliche Eigenschaften zugeschrieben werden. Zu ihnen gehört die Lärche. Hinter dem märchenhaften Charakter der Waldfeen und ihrer Verbindung zur Lärche steht die archaische Erfahrung des Weiblichen als derjenigen Kraft, die alle nährt, heilt und schützt. Die Erinnerungen an die Güte und die Gaben der Waldfeen hat die Lärche zu einem besonders begehrten Schutzbaum werden lassen. Als Hausbaum gepflanzt hoffte man, mit ihm sich auch das Wohlwollen der Waldfrauen zu erhalten. Günther Eich hat ein Gedicht an die Lärche geschrieben, in dem sich die ehemals mit dem stattlichen hohen Baum verbundene Hoffnung auf gütigen Schutz in diffuse Trauer verwandelt hat. Von dem Glauben an die Existenz von Waldfeen ist nichts mehr geblieben; nur eine ferne Erinnerung weht wie Nebel durch die Zeilen seines Gedichtes.[2]

Die Lärche gilbt unter den Nadelgeschwistern,
sie birgt das lichte Haupt.
Die Schwermut hab ich in ihrem Gezweige
wie einen Geist zu sehen geglaubt.
Keinen Flügel hebt der Herbstwind dem Samen,
die Schuppen hüten ihn winterlos jung.
Im Astwerk bewahrt sie verjährte Zapfen
wie ich die taube Erinnerung.
Welcher Geist mag das Gezweige bewohnen,
wenn es die Nacht mit Sternen belaubt?
Unter dem vollen und schwindenden Monde
berge ich, wie die Lärche, das Haupt.

Die Larch-Meditationstafel

Der Künstler hat die weibliche Blüte in jenem Zustand dargestellt, in dem sie voll geöffnet zur Befruchtung bereit ist. Die rötlichen Bestandteile sind Schuppen, zwischen denen die unscheinbaren weiblichen Stempel liegen und darauf warten, daß der Wind Pollen hineinweht.

»Ich bin ein Teil der Schöpfung. Das gibt mir Selbstvertrauen«, so lautet das Mantra, das den Baum umgibt. Der große schöne Baum ruht wie selbstverständlich in seiner eigenen Achse. Der Wind im Gebirge mag die weit ausladenden Zweige hin- und herreißen, das kann die Zentriertheit des Baums nicht ändern. Die Naturgewalten können den Baum höchstens im Sturm brechen.

Die Lärche ist ein Baum der Sonne; ohne genügend Licht verkümmert sie, weil noch die letzte Zelle des harten Holzes vom Licht lebt. Hermann Haindl hat die schöne starke Baumgestalt deshalb mit einer hellen Aura umgeben, die die Erde berührt und in die Höhen über dem Baumwipfel aufsteigt. Es ist die Sichtbarmachung des Sonnenrhythmus, aus dem heraus die Lärche lebt und in allen Teilen ihres Seins ihre Heilkräfte entfaltet.

Edward Bach stellte fest, daß besonders sensible Menschen oft unter Mutlosigkeit und Mangel an Selbstvertrauen leiden. Für sie fand er die Blüte »Larch«. Sie ist: *»für jene, die sich selbst nicht für so gut oder fähig halten wie die Menschen ihrer Umgebung. Sie rechnen damit zu scheitern, haben das Gefühl, nie Erfolg zu erleben, und so wagen sie nicht einmal eine Anstrengung, die groß genug wäre, ihnen Erfolg zu bringen.«*[3]

Die Lärche ist in ihrer natürlichen Umgebung ein »rücksichtsvoller« Baum, denn die im Herbst herabfallenden Nadeln machen den Boden nicht unfruchtbar: Unter Lärchen können auch andere Pflanzen gedeihen. Selbstunsichere Menschen leben diese Rücksichtnahme oft in einem übertriebenen Ausmaß, indem sie anderen alle Möglichkeiten zum Erfolg zugestehen, sich selbst aber davon ausschließen. Dadurch bedrückt sie stets ein Gefühl von Minderwertigkeit, weil sie sich für unfähig halten, andere von einer Idee zu überzeugen oder eine Handlung bis zum Erfolg durchzuführen. Da sie glauben, daß alle anderen Menschen intelligenter und willensstärker als sie selbst seien, entwickeln sie nur ein schwaches Selbstwertgefühl, denn sie wählen zu oft den Weg des Kleinbleibens und der Beschränkung, um keine Niederlage zu riskieren.

Veranlagung und Erziehungsvorstellungen, die Unterordnung und Autoritätsgläubigkeit zum Ziel haben, gehen dabei eine unheilvolle Allianz ein.

Die Grundlagen für die blockierte »Larch-Haltung« werden also meist bereits in der frühen Kindheit gelegt. Dabei sind Mädchen und Frauen besonders betroffen, weil über viele Generationen hinweg die Verhinderung der Entwicklung einer starken Persönlichkeit das nachweisbare Ziel der Erziehung von Mädchen war. Mit hoher Wahrscheinlichkeit kann damit gerechnet werden, daß Kinder, denen keine oder wenig Gelegenheit geboten wurde, ihrer Altersstufe entsprechende Risiken einzugehen und die Grenzen ihrer körperlichen und sozialen Möglichkeiten zu erproben, als Erwachsene auf wenig Selbstvertrauen zurückgreifen können.

Die Lärche, die mit ihren tiefreichenden Wurzeln und ihrem geraden und starken Stamm einem selbstbewußten, in sich ruhenden Menschen gleicht, kann Mut spenden und Vorbild sein. Leben kann als Herausforderung gewagt werden, wenn auf eine Selbstachtung zurückgegriffen werden kann, die sich auf Vertrauen in die eigenen Kräfte gründet.

Symptome der blockierten Larch-Energie

- Man geht von vornherein davon aus, daß andere Menschen erfolgreicher und begabter sind als man selbst.
- In Gesprächen, Versammlungen und dergleichen schweigt man still, weil man fürchtet, ausgelacht oder abgelehnt zu werden, da man glaubt, inhaltlich und intellektuell nicht mithalten zu können.
- Man vergleicht die eigenen Leistungen ständig mit denen anderer und wertet sie ab, und dies nicht nur in Situationen, die im Lebensverlauf zwingend gegeben sind, wie etwa in Schule, Ausbildung und Beruf, sondern auch bei Freizeitbeschäftigungen, die der Erholung und Entspannung dienen sollten, etwa in Malkursen, Freizeitsport oder dergleichen.
- Man bewundert andere übermäßig für ihre klugen Gedanken, ihren Mut und ihren Erfolg.
- Mangelndes Selbstvertrauen verhindert, sich an irgendwelchen Aktionen zu beteiligen, bei denen man sich verantwortlich einbringen müßte.
- Begonnenes Engagement wird vorzeitig abgebrochen, wenn es notwendig wird, Mut zu zeigen oder in schwierig gewordenen Zusammenhängen durchzuhalten.
- Man macht sich klein. Dem Konflikt zwischen dem Wunsch nach Anerkennung und der übergroßen Vorsicht weicht man oft durch Flucht in Krankheit aus (neurotischer Kompromiß).

Larch kann helfen …

… zu erkennen, daß es viele unterschiedliche Formen von Begabungen und Charaktereigenschaften gibt und daß jeder Mensch andere Fähigkeiten und Empfindungsfähigkeiten mitbekommen hat, die es zu nutzen und weiterzuentwickeln gilt.

… die eigene Unverwechselbarkeit zu erkennen und sich anzunehmen, so wie man ist.

… Zaghaftigkeit und Schüchternheit als überwindbare Begrenzungen wahrzunehmen.

… mit dem wachsenden Selbstvertrauen die Kraft der eigenen Mitte zu entdecken, die Selbstachtung gewährt, aus der Lebensfreude entsteht.

Larch-Meditation

Larch-Meditationselemente

Element:	Luft
Farbe:	Helles Grün
Form:	Ein nach oben gestrecktes Dreieck
Mantra:	Ich bin ein Teil der Schöpfung. Das gibt mir Selbstvertrauen …

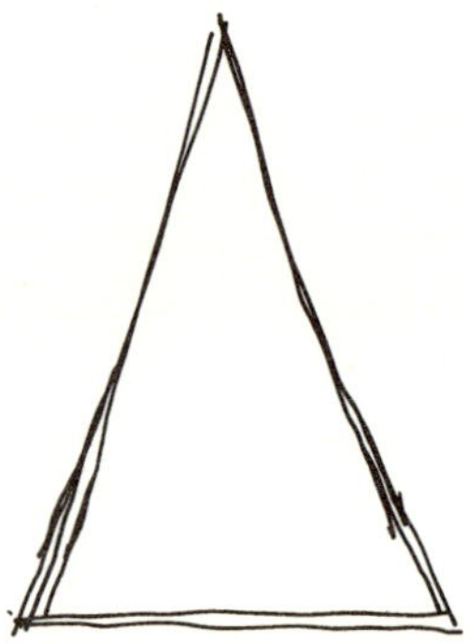

Larch spricht:

Ich senke meine Wurzeln tief in den steinigen Boden. Das gibt mir Halt, wenn die Stürme an meinen Ästen zerren und meine Krone schwankt. Durch meinen geraden Stamm fließen die Kräfte von der Erdmutter hinauf zum Himmelsvater und aus den Höhen des Kosmos hinunter in den dunklen Grund.
Ich bin in meiner Mitte, das gibt mir Vertrauen. Meine Zweige umhüllen mich in gleichmäßiger Vollkommenheit. Ich entwickele meine Form, meine Blüten, meine Früchte aus den mir innewohnenden Möglichkeiten heraus.
Die Sonne gibt mir das Lebenslicht, das ich brauche. Das Licht, das durch meine Zweige schimmert, durchleuchtet auch mein Inneres. Ich lebe aus dieser Kraft, die mir Selbstvertrauen und Gelassenheit schenkt.

Das Gemüt antwortet:

Als ich ein Kind war, habe ich gelernt, bescheiden und folgsam zu sein. Liebe und vielleicht auch die Ängste meiner Mutter oder meines Vaters ließen nicht zu, daß ich die Flügel meiner Bedürfnisse, meiner mir mitgegebenen eigenen Schöpferkraft ausprobieren konnte. So verkümmerte meine Seele. Ich konnte die Füße nicht mehr vom Boden lösen, und langsam gewöhnte ich mich daran, daß andere besser und schöner, klüger und leichtfüßiger als ich sind. Ich verlor meine inneren Stimmen; ihr Rufen wurde immer leiser, und irgendwann konnte ich sie nicht mehr hören, die mir doch auch einmal versichert hatten, daß ich meiner selbst gewiß sein darf. Ich hatte, als ich geboren wurde, alles, was ich hätte werden können. Wo und wann sind mir die Gaben entglitten?
Du bist ein schöner Baum, Lärche. Ich schaue Dich an, und in meinem Herzen fühle ich, was mir abhanden gekommen ist: Vertrauen auf den Atem der Unendlichkeit, der mich als lebendiger Strom ins Leben getragen hat. Ich erinnere mich daran, daß auch ich eine Mitte habe und einen Wipfel, der mit den Stürmen tanzen kann, Zweige, die sich gerne bewegen, damit die Sonne bunte Muster durch sie hindurch auf die Erde malt.
Ich schaue die Mauern aus Selbstzweifeln, mangelndem Mut und Verzicht an, die um mich gewachsen sind. Ich habe sie wachsen lassen aus mangelndem Vertrauen, obwohl doch auch ich ein Teil dieser wunderbaren Schöpfung bin, die Dich, Lärche, hervorgebracht hat. Ich will diese Mauern schmelzen lassen wie Schnee unter der Frühlingssonne. Ich will Vertrauen zu mir selbst, zu meiner eigenen Kreativität finden. Die Freude an mir selbst will ich entfalten, so wie Deine lichten grünen Nadeln hervorbrechen, wenn die Frühlingswinde den wieder aufsteigenden Sonnenbogen ankünden. Es wird mich auch nicht mehr schrecken, wenn der Herbst kommt.
Ich danke Dir für Deinen geraden Stamm, der mich lehrt, aufrecht zu stehen, den Kopf aufrecht zu tragen und das Licht um mich zu spüren. Den Stürmen kann ich trotzen, wenn ich dieses Licht kenne, das von der Stille getragen wird, in der nicht nur Deine, sondern auch meine Wurzeln Halt finden.

Anmerkungen

1 E. T. A. Hoffmann hat in der Erzählung »Klein Zaches« beschrieben, wie ein verwaistes Kind von einer Waldfee angenommen und großgezogen wird.
2 Günther Eich, *Gesammelte Werke: Die Gedichte,* Frankfurt a. M. 1973.
3 Bach/Petersen, *Heile dich selbst mit den Bach-Blüten,* S.173.

WILLOW
Gelbe Weide
(Salix vitellina)

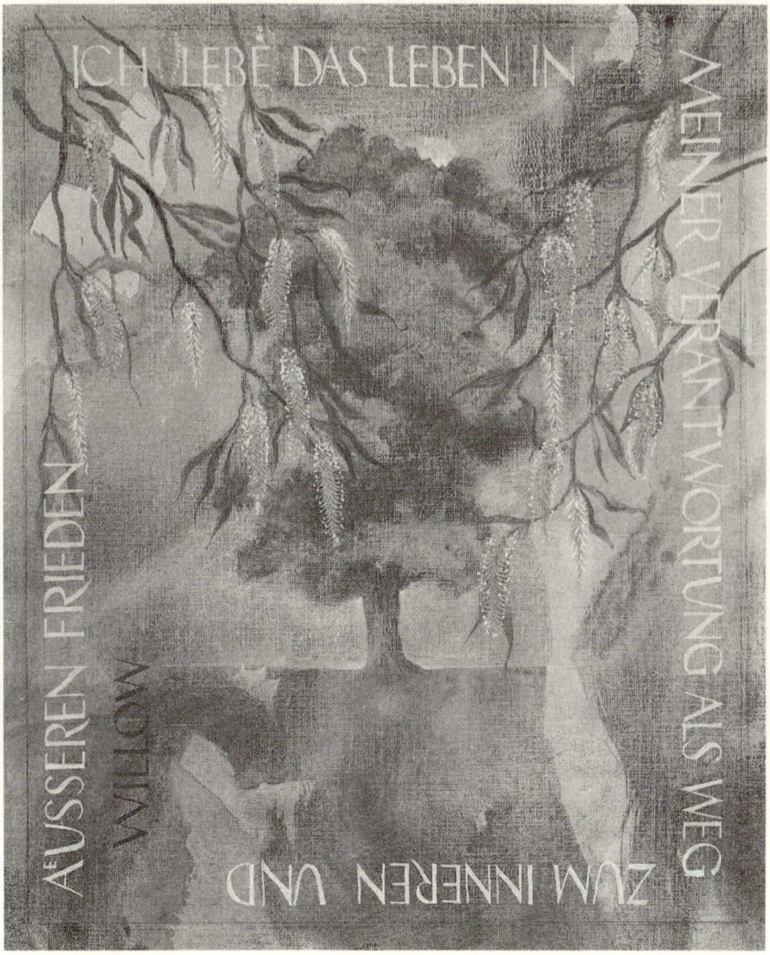

Die Pflanze

Die Familie der Weiden umfaßt ca. 300 verschiedene Arten; man findet sie in fast allen Klimazonen der Erde. Ihre Formen variieren von niedrigen Sträuchern bis zu 30 m hohen Bäumen. Die Familie der Weiden bildet allerdings eine schwierig zu bestimmende Gattung, da sich durch gegenseitige Bestäubung leicht immer wieder neue Hybriden bilden.

Weiden sind zweihäusig, das heißt, die männlichen und die weiblichen Blüten wachsen nicht auf dem gleichen Baum. Die Bestäubung erfolgt durch Insekten. Die Blüten scheiden einen süßlichen klebrigen Nektar aus, der vor allem die Bienen anlockt. Da die Weiden zu den ersten Frühlingsblühern gehören, sind die Bienen nach der langen Winterpause auf die Weidenblüten besonders begierig und tragen dabei die Pollen auf die weiblichen Blütennarben. Man bezeichnet die Weiden deshalb auch als »Bienenweide«. Früher pflanzten die Bauern Weiden in die Nähe der Obstbaumgürtel um die Dörfer, damit die Bienen nach dem Abblühen der Weiden schnell zu den Obstblüten hinfanden.

Blütezeit: März bis April.

Die Gelbe Weide verdankt ihren Namen der winterlichen Farbe ihrer Zweige: Sie werden leuchtend gelb.

Das Holz der Weiden ist realtiv anfällig für Schädlingsbefall und wenig stabil. In der vorindustriellen Landwirtschaft dienten die Weidenblätter als lebendiges Viehfutter; die Tiere fraßen von den niedrig gehaltenen Bäumen die jungen Triebe ab, die schnell wieder nachwuchsen. Die schlanken Ruten der beschnittenen sogenannten Kopfweiden werden seit Jahrtausenden zum Flechten von Körben verwendet und früher auch zum Befestigen von Wänden zwischen hölzernem Fachwerk.

Die Weiden gehören zu den wuchsfreudigen Pflanzen: Ein Zweig, in den Boden gesteckt, schlägt in erstaunlich kurzer Zeit Wurzeln, und daraus wächst ein neuer Baum. Das hat man sich früher zunutze gemacht. Weidenruten, zu Zäunen verflochten, ließen schnell eine lebendige grüne Baumhecke entstehen. Heute nimmt man unter ökologischen Aspekten deshalb Weiden als Pionierpflanzen zum Befestigen von Ufern, etwa bei Renaturierungen von Bachläufen.

Am häufigsten wachsen in Mitteleuropa die Salweide (Salix caprea), die Silberweide (Salix alba) und die Korbweide (Salix viminalis). Am populärsten dürfte einer der Hybriden der Silberweide sein, die schöne Trauerweide, die in so gut wie jedem öffentlichen Park zu finden ist. Ihre Verbreitung verdankt sie nicht nur ihrer das Gemüt anrührenden Form und ihrem frühen zartgrünen Austrieb, sondern vermutlich auch einem historischen Tatbestand. Napoleon hat in seinen letzten Lebensjahren in der Verbannung auf Sankt Helena unter einer Trauerweide seinen Lieblingsplatz gefunden und darum gebeten, unter einem solchen Baum begraben zu werden. In einem bildungsbürgerlich-historisierenden Zeitalter wie dem 19. Jahrhundert, in dem viele der heute noch bestehenden Parks angelegt wurden, sicherte ein solcher Zusammenhang dieser Weidenart eine besondere Aufmerksamkeit.

Die Weide in der Volksheilkunde

Die Weide ist in der Volksheilkunde für vielfältige Heilkräfte bekannt. Aufgrund der keimtötenden und zusammenziehenden Wirkungen wurden besonders Magen- und Darmmittel daraus gewonnen. Rindenabkochungen dienten dazu, Wunden zu reinigen und Schwellungen abklingen zu lassen.
Abkochungen der Weidenrinde wurden auch zur Behandlung von Rheuma und Gicht verwendet.

Mythen und Legenden

Weiden sind durch ihre Gaben an biegsamen und damit vielfach verwendbaren Zweigen eng mit der kulturellen Entwicklung der Menschen verbunden, und zwar in dem sehr typisch weiblichen Sinn des Bewahrens und Behütens, da man aus ihren Zweigen Körbe, das heißt Gefäße herstellen konnte. Es verwundert deshalb nicht, daß Weiden als Bäume des Lebens begriffen wurden, zumal sie, zu Zäunen und Hauswänden geflochten, schützende Wirkung hatten.
Der Weidenbaum schützte, den antiken Mythen entsprechend, eine wichtige göttliche Geburt: Die höchste griechische Göttin Hera wurde unter einer alten Weide auf Samos geboren. Die mythische Bedeutung der Weide dürfte vor allem daher rühren, daß sie in der Antike nicht nur aufgrund ihrer Wuchsfreudigkeit und ihrer Nützlichkeit für das Hauswesen als ein besonderer Baum der Demeter galt, sondern daß sie zugleich einer der Bäume der Göttin Artemis war. Der Artemis, die den Frauen zu

einer leichten Geburt verhalf, waren auch die liebsten Tiere der Weide, die Bienen, heilig. Am Altar der Artemis Orthia in Sparta[1] wurden Jahr für Jahr in einem großen Ritual die spartanischen Knaben ausgepeitscht, und man vermutet, daß es sich dabei um rituelle Schläge mit Weidenzweigen als »Lebensrute« gehandelt hat, als symbolische Vorbereitung der Knaben auf lebenspendende männliche Potenz.
Bei den keltischen Völkern hatte die Weide ebenfalls eine hohe Bedeutung. Man steckte im Frühjahr Zweige in die Felder, um deren Fruchtbarkeit zu erhöhen, das heißt, man gab gleichermaßen die Heilkraft der Weide in die Erde, um die junge Saat vor Verderben zu schützen.
Die Menschen haben durch die Jahrhunderte hindurch das Wissen um die Wurzeln dieses Frühlingsbrauches, um die heilende Kraft der Weidenzweige nicht verloren. Die Kirche konnte trotz aller Verbote die Verehrung der Weidenbaumkräfte nicht unterbinden und hat die blühenden Zweige als »Palmwedel« des Palmsonntags in das mitteleuropäisch-christliche Brauchtum integriert. Bei den Palmsonntagprozessionen wurden sie, als das Leben der Kirche noch intakt war, singend und betend durch die Felder getragen.

Die Willow-Meditationstafel

Hermann Haindl hat die Weide auf eine hohe Horizontlinie gestellt, so daß die mächtige Baumgestalt fast bis zum oberen Rand der Bildtafel reicht. Dieser Eindruck wird durch die aus den beiden oberen Ecken nach unten strebenden Zweige mit den langen Kätzchen noch verstärkt. Gleichzeitig werden im unteren Bilddrittel Durchblicke geöffnet, die versinnbildlichen, daß die Weide diejenigen Standorte bevorzugt, wo in den Wurzelräumen Feuchtigkeit fließt. Besonders deutlich wird dies an dem zarten weißblauen wehenden Schimmer um das untere Ende des Stammes, wo die Form des Baums, für das menschliche Auge ab dieser Linie unsichtbar, in den Wurzelbereich übergeht.

Anwendungsmöglichkeiten

Edward Bach fand Willow als Hilfe für Menschen, die glauben, vom Schicksal ungerecht hart betroffen zu sein und die darauf mit Verbitterung

reagieren. Willow, so Edward Bach, ist *»für jene, die ein Mißgeschick oder Unglück erlitten haben und dies schwer ohne Klagen und Verbitterung annehmen können, da sie das Leben vor allem nach dem Erfolg beurteilen, den es ihnen bringt. Sie haben das Gefühl, so schwere Prüfungen nicht verdient zu haben, sie meinen, es sei ihnen Unrecht widerfahren und werden verbittert. Oft zeigen sie weniger Interesse und sind weniger aktiv in bezug auf jene Dinge, die ihnen früher Freude und Befriedigung gebracht haben.«*[2]
Die Bachsche Blütenessenz Willow ist eine große Hilfe bei dem Bemühen, das eigene Schicksal anzunehmen, so wie es ist. Indem man fähig wird, die Verantwortung für sich selbst zu übernehmen, lernt man, sich auch mit den Härten des eigenen Lebensverlaufes auszusöhnen. Man erkennt jene, die man vielleicht zuvor als Auslöser für Unrecht und Enttäuschung gesehen hat, in ihrer Funktion als Vermittler von Lebenserfahrungen, die man ohne ihre Hilfe nicht gemacht hätte. Wie oft spiegeln uns Menschen, zu denen wir kein gutes Verhältnis aufbauen können, unsere eigenen Fehler wider, und wir lehnen sie deshalb bewußt oder oft auch unbewußt ab. Wer sie jedoch in dieser Spiegelungsfunktion akzeptieren kann, erhält einen klareren Blick für das eigene Fühlen, Denken und Handeln. Oft lassen sich dann Zusammenhänge für einen Schicksalsschlag finden, und es ist nicht länger notwendig, Schuld bei anderen zu suchen. Wer Verbitterung und Haß loslassen kann, wird durch Schicksalsschläge wachsen und zu innerem Frieden finden.

Symptome der blockierten Willow-Energie

- Individuelle Schicksalsschläge werden oft als von außen aufgezwungen erlebt, und die Schuld wird bei anderen Menschen gesehen.
- Aus der Verbitterung über die eigenen Mißerfolge erwächst Mißtrauen gegenüber jenen, die mehr Erfolg haben.
- Man lebt in einer gefährlichen Art von Selbstgerechtigkeit. Da man glaubt, Erfolg verdient und nicht erhalten zu haben wird man gegen andere, die erfolgreicher sind, mißgünstig und nachtragend.
- Man empfindet sich als Opfer und fragt sich immer wieder, womit man die Ungerechtigkeiten des Schicksals verdient habe.
- Aus einer verborgen vor sich hinschwelenden Verbitterung entwickeln sich Haßgefühle. Diese verhindern eine sachliche Auseinandersetzung mit den zugrundeliegenden Problemen.

- Da sich diese negativen Gefühle gegenüber der sozialen Umwelt immer mehr verstärken, entwickelt man sich zum Misanthrop, den die anderen Menschen zu meiden beginnen. Es kommt zu einem Kreislauf der negativen Verhaltensweisen.
- Aus dem ständigen Hader mit dem eigenen Schicksal erwachsen Handlungen und Verhaltensweisen mit einer deutlichen Tendenz zur Selbstzerstörung.
- Je mehr man eine positive Einstellung zu sich selbst verliert, um so mehr Befriedigung findet man darin, nichts gegen Gefährdungen anderer zu unternehmen, nach dem Motto »Ich bin kaputtgemacht worden, warum sollen andere nicht auch kaputtgehen?«

Willow kann helfen ...

... Schicksalsschläge und schmerzhafte Erfahrungen als zum Leben gehörend zu akzeptieren.

... sich selbst besser zu verstehen und bei Rückschlägen das eigene Leben und Verhalten in einem neuen Licht zu sehen.

... Mittel und Wege zu finden, mit Schicksalsschlägen besser fertig zu werden, auch mit Hilfe des Mitgefühls und der Liebe anderer Menschen.

... Schicksalschläge als Impulse zu akzeptieren, aus denen sich Kraft für eine eigene Entwicklung gewinnen läßt. Nur wer aus der eigenen Mitte heraus fühlt, denkt und handelt, kann das Schicksal verantwortungsbewußt in die Hand nehmen, statt willenlos herumgeschleudert zu werden.[3]

Willow-Meditation

Willow-Meditationselemente

Element:	Wasser
Farbe:	Helles Blau
Form:	Ein Dreieck mit der Spitze nach unten
Mantra:	Ich lebe das Leben in meiner Verantwortung als Weg zum inneren und äußeren Frieden.

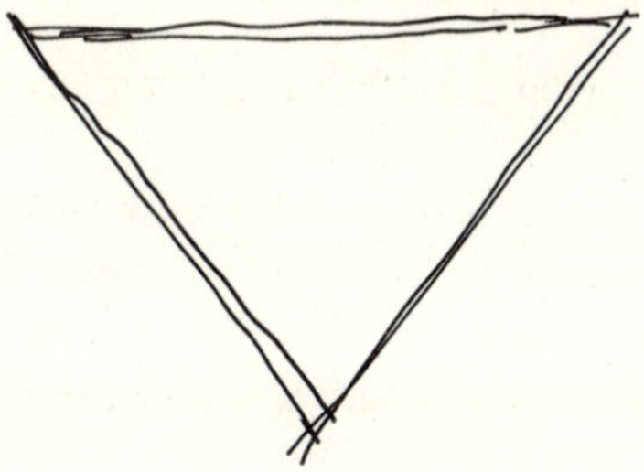

Willow spricht:

Meine Wurzeln reichen ins Wasser. Ich gedeihe aus diesem Element des Lebens heraus. Wenn das letzte Schneewasser versickert, gibt mir die Erde, früher als anderen Pflanzengeschöpfen, Impulse, meine hellen Triebe hinauszusenden. Die Bienen kommen, um meinen Nektar zu holen. Bald wird es wieder überall wachsen und blühen. Ich spüre, wie alles ans Licht drängt.
Oft lassen mich die Menschen leiden, denn sie schneiden meine Zweige ab, weil sie diese für ihre eigenen Bedürfnisse brauchen.
Mein Holz ist sehr weich, und mein Stamm vergeht früher als der anderer Bäume. Viele Tiere finden, wenn mein Stamm hohl geworden ist, ihre Wohnung darin, aber es hausen auch seit unwägbaren Zeiten Nebel- und Wassergeister, Gnome und Schattenfrauen in mir, und oft

haben in der Vergangenheit in meinem vom Alter hohlen Stamm Heilige und Verfolgte Unterschlupf gefunden.
Ich halte mit meinen Wurzeln die Ufer der Bäche und Gräben fest und weiß, daß ich einen Platz in der Schöpfung habe, auf den andere vertrauen. Das Leben ist die Spanne zwischen Werden und Vergehen: Aus dem vergangenen Jahr wächst das neue, und aus der Vielfalt entsteht Gleichgewicht.
Ihr, die Ihr einen zu flüchtigen Blick für das Leben habt und daran leidet: Seid nicht traurig. Ich öffne Eure inneren Augen mit meinen Blüten. Ihr müßt wieder werden wie die Kinder, die noch staunen können und mit jedem Teil ihres Leibes zu atmen verstehen. Innerer und äußerer Friede wächst nicht ohne Vertrauen in jene große Kraft, die uns alle durchpulst, ohne Ausnahme.

Das Gemüt antwortet:

Ich gehe am Bach entlang, und unter meinen Füßen federt der feuchte Grund. Weidenbaum, ich schaue an Deinem mächtigen Stamm hinauf, und mein Leben ist sonderbar unbedeutend neben Deiner Größe. Aber ich sehe auch, wie wir Menschen viele von Deinen Geschwistern verkrüppelt haben, Deine Zweige schneiden und Dich nutzen für unsere Bedürfnisse, ohne zu fragen, ob es Dich schmerzt. Du haderst nicht, wenn Dein Stamm vor der Zeit innen verfault, weil Dein Holz so weich ist? Du haderst nicht, daß andere stärker sind als Du?
Du gibst viel von Deiner Substanz, und Du sagst, Du bekämst viel von anderen Mitgeschöpfen. Ist dies der Grund, aus dem Dein innerer Frieden wächst? Aber viele Deiner Geschwister-Weiden werden doch verstümmelt und verkrüppelt, und niemand hört auf ihre Klagen, wenn die kalten Sägen sich in Euer Holz fressen.
Du lebst gelassen mit der schnellen Vergänglichkeit Deines Holzes, lebst damit, daß Dein Stamm vielleicht einmal hohl sein wird und Wohnung für andere. Aber Du blühst auch schon, wenn unter meinen Tritten noch die letzten Schneereste des Winters sich in Wasser auflösen und in Rinnsalen zum Bach hinstreben. Aus Dir leuchtet früh das neue Jahr mit seiner Lebenskraft. Deine wolligen Blüten liegen wie Kätzchen in meiner Hand. Welch eine wunderbare Künstlerin ist doch Mutter Erde, die Dich hervorgebracht hat. Der Glaube an das Leben bricht aus Dir hervor und lockt

mich, Enttäuschung und Mißmut und meinen Hader mit der Welt abzuschütteln.
Willow, lehre mich die Weisheit, im Leiden gelassen zu sein, auch wenn der Sturm brüchige Äste niederreißt oder wenn andere Mitgeschöpfe die frischen Triebe abfressen. Hilf mir, wenn ich mit meinem Schicksal hadere, weil ich nicht so stark und erfolgreich bin wie andere. Ich will mich Dir anvertrauen. Schenke mir die Essenz Deiner Blüten. Ich bin berührt, und ich spüre, wie sich die Verbitterung in mir löst. Ich kann erkennen, daß ich töricht an meinem Groll festgehalten habe, indem ich andere für Schicksalsschläge, die mich treffen, verantwortlich mache.
Ich spüre, wie in mir die Wasser zu fließen beginnen und Mißgunst und Hader aus mir herausschwemmen. Ich erkenne, daß ich im Nehmen und Geben meine eigene Balance finden muß und daß ich im Miteinander mit anderen Menschen meine Gaben teilen kann; auch bei mir können andere »Nahrung« finden. Ich war am Vertrocknen, aber nun perlt aus meinen Lebenstiefen ein Lachen wie Luftblasen im sprudelnden Wasser, die mich reinigen von allem Groll. Ich danke Dir für Deine Blütenkraft. Welch eine Freude, in Deine frühlingsprallen Zweige wie in die Haare eines geliebten Menschen hineinzugreifen.
Ich weiß es jetzt: Auch ich habe Zugang zu den Quellen des Daseins im Wechsel von Geben und Nehmen. Ich trinke einen Schluck Wasser und weiß mich mit Dir verbunden. Ich schaue in das Licht einer Kerze und bin gewiß, daß auch ich von der Sonne lebe. Ich denke an Erfahrungen der Liebe und Güte und auch schmerzliche Stunden und Enttäuschungen; beides gehört zusammen. Das Leben ist ein großes und wunderbares Geschenk. Dank erfüllt mich, daß ich es spüren kann.

Anmerkungen

1 Vgl. Manfred Lurker, *Der Baum in Glauben und Kunst,* Baden-Baden 1976, S. 152.

2 Bach/Petersen, *Heile Dich selbst mit den Bach-Blüten,* S. 187.

3 Vgl. die Tarotkarte Nr. 10, das »Schicksalsrad«, im Haindl-Tarot. Die Hand in der Mittelachse des Rades ist zwar verwundet, aber kann die Bewegung des Rades selbst steuern.
Vgl. auch Olga Kharitidi, *Das weiße Land der Seele,* S. 217–229: Tagebuchniederschrift über eine besonders wichtige Station ihrer schamanischen Erfahrungen bezüglich der Regeln zum Finden der »Mitte«.

ASPEN
Espe, Zitterpappel
(Populus tremula)

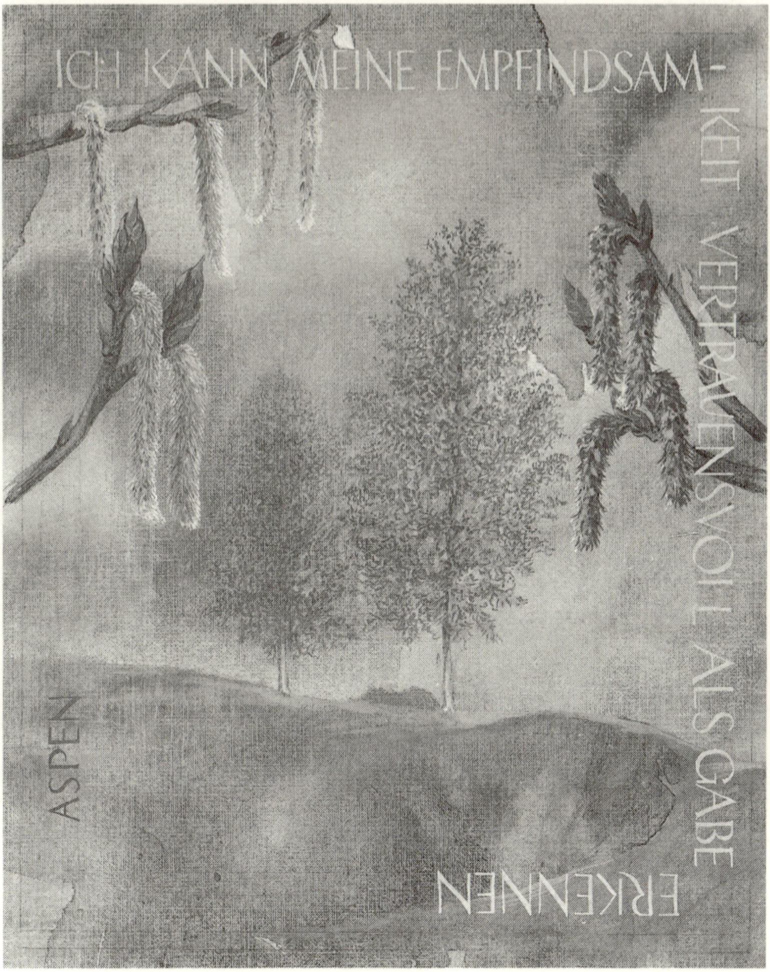

Die Pflanze

Die Espe ist von den etwa 40 verschiedenen Pappelarten die in Europa am meisten verbreitete Art. Sie ist ein ausgesprochener Lichtbaum.
Die raschwachsenden, sommergrünen, frostharten und wenig durch Trockenheit gefährdeten Zitterpappeln erreichen Höhen von 20 bis 30 Metern und haben eine Lebensdauer von annähernd 100 Jahren. Pappeln, die bis in subalpine Höhen von zweitausend Metern gedeihen, werden wegen ihrer Schnellwüchsigkeit bevorzugt forstwirtschaftlich genutzt. Sie entwickeln breite, lockere Kronen, denen eine ausgedehnte Wurzel entspricht. Es bilden sich viele Wurzelsprößlinge, oft noch in relativ großer Entfernung von der Mutterpflanze, so daß sich die Zitterpappeln auf natürlichem Weg leicht vermehren und ganze Dickichte bilden.
Die stumpf gezähnten Blätter sitzen an langen, seitlich abgeflachten Stielen und sind auf der Oberseite glänzend graugrün. Die Blattunterseite ist wesentlich heller als die Oberseite. Im Herbst färbt sich das Laub goldgelb. Aufgrund der Form der langen Blattstiele entsteht schon im leisesten Windhauch das typische Zittern der Blätter, weshalb Aspen im deutschen Sprachraum den Namen »Zitterpappel« erhalten hat.
Die Zitterpappel ist zweihäusig; die Blüten öffnen sich, wenn der Winter nicht zu kalt war, bereits im Februar vor dem Laubaustrieb. Die Blüten befinden sich in den Achseln zerschlitzter und zottig bewimperter Tragblätter, die in ihrer Summe jeweils ein Kätzchen bilden. Die männlichen und die weiblichen Kätzchen sehen sich sehr ähnlich; das männliche Kätzchen ist etwas kleiner als das weibliche und rotgrau, das weibliche ist etwa 10 cm lang und graugrün. Die Bestäubung erfolgt durch den Wind. Die winzigkleinen in Kapseln heranreifenden Samen tragen einen weißen flauschigen Haarschopf, so daß sie, zu Wölkchen aneinanderhaftend, der Wind leicht davontragen kann. Die Samen haben eine gute Keimfähigkeit. Die Zitterpappel stellt keine besonderen Ansprüche an den Standort und taucht häufig als Pionierbaum auf Rohböden, Halden, Kahlschlägen und aufgegebenen Feldstücken auf.
Das leichte, nicht sehr hochwertige Holz dient vor allem der Papierherstellung und wird im Prothesenbau, für die Herstellung von Streichhölzern, Kisten und Paletten etc. verwendet.

Aspen in der Volksheilkunde

In der Volksheilkunde bereitete man aus noch geschlossenen Pappelknospen eine Salbe, die sich jahrhundertelang als Mittel gegen Verbrennungen, Hämorrhoiden und Gliederschmerzen bewährt hat. Die Indianer Nordamerikas haben die Rinde der Zitterpappel und geschlossene Blätterknospen ebenfalls vielfältig genutzt.[1]

Mythen und Legenden

In den Mythen der Antike wird von wichtigen Funktionen der Pappeln berichtet. Sie stehen den Göttern und göttergleichen Wesen nahe, besonders an der entscheidenden Grenze zwischen der Sonnensphäre und der dem Mond zugeordneten Unterwelt als dem unsichtbaren Uterus der Erde.

Die wichtigste Geschichte betrifft die Kinder des Sonnengottes Helios.[2] Während Helios einmal in der heraufkommenden Morgendämmerung noch an der Stätte der Hesperiden weilte, wo er die Nächte verbrachte und seine Schwester, die Morgengöttin Eos, bereits die feurigen Rosse und den göttlichen Sonnenwagen des Bruders für den heraufkommenden Tag bereitgestellt hatte, bestieg Phaethon, der Sohn des Helios und der Menschenmutter Klymene, den großen Sonnenwagen des Vaters. Da er die wilden Rosse nicht bändigen konnte oder aber vielleicht auch, weil ihn Jugend und Übermut drängten, lenkte er den Wagen so hoch, daß er abstürzte in die Tiefe; der Jüngling ertrank in dem Fluß Eridanos. Ein anderer Mythos berichtet, er sei mit dem feurigen Wagen so dicht über die Erde hinweg gerast, daß alles, was auf seiner Bahn lag, in Brand geriet. Göttervater Zeus, um Schlimmeres zu verhindern, schleuderte seinen Blitz nach dem Jüngling und erschlug ihn. Die Tränen, die seine drei Sonnenschwestern, die Heliaden, um ihn weinten, wurden zu Bernstein, und die Mädchen selbst verwandelten sich in ihrer Klage um den Bruder an seinem Grab in lispelnde Pappeln.[3] Sie sind als Sternbild der Heliaden noch immer am Firmament zu sehen.

Der Name des Bruders, Phaeton, bedeutet auch »kleine Sonne«. Das ist ein anderer Name für den Morgen- bzw. den Abendstern, der Aphrodite geweiht war. Legenden erzählen, daß Aphrodite den Jüngling geliebt habe, und vielleicht, wer weiß das so genau, wollte der Knabe seiner schönen

Geliebten zeigen, wie geschickt und seinem Vater ebenbürtig er die feurigen Rosse und den schnellen Wagen zu lenken verstünde.
In der kretischen Kultur galt der jugendliche Wagenlenker als ein Bruder der Europa. Dem Mythos nach verwandelte er sich nach dem tötlichen Sturz in den Abendstern, der am Morgen, zu dem Zeitpunkt, wenn die feurigen Rosse vor den Sonnenwagen gespannt werden, als Morgenstern in der Dämmerung der endenden Nacht der Sonne vorauszieht.
Auch in anderen Ländern steht die Pappel in einer engen Beziehung zur Sonne. In dem türkischen Märchen »Die drei Söhne des Padischah« erklettert der jüngste der Söhne eine hohe Pappel und holt den goldenen Zopf der Sonnenjungfrau herunter.[4]
Die Nähe zur Sonne und ihre gleichzeitige Nähe zur Erde ließ die Pappel den Menschen als Geburtsbaum heilig sein; Zeus, der höchste der olympischen Götter, war unter einer Pappel auf Kreta geboren worden.
Im Mythos von Phaeton spiegelt sich jedoch auch die entgegengesetzte Bedeutung der Pappel als Totenbaum. Nicht nur in der Antike, sondern bis in die Neuzeit hinein galt die Pappel in Europa als Baum der Totenklage. Das Grabmal Rousseaus auf der 1778 angelegten sogenannten Pappelinsel im Park von Ermenoville des Marquis de Girardin lag in der Mitte eines Baumkranzes aus Pappeln. Die Gestaltung des Inselchens wurde für viele Parkanlagen zum Vorbild[5] und hat der Symbolik der Pappel als Totenbaum Dauer verliehen. In der kleinen Einheit von Bäumen und Grabstätte lebt noch immer die Ideallandschaft des antiken Dichters Homer, in der sich die Bäume schützend über das Mitgeschöpf Mensch beugen. Baum-, Wasser- und Windgötter beleben noch immer die Natur. Sonne, Mond und Sterne hängen in den Zweigen, wie sie in den Pappeln hingen, die die Höhle der Kalypso umgaben. Homer hat die flüsternden Pappeln solcher Orte in der Odyssee geschildert[6]: »… da mochte alsdann auch ein Unsterblicher, der daherkam, staunen, wenn er sie (die Pappeln) sah, und sich ergötzen in seinen Sinnen«[7]. Dieses Staunen lebt noch immer in unserem kollektiven Gedächtnis, wenn auch weit zurück und nur noch in sehnsuchtsvollen Träumen erreichbar.

Die Aspen-Meditationstafel

Um die weibliche Fähigkeit der Zitterpappel darzustellen, aus Wurzeltrieben eine Baumgruppe zu bilden, hat der Künstler zwei Bäume in engem

Kontakt miteinander gemalt. Die Art, wie die beiden Bäume miteinander korrespondieren, verrät etwas von der geheimnisvollen Sprache der Bäume untereinander. Es ist, als wehe ein sanfter Wind durch das Geäst und bewege die Blätter.
Im Bildvordergrund liegt, schwach erkennbar, eine große blaue Kugel: die normalerweise unsichtbare Unterwelt. Sie reicht bis dicht an die Oberfläche der Erde. Die Bäume wurzeln in ihr. Helles Grün und Blau weisen auf den Lichtbaumcharakter der Pappel hin; auch die Blüten sind von hellem Licht umgeben.

Anwendungsmöglichkeiten

Edward Bach beschrieb die blockierten Symptome von Aspen folgendermaßen: *»Vage Ängste vor unbekannten Dingen, die sich nicht begründen oder erklären lassen. In diesem Fall kann der Patient Angst davor haben, daß etwas Schreckliches passiert, ohne zu wissen, was dies sein könnte. Diese unbestimmten, unerklärlichen Ängste können ihn Tag und Nacht verfolgen. Die so Leidenden fürchten sich oft, über ihre Nöte zu sprechen.«* [8]
Ein großes Problem von Menschen, die Aspen brauchen, ist der Tatbestand, daß sie mit ihren Problemen meist nicht ernst genommen werden. Vage Ängste steigen jedoch meist aus Bereichen unseres unbewußten Seins auf, zu denen wir im bewußten Zustand keinen Zugang haben.
Ursachen solcher unerklärlichen Ängste sind oft sehr frühe Kindheitserfahrungen, aus Zeiten, in denen, aus welchen Gründen auch immer, das Urvertrauen des kleinen abhängigen Geschöpfs in seine soziale Umwelt nachhaltig gestört oder sogar zerstört wurde. Es mag sein, daß das Kind durch Unachtsamkeit oder gewaltsame Einflüsse hinfiel oder daß plötzlich übergroßer Lärm entstanden war und niemand kam, um liebevoll und schützend zu reagieren. Nicht nur unsere Psyche, auch unser Körper hat ein langes Gedächtnis, auch wenn das Wachgedächtnis die Erinnerung an solche furchteinflößenden Erlebnisse verdrängt. Weil aber das ursächlich auslösende Moment später nicht mehr im Bewußtsein gespeichert ist, können gefährlich diffuse Grundlagen für mangelndes Selbst- und Fremdvertrauen, Angstgefühle und Alpträume entstehen. In einer Steigerung werden daraus allzu leicht Wahnvorstellungen von magischen Kräften und böswilligen Wesenheiten. Dies kann, jeweils verstärkt durch einen

entsprechenden kulturellen Hintergrund, zu Zwangsvorstellungen von okkulter Fremdbestimmung führen.
Es gibt jedoch andererseits auch Menschen, die überdurchschnittlich feinfühlig und hellsichtig sind und Ereignisse vorausahnen, ohne genau sagen zu können, welches Unheil sich annähert. Auch ihnen wird von ihrer Umwelt meist wenig Verständnis entgegengebracht. Eine Mutter, die von Unruhe und Panik erfaßt wird, weil sie in einer nicht erklärbaren Weise spürt, daß ein ihr nahestehender Mensch, ein abhängiges Kind etwa, von einem herannahenden Unglück bedroht wird, erhält dabei aufgrund ihrer besonderen energetischen Verbindungen Informationen aus dem kosmischen Schwingungsfeld. Es gibt auch Berichte, daß Unfallopfer im Augenblick ihres Todes ihren Angehörigen oder Freunden erschienen sind, um Lebewohl zu sagen.
Die Geschichte kennt Propheten und Visionäre, die Kriege und Katastrophen oder das Erscheinen großer Menschheitsführer über Hunderte von Jahren vorausgesagt haben. Das ist die berühmte »Spitze des Eisbergs«, und es gibt viele Menschen, die von dieser Gabe etwas in sich tragen und damit empfindsamer sind als ihre Umgebung und darunter zu leiden haben. Ahnungen müssen sich freilich nicht immer auf individuelle oder kollektive Katastrophen beziehen, sondern können auch weniger bedrängender Natur sein.
Eine große Hilfe sowohl für die Auffindung ursächlich auslösender Schockerfahrungen als auch für das Verständnis transkultureller Hellsichtigkeit bietet sich in der tiefenpsychologischen Traumtherapie an. Die Tiefenpsychologie geht davon aus, daß sich im Traum nicht nur das kollektive Unbewußte zeigt, sondern sich auch die psychosoziale Einheit des Menschen und die Einzigartigkeit einer jeglichen Person widerspiegelt. Die Seelenwelt bietet vor allem in den sogenannten Wahrträumen Hilfen an, sich an Unerkanntes oder Verdrängtes zu erinnern.
Eine weitere Möglichkeit, sich von beängstigenden Vorstellungen zu befreien, ist die Nutzung des großen Schatzes an Symbolen. Man kann Zugang zu Schutzformen finden, etwa indem man sich in Gedanken in eine unsichtbare Kugel stellt oder eine unsichtbare Pyramide um sich errichtet. Am einfachsten ist es, sich in einen gedachten Kreis zu stellen. Diese uralten Symbole haben einen seit Jahrtausenden erprobten schützenden und stärkenden Charakter.[9]

Symptome der blockierten Aspen-Energie

- Unerklärliche Ängste und Ahnungen überschatten unvorhersehbar das alltägliche Bewußtsein.
- Das Selbstverständnis des Umgangs mit der eigenen Gesellschaft und ihren Normen und Werten wird immer wieder erschüttert durch Irritationen, denen man sich nicht gewachsen fühlt.
- Man gerät durch außergewöhnliche und nicht mit der Realität in Einklang stehende Wahrnehmungen in eine zunehmende innere Spannung. Daraus erwächst leicht eine innere Isolation gegenüber dem sozialen Umfeld.
- Man versucht, für seine scheinbar unrealen Ängste rationale Erklärungen zu finden (etwa, daß man von übler Nachrede bedrängt oder gar von Unbekannten verfolgt werde).
- Man hat unerklärliche Ängste vor bestimmten Tieren.
- Man fürchtet sich bei Dunkelheit, kann sich bei Nacht nicht außerhalb verschließbarer Räume aufhalten.
- Man kann nicht im Dunklen schlafen und wird von Alpträumen gequält.
- Die Empfänglichkeit für okkulte Themen verstärkt die diffusen Ängste. Man fühlt sich von fremden Geistwesen besetzt und fremdbestimmt.
- Bestimmte Orte kann man nicht betreten, weil sie unklare, angstmachende Assoziationen wecken.

Aspen kann helfen …

… sich bei Annäherung diffuser Angstgefühle in sich selbst zu zentrieren und eigenes Selbstvertrauen dagegenzusetzen.

… zu begreifen, daß mit solchen Ängsten die Psyche um Zuwendung bittet.

… daß aus dem Unterbewußten Erinnerungen auf die Ebene des Wachbewußtseins aufzusteigen versuchen und damit die Ursachen des Verlustes an Urvertrauen erkennbar werden können.

… einzusehen, daß man sich mit den Ursachen unklarer Ängste erkennend und vielleicht auch spirituell verstehend, aber auf jeden Fall auch rational auseinandersetzen muß.

… sich einer geeigneten Therapie anzuvertrauen, damit durch eine begleitende Erkenntnisarbeit die verdrängten Erlebnisse aufgelöst werden können.

… die eigene Empfindsamkeit und/oder die spirituelle Sensibilität als ein Geschenk des Lebens anzunehmen.

Aspen-Meditation

Aspen-Meditationselemente

Element:	Luft
Farbe:	Silber
Form:	Zwei senkrecht verlaufende Wellenlinien
Mantra:	Ich kann meine Empfindsamkeit vertrauensvoll als Gabe erkennen.

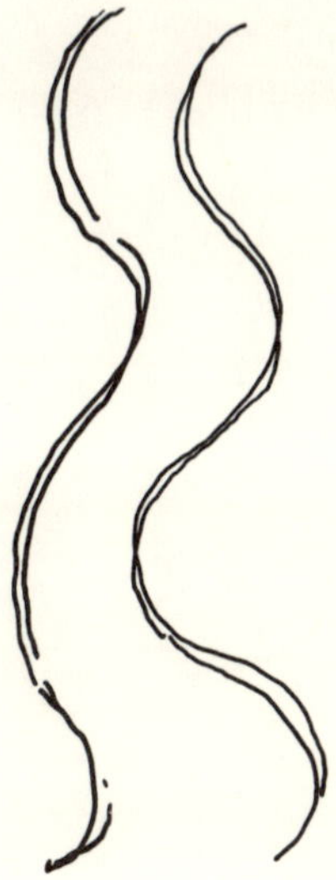

Aspen spricht:

Jeder kleinste Windhauch bewegt meine Blätter. Ich ahne den herannahenden Sturm lange bevor die ersten Wolken den Himmel verdunkeln. Ich finde mich im Rauschen des großen Gottes, und in mir atmet die Erdenmutter. Die Kraft des Lebens und die Kraft des Todes schlagen ihre Flügel um mich; ich bin ein Teil von ihnen. Meine Wurzeln reichen in die Vollkommenheit der unbewußten Tiefen des mütterlichen Grals, und mein Wipfel ist eins mit der Vollkommenheit des väterlichen Firmaments. Ich lebe aus der Empfindsamkeit meines Vertrauens; mir kann nichts geschehen.

Das Gemüt antwortet:

Die Erdenmutter ruft uns, herzukommen
und für die fast verlorene Vision zu beten.
Das Alte, das stark ist, vergeht nicht.
Tiefe Wurzeln werden nicht vom Frost erreicht.
Ein Licht wird aus den Schatten emporquellen.
Erneuert wird der Kreis, der zerbrochen war.
Great Spirit wird Frieden bringen.[10]

Anmerkungen

1 Vgl. Heinz J. Stammel, *Die Apotheke Manitous: Das medizinische Wissen der Indianer und ihre Heilpflanzen*, Reinbek 1986.

2 Vgl. Kerényi, *Die Mythologie der Griechen. Band I,* S. 154 f.

3 Vgl. Selbmann, *Der Baum,* S. 46.

4 Vgl. Lurker, *Der Baum in Glauben und Kunst,* S. 142 f.

5 Vgl. Gercke (Hg.), *Der Baum in Mythologie, Kunstgeschichte und Gegenwartskunst,* S. 160.

6 Homer beschreibt in der Odyssee u. a. den Garten des Phäakenkönigs Alkinos. Eingezäunt und nur für Eingeweihte erreichbar wachsen dort die herrlichsten Bäume. Vgl. Höhler, *Die Bäume des Lebens,* S. 103 f.

7 Homer, *Die Odyssee,* 5, 51–83, Deutsch von Wolfgang Schadewaldt, Zürich 1966, S. 86.

8 Bach/Petersen, *Heile dich selbst mit den Bach-Blüten,* S. 107.

9 Die traditionellen Frauenröcke haben ihren Trägerinnen über Jahrtausende den Schutz gegeben, der von der Kraft des Kreissymbols ausgeht. Die Kirchen haben in den langröckigen Ritualgewändern diese Schutzformel bis heute für ihre Funktionsträger bewahrt.

10 Dieses Gebet erhielten wir mit der Einladung des indianischen spirituellen Sapa Dawn-Centers in Yelm (WA/USA) zum Ritual des »Wintermoon« am 21. Dezember 1994. Das Fest der Wintersonnenwende ist eine Frauenzeremonie, die von der Heiligkeit des Lebens Zeugnis gibt.

HORNBEAM
Hainbuche
(Carpinus betulus)

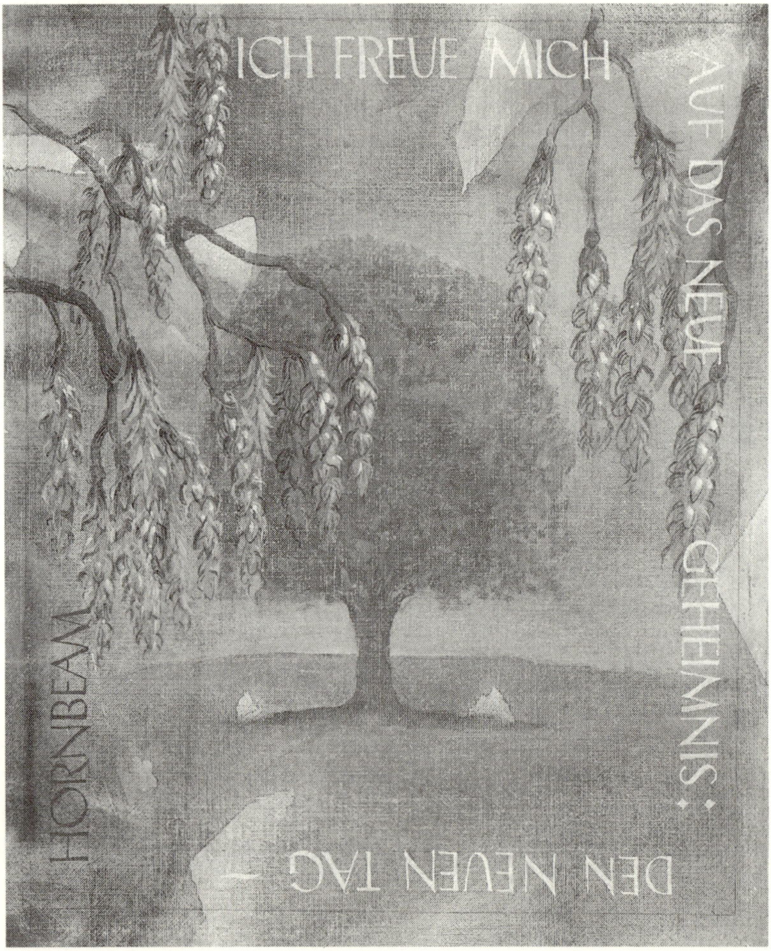

Die Pflanze

Die Hainbuchen gehören nicht zur Familie der Buchen, wie der deutsche Name nahelegt, sondern sie sind mit den Birken und Erlen verwandt. Der Baum kehrte relativ spät nach der letzten Eiszeit aus Süd- und Südosteuropa in die mitteleuropäischen Gebiete zurück. Hainbuchen bildeten quasi das Unterholz in den ausgedehnten Wäldern, die nach der Wiedererwärmung vor ca. 10 000 Jahren Mitteleuropa bedeckten.

Die Hainbuche ist von Spanien bis Schweden, über Kleinasien bis zum Kaukasus zu finden. Obwohl sie ein weitverbreiteter Waldbaum ist, bildet sie keine eigenen, geschlossenen Bestände. Da sie zu den Halbschattenbaumarten zählt, wächst sie meist im Bestand von Laubwäldern und in wildwachsenden Hecken, liebt feuchte, nährstoffreiche, tiefgründige Lehmböden.

Sie bevorzugt Tieflagen mit warmem Sommerklima; im Gebirge wächst sie nur bis zu Höhenlagen von ca. 800 m. Hainbuchen können bis zu 30 m hoch werden. Wenn sie frei stehen, bilden sie über einen relativ kurzen Stamm eine gleichmäßig dichte kugelige Krone aus. Die ovalen bis breit lanzettförmigen Blätter sind stark gerippt; sie entwickeln eine sehr schöne goldgelbe Herbstfärbung.

Hainbuchen sind einhäusig. Die männlichen walzenförmigen rötlichen Kätzchen, die geschützt in den Knospen überwintern, werden 4–7 cm lang und hängen im erblühten Zustand schlaff von den vorjährigen Trieben herab. Die weiblichen Blüten bilden die Form einer 2–3 cm langen lockeren Ähre mit langen, abwärts gebogenen Schuppen, in denen sich jeweils zwei blaßrote Narben befinden. Sie wachsen endständig an den neuen Trieben. Beide Blütenarten erscheinen mit dem Laubaustrieb. Die Bestäubung erfolgt durch den Wind. Blütezeit: Mai bis Juni.

Die Früchte bilden kleine Nüsse, von denen jeweils eine am Grund eines herabhängenden dreilappigen Blattorgans sitzt, von denen mehrere einen Fruchtständer bilden. Hainbuchensamen sind, wie die von Esche, Ulme und Ahorn, mit kleinen Flügeln ausgerüstet, so kann der Wind sie leicht davontragen.

Das Holz der Hainbuche ist sehr hart und dabei äußerst elastisch und eignet sich deshalb vorzüglich für die Herstellung von Gebrauchsgegenständen, die einer intensiven Beanspruchung standhalten müssen. In den Jahrhunderten, in denen das Eisen noch unbekannt war, später dann zunächst teuer und selten, war das Holz der Hainbuche aufgrund der

Materialhärte besonders begehrt. Die Härte des Holzes trug dem Baum auch den Namen »Eisenbaum« ein.

Hornbeam in der Volksheilkunde

In der Volksheilkunde hat die Hainbuche nie eine Rolle gespielt. Es kann aber auch sein, daß das Wissen um ihre Kräfte verlorengegangen ist, vergleichbar mit der Haselnuß, einer nahen Verwandten der Hainbuche, von der auch keine Heilkräfte mehr bekannt sind, obwohl sich das Wissen um die spirituelle Bedeutung des Haselnußbusches[1] für Frauen bis heute erhalten hat.

Die historische Bedeutung der Hain- oder Hagebuche

Der Name »Hain«-Buche geht auf die Nutzung als Heckenbaum zurück. Ein »Hag« bezeichnete im Mittelalter ein mit einer Hecke eingefriedetes Stück Land, sei es nun eine Feldmark, ein Gehöft oder eine ganze Region. Die elastischen Zweige wurden miteinander verflochten und wuchsen im Laufe der Jahrzehnte ineinander, so daß lebendige, schwer zu durchdringende Schutzmauern entstanden. Ein Beispiel, von dem noch heute einige Restexemplare zu sehen sind, war das »Gebück«, das den Rheingau beschützte, jene gesegnete Landschaft von 22 km Länge und 10 km Breite am rechten Ufer des Mittelrheins. Das »Gebück« schützte vom 11. Jahrhundert bis in die erste Hälfte des 17. Jahrhunderts als lebendiger Wall die Landseite des Rheingaus. In der Umgebung von Bad Schwalbach stehen noch ein paar letzte Hainbuchen, die im Kronenbereich typische Verschlingungen und Verwachsungen aufweisen.

Die Nutzung der Hainbuchenhecken zum Schutz heiliger Orte hat dem Baum über Jahrhunderte eine besondere Bedeutung im Bewußtsein der Menschen gesichert. Die heiligen Bezirke waren mit verflochtenen und miteinander verwachsenen grünen Schutzmauern aus Hainbuchen, den sogenannten Knicks, umgeben. Noch heute heißt das Gebiet, in dem das ehemals größte germanische Heiligtum der Externsteine liegt, »Knickenhagen«. Als Karl der Große mit der gewaltsamen Christianisierung der Sachsen das Heiligtum der Externsteine zerstören ließ, wurde vermutlich auch der schützende grüne Hainbuchenwall niedergeschlagen.

Im 18. Jahrhundert, als die europäischen Herrscherhäuser in der Nachahmung der Anlage von Versailles die Unterwerfung der Natur unter den menschlichen Gestaltungswillen durch geometrisch geschnittene Bäume, schnurgerade Beete und durch zu Bogengängen gestutzten und beschnittenen Bäumen in den Gartenanlagen ihrer eigenen Schlösser dokumentierten, war die Hainbuche ein weiteres Mal ihrer Formbarkeit wegen begehrt.
Auch heute noch werden Hainbuchen dieser Eigenschaften wegen für beschnittene Hecken zur Eingrenzung privater Gärten bevorzugt; ein privatisierter Nachhall ihrer Eigenschaft, zwischen dem Profanen und dem Sakralen schützend zu trennen.
Wie auch andere Heckenbäume, die Kirschpflaume etwa oder die Schlehe, hat die Hornbeam/Hainbuche diese Nähe zu dem Ausgegrenzten, zu unheimlichen Wald- und Naturgeisterkräften. Offensichtlich verhinderte jedoch die Nützlichkeit des Holzes für die Herstellung von Dingen des täglichen Gebrauchs, daß die Hainbuche wie die Cherry Plum als Hexen-/Hexerbaum tabuisiert wurde.
Die Hainbuche galt aufgrund der Härte des Holzes und der Verwendung für Aktionen wie Hauen oder Stoßen als männlicher Baum, wie auch der Ausdruck »Hagestolz« für einen altgewordenen Junggesellen gilt, nicht für eine sogenannte alte Jungfer. Auch gibt es in der Umgangssprache den Ausdruck »hanebüchen«, ein sonderbares Wort, das sich von Hainbuchenholz herleitet; man bezeichnet damit eine unverschämt unwahre Geschichte oder einen groben Klotz von Mann, der härter als andere im Nehmen ist.

Die Hornbeam-Meditationstafel

Die Bildtafel zeigt einen frei stehenden Hornbeambaum, der seine schöne kugelige Krone voll entwickeln konnte. Der Maler hat keine verschnittene, von Menschenhand in eine bestimmte Form gezwängte Pflanze dargestellt. Nur die sich miteinander verbindenden gewaltigen Strukturen im Himmelsbereich deuten symbolisch auf die miteinander verflochtenen Äste der lebendigen Baumwälle, die jahrhundertelang die Menschen und ihre Lebensbereiche geschützt haben. Als Hintergrund des Baumes ist die zarte Linie des auf- oder untergehenden Sonnenlichtes zu sehen, das mit zwei hellen Lichtern im Wurzelbereich der Hainbuche korrespondiert, die dem Umfang der Blätterkrone entsprechen. Damit verweist Hermann Haindl auf die in Vergessenheit geratenen spirituellen Kräfte des Baumes, die in alten Dokumenten im Zusammenhang mit einer 600 Jahre alten Hainbuche beim Kloster Germersheim erwähnt werden: In bestimmten Nächten hätte man unter diesem Baum ein besonderes Leuchten wahrnehmen können, vorausgesetzt, man hatte den richtigen Blick dafür und ein mutiges, reines Herz, um sich diesen Energien auszusetzen.

Anwendungsmöglichkeiten

Edward Bach beschrieb die blockierten Symptome von Hornbeam folgendermaßen: *»Für jene, die das Gefühl haben, nicht genügend seelische oder körperliche Kraft zu besitzen, um die Bürde des Lebens zu tragen. Die Angelegenheiten des Alltags erscheinen ihnen zu schwer, auch wenn sie ihre Aufgabe in der Regel erfüllen können.*

Für jene, die glauben, daß sie körperlich oder seelisch einer Stärkung bedürfen, um ihr Tagewerk leichter vollbringen zu können.«[2]

Wer seine seelisch-kreativen Fähigkeiten verkümmern läßt, dem schwinden die Lebenskräfte. Der Alltag wird zu einer bedrückenden Last, man fühlt sich überfordert, möchte dem ausweichen, indem man sich in eine beklemmende Müdigkeit flüchtet, am liebsten morgens gar nicht aufstehen würde. Wer kennt diesen Zustand nicht, in den wir wohl alle irgendwann im Leben geraten. Man zweifelt an den eigenen Fähigkeiten, das Leben freudvoll zu fühlen; Wettereinflüsse können diesen Zustand unheilvoll verstärken. Oftmals nimmt im blockierten Hornbeam-Zustand die Neigung zu, in passiv machende Gewohnheiten zu flüchten, zu denen das moderne Leben viele bequeme Zugänge bietet: etwa vor dem Fernseher sitzen zu bleiben, anstatt wirklich zu ruhen oder sich einer sinnvolleren Tätigkeit zuzuwenden.

Man fühlt sich überraschenden, unbekannten Herausforderungen nicht gewachsen und weicht ihnen aus. Auch kritischen Lebensfragen wird im blockierten Hornbeam-Zustand aus dem Weg gegangen. Man hört nicht mehr auf innere Impulse; man hofft, frei zu werden von jeder Verantwortung, indem man sich in seiner eigenen krank machenden Müdigkeit einrichtet und damit vor sich selbst eine Entschuldigung hat, den anderen die Aktivitäten des Tages zu überlassen. Kopfschmerzen sind häufige Begleiterscheinungen.

Symptome der blockierten Hornbeam-Energie

- Die Kraftlosigkeit und Müdigkeit rührt nicht in erster Linie aus körperlicher Erschöpfung, sondern aus dem Fehlen seelischer Spannkraft.
- Extreme Morgenmüdigkeit, große Schwierigkeiten, den Tag zu beginnen.
- Durch Infragestellen der eigenen Fähigkeiten schwächt man sich selbst.
- Die Aufgaben des täglichen Lebens werden zu einer kaum tragbaren Last. Man hat an nichts mehr Freude.
- Das Interesse an der Umwelt oder an bestimmten Themen wird immer geringer. Man kann sich nicht mehr aufraffen, etwas zu unternehmen.
- Das Gefühl von Lebensfreude weicht mehr und mehr einem Gefühl von Lustlosigkeit, Langeweile und daraus entstehend: Unzufriedenheit und Lebensüberdruß.

Hornbeam kann helfen …

… sich zu regenerieren, so daß die seelische Lebendigkeit zurückkehrt und man auf Anregungen wieder positiv reagiert.

… den Tag wieder mit Dankbarkeit für eine gut durchgeschlafene Nacht und mit Neugier für das Kommende zu beginnen.

… aktive Lebensfreude aus der Tagesarbeit zu gewinnen.

… körperliche und seelische Bedürfnisse zu spüren und ihnen Raum und Zeit zu gewähren.

… neue Eindrücke zu suchen, um sie kreativ aufzunehmen und zur Gestaltung der eigenen, inneren Lebensfülle zu nutzen.

… die Energien der Erneuerung und Belebung auf der geistig-seelischen wie der körperlichen Ebene zu stabilisieren und wieder in ein erfülltes Dasein zurückzukehren.

Hornbeam-Meditation

Hornbeam-Meditationselemente

Element:	Luft
Farbe:	Weiß
Form:	Fünfeck
Mantra:	Ich freue mich auf das tägliche Geheimnis: den neuen Tag.

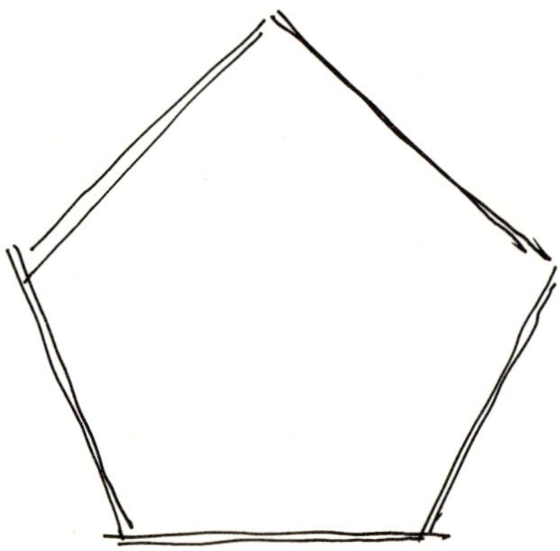

Hornbeam spricht:

Die Menschen haben sich seit Jahrhunderten meiner bedient. Ich habe ihre Siedlungen beschützt und ihre Heiligtümer. In manchen Parks bilde ich noch immer schattige Bogengänge: An dicken Stämmen wachsen nur verschnittene winzig kurze Äste, aber sie tragen dichtes Laub. Noch heute nutzt Ihr mich für Gartenhecken und laßt mich unter Euren scharfen Scheren leiden. Aber ich bin, wenn ich wachsen kann, wie es meiner Natur entspricht, ein Baum von schöner Gestalt mit einer dichten Krone, unter der viele Geschöpfe ihren Lebensraum finden können.
Ich habe zwei Leben: ein materielles, das sich von Euch Menschen

nutzen läßt zu Euren Zwecken, und ein spirituelles, das sich noch erinnert an Tausende von Jahren Leben, das, wenn Ihr die rechten Augen habt, hervorbricht aus meinen, in großer Tiefe verankerten Wurzeln und sich vermählt mit dem Licht des Universums. Wer meine Kraft aushalten kann, mag sich zu mir begeben und mit meiner Energie verschmelzen, um neuen Lebensimpulsen zu folgen.

Das Gemüt antwortet:

Wenn ich am Morgen langsam ins Tagesbewußtsein zurückgleite, fühle ich tiefe Dankbarkeit für den erholsamen Schlaf der Nacht. Ich spüre meinen Körper, das Schlagen meines Herzens und wie um mich die Welt zu einem neuen Tag erwacht. Dieser neue Tag: Er beginnt als ein Geheimnis an jedem Morgen. In mir vibriert Erwartung: Was wird er bringen: Freude, Sorgen, Begegnung mit Menschen, gute und schwierige? Ich schaue in das beginnende Tageslicht und weiß mich geborgen, denn auch ich bin mit der »Quelle aller Weisheit verbunden, jener Macht, der nichts unmöglich ist«[3]. Hier werde ich Gelassenheit und Trost finden, wenn ich Kompromisse machen muß, hier werde ich Energie schöpfen, wenn Menschenwille mir Zwänge auferlegt. So bin ich bereit, diesen neuen Tag in vollem Bewußtsein und in voller Achtsamkeit zu leben.

Anmerkungen

1 Aschenputtel spricht mit ihrer Mutter im Haselnußstrauch auf deren Grab. Der Baum schenkt dem Mädchen Trost und schöne Dinge, die ihm den Weg aus der Unterdrückung in ein befreites Leben öffnen.

2 Bach/Petersen, *Heile dich selbst mit den Bach-Blüten,* S. 125.

3 Weeks, *Edward Bach,* S. 117

SWEET CHESTNUT
Edelkastanie,
(Castanea sativa)

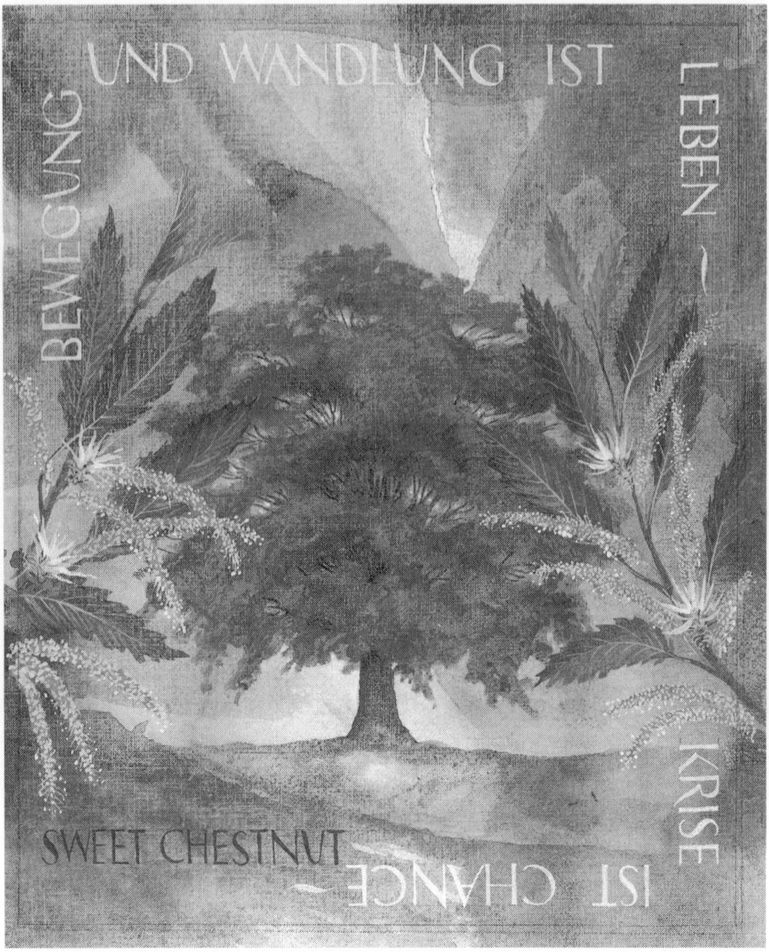

Die Pflanze

Die Edelkastanie gehört zu den Buchengewächsen. Die Bäume können bis zu 500 Jahre alt werden, manche Quellen berichten sogar von bis zu tausend Jahren.

Von den Edelkastanien gibt es ca. zehn sommergrüne Arten: zwei Sträucher und acht hohe Bäume, die Höhen zwischen 25 und 35 m erreichen. Die Hauptverbreitungsgebiete der ursprünglich wahrscheinlich in Südwestasien beheimateten Edelkastanie sind wintermilde Lagen in Süd- und Südosteuropa.

In Europa wächst von den vorhandenen Arten nur die Castanea sativa. »Sativa« bedeutet »angepflanzt«, ein Hinweis darauf, daß es sich um eine sehr alte Kulturpflanze handeln muß. Sie wurde vermutlich von den Römern zusammen mit dem Wein nach Mitteleuropa gebracht, da sie nördlich der Alpen besonders häufig in den Weinanbaugebieten am Oberrhein, an Mosel, Saar und Nahe vorkommt.

Die Edelkastanie ist ein tiefwurzelnder Halbschattenbaum, wächst auf kalkarmen bis sauren Böden und bevorzugt frischen bis feuchten, in jedem Fall lockeren Grund ohne stehende Nässe. Typisch sind die lanzettförmigen, 10–30 cm langen, grobgezackten, glänzenden Blätter und die stacheligen Fruchthüllen um die darin befindlichen Früchte, die Eßkastanien oder Maroni.

Auch Bäume brauchen eine ihrer Art entsprechende Entwicklungszeit, bis sie zum ersten Mal blühen und Früchte bringen. Man spricht dabei von der »Mannbarkeit« eines Baumes oder der »Blühbarkeit«. Die Edelkastanie ist einer jener Bäume, die lange Zeit brauchen, bis sie geschlechtsreif sind: 30 bis 40 Jahre! Einzeln stehend blühen sie eher als in geschlossenen Waldbeständen.

Die Edelkastanie ist einhäusig, die Blütezeit liegt relativ spät, von Mai bis in den Juli hinein. Die männlichen Blüten, bestehend nur aus Staubfäden, sitzen in 25 cm bis zu 35 cm langen, ährenartigen Blütenständen. Die Edelkastanie hat hinsichtlich ihrer weiblichen Blüten eine Besonderheit ausgebildet: Es gibt zwei verschiedene Anordnungen. Entweder sitzen jeweils eine bis drei weibliche Blüten zusammengefaßt in einem Fruchtbecher mit lanzettförmigen Schuppen, aus dem später die stachelige Umhüllung entsteht, an der Basis der männlichen Kätzchen oder aber in eigenen Blütenständen. Oft befinden sich die weiblichen Blüten an der Basis kümmerlich-kleiner männlicher Blüten; diese blühen nur ausnahmsweise und

in jedem Fall später als die größeren Kätzchen. Sie sind von der Natur wohl als Ersatz gedacht, falls die gut ausgebildeten männlichen Blüten ausfallen sollten. Die Natur sorgt für Katastrophenfälle vor, etwa wenn die größeren männlichen Kätzchen der kälteempfindlichen Bäume in ungewohnten Nachfrösten zu Schaden kommen.
Im Gegensatz zu den leichten Samen der Weide oder der Pappel benötigen die schweren Früchte der Edelkastanie, genauso wie die Früchte der Eiche oder der Buche, zur ihrer Ausbreitung Tiere. Eichhörnchen oder Vögel und verschiedene andere Kleinsäuger schleppen die Früchte in ihre Vorratslager, deren Lage im Winter zum Teil vergessen wird. So können die Samen im kommenden Frühjahr in kleineren und größeren Entfernungen von der Mutterpflanze keimen. Die Edelkastanienfrucht ist der dem darin eingebetteten Keim mitgegebene Nahrungsvorrat für die Zeit des Bewurzelns.
Das hervorragende Holz der Edelkastanie wurde früher bevorzugt zur Herstellung von Weinfässern genutzt. Das Holz ist ein vorzüglicher Werkstoff auch für Möbel, die im Laufe der Jahrzehnte ein immer kostbareres Aussehen bekommen. Auch im Hausbau fand das Holz der Edelkastanie in den mediterranen Ländern sowohl innen als auch außen Verwendung.

Die historische Bedeutung der Edelkastanie

Im Mittelmeerraum und auch in den nach Süden ausgerichteten Alpentälern mit mildem Winterklima, wo die Bäume reiche Ernten bringen, dienten die Früchte der Edelkastanie früher als winterliches Grundnahrungsmittel. So hat die Edelkastanie jahrhundertelang in manchen Gegenden maßgeblich im Nahbereich der Dörfer das Aussehen der umgebenden Natur geprägt, wie man es heute noch, wenn auch nachlassend, im Bergell in der Schweiz sehen kann. Die Bäume wurden bis in die jüngste Vergangenheit mit besonderer Sorgfalt gepflegt. Mit dem steigenden Wohlstand in Europa verloren sie ihre Bedeutung als Nahrungspflanzen.
Oberhalb des kleinen toskanischen Ortes Castagneto Carducci – er verdankt seinen Namen den ehemals vorhandenen gewaltigen Edelkastanienbäumen – lassen sich noch immer letzte vergehende Überreste finden: Frische Austriebe aus den jahrhundertealten Wurzelstöcken bilden in den Wäldern große Kreise, an deren Durchmesser sich der ehemals vorhandene Umfang der gewaltigen Bäume ablesen läßt. Auf einem freien Platz

mitten im Wald steht noch ein einziger Veteran. Die meisten seiner Äste sind niedergebrochen; der Baum wirkt auch im Vergehen noch immer majestätisch. In den Spalten und Ritzen des Holzes wohnen Wildbienen und Eidechsen und vieles andere Getier. In seinem Schatten steht ein grobgezimmerter Tisch mit zwei Bänken; hier machen Waldarbeiter und Jäger ihre Rast, und auch Leute aus dem Dorf kommen ab und an zu diesem besonderen Ort.

Sweet Chestnut in der Volksheilkunde

In der Volksheilkunde werden Tees und Elixiere aus Teilen der Edelkastanie wegen der beruhigenden Wirkung, etwa bei Husten, geschätzt. Abkochungen der Rinde, Blätter und der Samenschalen bringen Linderung auch bei Darmerkrankungen und Entzündungen. Hildegard von Bingen empfahl die Heilkräfte der Edelkastanie gegen allerlei Übel, die durch einen falschen Lebenswandel entstehen.

Ein Baum, der für die Armen im Winter oft die einzige Nahrung lieferte, war mit Sicherheit auch für das »fahrende Volk« von großer Wichtigkeit, konnte man doch, wenn man Glück hatte, die begehrten Früchte auch außerhalb der umhegten Areale der seßhaften Bevölkerung aufsammeln. Pierre Derlon, ein Franzose, der durch seine Ehe mit einer Zigeunerin das Vertrauen vieler dieser ausgestoßenen Menschen fand, hat deren Heilwissen aufgeschrieben. Die Edelkastanie hat offensichtlich im Leben der Zigeuner eine besondere Rolle gespielt. Derlon konnte nur Andeutungen übermitteln, aus denen jedoch ersichtlich ist, wie eng bei dieser eigenartig fremden Gruppe Nichtseßhafter körperliche Heilkunst mit Spiritualität verwoben war. In der Edelkastanie stecke ein Geheimnis, gab man ihm zu verstehen. »Ich weiß nicht, warum, aber die Patriarchen wollten mir über diesen Baum nur so viel sagen: ›Die Edelkastanie ist gut gegen Tuberkulose und Typhus.‹« In einer nicht so ohne weiteres verständlichen Verschlüsselung ergänzte eine seiner Bezugspersonen: »Laß doch das Wasser von der Quelle in das Herz der Wiese fließen ... Es ist nicht unbedingt Dein eigener Durst, den es löscht, denn es gibt einige unter uns, die den Durst lieber ertragen, um ihn dann an Quellen löschen zu können, die anderen unbekannt sind.«[1]

Sweet Chestnut in Mythen und Legenden

Ein Baum mit den geschilderten Eigenschaften und Gaben muß wohl früher auch in Mythen und Legenden eine Rolle gespielt haben. Es ist allerdings wenig davon in Überlieferungen erhalten geblieben.[2] Im mediterranen Raum galt die Edelkastanie als heiliger Baum des Jupiters und wurde deshalb seit Übernahme des christlichen Glaubens Jesus zugeordnet. Die harte stachelige Schale erhielt die symbolische Bedeutung des schützenden Glaubens für die nahrhafte Frucht der Erlösung durch Jesus. Es liegt nahe, daß die abweisende Hülle mit dem begehrten Inneren auch als Symbol für Keuschheit galt.

In China genießen Edelkastanienbäume besonderes Ansehen; sie sind häufig in der direkten Umgebung buddhistischer Tempel zu finden. In Japan wird aus den nahrhaften Früchten die traditionelle Neujahrsspeise hergestellt, deren Name »Kachiguri« soviel bedeutet wie »Sieg im Kampf«. Das erinnert an das deutsche Sprichwort vom »Kastanien aus dem Feuer holen«, was immer eine mutige, weil gefährliche Tat zu sein verspricht und besondere Klugheit oder besondere Torheit voraussetzt.[3]

Die Sweet-Chestnut-Meditationstafel

Diese Bildtafel wird von wirbelnden Energien geprägt. Weiße und hellblaue Lichtfelder bilden den Hintergrund, alles ist Dynamik. Der Baum selbst ist keiner jener sagenhaften, uralten Veteranen, sondern steht auf der Höhe seiner Potenz. Alles ist erfüllt von dem Geheimnis des Lebens. Diese Leuchtkraft ist eine überzeugende Sichtbarmachung der befreiten Sweet-Chestnut-Energien. In den steil aufsteigenden Farbbewegungen wird die Nähe zu Mut und Tapferkeit sichtbar, die notwendig ist, um auch in Zeiten harter Belastungen das Leben zu bejahen. Da sind vom Künstler die Tonkaskaden der Mozartschen »Jupitersymphonie« miteingewoben worden.

Anwendungsmöglichkeiten

Edward Bach beschrieb die blockierten Symptome von Sweet Chestnut folgendermaßen: »*Für jene Phasen, die manche Menschen zuweilen erleben, in denen die Seelenqual so groß ist, daß sie unerträglich erscheint. Wenn man meint, seelisch oder körperlich bis zum Äußersten seiner Belastbarkeit geführt worden zu sein und jetzt zusammenbrechen zu müssen. Wenn es den Anschein hat, als ob man nichts anderes mehr als Zerstörung und Auslöschung zu erwarten hätte.«*[4]

Bach betont den Aspekt der subjektiven Vorstellung: Wenn ein Mensch meint, er könne die Herausforderungen des Schicksals nicht mehr länger ertragen. Zwei Aspekte werden dabei deutlich: Man ist offensichtlich nicht in der Lage, in schwierigen Situationen andere um Hilfe zu bitten, aus falschem Stolz oder auch aus mangelnder Kommunikationsfähigkeit, und zum anderen deutet es auf einen Mangel an Vertrauen in eine höhere Führung. Edward Bach hat Sweet Chestnut gefunden als das Mittel, das gegen diese absolute Verzweiflung hilft, wenn der seelische oder körperliche Zusammenbruch unvermeidbar zu sein scheint.

Götz Blome hat ein einleuchtendes Bild der Sweet-Chestnut-Energie gezeichnet. Er schildert Menschen, die durch große innere Stärke gekennzeichnet sind, durch die Bereitschaft, Verantwortung zu übernehmen und durch die Fähigkeit, Leiden bewußt als Teil des eigenen Lebens anzunehmen. Diese Fähigkeiten können sich als Grundlage großer menschlicher Qualität und eines beachtlichen spirituellen Wachstumsprozesses erweisen, können aber auch zu Unbeweglichkeit und Überheblichkeit führen, wenn ein Mensch sich »in einen Machtkampf mit seinem Schicksal verrennt«[5]. Diese Haltung muß zum Zusammenbruch führen, denn es ist uns bestimmt, daß auf das Aufblühen der Kindheit und Jugend, am Höhepunkt unserer Schaffenskraft, die Abwärtsneigung in Alter und Verfall folgt. Schwere Schicksalsschläge treffen uns in unterschiedlichen Positionen. Nehmen wir unser Leben an, gewinnen wir daraus innere Ruhe und Gelassenheit. Diesen Einklang von Körper und Seele bezeichnet man normalerweise als »Gesundheit«, aber es sollte treffender »Heilsein« genannt werden.

Symptome der blockierten Sweet-Chestnut-Energie

- Körper und Seele brechen unter Krankheiten und Schicksalsschlägen zusammen. Man vermeint, sie nicht ertragen zu können und hadert mit dem Leben.
- Es ist offensichtlich nicht gelungen, die Bejahung des Lebens aus der

Tiefe der eigenen Existenz zu einer Kraftquelle zu machen, aus der man bei extremen Belastungen schöpfen kann.

- Aus akuten Schicksalsschlägen entsteht langfristig Hoffnungslosigkeit.
- Alle Ressourcen scheinen aufgebraucht zu sein. Es sieht so aus, als gäbe es keinen Ausweg mehr. Körper und Psyche werden krank.
- Als scheinbar einzige Lösung erweist sich der totale Zusammenbruch.

Sweet Chestnut kann helfen …

… sich auf einer neuen Basis zu stabilisieren.

… mögliche objektive und subjektive Ursachen für eine vermeintlich ausweglose Situation zu erkennen.

… die eigenen Grenzen zu akzeptieren.

… klarer zu denken und sinnvolle Pläne zur Konfliktlösung zu entwickeln.

… die intuitiven Botschaften aus dem eigenen höheren Bewußtsein zu akzeptieren, die erkennen lassen, wohin der Zusammenbruch uns führen kann: zu Gelassenheit, Achtsamkeit, mehr Flexibilität, Gottvertrauen.

Sweet-Chestnut-Meditation

Sweet-Chestnut-Meditationselemente

Element:	Luft
Farbe:	Weiß
Form:	Sechseck
Mantra:	Bewegung und Wandlung ist Leben. Krise ist Chance.

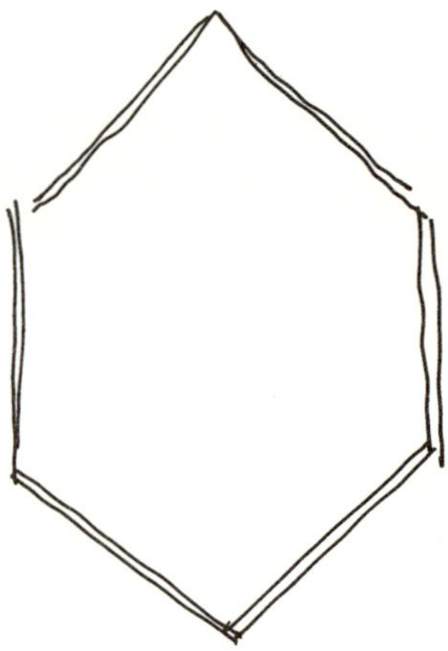

Sweet Chestnut spricht:

Ihr Menschen wollt sein wie wir Bäume: Aufrecht möchtet Ihr wachsen, selbstbewußt und stark, blühen und gute Früchte bringen. Ihr wollt, wie ein Baum, Wind und Wetter trotzen und auch wie wir ein hohes Alter erreichen.

Was Ihr nicht sein wollt: geduldig und demütig. Unruhig seid Ihr und stolz, könnt den Herbst des Lebens nicht ertragen, fürchtet Euch vor dem Winter, dem Tod. Krisen werfen Euch zu Boden.

Seid wirklich und mit allen Sinnen wie wir: Eingebunden in eine Schöpfungskraft, die alle Eure Fasern durchdringt, die Euch umgibt mit

einer Aura aus Daseinsgewißheit. Schau, wie ich lebe: Ich bin zäh und geduldig, ein halbes Menschenleben lang muß ich warten, bis ich zum ersten Mal Frucht tragen kann.
Ich lebe lange. Menschenschicksale ziehen an mir vorüber, schnell und ungeduldig. Ich bleibe, wenngleich auch ich trauere, wenn meine Blüten absterben, weil Frühjahrsfröste mich schlagen. Ich bleibe geduldig. Denn ich bin im Gleichklang mit meinem Lebensplan.

Das Gemüt antwortet:

Die »dunkle Nacht der Seele« ist über mich gekommen. Verzweiflung und Hoffnungslosigkeit! Ich schaue in mich, und alle Blüten sind erfroren. Mein Herz ist erstarrt, ich stürze kopfüber in unergründliche Tiefen des Leides. Wer erhellt mein Leben? Wo finde ich Hilfe?
Ich blicke in Deine Höhe. Deine hellen Blüten werden größer und größer, ihr Duft und ihr Zauber hüllen mich ein, Licht bricht aus Dir hervor, wohin ich immer schaue. Aus Himmelsbläue kommt die Botschaft göttlicher Liebe, bringt auch zu mir Bewegung und Glanz.
Ich lehne mich an Deinen Stamm. Die Starre beginnt aus mir zu weichen. In einem kraftvollen Bogen fließt Deine Energie in mich hinüber. Ich fühle Deine Gelassenheit, fühle, wie in machtvollen Schwüngen das Leben in Dir pulsiert. Um Dich sind Vögel, und in Deinem Schutz lebt viel Getier. Auch um mich sind Menschen, denen ich vertrauen kann. Ich beginne, mein Schicksal zu akzeptieren, werde lernen, eingedenk Deiner Kraft und Hilfe geduldig zu sein und auch, wie Du, aus meiner Mitte heraus zu leben.

Anmerkungen

1 Pierre Derlon, *Die geheime Heilkunst der Zigeuner,* Basel 1981, S. 201.

2 Das italienische Märchen von der Kastanie, der Bachblüte Chestnut Bud zugeordnet, bezieht sich mit einiger Wahrscheinlichkeit auf die Edelkastanie, die als Nahrungsmittel eine größere Bedeutung für die Menschen in den süd- und südosteuropäischen Ländern gehabt haben dürfte als die Roßkastanie, die erst relativ spät nach Europa kam.

3 Vgl. Marianne Beuchert, *Symbolik der Pflanzen,* Frankfurt 1996, S. 151.

4 Bach/Petersen, *Heile dich selbst mit den Bach-Blüten,* S. 182.

5 Götz Blome, *Das neue Bach-Blüten-Buch,* Freiburg i. Brsg. 1995 (11. Aufl.), S. 181.

BEECH
Rotbuche
(Fagus sylvatica)

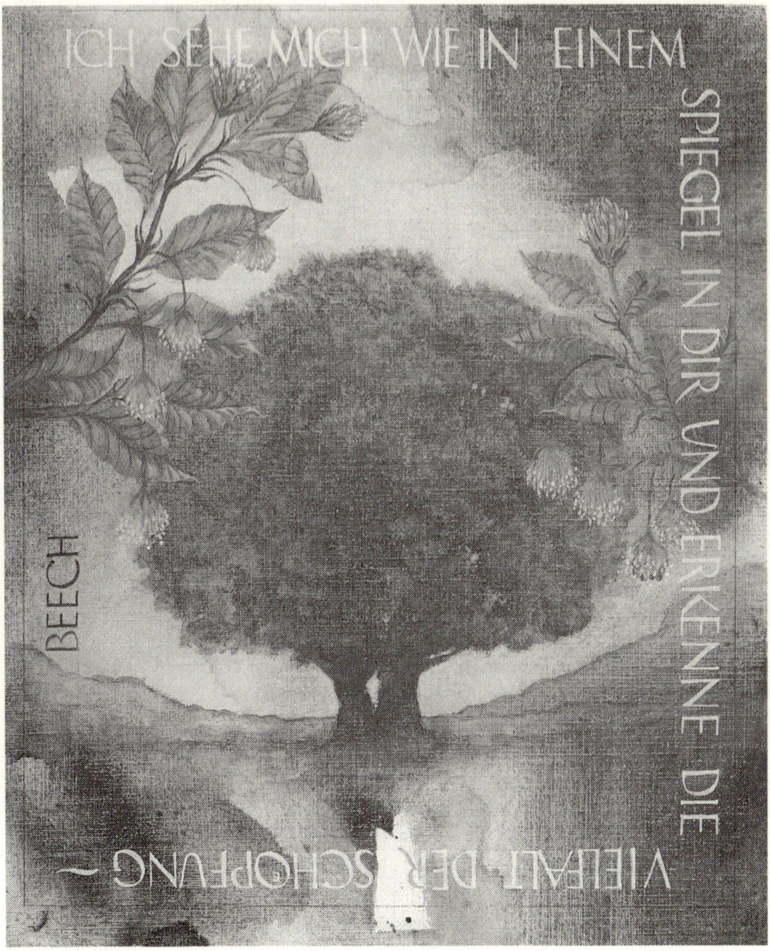

Die Pflanze

Die Rotbuche gibt der übergeordneten Familie der Buchengewächse ihren Namen. Rotbuchen können bis 300 Jahre alt werden und erreichen Höhen bis zu 40 m. Sie entwickeln mächtige, stark verzweigte Kuppelkronen, die viel Schatten werfen und dadurch das Heranwachsen von Untergehölzen und einer sommerlichen Bodenflora verhindern. Im Frühjahr, bevor die Bäume ihr Laub austreiben, gleicht der Waldboden in den Buchenbeständen jedoch einem bunten Teppich, da Frühlingsblumen wie Anemonen und Lungenkraut, Leberblümchen und Veilchen die durch das kahle Astwerk auf die Erde fallenden Sonnenstrahlen für eine kurze Blühzeit nutzen.
Die Rotbuche ist über ganz Europa mit Ausnahme des nördlichen Skandinavien verbreitet. Sie kehrte sehr spät nach der letzten Eiszeit aus wärmeren Regionen wieder nach Mitteleuropa zurück und schaffte es schnell, die meisten der vorhandenen Baumarten abzudrängen, denn aufgrund des mildfeuchten atlantischen Klimas findet die Rotbuche optimale Lebensbedingungen. Gäbe es nicht die starken Eingriffe durch die Forstwirtschaft, würde diese Baumart den größten Teil des mitteleuropäischen Waldbestandes stellen. Buchen wachsen allerdings sehr langsam, deshalb mußten sie in weiten Bereichen denjenigen Bäumen weichen, die schneller Nutzholz produzieren.

Rotbuchen bevorzugen kalkhaltige feuchte Böden ohne stehende Nässe. Sie bilden tiefreichende Wurzeln aus. Die Rotbuche ist ein Schattenbaum, und ihre Blätter sind derart angeordnet, daß der nur eine dünne Rinde tragende Stamm vor zu starker Sonneneinstrahlung beschützt wird, denn er ist empfindlich gegen Trockenheit. Die silbergrau schimmernde Rinde bleibt bis ins hohe Alter hinein glatt.

Den deutschen Namen »Rotbuche« hat der Baum aufgrund des rötlichen Farbtons seines Holzes erhalten. Buchenholz ist hart und schwer, ein ideales Brennholz. Es quillt und schwindet jedoch ziemlich stark, deshalb ist es als Bauholz ungeeignet. Es läßt sich gut bearbeiten und wird für Möbel verwendet.

Die elliptischen, anfangs seidig behaarten Blätter bezaubern im Frühjahr durch ihre wunderschöne hellgrüne Farbe. Sie werden im Laufe des Sommers dunkelgrün und glänzend. In der Herbstfärbung erzeugen die Buchen den herbstlichen Farbenrausch der Wälder, der so typisch für die gemäßigten Breitengrade ist.

Buchen sind gekennzeichnet durch ein erstaunliches System gegenseiti-

ger Rücksichtnahme in ihrer eigenen Art. In einem altersmäßig gemischten Bestand werden die niedrigeren Jungbuchen früher grün als die höheren Altbuchen. Damit ist gewährleistet, daß die nachwachsenden jüngeren Bäume genügend Licht für den Austrieb der Blätter zur Verfügung haben. Die Baumkronen begrünen sich von innen nach außen und von unten nach oben. So entfalten sich an den tieferliegenden Ästen die Blätter bereits bis Ende April zu ihrer vollen Größe, zwei bis drei Wochen bevor die gesamte Krone ausgetrieben hat.
Die Rotbuche ist einhäusig und wird vom Wind bestäubt. Die Blüten erscheinen mit dem Blattaustrieb Anfang Mai. Die männlichen Blüten bilden langgestielte blaßgelbe kugelige, herabhängende Büschel. Die weiblichen Blüten, jeweils zwei auf einem kurzen Stiel, befinden sich in einem aufrecht stehenden filzigen grünen Kugelköpfchen, das im Laufe des Sommers verholzt und sich zu der geschlossenen Fruchtkapsel umbildet. Die Früchte reifen im September/Oktober. Im Gegensatz zu den Samen der Ulmen, Pappeln und Weiden, die bereits im Frühjahr oder Frühsommer zu keimen anfangen und im Herbst längst ihre Keimfähigkeit verloren haben, wartet die Natur bei den Buchen bis zum nächsten Frühjahr. Wenn die zarten Buchenkeime im Herbst noch aus den dicken Bucheckernschalen hervorkämen – die ersten Nachtfröste würden sie erfrieren lassen. In den Bucheckern ist ein chemischer Stoff vorhanden, der sich keimhemmend auswirkt und im Laufe des Winters abgebaut wird. Wenn sich die Erde wieder erwärmt hat, durchbricht ein zartes Würzelchen die harte Bucheckernschale und senkt sich sofort nach unten. Erst wenn es sich genügend im Boden verankert hat, treibt ein zweiter Trieb mit zwei schnell grün werdenden Keimblättern nach oben.

Die historische Bedeutung der Rotbuche

Das Wort »Fagus« im lateinischen Namen der Rotbuche kommt von dem griechischen Begriff für »Essen«. In den schlimmen Nachkriegsjahren wurden auch in Deutschland die ölhaltigen Bucheckern gesammelt und Speiseöl daraus gepreßt. Noch bis Anfang dieses Jahrhunderts trieb man die Schweine nicht nur zur Eichelmast, sondern auch zur Bucheckernmast in die Wälder. Aus Buchenholzasche stellte man im Mittelalter und der frühen Neuzeit, als man Seife noch nicht kannte, eine schäumende Lauge zum Wäschewaschen her. Mit Aufkommen der landesherrlichen Glasma-

nufakturen mußten die Leute ihre Buchenasche allerdings abliefern; man benötigte speziell diesen Rohstoff zur Glasfabrikation, da Soda noch unbekannt war.
Die eigentliche kulturelle Bedeutung der Buche liegt in ihrer geheimnisvollen Nähe zur Schrift, denn aus Buchenholz waren die Runenstäbe der germanischen Druiden gefertigt: Stäbchen aus Buchenholz, »Buchenstaben«. Diese Stäbchen waren in das spirituelle Leben der germanischen Völker eingebunden, man verwendete sie zur Weissagung. In einem langen Prozeß der Profanisierung wandelte sich ihre Bedeutung, wurden die »Zeichen« auf Buchenholz zu wertfreien Buchstaben. Gutenberg benutzte für den ersten Buchdruck der Welt Buchstaben aus Buchenholz.

Beech in der Volksheilkunde

Blätter und Rinde der Rotbuche enthalten Gerbsäure und milde antiseptisch wirkende Stoffe. In der europäischen Volksheilkunde wurde die Buche jedoch kaum als Heilpflanze genutzt. Da das Öl der Samen zwar sehr hochwertig ist, aber giftige Saponine und Oxalsäure enthält, verhinderte dies vermutlich, daß das Heilkräftepotential des Baums bedeutsam wurde. In alten Kräuterbüchern werden Auflagen aus zerquetschten Buchenblättern als heilend bei Geschwüren erwähnt. Buchenholzteer nutzte man als Desinfektionsmittel; er gilt heute als krebserregend.
In der indianischen Heilkunde hatte die in Nordamerika weit verbreitete großblättrige Buche (Fagus grandifolia) einen hohen Stellenwert, insbesondere in der Behandlung von Verbrennungen und Frostschäden. Auch bei Blasen-, Nieren- und Lebererkrankungen verwendeten die nordamerikanischen Ureinwohner Buchenblätterabkochungen. Eine Aufbereitung, die sich in indianischen Heilanweisungen ebenso findet wie in solchen der Zigeuner: Indem die Blätter zerkaut werden, vermischen sich die Heilkräfte des Baumes mit denen des helfenden Menschen. Es gibt Berichte von erstaunlichen Heilungen. Lange vor Edward Bach nutzten nordamerikanische Indianer bereits die Blütenpollen der Buche, um daraus ein Heilmittel gegen Epilepsie zu gewinnen.

Die Buche galt aufgrund der sakralen Nutzung durch die germanischen spirituellen Führer als heiliger Baum. In der kollektiven Erinnerung blieb eine ferne Ahnung um diesen Zusammenhang erhalten. Es kann nicht nur die glatte Rinde sein, die die Buche besonders geeignet macht, Signaturen in Form von eingeritzten Herzen und Initialen zu tragen, wie sie sich an manchen Bäumen noch heute auffällig konzentrieren. Derartig gezeichnete Bäume stehen meist auf terrestrisch-kosmisch besonderen Kraftplätzen[1], zu denen sich Menschen hingezogen fühlen, sei es in Liebe, sei es bei der Suche nach dem eigenen Selbst. Die Ritzungen in der Rinde alter Buchen vermitteln gerade in ihrer Häufung an bestimmten Orten auch heute noch das Flair von Beschwörungsritualen, die daran erinnern, daß über die Buchen die Weisen früherer Jahrhunderte Rat und Schutz aus der kosmischen Ebene, dem höheren Bewußtsein, erbaten.

Faszinierend ist im Zusammenhang mit der Rotbuche auch ein Blick auf das spirituelle Wissen der Zigeuner, die als fahrendes Volk nicht nur aus Traditionsbewußtsein uralte Weisheiten lebendig gehalten haben, sondern auch, weil sie auf ihr eigenes Heilwissen dringend angewiesen waren, da ihnen die sie umgebende christliche Gesellschaft jede medizinische Hilfe verweigerte. Ihre Apotheke war die Natur, die ihnen immer wieder Schutz und Heilung bot.

Für Sinti und Roma hat die Buche offensichtlich eine besondere spirituelle Bedeutung gehabt und hat sie vielleicht auch heute noch. Die Quellen sind dürftig, da die nach wie vor Ausgegrenzten ihr geheimes Wissen entweder verloren haben oder aber, anders als die heutigen nordamerikanischen Indianer, nicht bereit sind, es preiszugeben.

Für die Sinti und Roma gilt die Buche offensichtlich als Schlüssel zu dem Geheimnis der sogenannten Baum-Menschen; sie steht auch im Zusammenhang mit Hellsichtigkeit. Ihre geheimnisvollen Kräfte scheinen bei der Heilung von Psychosen eingesetzt zu werden. Das Wissen um die spirituellen Buchenkräfte kann einen Menschen, geheimnisvollen Andeutungen nach, zur Weisheit führen: »Die Buche wird Dich auf den Wegen der Weisheit führen. Und Weisheit, das ist die Liebe, mein Sohn … Die Buche ist die Herrin der Bäume … dem Geistigen durch seltsame Eigenschaften verbunden.«[2] Um durch die Weisen des Stammes in das Buchengeheimnis eingeführt zu werden, so die Tradition der Zigeuner, müsse man zum richtigen Zeitpunkt geboren sein und dürfe die Einbindung in die Schwin-

gungen der Natur niemals verlieren, sonst werde man unfähig, das »Haus der Buche« zu betreten. Über dreißig Jahre lang lebte der Franzose Pierre Derlion unter Zigeunern, bis sein Kaku[3] zu ihm über die Buche sprach. 1996 nennt der bekannte Physiker Fritjof Capra als Möglichkeit der Rettung der durch Umweltschäden gefährdeten Erde die Rückkehr in die »Ökologie in uns«. Er verweist damit auf die gleiche Notwendigkeit des Eingebundenseins in die Natur wie der im Sinne unserer Gesellschaft ungebildete Kaku von Pierre Derlion.
Mechthild Scheffer erwähnt, daß die Buche früher in England als »Mutter des Waldes« bezeichnet worden sei. Auf dem steilen Höhenrücken oberhalb meines Wohnorts im Taunus, einer eiszeitlichen Endmoräne, steht mitten im Wald, am Rande eines vorgeschichtlichen Ringwalls, eine große Buche. Manches Mal setze ich mich an ihren Stamm und genieße die Ruhe, die von dem großen Baumgeschöpf ausgeht. Eines Tages fand ich an dieser Stelle eine Rose, niedergelegt von einer mir unbekannten Hand.

Die Beech-Meditationstafel

Der Künstler hat in der Meditationstafel das Geheimnisvolle der Buche sichtbar gemacht. Da ist die Tiefe der Himmelsbläue und das Rot des Feuers als Ausdruck wunderbarer Lebenskraft, da sind tiefe Wasser unter den Wurzeln und geheimnisvolles Licht, das den Baum vom Stamm bis über die Krone in einer sanften Bewegung einhüllt. Den Schwung der Erdoberfläche aufnehmend, werden die beiden Stämme, die sich zu einer einzigen gewaltigen Krone verbinden, zum Sinnbild der Achse der Welt, die nicht nur nach oben weist, sondern die ganze Fülle irdischen Lebens in sich verkörpert. So wird die Buche zu einem Schutzort. Unter dieser gewaltigen Baumkrone läßt sich die innere Gelassenheit wieder im eigenen Selbst finden.

Anwendungsmöglichkeiten

Edward Bach beschrieb die blockierten Symptome von Beech folgendermaßen: *»Für jene, die das große Bedürfnis haben, in allem, was sie umgibt, nur das Gute und Schöne zu sehen. Auch wenn vieles offensichtlich falsch ist, müssen sie doch die Fähigkeit entwickeln, das Gute im Innern zu erkennen.*

So sollten sie darauf achten, toleranter, nachsichtiger und verständnisvoller gegenüber den verschiedenen Weisen zu sein, in denen jeder einzelne und alles sich seiner jeweiligen Vollendung nähert.«[4]

Auch bei der Beech-Energie geht es Bach um die Entwicklung des Menschen zu einem geistigen Geschöpf; darauf verweist der Hinweis auf die Dynamik der Bewegung, mit der sich jeder einzelne der »jeweiligen Vollendung« annähere. Er schildert jemanden, der unerwünschte Charaktereigenschaften seiner Mitmenschen nicht wahrnehmen möchte bzw. jemanden, der seine Kritik hinter übertriebener Toleranz verbirgt. Oft geschieht diese Kompensation unbewußt. Der Umgebung fällt jedoch auf, daß Freundlichkeit und Großzügigkeit des Betroffenen unecht wirken.

Der von Bach der Beech-Energie zugeordnete Seelenzustand erweist sich als relativ klar erkennbar, wenn es sich um ständig herumnörgelnde, intolerante Menschen handelt. Die Kritik, die gradlinig auf die Umgebung gerichtet zu sein scheint, gilt aber oft ebenso eigenen Regungen, die der Betreffende sich selbst nicht zugesteht und im Handeln an anderen dann überzeichnet wahrnimmt.

Körperliche Erkrankungen, mit denen die Seele auf Fehlentwicklungen entsprechend dem blockierten Beech-Zustand reagiert, sind häufig Allergien der Haut als wichtigstes körperliches individuelles Abgrenzungsorgan. Ebenso weisen Beschwerden im Magen-Darm-Bereich auf gestörte Kommunikation im alltäglichen Miteinander hin. Es lassen sich keine wirklichen geistig-seelischen Lebensenergien mehr gewinnen, wie sie in Magen und Darm durch die Verarbeitung der täglichen Nahrung für die körperliche Ebene hergestellt werden.

Symptome der blockierten Beech-Energie

- Gestörter Kontakt entweder durch offene Intoleranz oder durch unaufrichtiges Verhalten gegenüber anderen.
- Es fehlt jegliches Einfühlungsvermögen in fremde Lebensumstände.
- Einengende Normen, die das Lebendige bei sich selbst und bei anderen unterdrücken.
- Überempfindlichkeit. Allergien der Haut. Magen-Darm-Beschwerden.

Beech kann helfen …

… kritisch, aber verständnisvoll zu sein.
… in echter Toleranz jedem seine eigene Lebensweise zuzugestehen.
… sich selbst zu zügeln, ohne wichtige Kräfte abzuwürgen.

Beech-Meditation

Beech-Meditationselemente

Element:	Feuer, Wasser, Luft und Erde
Farbe:	Hellgrün
Form:	Zwei zusammenhängende Spiralen
Mantra:	Ich sehe mich wie in einem Spiegel in Dir und erkenne die Vielfalt der Schöpfung an.

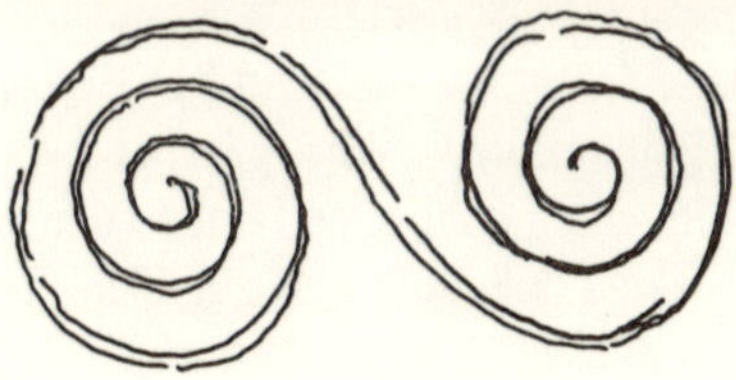

Beech spricht:

Ich bin Deine Buchenschwester. Meine Samen schlafen im Winter unter dem Schnee; im Frühling werden unter mir Anemonen blühen. Wenn die Zeit da ist, werden meine Samen aufgehen zu neuem Leben.

Sie nennen mich »die Mutter der Bäume«. Sie nennen mich so, weil ich Schwächere beschütze, indem ich ihnen das Sonnenlicht gönne, das sie brauchen, um sich im Frühling zu entfalten. Ich bin aber auch die »Herrin der Bäume«, und in meinem Schatten wächst keine andere Art. Gelassen kann ich das Leben sehen. Immer waren mir die Wissenden nahe, als Wissen noch im Herzen lebte, als Wissen noch von den Göttern kam, denn wirkliche Weisheit bedeutete Einssein mit dem kosmischen Bewußtsein. In mir dreht sich die Spirale des Lebens, und wer in dieser Bewegung lebt, wird durch jene Tür treten können, hinter der Harmonie zu finden ist. Das ist das Leben: Ein wirkliches Geschöpf zu sein, das heißt auch, mit der eigenen Energie die, die zu Dir gehören, zu schützen und jenen gegenüber, die nicht Deinem eigenen Wesen entsprechen, tolerant zu sein und ohne falsche Freundlichkeit Distanz zu wahren.

Das Gemüt spricht:

Was ich an mir nicht mag, sehe ich in den anderen. Ich verachte sie für das, was ich an mir selbst verachte. Meine eigenen Normen sind für mich wie die Stangen eines Käfigs, aus dem ich nicht ausbrechen kann.
Ich schaue in Deine Höhe. In Deinen Zweigen vibriert der Wind, der Deine Blüten bestäubt. Ich lausche auf Dein Lied. Die Geduld Deines Samens ist schwer zu erlernen. Wie kann ich mich entfalten, ohne von anderen Unterwerfung zu fordern? Das Gesetz, nach dem Du mit Rücksicht auf die, die Dir innerlich nahestehen, Deine Blätter entfaltest, ich beginne es zu begreifen: Es ist die Vollkommenheit des eigenen Lebens. Ich kann sie nur erreichen, wenn ich mich eingebunden fühle in den Atem von »Stirb und Werde«. So kann ich geduldig sein und zugleich hochaufschießend vor Energie, wie die Keimblätter Deiner Sämlinge im Frühjahr. So kann ich geben und nehmen, fordern und auch gelassen zurücktreten. So kann ich »ich selbst« sein und zugleich ein Teil der Welt. Distanz und Nähe, ich brauche sie, um aufrichtig zu sein gegen mich und auch für die anderen.
Es ist schwer, in Dein Geheimnis einzutreten. Du bist umgeben von Licht, es hüllt Dich ganz ein und steigt zugleich auf in andere Dimensionen. Die Erde unter Dir, sie ist eine große Welle. Du ruhst darin als ein vollkommenes Geschöpf. Nimm mich hinein, Buche, in diese wogende Kraft, daß ich ein Teil davon werde. Um wie Du der Vollendung näherzukommen.

Anmerkungen

1 Auffallend viele Ritzungen an Buchen befinden sich beispielsweise auf dem »Stallberg«, einer bewaldeten Bergkuppe nördlich von Fulda, die, vulkanischen Ursprungs, mit einer Fülle erloschener kleiner Vulkanschlote besetzt ist. Die Kuppe ist umgeben von Erdwallresten einer frühzeitlichen Anlage, die vermutlich Verteidigungszwecken diente. An einer sehr prägnanten Stelle haben Unbekannte zu einem nicht bekannten Zeitpunkt ein begehbares Steinlabyrinth gelegt.

2 Derlion, *Die geheime Heilkunst der Zigeuner,* S. 240.

3 Ein Kaku ist ein Weiser, in etwa vergleichbar dem Schamanen. Die Person, von der Derlion seine Informationen erhielt, war der Kaku des Stammes, dem er als Nichtzigeuner durch die Heirat mit einer Zigeunerin angehörte.

4 Bach/Petersen, *Heile dich selbst mit den Bach-Blüten,* S. 205.

CRAB APPLE
Holzapfel
(Malus pumila)

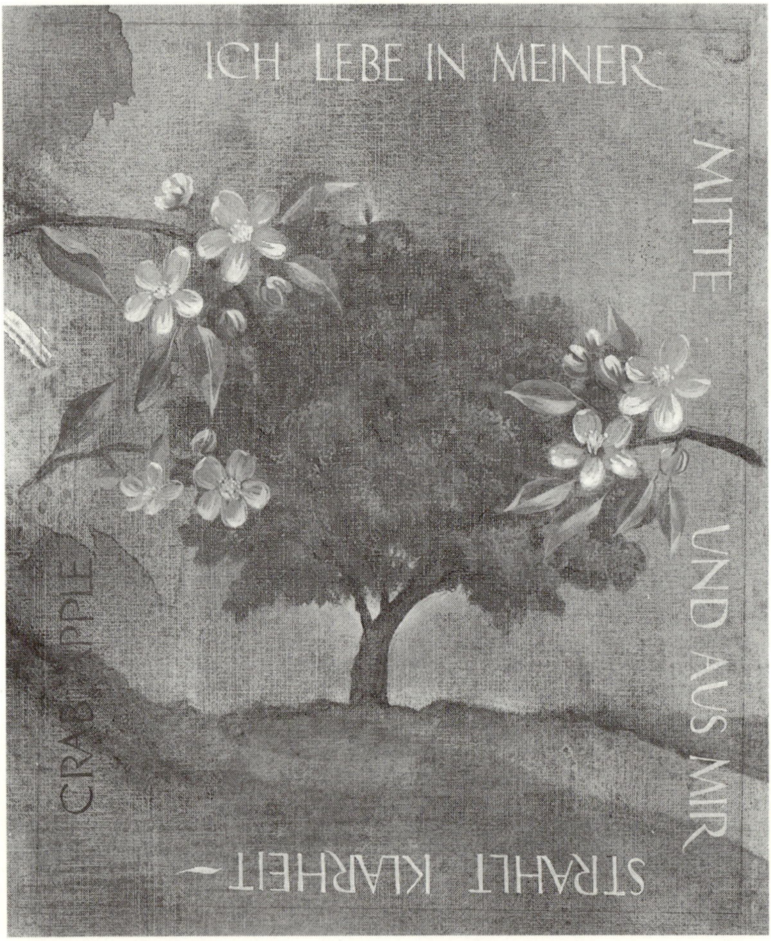

Die Pflanze

1935 traf Edward Bach auf einen vollerblühten Holzapfelbaum. Wildäpfel gibt es in einigen, sich kaum voneinander unterscheidenden Arten (Malus pumila, Malus sylvestris, Prius malus, Malus communis).
Die höchstens bis zu 10 m hohen, sommergrünen Bäume mit ihren dicht verzweigten Kronen zählen zu den Rosengewächsen und gehören heute zu den selten gewordenen Wildbäumen. In englischen Heckenlandschaften sind sie noch etwas häufiger zu finden. Man kann die Bäume an ihren leicht nach unten hängenden Ästen erkennen.
Die ursprünglichen Heimatgebiete der wilden Apfelbäume sind Europa, Vorderasien und Transkaukasien, wo sie ihre bevorzugten Standorte auf trockenen, nährstoffreichen Böden in Laubmischwäldern, an Waldrändern und auch in Hecken in flachen und mittleren Lagen bis zu Höhen von etwa 1100 m finden. Crab Apple bildet relativ flache Wurzeln aus und zählt zu den wärmeliebenden Licht- bis Halbschattenbäumen.
Jeweils einige wenige der zwittrigen Blüten sitzen in Büscheln zusammen mit den ovalen Blättern an stachelartigen vorjährigen Kurztrieben. Die dunkelroten Knospen treiben in der Zeit von April bis Mai mit den Blättern gleichzeitig aus. Sie zeigen im Entfalten ihre Schönheit, indem das äußere Purpurrot in ein leuchtendes Hellrot übergeht, um schließlich in der vollen Entfaltung der fünfblättrigen Blüte ein strahlendes Weiß zu präsentieren, in dessen Mitte die gelben Staubgefäße und ebenfalls meist fünf, am Blütengrund miteinander verwachsene Griffel sitzen. Die Bestäubung erfolgt durch Insekten.
Die kleinen gelbgrünen, meist rotwangigen kugeligen Früchte haben einen herbsauren Geschmack. In England bereitet man daraus noch heute ein außerordentlich intensiv schmeckendes Gelee, das an Festtagen zu Fleischgerichten gegessen wird.

Crab Apple in der Volksheilkunde

Die Früchte des wilden Holzapfelbaums enthalten sehr viel Vitamin C. Das machte sie früher für die Menschen sehr begehrenswert. Wenngleich auch die kultivierten Apfelformen über beachtliche Heilkräfte verfügen, so wären dennoch die wilden Äpfel vorzuziehen, wenn man sie nur fände.
Erstaunlich sind – und dies gilt für alle Äpfel – die entgegengesetzten

Heileigenschaften. So lassen sich die unterschiedlichsten Darmerkrankungen beheben, je nachdem, ob die Frucht roh oder gekocht gegessen wird. Auch bei rheumatischen Erkrankungen, die bekanntlich im Zusammenhang mit den Ausscheidungsfunktionen der Nieren stehen, helfen die Kräfte des Apfels. Außerdem sind Apfelschalentee und getrocknete Apfelscheiben bewährte Mittel gegen Fieber.

Crab Apple, Mutter vieler Apfelsorten

Aus dem unscheinbaren Holzapfel sind durch Züchtungen viele kultivierte Apfelsorten entstanden. Inzwischen geht der Reichtum der Sorten wieder zurück, da die meisten der alten Fruchtformen den Richtlinien des immer mehr normierten Marktes nicht entsprechen. Auf Streuobstwiesen kann man bereits alten Apfelbäumen begegnen, die sich wieder auf den Rückweg in die Verwilderung gemacht haben. In den nicht mehr beschnittenen Kronen schieben sich die Äste zu einem dichten Gewebe ineinander, hängen die langen Zweige, wie beim Crab-Apple-Baum, leicht nach unten, die weniger werdenden Blüten an den dornenartigen Kurztrieben erinnern an die Blüten des Holzapfels. Die Früchte werden kleiner und dienen wieder wie vormals auch dem Wild und den Vögeln als Speise.
Offensichtlich gehörte der Apfel seit dem Neolithikum (vor ca. 12 000 Jahren) in Europa zur menschlichen Nahrung. Aber noch in der Blütezeit der ägyptischen Kultur kannte man nur die kleinen Wildäpfel. Wie andere veredelte Baumsorten auch verdanken wir die heutigen Tafeläpfel den Persern. Ihr religiöser Lehrer Zarathustra hatte ihnen die Veredelung der »rohen« Natur zur Aufgabe gemacht. Plinius (24–79 n. Chr.) berichtet bereits von dreißig Apfelsorten. Die Römer brachten sie, wie so viele andere Früchte auch, auf ihren Eroberungszügen mit nach Mitteleuropa.

Crab Apple in Mythen und Märchen

Die Früchte des Apfelbaums dienten nicht nur zur gewöhnlichen Speise, sondern öffneten, wie etwa die goldenen Äpfel der Hesperiden, den Zugang zu göttlichen Dimensionen. Die unsterblichen Göttinnen und Götter der Antike schmückten sich mit Kränzen aus Blüten und Früchten.
Von der Dichterin Sappho aus Lesbos (um 600 v. Chr.) stammt die Be-

schreibung eines der Göttin Hera geweihten Apfelhains: »Hierher aus Kreta, komm zu diesem Tempel, dem heiligen! Wo Dir ein reizender schöner Hain steht von Apfelbäumen und Altäre, die beräuchert sind mit Weihrauch. Darin ein Wasser, kühl, das leise rauscht durch Zweige von Apfelbäumen.«[1]

Da die fruchttragenden Bäume einen außerordentlich wichtigen Beitrag zur Nahrung lieferten, galt ihnen schon immer besondere Verehrung. Dies hat sich in allen bekannten Paradiesvorstellungen niedergeschlagen. Bedenkt man, wer die Apfelbäume veredelt hat, verwundert es nicht, daß der Begriff »Paradies« auf ein persisches Wort, auf »Pairidaeza«, zurückgeht. Pairidaeza war der Name für den Obstgarten, der den heiligen Berg umgab, auf dem lange bevor der Islam den Nahen Osten eroberte, die Göttinnen und Götter wohnten. In diesem Garten wuchs der Baum der Unsterblichkeit, der »Baum des Lebens«.[2]

Die meisten frühen Paradiesvorstellungen sind Variationen dieses Grundmusters. Immer stehen fruchttragende Bäume als »Bäume des Lebens« in schönen Gärten, die umhegt und geschützt einer hohen Göttin zugehörig sind, die entweder in ihrer jungfräulichen oder in ihrer reifen Frauengestalt die goldenen Äpfel oder auch den »roten Wein« der Unsterblichkeit darbietet.

»Garten Eden« etwa bedeutet auf hebräisch »Garten der Freude« und steht im Zusammenhang mit dem »Goldenen Zeitalter«, als die ersten zweigeschlechtlichen Menschen friedlich in diesem Garten Eden lebten. Das griechische Elysium, die »Insel der Seligen«, lag, wie alle Paradiese im »weit entfernten Westen«, wo auch das keltische Apfelland »Avalon« und die Apfelgärten der griechischen Muttergöttin Hera vermutet wurden.

Die Gleichbedeutung paradiesischer Freuden mit der lebenspendenden Kraft der dreifachen Göttin zeigt, daß Sexualität und Fruchtbarkeit für die Menschen die wichtigsten Grundlagen des Lebens waren. König Salomo (etwa 965–926 v. Chr.) spricht im »Hohen Lied« bezüglich der Geliebten von einem »verschlossenen Garten«, den er betreten möchte; sie, die Geliebte, befindet sich noch in der Phase des aufgehenden Mondes, also der Jungfräulichkeit. Zwei Jahrtausende nach Salomo wird das Paradies wiederum mit weiblicher Schönheit und den Gaben einer Frau verglichen. Lorenzo der Prächtige (1449–1492), zentrale Figur der Florentiner Renaissance, beschreibt, rückgreifend auf die Antike, den Himmel als einen herrlichen Garten »voll aller schönen und köstlichen Dinge, Bäume, Äpfel, Blumen, lebendige Wasserläufe, Vogelgezwitscher und wirklich aller Annehmlichkeiten, die des Menschen Herz begehrt« und, so sagt er voller Entzücken, »hiermit bestätigt sich, daß das Paradies dort ist, wo eine schöne Frau ist, denn hier findet sich das Abbild jeglicher Anmut und Süße, die ein gütiges Herz nur ersehnen kann.«[3]

Am bekanntesten ist auch heute noch die Zuordnung des Apfels zur Liebesgöttin Aphrodite/Venus. Aber die mit dem Apfel verbundene geheimnisvolle Tiefe menschlicher Erfahrungen geht aufgrund der Polarität von Geburt und Tod über die einseitige Erfahrung sexueller Lebenskraft hinaus; auch die Bedeutung des Apfels als Frucht der Todesgöttin hat sich in vielerlei Mythen und Märchen niedergeschlagen.[4]

Der Apfel galt als das heilige Herz der unsterblichen Göttin. Deshalb gab man den Toten Körbe voll Äpfel mit ins Grab. Auch Opfertieren drückte man im Ritual einen Apfel ins Maul, damit aus der Frucht bei der Wiedergeburt im neuen Frühling das Herz entstehen konnte.

Das Geheimnis des Apfels ist, wie das des Todes, von außen nicht zu erkennen; seine okkulte Bedeutung ist im Innern versteckt. Wenn man einen Apfel quer durchschneidet, wird in der Mitte der Fünfstern des Samengehäuses sichtbar; im alten Ägypten Hieroglyphe für Wiedergeburt. Der Fünfstern galt auch als Symbol für den jungfräulichen Aspekt der Göttin Demeter, verkörpert in ihrer Tochter Persephone, der Herrin der antiken Totenwelt, die mit jedem Frühjahr auf die grünende Erde zurückkehrte.[5]

Besonders deutlich zeigt sich die Verbindung des Apfels zu Tod und Wiedergeburt in den Bräuchen des keltischen Halloween-Festes. Es wurde in der Nacht vor dem späteren christlichen Allerheiligenfest als eine Nacht der Weissagungen gefeiert.

In großen, wassergefüllten Kesseln suchte man nach Äpfeln. Diese verkörperten die Seelen der Ahnen, die sich im Bauch der Mutter Erde auf dem Weg zur Wiedergeburt befanden. Die Ahnengeister, um Auskunft über die Zukunft befragt, waren deshalb erreichbar, weil sich in der Halloweennacht im Raum-Zeit-Gefüge Risse auftaten, durch die man mit Hilfe der Äpfel in die »Anderswelt« hineinspähen konnte.

Der Bedeutung der Apfelfrucht als Schlüssel zum Totenreich entsprachen der Frühlings- und der Fruchtbarkeitsaspekt der Apfelblüte. Sie galt jahrtausendelang als Hochzeitsblüte. In der Apfelblüte verkörperte sich Blodeuwedd, die walisische jungfräuliche Göttin des Frühlings, deren Körper ganz aus Blütenknospen bestand. In ihrem Monat, dem Mai, gaben sich Liebespaare auf den frischgepflügten Feldern einander hin, um mit ihrer

Lebenskraft die durch späte Fröste gefährdete junge Getreidesaat zu sichern. Die Treuebindung für Eheleute war für die Zeit des Rituals aufgehoben.

Im rituellen Erleben von Werden und Vergehen und der wiederkehrenden Neugeburt nahmen die Menschen Anteil am Paradies, das für sie gleichbedeutend war mit der Geborgenheit des Kindes an der Brust der Mutter, zu der man im Tode wieder zurückkehrt, um neu geboren zu werden. Die Priesterinnen im frühen Ägypten, die die Begräbnisrituale vollzogen, trugen deshalb Gewänder, die die Brüste offenließen. Das Paradies erweist sich damit auch als genitales Symbol: Höhle der Mutter, Garten des Leibes, der die Früchte des Lebens bot, Zugang zum heiligen Berg, zum Ort der Sicherheit und der Freude.

Aus den ägyptischen Begräbnispriesterinnen wurden mit zunehmender Veränderung hin zu patriarchalen Wertungen geierartige Geschöpfe, die man mit Schmutz und Verwesung in Verbindung brachte. In Umkehrung ihrer ehemals heiligen Funktion gingen von ihnen zunehmend Ekel und Entsetzen aus.

Diese negative Veränderung verläuft parallel zur Verwandlung der dreifachen Göttin bis hin zur christlichen Sünderin Eva. Eva blieb zwar im Bewußtsein der Menschen bis heute »die Mutter alles Lebendigen«, aber Sexualität hatte sich zu etwas Schmutzigem verwandelt, mit dem Tod als Folge. Im Jahr 418 n. Chr. erklärte die Kirche, es sei Häresie, den Tod als natürliche Notwendigkeit zu bezeichnen; Tod sei ausschließlich die Folge des verabscheuungswürdigen Ungehorsams der Sünderin Eva.[6]

Mit der dreifachen Gestalt der Göttin hatte die geheimnisvolle Kraft des Blutes in Verbindung gestanden, jenes Blutes, das ohne Wunde als Menstruationsblut fließt. Dieses Blut galt in den alten Kulturen als heilig, denn es war Mondblut, der »rote Wein« der Unsterblichkeit, das Soma, die geheimnisvolle Kraft für den Neubeginn des Lebens. Wenn in Indien ein Mädchen zum ersten Mal menstruiert, heißt es, sie habe »die Blume geboren«. *Flower,* das englische Wort für »Blume«, erinnert ebenfalls an diese Bedeutung: *flow* bedeutet »fließen«.

Mit dem biblischen Sündenfall wurden alle Frauen als Töchter Evas verantwortlich für den Tod gemacht, und das Leben, das aus ihnen entstand, mußte sich unter die Erbsünde beugen. Der Tod, nunmehr nicht mehr ein Zustand der Regeneration, sondern als das unwiderrufbare Ende des irdischen Lebens zur Endgültigkeit erklärt, führte entweder für immer in das Paradies oder in die Hölle.

Die Kirche hat die heiligen Bräuche um die Wiedergeburt mit allen ihr im Laufe der Jahrhunderte zuwachsenden Machtmitteln bekämpft[7] und zugleich versucht, die Bedeutung des Apfels auf Maria zu übertragen. Viele religiöse Bilder und Statuen zeigen, wie die jungfräuliche Mutter dem Jesuskind einen Apfel hinhält. Aber auch heute noch gilt das Schenken eines Apfels oder das Werfen eines Apfels als Einladung mit eindeutigem Inhalt.

Es gibt Berichte, daß bei dem rituellen Vermählungsakt der Zigeuner der Apfel eine zentrale Rolle gespielt habe: Die sexuelle Zeremonie begann damit, daß das Paar gemeinsam »feierlich einen Apfel zu einem Pentagramm zerschnitt, um seine magische Kraft zu betonen. Anschließend fütterten die Liebenden sich gegenseitig während der tantrischen Vereinigung mit den Stücken und sprachen: Ich bin Deine Nahrung, Du bist die meinige. Wir sind ein Fest.«[8]

In die christliche Ikonographie wirkt hinein, daß der Apfel als weltlicher Reichsapfel mit dem christlichen Kreuz oben darauf neben dem Zepter schon sehr früh das höchste Symbol für weltliche Macht war. Der Reichsapfel als Staatssymbol wurde vermutlich am persischen Hof von König Xerxes (um 519–465 v. Chr.) in Persepolis eingeführt. Herodot berichtete darüber. Die dem König am nächsten stehenden tausend Mann der Leibwache trugen goldene Äpfel auf den Spitzen ihrer Speere, die weiteren neuntausend Wächter silberne Äpfel. Die Zahl mag übertrieben sein, aber Alexander der Große war, als er Persien eroberte, so beeindruckt von diesem Zeremoniell, daß er es sofort an seinem Hof einführte.[9] Nach ihm haben die europäischen Herrscher den mythischen Aspekt des Apfels zu nutzen gewußt: Wer den (Reichs-)Apfel besitzt, hat Zugang zur Macht, ist ein Auserwählter und der göttlichen Gnade nahe.

Im Volk hat sich die christliche Bedeutung des Apfels als Symbol der von Eva ausgehenden Sünde durchgesetzt, wenn auch nur zögernd. Die Bedeutung erwies sich jedoch als nützlich für die patriarchale Ordnung, die bis in die jüngste Vergangenheit jedem Mann das Verfügungsrecht über seine Frau einräumte. Dennoch blieb das alte Wissen von der weiblichen Kraft der Fruchtbarkeit über viele Jahrhunderte im verborgenen lebendig: Noch bis an die Schwelle zur Neuzeit brachten Bauersfrauen das Saatgut in Tüchern auf die Felder, die mit Menstruationsblut in Berührung gewesen waren.

Die Widerstände nutzten den Frauen allerdings wenig. Die Kirche sprach Adam frei von der Schuld am Sündenfall, aber die Frauen blieben für alle christlichen Zeiten auf die Hölle verwiesen, wenn sie aufsässig ihre alten Traditionen beizubehalten versuchten. Die dichte Nähe zur Natur wurde zum Stigma der Minderwertigkeit; es ist noch nicht lange her, daß Ärzte bezüglich der Menstruation von der »monatlichen Krankheit« sprachen. Das Paradies, der Ort der Freuden, hatte sich in das »verlorene Paradies« verwandelt. Der keltische Apfelgarten Avalon, der Apfelgarten der Hera, in denen Sexualität keinem Verbot unterlag, sie sind seit langem in der unerreichbaren Ferne des »Westens« verschwunden, während sie gleichzeitig zur christlichen Hölle wurden, Ort der Angst, Verzweiflung und ewiger Verdammnis.

Trotz aller Versuche, die archaischen Vorstellungen vom sich wandelnden und wiederkehrenden Lebenszyklus zu dämonisieren und damit zum Schweigen zu bringen, ist die Erinnerung an die paradiesischen Apfelgärten nicht ganz verschwunden. Für Marija Gimbutas leben die Göttinnen des alten Europa in Sagen und Märchen weiter.[10] In der Gestalt des Frosches bringt Frau Holle aus dem Brunnen, der das Wasser des Lebens enthält, noch immer die roten Äpfel zur Wandlung des Lebens aus der Unterwelt zu den Menschen. Das unsterbliche weibliche Prinzip ist stärker als jahrhundertelang währende Versuche der Demütigungen und der Unterdrückung gegenüber den ralen Frauen. Märchen und Mythen weisen mit ihren Inhalten nach wie vor deutlich darauf hin, daß es nicht nur um die dreifache Wandlung vom unberührten Mädchen zur wissenden Alten geht, sondern daß auch die männliche Energie drei Stufen durchlaufen muß (zeugungsfähig sein, sterben und wiederauferstehen). Auch der Frosch im Märchen muß – trotz seiner Botenfunktion für die Große Göttin – notwendige Erfahrungsstufen durchlaufen, um in den Zustand innerer und äußerer Freiheit zu gelangen. Das unsterbliche Prinzip der Balance als ritualisiertes, prozeßhaftes Geschehen ist in der mythischen Traumwelt lebendig geblieben.

Edward Bach fand die Blüte des Crab-Apple-Baums für jene, die sich irgendwie beschmutzt vorkommen, unter Waschzwang leiden. Meist liegen die Ursachen zu diesen seelischen Störungen in nicht kreativ erlebter und verdrängter Sexualität, die dennoch Bilder »verbotener Freuden« ins Bewußtsein schickt. Wer die christlichen Normen in sich mit den archaischen Erinnerungen versöhnen kann, wird von derartigen Leiden befreit werden. Die Crab-Apple-Blüte zeigt in einer geradezu gnadenvollen Schönheit die Vereinigung der beiden antiken Farben vom Rot des heiligen weiblichen Blutes mit dem Weiß, das für die männliche Energie steht, eingebunden in den Fünfstern mit den sonnengelben fünf Narben, aus denen die kommenden Früchte entstehen. Das Weibliche, so C. G. Jung, ist bis heute »das Gefäß der menschlichen Erfahrung« geblieben.

Die Crab-Apple-Meditationstafel

Hermann Haindl hat in der Crab-Apple-Bildtafel die alte Symbolik sehr verhalten eingebracht. Die braune Erde, aus der der grüne Baum wächst, vermählt sich mit dem Blau der Luft, die entsprechend den alten Weisheitslehren als männliches Element gilt. Drei Blütenzweige, die in das Bild hineinragen, weisen auf die dreifache Göttin hin, die sich noch immer in der Form der zu- und abnehmenden Mondin am nächtlichen Firmament zeigt. Das Geheimnis des Apfels gibt sich als fünfstrahliger Stern der Reinkarnation in den geöffneten Blüten zu erkennen.
Das Bild will für jene, die sich Heilung durch die Bachblüte Crab Apple erhoffen, eine Ermunterung sein, sich von falschen Bildern zu reinigen. Der Holzapfelbaum bietet ihnen an, sich mit seinen Frühlingsblüten und seinem Frühlingsgrün zu schmücken; nicht als Rückkehr in eine nicht wiederholbare Vergangenheit, sondern als Ausdruck eines von abgewehrten Ängsten befreiten Lebens.

Anwendungsmöglichkeiten

Edward Bach beschrieb die blockierten Symptome von Crab Apple folgendermaßen: *»Dies ist ein Heilmittel zur Reinigung. Es ist für jene, die das Gefühl haben, etwas nicht ganz Reines an sich zu haben.*
Oft ist dies etwas offensichtlich Unbedeutendes. Andere mögen eine weitaus ernstere Krankheit haben. Diese bleibt fast unbeachtet im Vergleich mit der einen Kleinigkeit, auf die sie ihre Aufmerksamkeit konzentrieren.
In beiden Fällen sind sie jedoch ängstlich darauf bedacht, frei zu sein von jener einen bestimmten Angelegenheit, die ihr ganzes Denken mit Beschlag belegt und ihnen so wesentlich erscheint, daß sie davon geheilt werden wollen. Sie werden verzagt, wenn die Behandlung fehlschlägt.
Als reinigendes Heilmittel kann diese Medizin auch Wunden säubern, wenn der Patient Grund zu der Annahme hat, daß Giftstoffe eingedrungen sind, die entfernt werden müssen.«[11]

Oftmals machen sich subjektive Gefühle von Unreinheit an intimen körperlichen Details fest, die als peinlich empfunden werden. Wenn die Beunruhigung über derartige Lästigkeiten ihre Ursachen in einer Ablehnung des eigenen Körpers, der eigenen Persönlichkeit bzw. in nicht gelebter Sexualität hat, kommt es leicht zu einer Umsetzung in übertriebene Ordnungsvorstellungen und Ekel vor natürlichen Körperausscheidungen. Waschen wird zu einer zwanghaften Handlung; es ist eine Hilfeschrei der Seele.

Symptome der blockierten Crab-Apple-Energie

- Menschen in blockiertem Crab-Apple-Zustand legen meist extremen Wert auf eine gepflegte Erscheinung. Auffallend reichlicher Gebrauch von duftenden Hautpflegemitteln und Parfüms dient zum Schutz gegen die eigene Unsicherheit.
- Kleidungsstücke wie Unterwäsche und Nachtwäsche, die in besonders engem Körperkontakt stehen, werden über Gebühr häufig gewechselt und gewaschen.
- Schmutz, aber auch bestimmte Gerüche oder Körperflüssigkeiten, insbesondere, wenn sie mit Sexualität zusammenhängen, erzeugen Ekelgefühle.
- Die Vorstellung, sich durch die Bakterien anderer Menschen an gefährdeten Orten, wie überfüllten Zügen, öffentlichen Toiletten etc., anzustecken, erfüllt geradezu mit Horror.
- Auf der seelischen Ebene äußert sich der blockierte Crab-Apple-Zustand als Gefühl, sich durch Gedanken zu versündigen. Man wird von Bildern überschwemmt, die als schmutzig erlebt werden.
- Das Alltagsleben wird in eine penetrante Ordnung hineingepreßt. Dadurch verliert man sich leicht in Nebensächlichkeiten und versperrt sich den Blick für die eigentlich wichtigen Dinge.

Crab Apple kann helfen …

… eine angenehm gepflegte Körperlichkeit zu entwickeln, die ohne Zwang gelebt werden kann und wenig Hilfsmittel benötigt.

… die Angst, sich schmutzig zu machen, zu überwinden. Erst wenn »Erde« nicht mehr mit »Schmutz« gleichgesetzt wird, läßt sich ein entspanntes Verhältnis zur umgebenden und zur eigenen körperlichen Natur entfalten.

... Ansteckungen durch fremde Krankheitskeime besser zu widerstehen, weil in entsprechenden Situationen kein Ekel mehr aufkommt, sondern gesunde Vorsicht.

... bereit zu sein, sich der Auseinandersetzung mit verdrängten Ursachen für Gefühle der Unordnung bzw. Beschmutzung zu stellen und diese aufzuarbeiten.

... ein entspanntes Verhältnis zu den eigenen Gedanken, Träumen und Wünschen aufzubauen und innere Wertmaßstäbe zu entwickeln, die nicht gleich zusammenbrechen, wenn etwas aus einer festgefügten Ordnung herausfällt.

Crab-Apple-Meditation

Crab-Apple-Meditationselemente

Element:	Erde
Farbe:	Leuchtendes Rot
Form:	Linksdrehende Spirale
Mantra:	Ich lebe in meiner Mitte, und aus mir strahlt Klarheit.

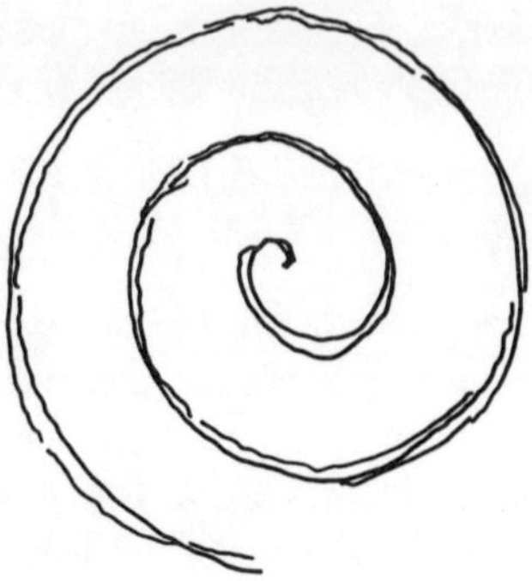

Crab Apple spricht:

Der Fünfstern meiner Blüte ist das Symbol der großen Mutter; die dreifache Göttin liebt den Apfel. Sie hat das Geheimnis seines Inneren mitgenommen in die Traumwelten, um es zu beschützen vor jenen, die seine heilenden Kräfte ins Gegenteil verkehrten.
Meine Blüten werden als winzige Knospen im Frühjahr zurück ins Leben gerufen, um sich durch Märzstürme hindurch im Sonnenschein des Monats Mai zu ihrer vollen fruchtbaren Schönheit zu entfalten. Außen rot wie das Mondblut der Frauen zeigt sich innen die männliche Farbe Weiß, die zugleich die Farbe des Glücks und der Trauer ist. Es ist die Verheißung, daß der Mensch getrost zum Tod hinleben kann, in der Gewißheit auf einen neuen Frühling.
Meine Blüte lebt sichtbar aus der Kraft der Mitte, die sich im Innern der

Frucht als Geheimnis wiederholt. Es ist die Weisheit der Seele, mit der ich durch die Spirale des Lebens wandere, von der Blüte zur Frucht. Deren Herz weist den Weg in den Tod, aus dem ich neu aufsteigen werde in die Schönheit des jungen Lebens. Die Liebe von Himmel und Erde umgibt mich. Im Herz des Apfels wirst auch Du die Mitte begreifen lernen und finden.

Das Gemüt spricht:

Crab-Apple-Baum sage mir, was Glück ist, denn ich fühle mich schmutzig und unrein; ein »Grauschleier« liegt über meiner Seele, über meinem Leib. Waschen nutzt nichts. Ich spüre Trauer, ohne daß ich Gründe erkennen kann. Schuldgefühle bleiben an mir kleben. Das macht mir Angst. Was hat diese Unreinheit mit mir zu tun? Sie hängt wie ein fremdes Leben an mir.

Ich versuche, indem ich Ordnung um mich aufrichte, die Gedanken zu vertreiben an Unordnung, an schlechte Gerüche, die ich nicht mag und Flüssigkeiten, die ich eklig finde, an Häßlichkeit und Altern. Ist es der Tod, den ich fürchte? Will ich sauber sein für das jüngste Gericht? Wer hat es über mich gesetzt?

Etwas schimmert aus der Tiefe der Zeit hervor, das mich ruft mit Lachen und mütterlicher Wärme. Irgendwo duften Blüten, Apfelblüten. Früher haben sie die Bräute mit Deinen Blüten geschmückt, die Liebenden haben Deine Frucht gegessen und waren sich gegenseitig Nahrung. Mein Geschlecht ist auch meine Schönheit; auch ich bin Nahrung für andere.

Schöne junge Eva! Laß uns zurückkehren in den Apfelgarten unserer ältesten Mutter. Auch Du, Eva, bist Tochter, geschmückt mit Apfelblüten, aber der Frost fiel auf Dich. Ist das der Grund, daß ich mich schmutzig fühle, innerlich und äußerlich? Daß ich als Frau unter dem Makel meiner Weiblichkeit leide und als Mann weibliche Züge in mir verachte?

Das Pentagramm ist nicht nur das Zeichen der Liebesgöttin Venus, nicht nur das Zeichen der Todesgöttin Persephone. Es ist das Zeichen des Menschen, der aus seiner Mitte lebt! So will ich zu mir stehen, in der weit ausgebreiteten Form des Sterns, will leben in meiner Mitte, daß auch aus mir die Klarheit strahlt, die das Geheimnis der Apfelblüte enthält.

Crab-Apple-Blüte, Du wirst mir helfen, die Widersprüche zu erkennen und zu lösen. Dann kann ich gelassen die feuchtwarme Erde spüren, kann spüren, wie der Körper meines Geliebten duftet und der meinige auch. Es ist der von ferne aus den Gärten des Lebens herüberwehende Hauch von Apfelblüten.

Anmerkungen

1 Beuchert, *Symbolik der Pflanzen,* S. 22.

2 Vgl. Walker, *Das geheime Wissen der Frauen,* S. 835. »Pairidaeza« war zugleich auch der Name einer göttlichen Jungfrau, die den Weltenerlöser gebären würde.

3 Walker, *Das geheime Wissen der Frauen,* S. 836. Walker zitiert Robert Hughes, *Heaven and Hell in Western Art,* New York 1975, S. 99.

4 Im Märchen von Schneewittchen gibt die alternde Stiefmutter dem mädchenhaften Schneewittchen einen Apfel, der sie in einen todesähnlichen Schlaf fallen läßt, aus dem sie zu ihrem Frausein erwacht, als der Prinz wirkliche Trauer um sie äußert.

5 Auch die ägyptische Hieroglyphe für die Unterwelt war der Querschnitt eines Apfels: ein fünfstrahliger Stern in einem Kreis.

6 Vgl. Walker, *Das geheime Wissen der Frauen,* S. 239.

7 Auf dem Zweiten Konzil von Konstantinopel im Jahr 553 n. Chr. wurde die Lehre von der Wiedergeburt von der Kirche offiziell verboten. Wer diese Lehre vertrat, wurde ab diesem Zeitpunkt mit dem Kirchenbann belegt.

8 Walker, *Das geheime Wissen der Frauen,* S. 1188.

9 Vgl. Beuchert, *Symbolik der Pflanzen*, S. 22.

10 Vgl. Gimbutas: *Die Sprache der Göttin.*

11 Bach/Petersen, *Heile dich selbst mit den Bach-Blüten,* S. 193.

WALNUT
Walnuß
(Juglans regia)

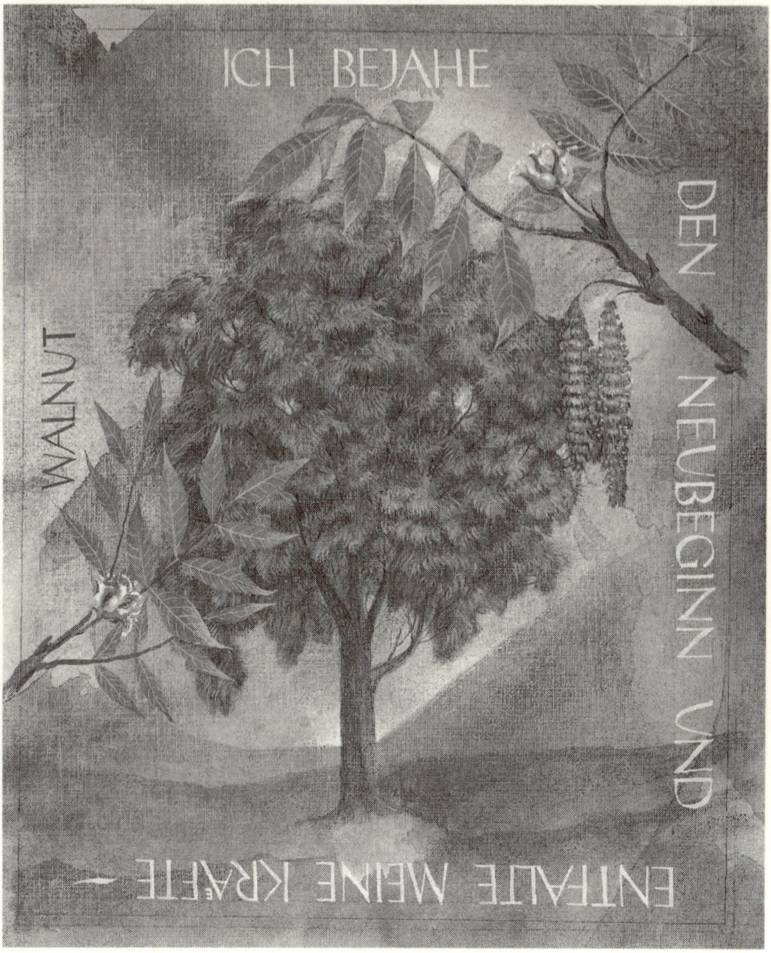

Die Pflanze

Walnut gehört zu den sommergrünen Walnußbaumgewächsen, einer Baumfamilie mit ca. 60 Arten. Die meisten von ihnen können über zweihundert Jahre alt und bis zu 30 m hoch werden. Sie gedeihen nördlich der Alpen nur bis zu Höhenlagen von ca. 800 m.
Ihre ursprüngliche Heimat ist Südeuropa, Südwest- und Mittelasien. Der schon sehr früh im altorientalischen Zweistromland kultivierte Baum ist, wie so viele andere Pflanzen auch, wahrscheinlich mit den Römern in die Gebiete nördlich der Alpen gekommen, wo er in den milden Lagen der Weinanbaugebiete relativ gute Lebensbedingungen gefunden hat. Späte Fröste gefährden die Blüten, wenngleich die langen, zunächst rötlichen, später grün werdenden Fiederblätter meist erst ab Mai austreiben; Walnußbäume sind noch kahl, wenn andere Baumarten schon die Fülle ihres Frühlingsgrüns zeigen.
Der Walnußbaum hat eine charakteristische Eigenschaft: Er verträgt sich schlecht mit anderen Pflanzen, die, werden sie etwa in zu große Nähe gepflanzt, früher oder später kümmern bzw. eingehen. Walnußbäume stehen traditionell deshalb meist solitär. Selbst das Gras unter ihnen gedeiht spärlicher als anderswo. Die Walnuß, ein tiefwurzelnder Lichtbaum, bevorzugt nährstoff- und kalkreiche Böden und braucht mehr als zwanzig Jahre bis zum ersten Blühen und Fruchttragen.
Walnut ist einhäusig. Die Blüten erscheinen Mitte Mai bis Anfang Juni mit dem Laubaustrieb und werden vom Wind bestäubt. Die männlichen, ca 10 cm langen Kätzchen hängen schlaff von den vorjährigen Trieben herab, die weiblichen Blüten mit jeweils zwei großen gekrümmten Narben sitzen in ein- bis fünfblütigen Ständen am Ende der neuen Austriebe. Daraus entwickeln sich die Früchte. In einer zunächst glatten grünen, später runzlig und braun werdenden festgeschlossenen Hülle befindet sich in einem verholzten Kern der wohlschmeckende Samen, die Nuß. Sie besteht aus zwei zusammenhängenden Hälften, die in ihrer Form dem menschlichen Gehirn, aber auch der weiblichen Vulva ähnlich sehen.
Der Saft der Fruchtschale enthält einen braunen Farbstoff, der sich aufgrund seiner Intensität und Dauerhaftigkeit zum Färben verschiedenster Materialien eignet. Edward Bach hat seine selbstgeschreinerten Möbel damit getönt.
Das Holz des Walnußbaums schwindet kaum und gilt der aufallenden

Maserung wegen als das schönste und am meisten geschätzte einheimische Holz; ein sehr teures Material zur Herstellung kostbarer Möbel.

Walnut in der Volksheilkunde

Die Heilerin Grete Flach, eine der selten gewordenen traditionellen Kräuterkundigen aus dem Volk, nannte den Walnußbaum »eine der schönsten und heilkräftigsten unter den holzigen Pflanzen Europas«[1].
Die Heilkräfte der Walnuß lassen sich hier nicht alle aufzählen. Eine der wichtigsten Eigenschaften der Blätter ist die Fähigkeit, die Ausscheidung von Giftstoffen aus dem Körper zu fördern. Die Samenkerne sind eine vorzügliche Nervennahrung und das häufige Vorkommen des Baums in den traditionellen Weinanbaugebieten ist nicht nur auf das günstige milde Klima zurückzuführen, sondern auch auf die Tatsache, daß das Verzehren der wohlschmeckenden Kerne selbst bei reichlichem Weingenuß die Symptome der Trunkenheit verzögert.

Walnut in Mythen und Legenden

Seinen Ruf verdankt der Walnußbaum der seinen Früchten zugeschriebenen Eigenschaft, die Potenz zu stärken und, unzweifelhaft damit in Zusammenhang stehend, Haarausfall zu verhindern. Grete Flach beendete ihre Ausführungen zum Walnußbaum mit dem geheimnisvollen Satz: »Außerdem aber – dies ist wichtig – besitzt der Nußbaum noch viele andere Kräfte.« Sie gab jedoch keine nähere Erklärung, und wer die alte Frau kannte, wird sich erinnern, daß sie nicht nur mit einem großen Wissen über die konkreten Heilkräfte der Pflanzen, sondern auch mit einer erstaunlichen Mischung aus katholischer Frömmigkeit und geradezu archaischer Magie kranke Menschen heilte.
Der Walnußbaum war in der Antike dem Jupiter geweiht. Der lateinische Name »juglans« wird abgeleitet von »Jovis glans«, was bedeutet: »Eichel des Jupiter«, ein unverschlüsselter Hinweis auf die fruchtbarkeitfördernde Bedeutung der Walnuß. So beschrieben die antiken Schriftsteller die Sitte, bei Hochzeiten Nüsse über das Brautpaar zu werfen.[2] Der Brauch ist bis heute noch in ländlichen Gegenden bekannt. Der Bräutigam wirft Nüsse in die Schar der Festgäste, die Braut wird da und dort noch immer

aufgefordert, viele Walnüsse zu essen; eine konkrete Verstärkung der Gebete um sexuelle Potenz und Fruchtbarkeit. Es verwundert nicht, daß die christlichen Ärzte des Mittelalters vor dem Verzehr dieser Nüsse eindringlich warnten; vergeblich. Noch heute gilt der Spruch, daß im Jahr nach einer reichen Walnußernte viele Buben geboren würden. Auch den Haustieren gab man an bestimmten Tagen im Jahresverlauf Nüsse zu fressen, um die Fruchtbarkeit im Stall und auf der Weide zu fördern.

Die Walnuß ist ein tradititioneller Bestandteil des wichtigsten Übergangsrituals im Jahresverlauf, der Wintersonnenwende, dem germanischen Julfest, aus dem im 4. Jahrhundert. n. Chr. das christliche Weihnachten wurde. Mit der Gestalt des Weihnachtsmannes ist, wenn auch heute kaum noch erkennbar, ein uralter Fruchtbarkeitsbrauch lebendig geblieben. Die beiden zentralen Gaben, die den Beginn des großen Rituals der Sonnenwende ankündigten, Nüsse[3] und Äpfel, sind seit alters Träger einer eindeutigen Symbolik für Sexualität und Fruchtbarkeit.

Vermutlich kam in den germanischen Jahrhunderten nicht nur ein männlicher Himmelsbote, sondern gemeinsam das höchste Götterpaar, die Liebes- und Fruchtbarkeitsgöttin Freyja und ihr Gemahl Freyr, denn das Julfest, der Geburtstag dieses höchsten altgermanischen Gottes an dem Tag, an dem die Sonne aus ihrem tiefsten Stand sich wieder nach oben zum Frühling hin wendet, hieß im Germanischen »Modranect«, lateinisch »matrum noctem«, die »Nacht der Mutter«.[4]

Die Fruchtbarkeitsbedeutung der Muttergöttin aus den heiligen Tagen um die Wintersonnenwende verschwand zugunsten der »Reinheit« der von jeglicher Sexualität ferngehaltenen Jungfrau Maria. Der germanische Gott der Fruchtbarkeit, Freyr, der bezeichnenderweise in einem Sack die Nüsse und Äpfel brachte, wurde zum heiligen Nikolaus.[5] Aber er kann weder den wohltätigen Aspekt der Liebes- und Fruchtbarkeitsgöttin Freyja noch die vorchristliche Potenz des Freyr verleugnen: Er trägt einen langen Bart als allgemein verstandenes Symbol männlicher Potenz und bringt die auf lebenspendende Sexualität hinweisenden symbolträchtigen Äpfel und Nüsse. In manchen Gegenden blieb noch mehr von dem archaischen Charakter des alten Fruchtbarkeitsgottes erhalten, denn in dem ungebärdigen »Knecht Ruprecht«, der auch heute noch vor manchen Türen am Nikolausabend mit Ketten rasseln darf, steckt noch immer ein Teil von jener orgiastischen Wildheit, mit der die Menschen in früheren Jahrtausenden die Wiederkehr der Sonne und damit der Fruchtbarkeit der Erde zur Zeit der Wintersonnenwende feierten.

Das heidnische Erbe, das hinter dem St.-Nikolaus-Brauch steht, erwies sich als mit dem christlichen Weltbild nicht vereinbar. Aus dem rituellen Schlagen der Buben mit der Rute wurde in einer erstaunlichen Umkehrung der ursprünglichen Bedeutung eine Strafaktion für mangelnden Gehorsam. Dabei war es doch der magische Sinn des Brauches gewesen, an der wichtigsten Übergangsstelle im Jahreszyklus die sich ihrer Geschlechtsreife annähernden Knaben durch die Berührung mit einem Phallussymbol und entsprechende Gaben auf ihre kommende Zeugungskraft vorzubereiten.

Die Kirche hat versucht, die Walnuß in ihrer Dreigliederung aus der bitteren Außenschale, der harten, verholzten Nußschale und dem süßen Samenkern als Symbol für die Dreieinigkeit und Glaubensfestigkeit im Schutz der Einbettung in die Kirche umzudeuten. Der Tatbestand, daß diesen Versuchen wenig Erfolg beschieden war, berechtigt zu der Annahme, daß im kollektiven Gedächtnis die Zuordnung der Nuß zu Sexualität und Fruchtbarkeit weitaus älteren Kulturschichtungen entstammen könnte als lediglich der germanischen, denn Nüsse begleiteten den Menschen schon seit der Altsteinzeit. Auch in einer mittelsteinzeitlichen Station wie Ehringsdorf bei Weimar aus der zweiten Hälfte der letzten Zwischeneiszeit oder in jungsteinzeitlichen Fundschichten nordeuropäischer Wohnplätze wurden Nüsse in größeren Mengen nachgewiesen, wobei es sich allerdings um Haselnüsse handelte.[6]

Nüsse haben als winterliche Nahrungsvorräte gedient. Die Frauen, die die Töpferwaren herstellten, in denen die Nahrungsvorräte aufbewahrt wurden, gelten heute auch als die Schöpferinnen jener frühen Frauenfiguren, die durch ihre Abstraktheit immer noch Rätsel aufgeben. Gerda Weiler erklärte überzeugend, wie sich das hochentwickelte weibliche Weltverständnis dieser frühen Jahrtausende in der abstrahierenden Betonung des Runden äußert.[7] Es lag nahe, in der Nuß die sakrale Bedeutung des Runden zu erkennen und zu verehren. Die Walnußfrucht dürfte es nicht schwer gehabt haben, aufgrund ihrer runden Form die Fruchtbarkeitsbedeutung der Haselnuß zu übernehmen.

Die Walnut-Meditationstafel

Die Bildtafel von Hermann Haindl verrät beim flüchtigen Hinsehen zunächst nicht viel von der magischen Bedeutung der Walnuß. Wenn man

sich jedoch meditativ auf die Hintergrundgestaltung und die Farben des Gemäldes einläßt, wird ein ähnlich faszinierender Erkenntnisprozeß in Gang gesetzt wie bei der Buche.
Da fließt aus dem oberen Beginn der göttlichen Diagonale ein breiter Strom aus gelbem Licht über die Baumkrone und verwandelt sich, je weiter es sich der rechten unteren Ecke annähert, in rötliche Farbtöne. An die Stelle, wo der Baumstamm in den unterirdischen Teil der Wurzel übergeht, setzt der Künstler ein fast weißes Rechteck. Eingebettet in den realistischen grünen Wiesengrund signalisiert diese weiße Fläche den Einbruch eines spirituellen Elementes. Rechts hinter dem Baum ist die Andeutung eines hochgewölbten Mutterbauches zu sehen: Landschaft oder Frau? Beides ist für Hermann Haindl gleichbedeutend, nicht als Festschreibung der Rolle der Frau auf die Funktion des Gebärens, sondern als eine beneidenswerte Einbindung der weiblichen Energie in die Universalität der Natur. Der Walnußbaum erinnert daran, daß der Ausgleich zwischen den polaren Energien immer wieder vollzogen werden muß. Der Künstler will mit dem Gemälde einen Impuls in die naturentfremdete Wohlstandsgesellschaft geben, für eine bewußte Veränderung, auch im männlichen Lebensverständnis.

Anwendungsmöglichkeiten

Walnut sei, so schrieb Edward Bach, *»für jene, die bestimmte Ideale und feste Zielsetzungen im Leben haben und diese verfolgen, bei seltenen Gelegenheiten jedoch versucht sind, sich von ihren eigenen Vorstellungen, Zielen und Arbeiten ablenken zu lassen durch die Begeisterung, die Überzeugungen oder Ansichten anderer. Dieses Heilmittel gibt ihnen Standhaftigkeit und schützt sie vor Beeinflussung von außen.«*[8]
Die Bachsche Formulierung »bei seltenen Gelegenheiten« deutet darauf hin, daß er diese Bachblüte für jene besonderen Umbruchsituationen des Lebens gefunden hat, in denen gewohnte Sicherheiten verlassen werden müssen bzw. verlorengehen, weil sich die Umstände äußerlich, körperlich oder geistig-seelisch verändert haben, man in einen neuen Lebensabschnitt oder in eine neue Lebenssituation hinüberwechseln muß. Gemeint sind damit vor allem jene großen Einschnitte, wie es früher besonders die Hochzeit war, es noch immer die Geburt des ersten Kindes darstellt, eine schwere Krankheit, die das weitere Leben prägen wird, der Verlust eines

geliebten Menschen, aber auch das Ausscheiden aus dem aktiven Berufsleben, sei es durch Erreichung der Altersgrenze und zunehmend auch durch Arbeitslosigkeit.
Traditionelle Gemeinschaften boten früher – und tun dies teilweise auch heute noch – ihren Mitgliedern für schwierige Lebenssituationen sogenannte Übergangsrituale an, nicht nur, um in der Hervorhebung des entsprechenden Geschehens die Allgemeingültigkeit desselben zu verdeutlichen, sondern auch, um den Betroffenen Mitgefühl, Hilfe und Zustimmung zukommen zu lassen. Feierlichkeiten zur Hochzeit, Kindstaufe oder Beerdigung dienten diesen Zwecken. Das half den Betroffenen, sich in den für sie aus der gewohnten Ordnung geratenen Umständen als Mitglieder einer tragfähigen Gemeinschaft zu erkennen und dadurch zu einer neuen Verhaltenssicherheit zu gelangen. Bach hat einmal die Walnuß-Blütenessenz als *spellbreaker* bezeichnet, als ein Mittel, um einen Bann zu brechen, einen Zauber, der innerlich bewegungsunfähig mache.
Das Verschwinden gemeinschaftbildender sakraler Rituale ist zu einem weitgehenden Kennzeichen der Gegenwartsgesellschaft geworden. Der einzelne Mensch muß mit besonderen Veränderungen in seiner individuellen Situation allein zurechtkommen. Allgemeinmenschliche Erfahrungen, wie etwa der Tod eines geliebten Menschen, werden dadurch zu kaum überwindbaren Bruchstellen, so daß es schwer ist, zu einem Neuanfang und zu neuer Lebensfreude zu gelangen.

Symptome der blockierten Walnut-Energie

- Man kann sich von alten Gewohnheiten und Lebensumständen nicht trennen.
- Man wagt nicht, sich in eine konkret anstehende Umbruchsituation hineinzubegeben, zögert Entscheidungen, etwa Wohnortwechsel, Partnerwahl oder auch Partnerschaftsabbruch etc. immer wieder hinaus.
- Man versucht, körperliche Umbruchsituationen wie Pubertät, Schwangerschaft, Menopause möglichst nicht zur Kenntnis zu nehmen, die Symptome zu überspielen.
- Gewohnte Verhaltenssicherheiten und soziale Orientierungsmöglichkeiten werden brüchig, brechen zusammen.

- Man traut seiner Entscheidungsfähigkeit nicht mehr. Ratschläge von außen verunsichern in der Situation innerer Unsicherheit zusätzlich.

Walnut kann helfen …

… Umbruchsituationen und ihre Bedeutungen im Lebensverlauf zu erkennen, und ernst zu nehmen.

… sich in Situationen der Verunsicherung nicht nach Ratschlägen anderer zu richten, sondern die innere und äußere Aufmerksamkeit zu erhöhen und darauf zu hören, was aus dem eigenen Verstand und dem eigenen Gefühl kommt.

… den zurückliegenden Lebensabschnitt oder die zurückliegende Konstellation bewußt abzuschließen.

… sich auf die anstehenden Veränderungen vorzubereiten.

… erwünschte Bindungen auch wirklich einzugehen oder sich aus Beziehungen, die als nicht mehr tragfähig erkannt werden, zu lösen.

… körperliche Veränderungen, auch wenn es sich um Alterung oder schwere Krankheiten handelt, zu akzeptieren.

… nach bewußt erlebter Übergangszeit einen neuen Lebensabschnitt zu beginnen und aus dem Neubeginn neue Kräfte zu gewinnen.

Walnut-Meditation

Walnut-Meditationselemente

Element:	Feuer
Farbe:	Hellbraun
Form:	Eine rechtsdrehende Spirale
Mantra:	Ich bejahe den Neubeginn und entfalte meine Kräfte.

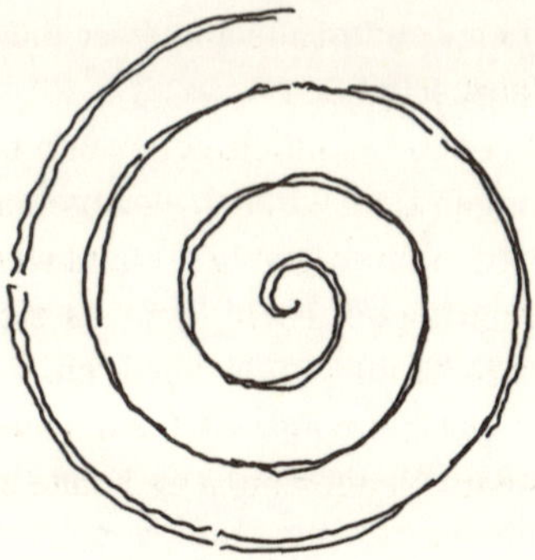

Walnut spricht:

Jedes meiner gefiederten Blätter besteht aus neun einzelnen Blättern: Eines für jeden Monat, in dem ein neues menschliches Leben heranwächst. Mit der Zahl »Neun« ist ein Ende erreicht, denn aus Neun wird Zehn und die Zehn ist die Eins: Ein neuer Anfang. Das Rätsel, was für Dich Ende ist und was Anfang, das mußt Du selbst lösen.
Wandel ist immer Tod und Leben zugleich. Auch wenn es schmerzt: Neues kann nur entstehen, wenn zuvor etwas Altes zu Ende geht. Ohne Verwandlung kannst Du nicht weitergehen.
Menschen, die Dir nahestehen, mögen Dich schützend umgeben, wenn Du an Bruchstellen auf Deiner Lebenslinie angekommen bist. Sie mögen es gut mit Dir meinen, aber Dein Leben, das mußt Du selbst leben. Geduldig mußt Du sein und auf den richtigen Zeitpunkt warten,

auch wenn andere schon blühen und sich entfalten. Denn nur aus Blüten, die der Frost nicht beschädigt hat, weil sie sich zu früh geöffnet haben, können Früchte werden, wie Du sie begehrst. Auch Blüten, die sich zu spät öffnen, finden nicht mehr ihre richtige Form. Im dunklen und ungewissen pocht das Leben. Dränge es nicht, halte es aber auch nicht zurück.

Das Gemüt spricht:

Ich stehe am alten Ufer und sehe hinüber auf die andere Seite. Dazwischen ist meine Angst, hinüberzuspringen. Ich fürchte mich vor dem Neuen. Es ist so unbekannt, und in diesem Unbekannten ist meine Angst. Ich wage mich nicht. Ich bin traurig, aber meine Angst ist größer als meine Traurigkeit.

Sagtest Du: Die Eins sei Beginn und berge alle Möglichkeiten der neuen Kraft? Du weißt mehr als ich. Du wächst so selbstbewußt und schaffst Dir Raum zu Deiner Entfaltung. Die Form Deiner Frucht ist Symbol für die polaren Kräfte von Verstand und Sinnlichkeit. Die Kugel Deiner Frucht – in ihr ist beides, Härte und Süße, enthalten.

Verzagen und heiliges Erschauern sind eins: An der Schwelle zu einem neuen Lebensabschnitt stehen Angst und Neugier dicht beisammen. Ich schaue in den Tageshimmel, und es ist klarer Sonnenschein. Ich schaue in den Nachthimmel und sehe die leuchtende Sichel der Mondin: Männliche und weibliche Energien in mir finden zu einer neuen Einheit, und die Fülle des Lebens kehrt in mich zurück. Ich gehe aus der Überwindung meiner Angst und Unentschlossenheit gestärkt hervor und bejahe den neuen Anfang.

Anmerkungen

1 Grete Flach, *Aus meinem Rezept-Schatzkästlein,* Freiburg i. Brsg. 1984 (15. Aufl.), S. 217.

2 Vgl. Forstner OSB, *Die Welt der christlichen Symbole,* S. 163.

3 Die Walnuß hat im Laufe der Jahrhunderte die kleinere Haselnuß etwas verdrängt.

4 Vgl. Walker, *Das geheime Wissen der Frauen,* S. 1161 f.

5 In Italien brachte die weibliche Gottheit, »Großmutter« oder Befana genannt, den Kindern Geschenke. Nikolaus konnte sie bis heute nicht ganz verdrängen; in Italien wird immer noch das Befanafest gefeiert.

6 Vgl. Müller-Karpe, *Handbuch der Vorgeschichte,* S. 240.

7 Vgl. Gerda Weiler, *Der aufrechte Gang der Menschenfrau: Eine feministische Anthropologie,* Frankfurt a. M. 1994, S. 80 ff.

8 Bach/Petersen, *Heile dich selbst mit den Bach-Blüten,* S. 167.

CHESTNUT BUD

Knospe der Roßkastanie

(Aesculus hippocastanum)

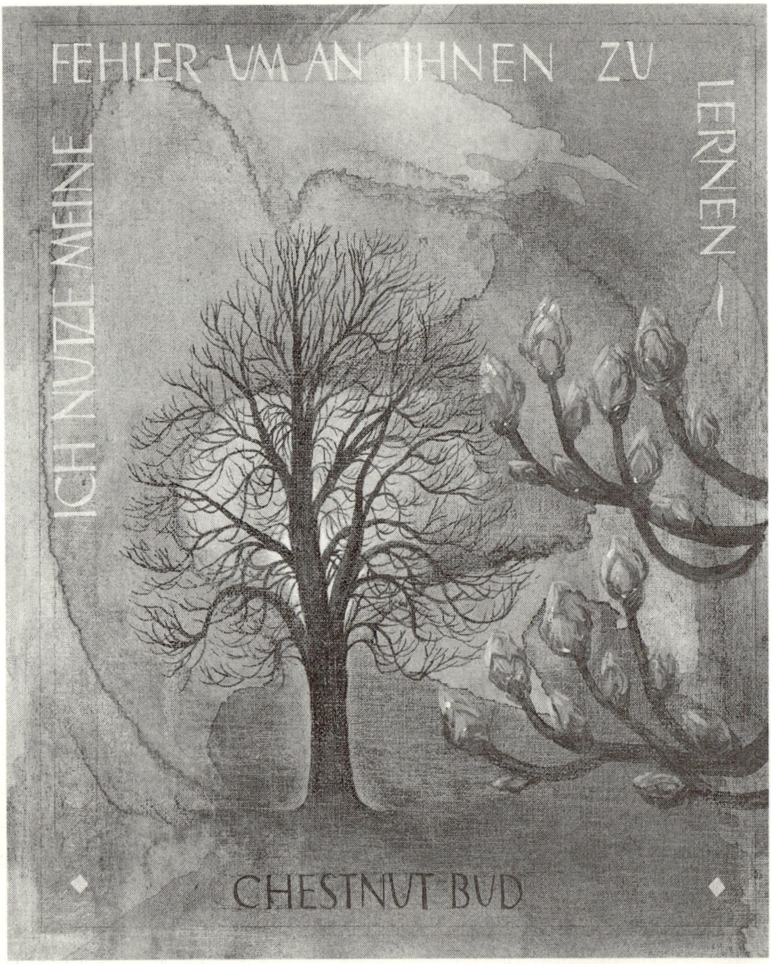

Die Pflanze

Die Bachblüte Chestnut Bud wird aus Knospen der Roßkastanie gewonnen.[1] Eine Besonderheit dieses Baumes sind die großen, sich jeweils am Ende eines Vorjahrestriebs im Herbst ausbildenden rotbraunen Winterknospen, in denen Blätter und Blüten des nächsten Jahres bereits weitgehend angelegt sind. Diese Winterknospen werden durch eine, meist aus vierzehn einzelnen Schuppen bestehende Außenhülle geschützt, die, mit einer klebrigen Masse überzogen, das Austrocknen des eingeschlossenen Blütenstandes und des zarten Blattgewebes verhindert. In der Anzahl von vierzehn Schuppen wiederholt sich in Verdoppelung die heilige Zahl Sieben: Aus jeweils sieben Einzelblättern setzen sich die großen handförmigen sommergrünen Blätter des Roßkastanienbaums zusammen.

Das Märchen von der Roßkastanie

Bäume, vor allem jene, die im Herbst ihr Laub abwerfen, folgen im Jahreszeitenrhythmus dem Gesetz der Natur von Blühen und Fruchttragen, Vergehen und Wieder-neu-Werden. Indem Bäume in der dunklen Erde wurzeln und ihre Zweige gegen den hellen Himmel ausbreiten, waren sie früher für die Menschen Symbole für Fruchtbarkeit und zugleich für Einheit; die meisten von ihnen galten als sichtbare Gestalt der dreifachen Göttin.[2]

Bei Märchen, in denen Bäume in den Funktionen von Ratgebern bzw. von Prüfenden vorkommen oder die Heldinnen selbst sich in einen Baum verwandeln, spielt auffallend häufig die Entscheidung eines reichen, jungen Mannes, ein Mädchen ohne jeden Besitz und sozialen Status zur Frau zu nehmen, eine wichtige Rolle. Hinter derartigen Geschichten verbirgt sich meist die seit Anbeginn menschlicher Kultur von Ritualen begleitete Verwandlung vom Mädchen über die gebärfähige Frau zur weisen Alten.

Ein früchtetragender Baum prüft in einem Märchen zwei Mädchen auf ihren Wanderungen zu der Großen Göttin, die sich hinter dem Namen der Frau Holle verbirgt, wer von ihnen die notwendige Herzensgüte besitzt, um in den Stand eines mit besonderer Macht ausgestatteten Frauseins einzutreten. Aus dem Grab von Aschenputtels Mutter wächst ein Haselbaum, der dem jungen geschlechtsreifen Mädchen Gaben und Ratschläge gibt, mit der sie ihre nächste Entwicklungsstufe als erwachsene Frau erreicht.

Man kann davon ausgehen, daß es sich um eine sehr alte Überlieferung handelt, wenn ein weibliches Wesen drei Phasen von »Wachsen und geschlechtsreif werden«, »Sterben« und »Wieder-geboren-Werden« durchschreitet. Das italienische Märchen vom Kastanienbaum dürfte mit seinen Ursprüngen in matrilineare Spiritualität zurückreichen, die überlieferte Form ist jedoch durch Wertvorstellungen einer patriarchalen Kultur gekennzeichnet: Ein alter Mann schenkt einem Königssohn eine Kastanie. Als dieser sie in seiner Hand hält, springt ein schönes junges Mädchen daraus hervor. Der reiche Jüngling beschließt, das Mädchen zu seiner Frau zu nehmen. Da es aber nackt ist, reitet er nach Hause, um Kleider zu holen. Während die Mädchenfrau auf seine Rückkehr wartet, wird sie von einer »bösen Mohrin« umgebracht. Im Sterben verwandelt sie sich in eine Taube, aber die Mohrin bringt auch die Taube um. Aus dem toten Vöglein wächst ein Kastanienbaum, zu dem viele Menschen kommen, um durch die Heilkräfte der Früchte gesund zu werden. Aus der letzten der Kastanien springt wiederum das junge Mädchen heraus. Der Königssohn kann es nun endlich heiraten.[3]

Die Abfolge der Veränderungen entspricht dem Jahreszeitenrhythmus von Wachsen und Fruchtbarkeit, von Tod und erneuter Wiederkehr im nächsten Frühjahr. In den matrilinearen Kulturen bezog sich die Zahl drei allerdings nicht nur auf die weiblichen, sondern auch auf männliche Verwandlungen: auf die dreifach wechselnde Gestalt der Mondgöttin, die sich den Menschen am Firmament zu erkennen gibt und den dreifachen Wechsel der Energie des männlichen Heros als Gatte der Großen Mutter: zeugungsfähig sein, sterben und wieder auferstehen im nächsten Frühling. In dem italienischen Märchen von der Kastanie übt der Prinz schon die Rolle des patriarchalen Beschützers aus, wenn auch unvollkommen, denn während er davonreitet, kann eine schwarze, zur Bosheit deformierte weibliche Gestalt dem Mädchen den Tod bringen. Die sich wandelnde Überlieferung hat aus dem Mädchen an der Schwelle zum Frausein ein schwaches Geschöpf gemacht, das auf die Hilfe des Mannes angewiesen zu sein scheint. Aber noch handelt es sich um eine matriarchale Frauenenergie, denn die Gestalt der Großen Göttin als Herrscherin über Leben und Tod wird zwar verzerrt zur Bösartigkeit einer schwarzen »Mohrin«, aber sie ist es noch immer, die die Transformation der Jüngeren in die Dreiheit der weiblichen Seinszustände begleitet. Zuerst nimmt das Mädchen eine der Gestalten der Großen Göttin an; die griechische Mythologie berichtet, daß Athene und auch Demeter sich des öfteren in Tauben verwandelten. Auch die germanische Göttin Holla/Freya konnte die Gestalt der Taube annehmen. Die Vogelflügel deuten als wichtige Attribute auf die Freiheit der Urmutter Lilith. Tauben gelten bis heute als Verkörperungen besonderer spiritueller Energien. Sie sind sowohl Todesboten als auch die Verkörperung der Seelen von Verstorbenen, aber sie gelten auch als Boten des Friedens und neuer Hoffnungen, denn die Taube gehört zu den Frühlingsvögeln und ist damit nicht nur den Todes-, sondern auch den Fruchtbarkeitsritualen des Frühlings zugeordnet.[4] In der christlichen Ikonographie wurde die Taube zum höchsten aller Symbole, zu dem des Heiligen Geistes.

Die junge Frau des Märchens wird, durch das äußere Sterben der Taube hindurchgehend, zur Heilerin, das heißt, sie tritt in die Position der weisen Alten ein.[5] Dafür wählt sie die Gestalt eines Baums, ein Hinweis auf das hohe Alter des Märchens, als die Einheit der Frauen mit der Natur und besonders mit den Bäumen noch Teil des allgemeinen spirituellen Selbstverständnisses war; im Kastanienbaum transformiert sich die Heilerin als weise Alte wieder zum Ursprung der jungfräulichen Form des Mädchens.

Vom Sieg der männlich dominierten Weltordnung zeugt der Schluß des Märchens: Obwohl der Königssohn während der schwierigen Wandlungsrituale sich als unbeteiligt erwies, erhält er am Ende das begehrte Objekt, kommt ohne eigenen Verdienst in den Besitz der schönen jungen Frau. Die Wandlung, durch die ehemals aus einem Mädchen ein souveränes, für sich selbstverantwortliches Mitglied einer matrilinearen Sippe wurde, hatte ihre ursprüngliche Bedeutung verloren. Zur Frau geworden, bleibt dem jungen Mädchen nun keine andere Zukunftsperspektive mehr, als das eifersüchtig gehütete Eigentum eines Mannes zu sein.

Edward Bach hat die Blüte Chestnut Bud für diejenigen gefunden, die sich nicht aus alten Fehlern lösen können, sondern immer wieder, wie festgefahren, das gleiche Fehlverhalten zeigen und sich dadurch jeglichen Zugang zu einer seelisch-geistigen Entwicklung verstellen. Unsere gesamte Gesellschaft ist in einer solchen geistigen Trägheit befangen, so daß noch immer die alten Ungleichheiten in der Bewertung polarer Kräfte gültig sind.

Die Chestnut-Bud-Meditationstafel

Hermann Haindl hat einen geradezu begnadet intuitiven Zugang zu archaisch verschlüsselten Energien männlicher und weiblicher Balance. In kaum einer anderen Bachblütenkarte kommt dies so klar zur Darstellung wie in dem Gemälde der Chestnut Bud. Hinter der winterlich-kahlen Baumgestalt ist das leuchtende Rund der Mondin zu sehen. Die fließende, durchsichtige, die prallen Knospen und den Baum umfangende Form erinnert an eine Eizelle, bereit zu neuem Leben. Darüber gelbes Sonnenlicht, das trotz seiner frühlingshaften Zartheit das Blau im Bild balanciert, da sich das männliche Sonnengelb auch in den Knospen wiederfindet. Es ist leicht, sich vorzustellen, wie aus einer der Knospen dieses mütterlichen Baums das junge geschlechtsreife Mädchen des Märchens herausspringt, um sich zur Frau zu wandeln.

Anwendungsmöglichkeiten

Edward Bach beschrieb die blockierten Symptome von Chestnut Bud folgendermaßen: »*Für jene, die aus ihren Erfahrungen und Beobachtungen nicht genügend zu lernen scheinen und länger als andere brauchen, um die Lektionen des täglichen Lebens zu begreifen.*
Während bei manchen Menschen eine einzige Erfahrung genügt, ist es für diese notwendig, mehrere zu erleben, bis sie die notwendige Lektion gelernt haben.
So sehen sie sich zu ihrem eigenen Bedauern gezwungen, bei verschiedenen Gelegenheiten den gleichen Fehler zu wiederholen, während einmal genügt hätte oder die Beobachtung anderer ihnen diesen Fehler ersparen könnte.«[6]
Das Leben ist ein großes Versuchsfeld. Ständig werden in Form von Erfahrungen Impulse geboten, die dazu herausfordern, durch flexible Reaktionen zu lernen. Im Laufe der Jahre kann sich ein wachsendes Potential an Erfahrungen sammeln, das hilft, auch in kritischen und bisher unbekannten Situationen angemessen zu reagieren. Manche Menschen geraten jedoch wiederholt in Konfliktsituationen, die vermeidbar wären, würden sie nicht immer wieder die gleichen Fehler machen. In ihrer Impulsivität sind sie nicht bereit, Erfahrungen aus ihrer eigenen Vergangenheit reflektierend zu verarbeiten, geschweige denn, aus der Beobach-

tung ihrer Umwelt etwas für sich selbst zu lernen. Oftmals wird dann die gängige Entschuldigung genutzt, man habe keine Zeit.
Es kennzeichnet aber auch Menschen, die sich im blockierten Chestnut-Bud-Zustand befinden, daß sie deshalb Mühe haben, aus diesem Teufelskreis von überflüssigen Versagenserfahrungen herauszukommen, weil sie nicht die Energie aufbringen, ihre Aktionen und Reaktionen zu verändern. Obwohl die immer gleichen Fehler oft jegliche Freude am Dasein vergällen, werden sie dennoch bei nächster Gelegenheit wiederholt. Lernen bedeutet, sich mit den eigenen Überzeugungen und Einstellungen kritisch auseinanderzusetzen. Um dies zu umgehen, redet man sich ein, das Opfer widriger Umstände zu sein.

Symptome der blockierten Chestnut-Bud-Energie

- Es bleibt unerkannt, daß man aus möglichen Anregungen durch die Umwelt für die eigene Einsicht Gewinn ziehen kann.
- Wenn Erfahrungen mit eigenem oder fremdem Fehlverhalten oder falschen Entscheidungen nicht reflektiert werden, gerät man leicht in Situationen, in denen man immer wieder die gleichen Fehler macht.
- Man verwendet wenig Mühe darauf, über die Gründe nachzudenken, warum man immer wieder in vergleichbare Konfliktsituationen gerät.

Chestnut Bud kann helfen …

… zu überprüfen, ob es nicht überholte Muster sind, nach denen man sein Leben ausgerichtet hat.
… darüber nachzudenken, was persönlich wirklich wichtige Werte sind.
… negative Erfahrungen zu betrachten und Ursachen für die Wiederholungen bestimmter Fehler zu suchen und sich nicht nur als Opfer widriger Lebensumstände zu empfinden.
… die Lernaufgaben als Hilfen zu verstehen, um einen weiteren Schritt ins Leben tun zu können.

Chestnut-Bud-Meditation

Chestnut-Bud-Meditationselemente

Element:	Wasser
Farbe:	Weiß
Form:	Zwei konzentrische Kreise in einer Schale
Mantra:	Ich nutze meine Fehler, um an ihnen zu wachsen.

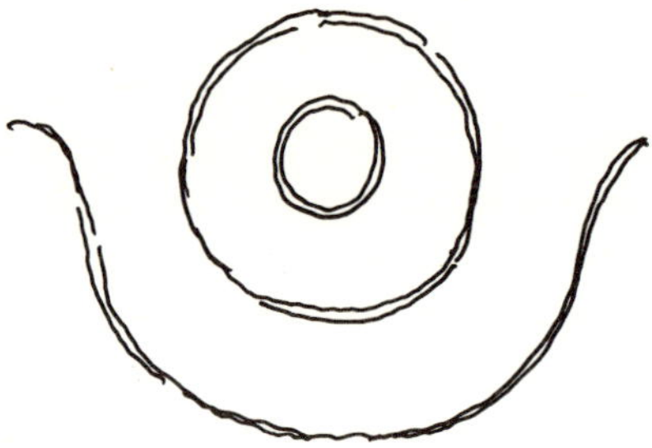

Der Kastanienbaum spricht:

Es ist Winter. Durch meine kahlen Äste schimmert die Mondin. Der nächste Frühling schläft in meinen Knospen. Sie sind prall; das neue Leben in ihnen kennt schon die kommende Form, denn sie ist im vergangenen Jahr entstanden. Meine Blüten wissen: Sie werden, wenn ihre Zeit gekommen ist, aus den Knospen herausspringen, indem sie dem Wissen aller Bäume folgen und blühen und Frucht tragen, wie es seit Jahrmillionen geschehen ist.

Die Blütenknospe der Kastanie spricht:

Ich schlafe. Mich umhüllt schützend die Aura der Wiederkehr. Das neue Leben wächst schon. Ich brauche es nicht zu lernen, denn ich bin

ein Baumgeschöpf und die Kräfte des Himmels und die Kräfte der Erde steigen in mir auf und ab. Was mir fraglos gegeben ist, mußt Du, Menschengeschöpf, mühsam lernen. Wenn Du begreifst, daß Du Fehler machst, weil Du ein Mensch bist, wirst Du leichter aus ihnen lernen und sie überwinden können. Deine Fehler – laß Dich nicht entmutigen –, nimm sie sorgsam wahr und erkenne, was sie Dir mitteilen. Die Folgen – sie sind nur dann eine Strafe für Dich, wenn Du zu achtlos, zu sorglos, zu voreilig oder zu träge bist. Es sind Angebote, daß Du erkennend verstehst, was Du an Dir ändern solltest und kannst.
Schöpfe die Möglichkeiten Deines Lebens aus. Lernen hat viele Stufen. Höre nicht auf, jene Fähigkeiten zu verbessern, die nützlich sind, um das alltägliche Leben zu bewältigen. Aber Lernen kann Dich noch weiterführen. Wenn Du dazu bereit bist, wirst Du begreifen, was meine Winterknospen Dir sagen wollen: Das Leben, das im Frühling neu beginnt, entsteht aus den Erfahrungen des vergangenen Jahres; es bereitet sich in der Stille des Winters für einen neuen Zyklus vor. Auch Du brauchst immer wieder Winterstille, trittst immer wieder ein in einen neuen Frühling. Aber dieser Schritt ist Dir Menschengeschöpf nur aus einem entwickelten Bewußtsein heraus möglich. Oder aber Du bleibst leer, ohne Wissen um verändernde Kräfte.
Fehler gleichen den Sprossen einer Leiter, die Du erklimmen mußt, um ein bewußter Mensch zu werden. Fehler können für Dich zu Schritten nach vorne werden, wenn Du begreifst, daß Du sie nicht wiederholen mußt. Dann erst sind sie hilfreich, und Du kannst Deine Fähigkeiten entfalten zu einer schönen Ganzheit.

Das Gemüt antwortet:

Ich will meine Fehler nutzen, um an ihnen zu lernen. Ich habe jedoch nicht die Weisheit Deiner Knospen, denn ich bin ein Mensch. Was ich tue, wie ich denke und wie ich mich zu verhalten habe: Ich muß alles mühsam lernen. Ich muß alle Erfahrungen wieder und wieder von neuem suchen. So wiederholen sich Schwierigkeiten, und ich will es vielleicht nicht wahrhaben, daß ich auch träge bin.
Ich versuche, mich in die Knospen hineinzufühlen, wo Deine zukünftigen Blüten wie Embryos schlafen. Ich frage mich, wo ist in mir dieses Wissen, das Dich so selbstverständlich wachsen läßt? Wie kann ich meine Erinne-

rungslosigkeit überwinden? Kann vielleicht auch ich die kostbaren kupfernen, silbernen und goldenen Schuhe für die nächsten Schritte finden, wie Aschenputtel? Ja, ich will es verstehen: Ich kann heute nicht mehr die kleinen Schuhe von vorgestern nutzen. Ich begreife, daß man nicht weitergehen kann, wenn man nichts auf den zurückgelegten Wegstrecken gelernt hat. Wenn ich mich für Veränderungen öffne, werden auch meine Früchte reifen.

Anmerkungen

1 Informationen zum Roßkastanienbaum befinden sich im Kapitel über White Chestnut.

2 Vgl. Barbara Stamer, »Der Baum im Märchen«, in: Moltmann-Wendel/Schwelin/Stamer, *Erde, Quelle, Baum*, S. 168 ff.

3 Vgl. Selbmann, *Der Baum*, S. 48. In einem griechischen Märchen ist der gleiche Ablauf überliefert, nur handelt es sich dabei nicht um eine Kastanie, sondern um eine Zitrone, aus der das nackte Mädchen hervorkommt und ebenfalls durch die Hinterhältigkeit einer »Mohrin« zu Tode kommt. Im griechischen Märchen verwandelt sich das Mädchen zunächst in einen Fisch, anschließend in eine Rose, aus der dann es wieder herausspringt und vom Königssohn geheiratet wird. Vgl. Stamer, S. 188.

4 Vgl. Gimbutas, *Die Sprache der Göttin*, S. 195, 18,3: Kuckuck, Habicht und Taube.

5 In der Frauenforschung werden die ehemals hochentwickelten matriarchalen Religionen als »Wiedergeburtsreligionen« bezeichnet. Vgl. Heide Göttner-Abendroth, *Für die Musen: Neun kulturkritische Essays*, Essayband 1, Frankfurt am Main 1994 (7. Aufl.), S. 40.

6 Bach/Petersen, *Heile dich selbst mit den Bach-Blüten*, S. 149.

WHITE CHESTNUT
Weiße Kastanie
(Aesculus hippocastanum)

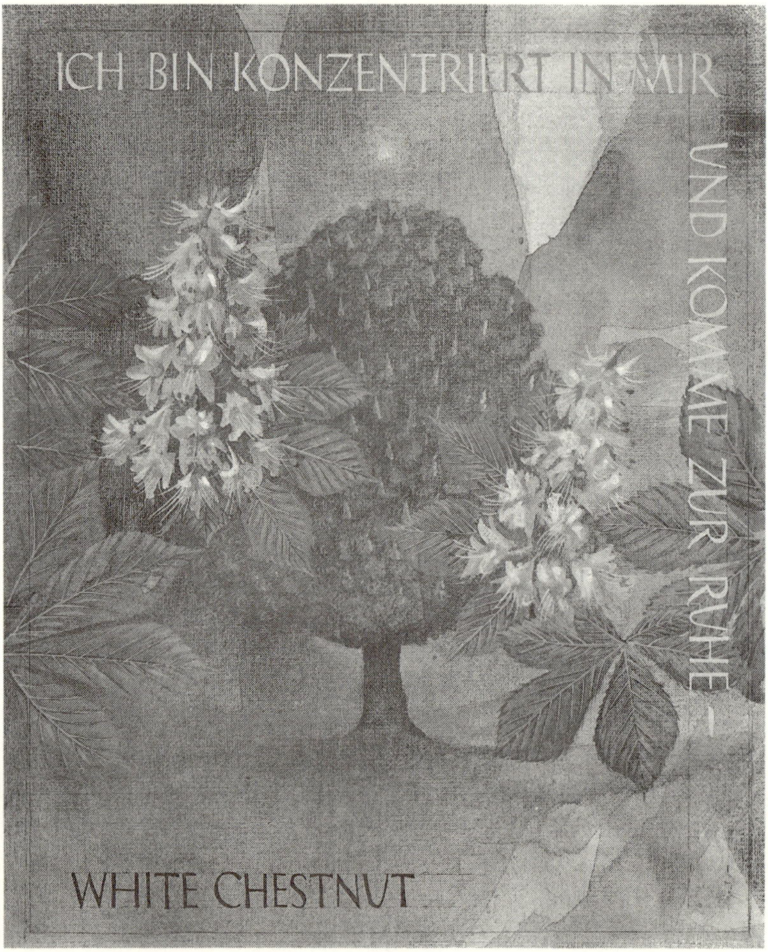

Die Pflanze

White Chestnut ist ein sommergrüner, winterharter Laubbaum aus der Familie der Roßkastaniengewächse. Dieser Pflanzenfamilie gehören dreizehn verschiedene Baumarten an, jedoch nur die Roßkastanie Aesculus hippocastanum wächst in Mitteleuropa.[1] Die ursprüngliche Heimat der Roßkastanie ist Südosteuropa, besonders die südlichen Balkanländer und Westasien bis zum Himalaya, außerdem China und Japan. White Chestnut ist nördlich der Alpen nicht zu einem wildwachsenden Baum geworden. Man findet sie in Gärten und Parkanlagen.

Über einem starken Stamm breitet sich eine dichte Krone aus. Wie unter anderen Bäumen mit großen Kronen können auch unter Kastanienbäumen kaum andere Pflanzen wachsen. Der Halbschattenbaum, der in den Ursprungsländern in feuchten Bergwäldern gedeiht, braucht humusreichen Boden und ist bis in Höhenlagen von ca. 1500 m zu finden. Die Bäume können Höhen bis zu 30 m erreichen.

Die Roßkastanie, die durch die prägnante Form ihrer Blätter und Blüten leicht von anderen Bäumen zu unterscheiden ist, stellt ein überzeugendes Beispiel von materieller Erdenfülle dar. Die langgestielten Blätter mit fünf bis sieben lanzettförmigen Teilblättern von bis zu 25 cm Länge bilden zusammen eine handartige Form. Wenn im Herbst die Blätter abfallen, bleiben von den dicken Ansatzstellen der Stiele sichtbare Narben an den Ästen zurück, die in ihrer Form dem Abdruck eines Pferdehufes ähneln.

Die Weiße Kastanie hat sowohl zwittrige als auch eingeschlechtige Blüten; männliche und weibliche Blüten befinden sich manches Mal in der gleichen Blütenripse. Die endständigen, aufrechtstehenden Blütenrispen brechen gemeinsam mit den Blättern im April/Mai aus den dicken glänzenden Knospen, beginnen jedoch erst zu blühen, wenn sich die Blätter entfaltet haben.

Die auffallend schönen weißen Blüten werden von Insekten bestäubt. Die gelben, später rot werdenden Farbflecken in den Blüten sind sogenannte Saftmale, die dazu dienen, die Insekten anzulocken. In dem verschwenderischen Arrangement der einzelnen Blütenkerzen kommen jedoch höchstens zwei oder drei einzelne Blüten zur Befruchtung. Aus einem meist dreifächrigem Fruchtknoten entsteht eine große stachelige grüne, später trocken und braun werdende Kapsel, die im Inneren mit einem weichen Futter ausgepolstert ist. Darin sitzen die eng aneinandergepreßten braunglänzenden Früchte mit ihren weißlichgrauen Nabelflecken. Sie verlieren relativ schnell ihren Glanz, nachdem sie aus der stacheligen Hülle herausgefallen sind.

White Chestnut in der Volksheilkunde

Der volkstümliche Name »Gichtbaum« verrät den hervorragenden Platz, den die Roßkastanie in der Volksheilkunde innehatte. Aus den Blüten wurde eine Tinktur gegen Rheumatismus und Gicht hergestellt.

Die Rinde des Baums enthält das Glykosid Äsculin, einen eigenartig reagierenden Stoff.[2] Da dieser Stoff ultraviolette Sonnenstrahlen auffangen kann, wird er noch heute für Sonnenschutzmittel verwendet.

Die Kastanienfrüchte enthalten viel Stärke. Um die darin vorhandenen Bitterstoffe und Saponine zu entfernen, bedarf es aber sehr vieler aufwendiger Arbeitsgänge, so daß die Roßkastanie lediglich in allergrößten Notzeiten zur menschlichen Ernährung genutzt wurde. Als Kinder sammelten wir Kastanien und erhielten in der Försterei ein paar Groschen dafür, denn die gehaltvollen Früchte wurden zumindest vor einigen Jahrzehnten noch zur winterlichen Wildfütterung verwendet.

Der Name Roßkastanie rührt daher, daß man in den Ursprungsländern kranken Pferden Kastanien zu fressen gab. Es ist nicht verwunderlich, daß ein Baum, dessen Früchte diese Tiere heilen können, in traditionellen Gesellschaften eine große Rolle gespielt hat. Das äußert sich auch in der Bewertung der Form der Blätter, die als spirituell wirksam erachtet wird, weil sie der Strahlkraft einer zum Heilen geöffneten menschlichen Hand vergleichbar ist. Eine türkische Freundin, die aus einer ländlichen Gegend kommt, wo ihre Familie noch heute traditionell bäuerlich lebt, schenkt mir jeden Herbst ein oder zwei der festen braunen »Pferdekastanien«, wie sie sie nennt, mit jenem geheimnisvollen Lächeln, das immer dann auf ihrem schönen Gesicht erscheint, wenn sie mich an einer ihrer alten Weisheiten teilnehmen läßt.

Die historische Bedeutung der weißen Kastanie

An der weißen Kastanie, auch Roßkastanie genannt, läßt sich darstellen, wie sich im Laufe der Zeit praktische und symbolische Bedeutungen der

Pflanzen verschieben. Im Fall der Roßkastanie waren es die älteren Werte als Heilpflanze, die unwichtiger wurden, aber in der modernen Arzneimittelherstellung nach wie vor genutzt werden. Wie kaum ein anderer Baum hat die Roßkastanie in der frühen Neuzeit jedoch auch eine »kulturelle Karriere« gemacht, da sie nicht nur das Interesse von Forschern gefunden hatte, sondern das Wohlwollen gekrönter Häupter. Die zeitlich jüngere, prestigebesetzte Verwendung der Roßkastanie ist inzwischen wieder bedeutungslos geworden.

Die europäische »Karriere« der Roßkastanie begann, als 1576 der damalige Gesandte des deutschen Kaisers Maximilian II. in Tibet, Afghanistan und Persien die ersten Roßkastanienpflanzen oder vielleicht auch nur deren Früchte mit nach Wien brachte. Der Kaiser schenkte sie einem dem Kaiserhof nahestehenden Naturforscher. Die fremdartigen braunen Früchte gelangten im Laufe der Zeit als kostbare Geschenke an andere Herrscherhäuser Europas.

Als der französische König Ludwig XIV. Gefallen an dem prachtvollen Baum fand, stand dessen Siegeslauf nichts mehr im Wege. Der Sonnenkönig hatte erkannt, wie leicht sich mit dem Baum und dessen majestätischem Wuchs des Königs eigener absolutistischer Machtwillen darstellen ließ. Kastanienbäume in großen Mengen wurden in den königlichen Parkanlagen und als schattenspendende Alleebäume angepflanzt. Da die repräsentativen Vorlieben des mächtigsten europäischen Herrschers von den damaligen Höfen Europas, so weit es jeweils die finanziellen Möglichkeiten erlaubten, nachgeahmt wurden, fand der bevorzugte und sich über seine großen Früchte leicht vermehrende Baum rasch Verbreitung. Wohlhabende Bürger wiederum eiferten ihren Landesherren nach, und so stehen noch heute in manchen alten Gärten die großen schattenspendenden Bäume, die sich unter heutigen gartengestalterischen Gesichtspunkten oftmals als zu dominierend erweisen. Sehr beliebt sind die Kastanien indes auch heute noch als Schattenspender für ländliche Ausflugslokale und Biergärten.

Die White-Chestnut-Meditationstafel

In der Bildtafel von Hermann Haindl kommt die spirituelle Heilkraft der White Chestnut in der Gesamtheit der Form und der Leuchtkraft der Blüten zum Ausdruck. Die Gestaltung des Hintergrundes deutet auf die feuchten Bergschluchten der westasiatischen und balkanischen Heimat. In den großen hervorgehobenen Blättern und Blüten kann man geradezu die frühlingswarmen Sonnenstrahlen fühlen, die ihre Schönheit sichtbar machen. Das Gemälde hat etwas von jener Kraft, die Hans Peter Dürr »die Weisheit des lächelnden Lebens« nennt. Die Roßkastanie schenkt aus ihrer gleichzeitig von Luftleichtigkeit und auch von Erdenschwere gekennzeichneten Existenz wirksame Gegenkräfte für jene, die den Blick für ihre eigene Realität verloren haben.

Anwendungsmöglichkeiten

Edward Bach beschrieb die blockierten Symptome von White Chestnut folgendermaßen: »*Für jene, die sich nicht dagegen wehren können, daß ihnen Gedanken, Vorstellungen und Argumente in den Sinn kommen, die ihnen unerwünscht sind. Das geschieht gewöhnlich in jenen Augenblicken, wenn das momentane Interesse nicht stark genug ist, um ihre Aufmerksamkeit ganz zu fesseln.*
Bedrückende Gedanken drängen sich immer wieder vor, und wenn sie einige Zeit verbannt waren, kehren sie hartnäckig zurück. Sie scheinen sich ständig im Kreis zu drehen und verursachen viel seelische Qual.
Wenn diese unerwünschten, unangenehmen Gedanken da sind, nehmen sie einem den Frieden und machen es unmöglich, nur an die Arbeit, die Freude oder das Vergnügen des Tages zu denken.«[3]
Edward Bach verglich diesen Zustand einmal auch mit einer hängengebliebenen Schallplatte, die immerzu in der gleichen Rille läuft: ein Text, der sich ununterbrochen wiederholt!
Oftmals mögen es ungelöste Probleme sein, die, weggedrängt, sich dennoch hartnäckig immer wieder melden, so daß die Gedanken dorthin zurückkehren, von wo sie die Flucht ergriffen haben. In der nicht genutzten Zeit sind die Konflikte weiter gewachsen, so wie aus einer kleinen Überziehung des Bankkontos durch Hinzukommen weiterer Probleme eine gigantische Schuldenlast werden kann, unter der man zu ersticken vermeint. Ununterbrochen kreisen die Gedanken um die gleiche Zahl, die gleiche konfliktreiche Szene, die gleiche falsch gegebene Antwort, das gleiche gedankenlose oder auch absichtliche lieblose Wort.
Die Gedanken kreisen ununterbrochen um gegebene Schwierigkeiten,

aber auch um diffus befürchtete Unsicherheiten. In Zeiten, in denen bezahlte Berufstätigkeit immer weniger von der eigenen Kreativität oder eigenen Aktivitäten abhängt, werden immer wiederkehrende belastende Gedanken, wie etwa um Gesundheit und Krankheit oder um die materielle Sicherheit der Familie für viele Menschen zur bedrückenden Erfahrung. Besonders dann, wenn kein bewußtes geistiges Leben einen Ausgleich für diese Art von Belastung bietet, wird der blockierte White-Chestnut-Zustand zur Normalität. Es gibt ein schönes chinesisches Sprichwort, das jedoch große geistige Reife voraussetzt, will man es in lebendiges Leben verwandeln: »Daß die Vögel der Sorge und des Kummers über deinem Haupte fliegen, kannst Du nicht ändern. Aber daß sie Nester in deinem Haar bauen, das kannst Du verhindern.«[4]

Symptome der blockierten White-Chestnut-Energie

- Man kann sich nicht auf seine Alltagsaufgaben konzentrieren, weil immer wieder unerwünschte Gedanken kommen, die unruhige Selbstgespräche zur Folge haben.
- Man wird immer wieder von großer Müdigkeit befallen, ohne sich jedoch entspannen zu können.
- Auch nachts findet man keine Ruhe. Man kann nicht schlafen, weil die Gedanken unaufhörlich im Kopf kreisen.
- Die ungebetenen Bilder im Kopf werden als Bedrohung empfunden, gegen die man jedoch keine Klarheit zu setzen vermag, da man seine Gedanken nicht in Ruhe ordnen kann.
- Da sich unerwünschte Gedanken wie ein bleierner Ring um das Herz legen, entstehen als Folge konkrete Herzbeschwerden.

White Chestnut kann helfen …

… innerlich zur Ruhe zu kommen.
… in bewußter Entspannung neue Kräfte zu finden.
… sich auf die jeweils anstehenden alltäglichen Aufgaben konzentrieren zu können, sei es in der Schule, beim Lernen, im Beruf, bei der Erledigung täglicher Hausarbeiten.
… sich der Überzeugung, d. h. der inneren Führung anzuvertrauen, daß

für anstehende Probleme Lösungen gefunden werden können, wenn die Zeit dafür gekommen ist.

… die Gedanken des Tages abends loszulassen und guten Schlaf zu finden.

White-Chestnut-Meditation

White-Chestnut-Meditationselemente

Element:	Erde
Farbe:	Dunkles Violett
Form:	Ein Quadrat in einem Kreis
Mantra:	Ich bin konzentriert in mir und komme zur Ruhe.

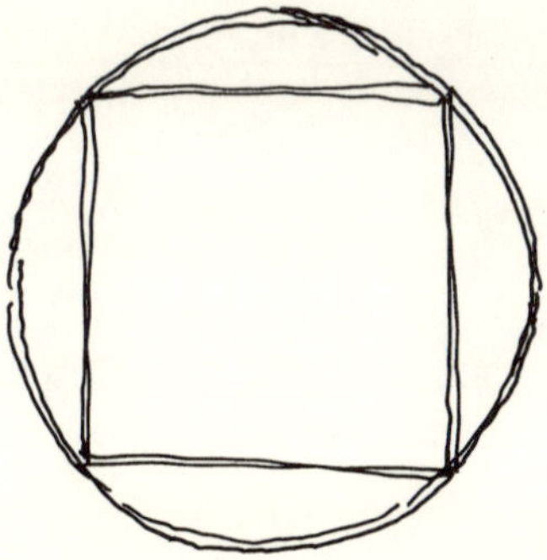

White Chestnut spricht:

Wenn meine Blüten sich entfalten in ihrer Pracht, so ist es ein Fest in Weiß und Gelb und Rot. Und wenn meine Blüten zu Boden fallen, weil ihre Zeit vorüber ist, so sind sie immer noch voller Heilkräfte für Mensch und Tier.

Ich lebe aus meinen eigenen Kräften, auch wenn ich in der Wertschätzung, die mir die Menschen entgegenbringen, viele Wandlungen erlebt habe. Das spielt für mich keine Rolle. Ich lebe mein Baumleben in Gelassenheit und Konzentration. Jeder Tag verlangt Achtsamkeit. Ich lebe mit den Elementen; das sind die Geschenke des Lebens: die Erde, das Wasser, die Luft und das Feuer der Sonne. Ich verstehe meine Erdenschwere, und ich begreife das schneeige Weiß meiner Blütenkerzen mit ihren gelben und roten Tupfen mit dem Gesumm der Insekten.

Ich mache mir keine Sorgen. Wer immer mich geschaffen hat, hat mir mein materielles Kleid gegeben. So lebe ich zwischen Himmel und Erde, nicht nur Erde und nicht nur Himmel, sondern: ein Baum. Ich bin eins mit meinen Blüten, mit meinen Früchten. Dieses Wissen gibt mir Ruhe und Frieden, und ich versuche nichts anderes, als ein Kastanienbaum zu sein.

Das Gemüt spricht:

Mein Kopf ist schwer. Meine Gedanken gehorchen mir nicht. Es kommen Gedanken, die ich nicht gerufen habe, und meinem flehenden Wunsch, daß sie mich wieder verlassen mögen, folgen sie nicht. Ich kann mich ihrer nicht erwehren. Müdigkeit überkommt mich. und die große Sehnsucht nach Ruhe in meinem Kopf. Ich möchte meine Augen schließen und im Dunkel des Schlafs versinken. Statt dessen rattern und rattern und rattern die Gedanken in meinem Kopf herum.
Ich schaue die Lebensfreude Deiner Blüten an: das leuchtende Weiß, das schimmernde Gelb und Rot – ich habe als Kind mit Deinen Kastanienfrüchten gespielt. Die Klarheit der Empfindungen, wo ist sie hin? Ich suche sie und finde sie nicht.
Du schöner großer Baum, Du weißt, was Ruhe ist. Gib mir davon. Die Weiße Deiner Blüten, das ist die Kraft, die aus der Gewißheit kommt, daß man in einer größeren Ordnung ruht. Mich aber macht vieles verzagt, Unruhe und Hast, auch die Bilder von Dingen, die nichts mit mir zu tun haben. Die Welt ist nicht friedlich. Wie kann ich dazwischen gelassen leben?
Du hast in allen Zeiten die Tiere geheilt, die gichtigen Knochen, die Rheumaschmerzen. Nimm die Unruhe und die Unrast der ständig wirbelnden Gedanken von mir und gib mir das Gefühl der Sicherheit und der Ruhe, daß auch in mir Klarheit entstehen kann. So wie sich Deine gewaltige Krone aus vielen Blättern bildet, die alle dem gleichen Ganzen dienen, wie es auch Deine Blüten tun, die aus Deinem inneren Lebensplan heraus blühen und Frucht tragen. Laß mich Klarheit finden, daß mein Leben sich wieder ordnet.

Anmerkungen

1 Die rotblühende Roßkastanie ist keine ursprüngliche Wildpflanze wie die weiße Kastanie, sondern ein Züchtungsergebnis und entstand aus einer Kreuzung der europäischen weißen Roßkastanie mit der nordamerikanischen rotblühenden Aesculus pavia.

2 Bei hindurchfallendem Licht wirkt er farblos bzw. gelblich, bei reflektierendem Licht indessen blau.

3 Bach/Petersen, *Heile dich selbst mit den Bach-Blüten,* S. 182.

4 Vgl. Maly, *Bachblüten als Chance und Hilfe,* S. 165.

RED CHESTNUT
Rote Kastanie
(Aesculus carnea)

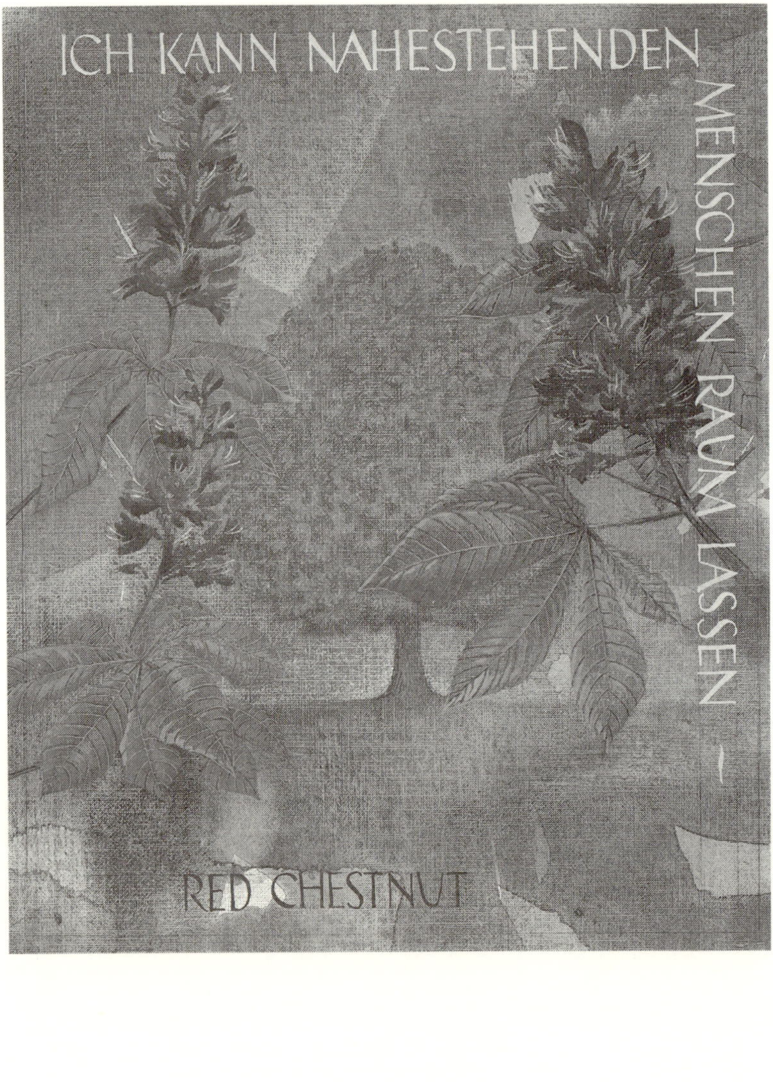

Die Pflanze

Die rotblühende Kastanie, wie die weißblühende Kastanie ein sommergrüner, winterharter Laubbaum, ist das Ergebnis einer Kreuzung zwischen der eurasischen Roßkastanie Aesculus hippocastanum und der nordamerikanischen Kastanie Aesculus pavia. Sie ist im Wuchs kleiner als die weiße Roßkastanie und hat auch kleinere und dunklere Blätter, und meist bilden nur fünf statt sieben Einzelblätter ein zusammengesetztes Blatt. Die aufrechtstehenden Rispen der rosaroten Blüten sind kleiner und weniger üppig geformt als die der robusteren weißblühenden Kastanie. Der Baum bringt wenig Früchte, deren glatte Fruchtkapseln nicht die für die weiße Roßkastanie typischen Stacheln aufweisen. Trotz der Tatsache, daß es sich um eine sogenannte Bastardpflanze handelt, lassen sich Sprößlinge samenecht heranziehen. Die rote Kastanie ist in Europa nicht zu einem wildwachsenden Baum geworden, sondern nur als Zierbaum in Gärten und Parks zu finden.

Die rotblühende Kastanie in der Volksheilkunde

Über die rotblühende Kastanie gibt es so gut wie keine Informationen. Offensichtlich sind die Heilenergien ihrer Rinde und ihrer Früchte weniger kräftig als die der weißblühenden Roßkastanie und deshalb auch ohne Interesse in der Volksheilkunde geblieben, zumal der Baum erst im 19. Jahrhundert in Europa bekannt wurde.

Die Red-Chestnut-Meditationstafel

In der Bildtafel von Hermann Haindl kommt der etwas verschattete Charakter der roten Kastanie spürbar zum Ausdruck. Im Hintergrund überwiegen die rötlichen Töne; was die Farbe der Blüten unterstreicht. Die Darstellung der roten Kastanie wirkt insgesamt unruhig, die Energien laufen nach allen Richtungen.

Anwendungsmöglichkeiten

Edward Bach beschrieb die blockierten Symptome von Red Chestnut folgendermaßen: »*Für jene, denen es schwerfällt, sich nicht um andere zu ängstigen. Oft haben sie es schon aufgegeben, sich über sich selbst Sorgen zu machen, können aber um jene, die sie lieben, viel bangen und leiden und haben häufig Angst, daß ihnen etwas Schlimmes zustoßen könnte.*«[1]

Menschen im positiven Red-Chestnut-Zustand sind mit ihrer unaufdringlichen, aber handfesten mitfühlenden Hilfsbereitschaft ein Segen für ihre Umwelt. Da für sie Risikosituationen nicht in erster Linie eine Bedrohung, sondern vielmehr eine Herausforderung darstellen, strahlen sie Gelassenheit aus, denn sie vertrauen auf ihr Schicksal.

Menschen im blockierten Red-Chestnut-Zustand jedoch entwickeln ohne Not übertriebene Ängste um andere. Sie gelten besonders jenen Menschen, für die sie einmal verantwortlich waren bzw. sich verantwortlich fühlen: ihren inzwischen erwachsen und selbständig gewordenen Kindern oder auch kranken und alten Personen. Statt jedoch mit kraftvoll-unterstützenden Gedanken in schwierigen Situationen wirklich hilfreich zu sein, wird von dem Zustand tiefster Sorge ausgehend stets angenommen, daß die Menschen, denen diese Sorge gilt, mit ihrem eigenen Leben nicht zurechtkommen, sondern hilflos allen möglichen Belastungen ausgesetzt sind.

Meist deutet der blockierte Red-Chestnut-Zustand darauf hin, daß man für sein eigenes Leben zu wenig Inhalte gefunden hat, die die geistig-seelischen Kräfte in Anspruch nehmen und auch die zur Verfügung stehende Zeit ausfüllen. Man klammert sich statt dessen an überholte Pflichten, aus deren Erfüllung man früher sein Selbstwertgefühl gewonnen hat, oder aber man baut sich vergleichbare Verbindungen auf, etwa zu alten Menschen, die man durch übertriebene Fürsorge in die Rolle eines hilflosen Opfers hineinzudrängen vermag.

Das blockierte Red-Chestnut-Phänomen als »Helfersyndrom« betrifft hauptsächlich Frauen, die vom überlieferten Rollenverständnis her die Sorgenden und Betreuenden sind. In der nahen Zukunft dürfte sich das ändern, da zunehmend mehr Frauen durch Berufstätigkeit bereits in der Familienphase selbstbewußt und ohne ein schlechtes Gewissen zu entwickeln eigene Interessen aufbauen. Auch nichtberufstätige Familienmütter haben heute eher Zugang zu einem eigenbestimmten, »nachfamiliären« Leben. An dem blockierten Red-Chestnut-Zustand werden auch weiterhin

diejenigen leiden, denen dieser Prozeß der Verselbständigung nicht zur Zufriedenheit gelingt.
Auch festgefahrene Spielregeln in Lebensgemeinschaften können zum blockierten Red-Chestnut-Zustand mit der typischen Überflutung mit den schlimmsten Befürchtungen führen, etwa wenn beispielsweise in einer Ehe einer der Partner nicht zu der seit Jahren in Gewöhnung erstarrten Zeit nach Hause kommt.
Sehr oft lassen sich längst vergessene Ursachen für solche Verhaltensweisen in früheren Kind-Eltern-Abhängigkeiten finden. Die ängstlich-pessimistische Lebensform, zumal wenn sie nie hinterfragt wurde, blieb vielleicht auch deshalb im Erwachsenenleben erhalten, weil man sich scheut, die eigenen Möglichkeiten zu nutzen und Vertrauen ins Schicksal zu entwickeln.
Vielleicht ist man auch zu träge, aus eingefahrenen Gleisen auszubrechen, da es für diesen Schritt einer Auseinandersetzung mit den eigenen Lebenszielen bedarf. Indem man sich weigert, die eigene Ängstlichkeit vor Risiken zu hinterfragen, verwandelt sich der dahinter verborgene Pessimismus in übertriebene Besorgnis für andere. Damit kann man in dem Irrtum verharren, sich liebend um andere zu bemühen, ohne zu erkennen, daß darin keine wahre Zuneigung zum Ausdruck kommt.

Symptome der blockierten Red-Chestnut-Energie

- Ständige unbegründete Angst um nahestehende Menschen.
- Übertriebene Hilfsbereitschaft, die für die davon Betroffenen lästig sein kann.
- Man leidet unter bestimmten Lebensunsicherheiten, unter Schicksalsschlägen mehr als die eigentlich Betroffenen und redet die Schwierigkeiten oftmals erst herbei.

Red Chestnut kann helfen …

… übertriebene Ängste und Sorgen um andere auf ein reales Maß zu reduzieren und nur dort helfend einzugreifen, wo es angemessen ist. Dadurch behält man auch in Notfällen einen klaren Überblick.
… zu erkennen, daß, wenn man sich unaufgefordert in die Lebensge-

schichte anderer Menschen hineindrängt, und sei es auch mit gutgemeinter Hilfsbereitschaft, man diese bevormundet.

… aufrichtig gegenüber sich selbst zu werden und zu erkennen, daß sich hinter der übertriebenen Angst um Sicherheit und Wohlergehen anderer eigene negative Lebenserwartungen verstecken.

… sich darüber klarzuwerden, daß es nur sehr begrenzt in der eigenen Macht steht, durch die Gefährdungen des Lebens sicher hindurchzugehen.

… zu erkennen, daß Lebenssicherheit auf dem Vertrauen in eine höhere Führung beruht und daß dies die Quelle ist, aus der nicht nur Schutz, sondern auch Daseinsfreude als Heilmittel gegen Sorgen, Ängstlichkeit und Pessimismus fließt.

Red-Chestnut-Meditation

Red-Chestnut-Meditationselemente

Element:	Erde
Farbe:	Dunkles Grün
Form:	Ein schlankes Dreieck in einer Schale
Mantra:	Ich kann nahestehenden Menschen Raum lassen.

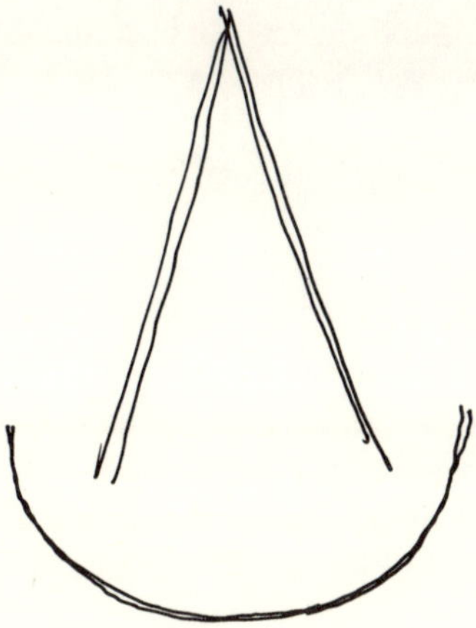

Red Chestnut spricht:

Meine Blätter werfen dunklere Schatten als die meiner weißen Baumschwester. Um mich bewegen sich unterschiedliche Energien; über mir ist kein liebliches Himmelsblau. Du mußt Dich auf die Suche begeben, um zu meiner helfenden Kraft zu gelangen. Du mußt durch Deine eigenen Unklarheiten hindurchgehen wollen. Nach meiner Hilfe mußt Du fragen; sie kommt Dir nicht entgegen. Du mußt in Dein Herz schauen, ob Du sie wirklich finden willst, denn sie hilft Dir nur, wenn Du bereit bist, Dich zu ändern. Nur wenn Du auch aus eigenem Bemühen erkennst, daß die Gründe für Dein Tun und Denken nicht klar und wahrhaftig sind, daß Deine Gefühle nicht um die anderen, sondern um Deine eigenen Nöte kreisen, nur dann bin ich bereit, Dir zu helfen.

Das Gemüt antwortet:

Ich meine es doch gut mit meiner Sorge um die mir nahestehenden Menschen! Aber die Unrast, die mich treibt, die Sorge um andere, das Leid der anderen, das mir zu Herzen geht! Ich fühle es selbst, daß ich nicht ganz aufrichtig bin, aber es gibt doch viele Gründe für meine Ängste. Das Leben hat tausend Gefahren für meine Lieben, und tausend Möglichkeiten, daß ein Mensch vielleicht stirbt, weil ich nicht wach geblieben bin.
Ich weiß, daß Du recht hast. Niemand vermag mir zu helfen, wenn ich nicht in mir selbst die Ursachen für mein übergroßes Mitleiden finden kann. Ich weiß auch, daß ich zu wenig Vertrauen habe. Aber wer ist das, zu dem ich Vertrauen haben soll? Wo finde ich zwischen den Hochhäusern Gott? Wo finde ich auf dem Asphalt der Straßen die Fußspuren der Großen Mutter? Was heißt: Vertrauen ins Schicksal? Ich weiß, daß vieles, was ich tue, egoistisch ist und mein Pessimismus meine Gebete kraftlos macht.
Ich glaube, ich habe verstanden, daß ich kein Recht habe, andere Menschen mit meinen Sorgen und mit meinem Sehnen zu beeinflussen. Indem ich mir vorstelle, daß sie zu schwach wären, sich selbst zu helfen, zerstöre ich mit meinen Gedanken ihre Kraft. Ich klammere mich an die Vorstellung, daß mein Mitleid aus meiner Zuneigung wächst, und ich weiß doch, daß ich meine eigenen Schwächen und Ängste meine. Diese Erkenntnis ist schwer zu ertragen.
Ist die Ursache meines Leidens vielleicht meine eigene Sehnsucht nach Liebe? Ja, ich habe Sehnsucht nach Sicherheit, nach Eingebettetsein, nach der Gewißheit, nicht allein zu sein. Ich bin es, die Angst hat vor Einsamkeit, ich bin es, die Sorgen hat, die aber niemand spüren soll. Dabei möchte ich mich zeigen mit meiner Hoffnung, daß von irgendwoher sich mir eine Hand entgegenstreckt und sagt: Sei ohne Angst.

Anmerkungen

1 Bach/Petersen, *Heile dich selbst mit den Bach-Blüten,* S. 110.

HOLLY

Stechpalme

(Ilex aquifolium)

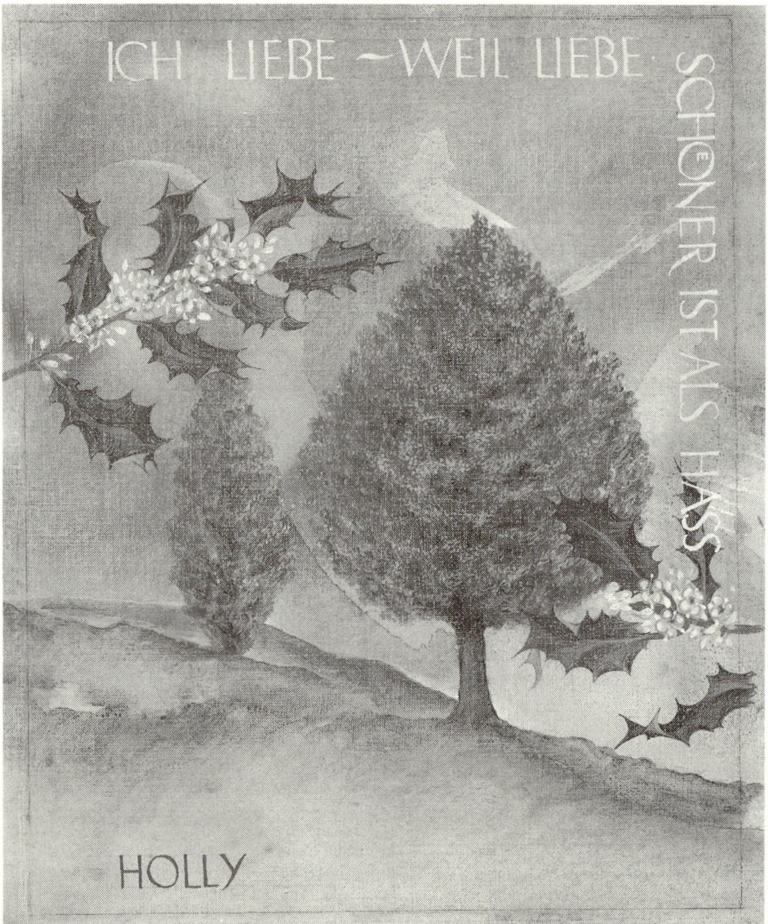

Die Pflanze

Die natürlichen Verbreitungsgebiete der Stechpalme sind West-, Mittel- und Südeuropa, Nordafrika, Westasien bis China, Nord- und Südamerika. Holly ist in Tieflagen ebenso zu finden wie in Gebirgshöhen bis 1800 m. Bevorzugt werden kalkarme, nährstoffreiche Böden und ozeanisch beeinflußtes Klima.
Holly ist einer der wenigen immergrünen Laubbäume Europas. Er zählt zu den Schattenbäumen und wuchs früher vorwiegend in Gemeinschaft mit Buchen und Erlen. Wenn die Bäume frei stehen, entwickeln sie Höhen von bis zu 10 m und bilden über einem kräftigen Stamm schöne gleichmäßige Kronen aus. Es gibt heute kaum noch wildwachsende Stechpalmen; man findet sie nur noch in Gärten und Parkanlagen.
Die dunkelgrünen, lederartigen Blätter haben an den gewellten Rändern Stacheln. Wenn die Büsche bzw. Bäume jedoch eine gewisse Höhe erreicht haben, entstehen glatte Blätter. Warum Holly solche unterschiedlichen Wuchsformen ausgebildet hat, ist nicht bekannt. Der sehr langsam wachsende Baum gehört von der Evolution her zu den alten Pflanzen. Vielleicht hat er seine lange Entwicklungsgeschichte dazu genutzt, Techniken zu entwickeln, um sich vor Tieren zu schützen, die die Blätter wegen der heilkräftigen Stoffe abfraßen.
Holly ist zweihäusig, das heißt, männliche und weibliche Blüten wachsen auf verschiedenen Bäumen. Die vierblättrigen weißen und manchmal schwach rötlichen Blüten kommen in kleinen Büscheln aus den Blattachsen. Blütezeit: Mai bis Juni.
Die nur auf den weiblichen Bäumen heranreifenden scharlachroten glänzenden Fruchtkügelchen sind giftig. Sie enthalten in der Mitte meist vier Kerne und bleiben häufig während des ganzen Winters in den Blattachsen hängen.

Die historische Bedeutung der Stechpalme

Bevor sich in Europa eine geordnete Forstwirtschaft entwickelte, gehörte die Stechpalme vor allem in den feuchten Mittelgebirgslagen zu den häufig vorkommenden Waldbäumen. Im Mittelalter bildeten Dickichte aus Stechpalmen gute Verstecke gegen Kriegs- und Räuberbanden.
Die anglikanische Kirche, die eine Reihe von rituellen Details der kelti-

schen Vorgängerkultur übernahm, konnte die Bedeutung der wintergrünen Holly in den christlichen Weihnachtsbrauch integrieren; die roten Beeren wurden nunmehr als Ausdruck für das Blut Christi als Verheißung der Erlösung und des ewigen Lebens verstanden.
Auswanderer fanden in Nordamerika einheimische Stechpalmensorten vor, so daß heute der Brauch, zu Weihnachten die Wohnung mit Holly-Zweigen zu schmücken, nicht nur in England, sondern auch in den USA heimisch ist.

Holly in der Volksheilkunde

In Europa nutzte man früher Blätter und Rinde der Stechpalme als Heilmittel. Man bereitete einen Tee aus den Blättern bei Erkältungen und rheumatischen Erkrankungen und einen Brei aus zerstoßener Rinde für Umschläge bei Knochenbrüchen. Einige Stechpalmenarten waren auch den Ureinwohnern Nordamerikas als Heilpflanzen vertraut. Sie verwendeten vorwiegend die Baumrinde bei verschiedenen Magenerkrankungen und zur Wundheilung.
Die keltischen Schamanen aßen die giftigen Früchte und erzeugten damit Brechreiz und Durchfall, denn nur der gänzlich entleerte Körper konnte die Reise in andere Seelenwelten antreten.
Aus den Blättern einer bestimmten Ilexart wird das wichtigste Getränk Südamerikas, der Matetee, hergestellt. Er wirkt anregend, indem er ein Gefühl von Frische erzeugt und zugleich Hungergefühle vertreibt. Es ist ein Getränk, das insofern rituell genutzt wird, als durch das gemeinsame Trinken immer wieder Gesprächsmöglichkeiten entstehen und dadurch in einer traditionellen Weise Konflikte vermindert werden können.

Holly in Mythen und Märchen

Wintergrüne Pflanzen hatten für die Menschen schon immer eine besondere Bedeutung. Holly war für die Kelten und Germanen eine der heiligen Pflanzen der Mutter Holle, der Unterweltsgöttin Hel. Die weisen Frauen, die deren Kult ausübten, benutzten das Holz dieses Baumes für ihre Zauberstäbe. Auch der Speer, mit dem die keltischen Sakralkönige getötet wurden, bestand der Überlieferung nach aus dem Holz des Holly-

Baums. Im Ritual des Julfestes streute man Muster aus den kleinen roten Früchten.
Meist wird der Name Holly als Ableitung von dem Wort »heilig« verstanden. Er ist jedoch ebenfalls mit dem Begriff *»hole«* verbunden, dem Loch, und das Loch war, bevor Sexualität tabuisiert wurde, der Eingang zur heiligen Höhle der Mutter, der Eingang zur Unterwelt, in der der Tod durchwandert werden mußte. In der Wiedergeburt trat man durch das Vulvaloch der irdischen Mutter wieder in ein neues Leben ein. Noch in einem mittelalterlich-heidnischen Gesang wurde die Stechpalme als heiligster aller Bäume besungen und der Verlust der früheren Bedeutung beklagt.[1]
Für das Wintersonnwendritual wurden Zweige mit den roten Früchten, die für das Frauenblut standen, mit Mistelzweigen zusammengebunden, deren weiße Früchte die männliche Kraft symbolisierten. Diese Bündel dienten auch als Schutz gegen den bösen Blick, gegen böse Geister; vor allem aber wollte man an einem besonderen Höhepunkt im Jahresverlauf die Balance männlicher und weiblicher Energien beschwören.
Im Konzil von Bracara (563 n. Chr.) wurde allen Christen verboten, ihre Häuser mit Stechpalmenzweigen, Efeu[2] und Misteln zu schmücken. Der Brauch ließ sich jedoch nicht ausrotten, wenn auch kaum noch etwas vom Wissen um die ehemalige Bedeutung geblieben ist. Aber bis heute erinnert der Kuß englischer oder amerikanischer Liebespaare unter dem Holly-Mistel-Gebinde im Türrahmen an die Notwendigkeit, die Geschlechter zu einem friedlichen Miteinander hinzuführen. Auch heute noch küßt man sich nicht einfach so nebenbei als private Vereinbarung, sondern unter der hochgestimmten Anteilnahme aller Anwesenden. Zunächst streiten sich Mann und Frau rituell, um sich dann zu küssen, wobei der Kuß stellvertretend die Vereinigung im Liebesakt bedeutet. Daß sich die alten Bräuche um Holly bis heute lebendig gehalten haben, ist ein Beweis dafür, daß sich an der Notwendigkeit, immer wieder Balance herzustellen, nichts Grundlegendes geändert hat.

Die Holly-Meditationstafel

Hermann Haindl hat in der Bildtafel den Baumcharakter der Stechpalme betont. In der Zwei-Zahl drückt sich die spirituelle Kraft des Baumes aus, der bereits seit Jahrhunderten in Rituale einbezogen war, in denen die

Balance gleichwertiger, aber unterschiedlicher Energien immer wieder bewußt zusammengeführt wurde, um Gegensätze auszugleichen und Verständnis füreinander zu entwickeln.
Die Bildtafel wirkt sehr ruhig, wobei die »göttliche« Diagonale von links oben nach rechts unten betont wird. Der von links in das Bild hineinreichende blühende Zweig stellt die menschliche Diagonale dar: Liebe und Zuneigung sind nicht nur göttliche Gaben, sondern bedürfen des ehrlichen Bemühens. Mit den sanften Bewegungen, in denen die verschiedenen Farbfelder ineinanderschwingen, will der Künstler sagen, daß wirkliche Liebe kein statischer, sondern ein dynamischer Austausch ist, auf dem die immer wieder neu zu erfahrende Wahrnehmung des jeweils anderen Menschen und seiner Fähigkeiten und Eigenarten beruht. Die stacheligen Blätter erinnern daran, daß ein immer wieder neu entstehendes Miteinander die Fähigkeit voraussetzt, der Konfrontation mit schwierigen Aspekten gemeinsam begegnen zu können.
Von den vorherrschenden Farben der Bildtafel, Grün, Blau und Gelb, steht Grün für die mütterliche Erde und Gelb für die männliche Sonnenkraft. Das dazwischenschwebende Blau kann sowohl als männliche Luft als auch als weibliches Wasser gelten, da die Stechpalme Standorte mit mildem, feuchtem atlantischem Klima bevorzugt, wo sich in der Feuchte der Luft das männliche und das weibliche Element mischen. Wie bei fast allen Baumbildern hat der Künstler auch in der Ilex-Tafel die Aura des Baums angedeutet.

Anwendungsmöglichkeiten

Edward Bach beschrieb den blockierten Holly-Zustand folgendermaßen:
»Für jene, die manchmal von Gedanken wie Eifersucht, Neid, Rachsucht oder Argwohn befallen werden.
Für die verschiedenen Formen von ärgerlicher Unruhe. Diese Menschen leiden häufig sehr stark, obwohl es oft für ihr Unglücklichsein keinen echten Grund gibt«. [3]
In einer auf Leistung und Konkurrenz ausgerichteten Gesellschaft gibt es viele Möglichkeiten, daß sich Neidgefühle entwickeln, denn wer schöner ist als andere, hat bessere Aussichten auf Erfolg, wer als Kind wohlhabender Eltern geboren wird, hat vermutlich größere Chancen, daß vorhandene Begabungen gefördert werden. Auch Liebe und Partnerschaft werden oft,

wenn frühere Bindungen zerfallen, zu Quellen negativer Gefühle. Emotionale Nöte, Neid und Haß sind eng miteinander verwandt, denn aus Verzweiflung wachsen nur zu oft Wut und Haß. Sie sind schlechte Berater, denn sie zerstören nicht nur die Beziehungen zu Mitmenschen, sondern vor allem auch den Kontakt zu sich selbst.
Lebensfreude und Selbstvertrauen können in einem solchen Klima nicht gedeihen, aber auch notwendige heilende Trauerarbeit, etwa bei einer Scheidung, kann nicht zustande kommen. Verspannungen, die aus Mißgunst, Mißtrauen oder Wut entstehen, verdichten sich zu unterschiedlichen Krankheiten. Sie lassen sich mit Mitteln der Schulmedizin nicht lösen, höchstens verdrängen. Das Herz kann sich nur durch die Erfahrung von Vertrauen öffnen. Vertrauen gibt Kraft, so daß Neid und Mißgunst keine Chance haben. Dann können sich neue Lebensperspektiven auftun.

Symptome der blockierten Holly-Energie

- Man lebt in einer Grundstimmung aus Unzufriedenheit, Eifersucht und Mißtrauen und ist sehr schnell beleidigt.
- Man fühlt sich ständig ungerecht behandelt und hadert mit dem Schicksal, das einen benachteiligt. Allen anderen scheint es besser zu gehen.
- Schlechte Laune, Ärger bis hin zu alles überschwemmender Wut werden zu Grundstimmungen. Man verliert die Möglichkeit, Verhältnisse richtig einzuschätzen.

Holly kann helfen ...

... festzustellen, ob vielleicht gar keine realen Gründe existieren, ständig die Welt nur von einem negativen Standpunkt aus zu betrachten.

... die versteckten bzw. auch vielleicht verdrängten Ursachen für Neid und Mißgunst, Haß und Gewalttätigkeit zu erkennen und sich damit auseinanderzusetzen.

... zu sich selbst ein entspannteres Verhältnis aufzubauen und keine zu hohen Ansprüche an sich selbst zu stellen.

... die Nähe von Menschen zu suchen, die Mitmenschlichkeit und Offenheit ausstrahlen, um sich von diesem Lebensgefühl anstecken zu lassen.

... zu erkennen, daß es zu nahestehenden Menschen gestörte Verbindungen gibt, die sich heilen lassen, wenn man selbst bereit ist, über Gräben hinwegzugehen, die das Mißtrauen geschaffen hat.

... Schadenfreude als das zu erkennen, was sie ist: ein in sein Gegenteil verkehrtes Signal, mit dem man um Zuwendung bittet.

... sich zu öffnen, indem die Möglichkeiten einer liebenden Begegnung nicht gleich wieder durch Eifersucht, Jähzorn oder Mißtrauen zerstört werden.

Holly-Meditation

Holly-Meditationselemente

Element:	Luft
Farbe:	Blau
Form:	Ein Wirbel, der sich nach oben öffnet
Mantra:	Ich liebe, weil Liebe schöner ist als Haß.

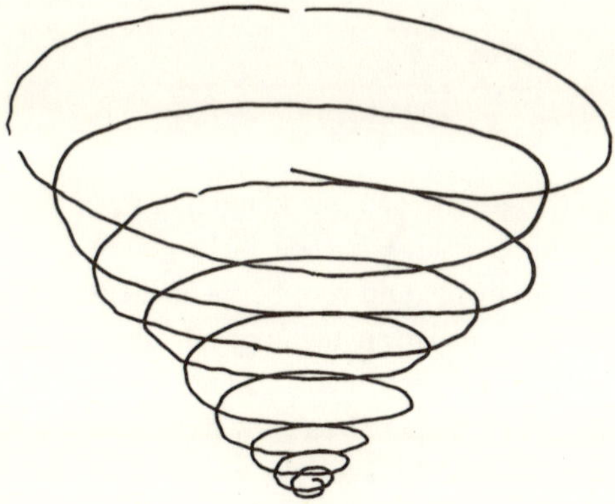

Holly spricht:

Die Menschen haben mich aus den Wäldern vertrieben. Aber ich kann noch immer meine Kraft aus tiefen Gewißheiten von Tod und Leben holen, auch wenn ich nicht mehr in der Wildnis, sondern nur noch in Parks und Gärten wachsen kann. Irgendwann werde ich wieder frei werden und dort wachsen, wohin die Vögel meine Samen verstreuen. Ich ruhe in mir, denn in meinen weißen Blüten ist das Gedächtnis der Zeit gespeichert. Der Mangel an Verständnis für Geschöpfe der Natur, die eine andere Sprache sprechen als die Menschen, können mich zwar vertreiben, aber nicht zum Schweigen bringen.
Wenn Du mich hören willst, lausche dem Wind in meinen Zweigen, schau die Schönheit meiner Blüten und die Fruchtbarkeit meiner

Beeren. Liebe ist das Zauberwort, das in meiner Krone rauscht, meine Wurzeln sind im Vertrauen verankert. Wenn Du am Neid und am Mißtrauen, die Dir die Sinne verschließen, festhalten willst, wirst Du die sanfte Kraft meiner Blüten nie begreifen. Wenn Dich Wut und Haß und Rachsucht verzehren, so denke an meine stacheligen Blätter: Wir haben ein Recht, unsere Gaben nicht schutzlos preiszugeben, aber wir beschädigen uns selbst, wenn der Gesang der Vögel uns stört und wenn wir glauben, die nachts herabfallenden Sternschnuppen seien unsere Feinde. Schau in Dein Herz, und Du wirst sehen, daß die Sterne auch für Dich leuchten und daß die Vögel jene Kraft preisen, die Dich und mich leben läßt.

Das Gemüt spricht:

Deine sanften Bilder ärgern mich; sie klingen falsch in meinem Ohren. Du sprichst freundlich, aber ich kann Dir nicht glauben, daß das Leben so schön von Liebe durchwebt und vom Sonnenschein durchwärmt sei. Das klingt mir wie Hohn, wenn ich an meine Erfahrungen denke. Ich bin erfüllt von einem Wunsch, der mich nicht losläßt: ich möchte alles um mich herum kurz und klein schlagen. Das gäbe mir Befriedigung.
Wie geht das aber weiter? Alles tut mir weh und ich bin völlig erschöpft, weil ich morgens bereits voller Wut aufstehe und abends nicht einschlafen kann, weil Eifersucht, Neid, Liebeskummer, Groll und Mißtrauen um mein Bett stehen und mich aufstacheln und zugleich verhöhnen.
Wenn ich Deine weißen Blüten anschaue, weiß ich, was ich mir in tiefster Seele wünsche: Liebe. Ich möchte geliebt werden! Warum muß ich statt dessen allem und jedem mißtrauen und krank daran werden?
Hilf mir, loszulassen, was mich verbittert. Ich fühle es: Hinter meiner Wut verbirgt sich Trauer. Will ich Wunden vergessen machen? Gib mir Deine Gelassenheit, um aus meinen Ängsten herauszukommen und wieder ein Leben aus jener schönen Kraft zu leben, die entsteht, wenn man in Liebe geben und nehmen kann.

Anmerkungen

1 Vgl. Walker, *Das geheime Wissen der Frauen,* S. 1035.
2 Im Dionysos-Kult wurden vor allem Efeuranken verwendet.
3 Bach/Petersen, *Heile dich selbst mit den Bach-Blüten,* S. 170.

V. Die vier Tageszeiten

Als Hermann Haindl die Baumblütentafeln malte, wußte er noch nicht, in welchem symbolischen Zusammenhang die letzten vier der Bachblüten stehen würden. Edward Bach hatte zwar die ersten zwölf Blüten präzise als »die Heiler« benannt und die nächsten sieben als »die Helfer«. Er sprach auch von den »Baumblüten«, aber für die letzten vier Blüten gibt es von ihm selbst keine spezielle Zuordnung oder, falls er etwas darüber aufgeschrieben haben sollte, hat er es, seiner Gewohnheit entsprechend, vielleicht auch selbst noch vor seinem Tod vernichtet. Haindl zweifelte nicht daran, daß in der Wahl von vier weiteren Blüten nach der Baumserie eine Art Botschaft verschlüsselt war, der man sich intuitiv nähern konnte. An einem Tag mit einem lebhaft bewegten Firmament – leuchtende Wolkenränder in der Abendsonne vor einem blauen Himmel von einer Tiefe ohne Ende – war plötzlich das Wissen da: Honeysuckle, Wild Rose, Star of Bethlehem und Mustard gehören zum Morgen, Mittag, Abend und zur Nacht.

Die Reihenfolge, in der Edward Bach die Blüten gefunden hatte[1], ergibt nicht den üblichen Tageslauf, in dem der Mittag auf den Morgen und die Nacht auf den Abend folgt, sondern die Zeiten bilden miteinander die Form eines Kreuzes: Der Honeysuckle-Morgen und der Abend der wilden Rose entsprechen der Waagrechten in einer gleichschenkligen Kreuzform; es ist die Waagrechte der Erdoberfläche, des Horizontes. Die Senkrechte der Nacht des Star of Bethlehem führt hin zu dem hellen Tag des Mustard. Diese Senkrechte zwischen der Dunkelheit der Nacht und dem Licht des Tages symbolisiert die körperlich-seelisch-geistige Existenz des Menschen zwischen Erde und Universum. Der Mensch ist, anders als die Pflanzen, ein bewegliches Wesen, das in Raum und Zeit Orientierungshilfen braucht. Für die Menschen des frühen Mittelalters hatte die Erde die Form einer Scheibe, über der sich das Firmament mit den vorüberziehenden Himmelskörpern wölbte. Wir wissen heute, daß die Erde ein relativ kleiner und durch menschliche Aktivitäten gefährdeter Planet ist, der sich mit enormer Schnelligkeit auf einer festgelegten Bahn im unvorstellbar großen und grenzenlosen Weltall bewegt. Dennoch bestimmen statische Raumvorstellungen unseren Alltag, denn die Erde gibt Halt, und die Sonne

geht verläßlich jeden Morgen im Osten auf; die vier Tageszeiten dienen nach wie vor als sichere Orientierung in Zeit und Raum.
Zeit und Raum seien Fiktionen, lehrt uns die moderne Physik, aber auch in unserer Gegenwart können vermutlich nur Heilige und Erleuchtete Zeit und Raum als »aufgehoben« erleben. Sichtbar unterliegen alle Teile der erdengebundenen Schöpfung dem Alterungsprozeß, dem unausweichlichen Verfall der materiellen Form und damit dem Erschrecken vor dem Tod.
Die Kirche und ihre Orden haben durch die Stundengebete der Auseinandersetzung mit der Vergänglichkeit des Lebens eine klare Alltagsgliederung gegeben. Indem man die von Gott gesetzte Form der Zeit und der damit verknüpften Gebote jeden Tag von neuem »annahm«, überantwortete man sich im »Beten und Arbeiten« der göttlichen Regelung.
In den okkulten Orden hat sich in den vier Anrufungen am Morgen, am Zenit der Tagesmitte, wenn die Dämmerung des Abends hereinbricht und zur Mitternacht ein etwas anderer Zugang zu den spirituellen Energien der Tageszeiten entwickelt. In traditionell ägyptischen Anrufungen, verschmolzen mit kabbalistisch-jüdischen Formen, wird jeder Position des Sonnengestirns eine besondere Energie zugeordnet. Zur Übereinstimmung der Tätigkeiten des Tages mit den jeweils wirkenden Zeitenergien muß jede/jeder Einzelne die unterschiedlichen Schwingungsebenen in sich entdecken, indem man sie bewußt als eigene Lebenskräfte erfährt und nutzt.
Die Tageszeitengebete der christlichen und okkulten Orden stellen nur noch für wenige Menschen der heutigen Gesellschaft Antworten auf Lebensfragen dar. Die früher alltägliche Beziehung zum Tod ist durch die unterschiedlichsten materiellen Lebenskonzepte verdrängt worden. Die letzten vier Bachblüten entsprechen in der Ordnung der Tageszeiten jedoch nicht nur dem astrologischen Gliederungssystem des Horoskops, sondern auch den sich gegenüberliegenden Positionen auf dem Rad des Schicksals im Weisheitssystem des Tarot. Wer auf der Außenseite des Rades hängenbleibt – und dies geschieht unabhängig von den unterschiedlichsten ideologischen Ausrichtungen –, wird durch die Zeiten und die Räume geschleudert, ohne jemals die Richtung und die Schwerpunkte seines Lebens selbst bestimmen zu können. Wer nach dem Sinn des Lebens dagegen aus seiner eigenen Mitte heraus sucht, erreicht die »Achse« seines individuellen und kollektiven Schicksalsrades. Vom Mittelpunkt aus lassen sich Widersprüche versöhnen und Zugänge zu spirituellen Lebensinhalten finden.

Hermann Haindl hat als Abschluß der Darstellung des Lebenswerkes von Edward Bach die Karte der Rescue geschaffen und ihr das Angesicht von Jesus und der Großen Mutter gegeben. Der Weg in die Mitte des sich unaufhörlich drehenden Rades des menschlichen Lebens führt zu der zentralen Hoffnung auf Überwindung von Unvollkommenheit durch die Teilhabe an der universellen göttlichen Einheit. Die Kräfte, die das Leben zu einem wahrhaft spirituellen Gut machen, sind bedingungslose Liebe und Respekt vor allem Lebendigen, weil auch im geringsten materiellen Detail der Natur sich der Atem göttlicher Schöpfung offenbart.

In den letzten vier Blüten beschränkt sich der Künstler konsequent auf die wesentliche Symbolik der Blüte, als Mittel, die Überwindung der Schwächen und Ängste des alltäglichen Lebens begreifbar zu machen. Die vier Karten als Orientierungseckpunkte für das materielle, aber auch das spirituelle Leben helfen, über die Leiden des Körpers und der Seele hinaus zur Universalität des Lebens zu gelangen.

Anmerkungen

1 Vgl. Weeks, *Edward Bach,* S. 122.

Vier Blüten der Tageszeiten

HONEYSUCKLE
Echtes Geißblatt
(Lonicera caprifolium)

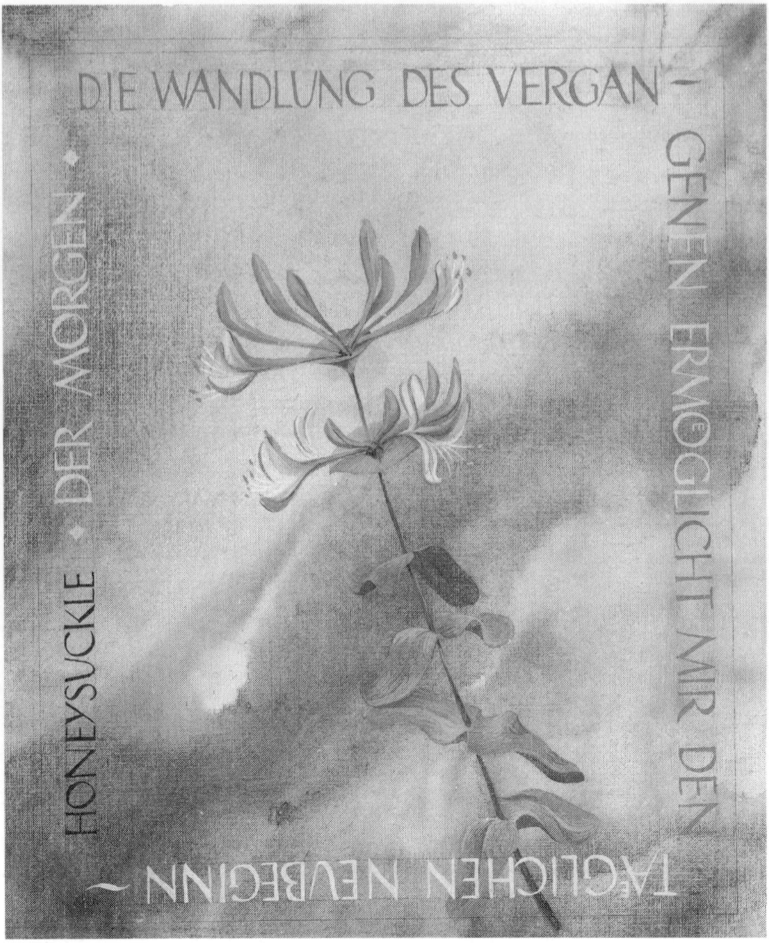
DIE WANDLUNG DES VERGAN-
GENEN ERMÖGLICHT MIR DEN
TÄGLICHEN NEUBEGINN
HONEYSUCKLE · DER MORGEN ·

Die Pflanze

Honeysuckle ist eine ausdauernde, sommergrüne Liane, die als Standort schattige Laubwälder und Hecken wählt. Die rosarotfarbene Lonicera caprifolium ist seltener als die mit ihr verwandte gelbblühende Geißblattart Lonicera periclymenum.

Die harten oval-rundlichen, gegenständig angeordneten Blätter sitzen im unteren Pflanzenbereich an kurzen Stielchen, zum oberen Triebende wachsen sie um den Stengel herum zusammen. Die trichterartigen außen rosa- bis rotfarbenen und innen weißen Blüten kommen aus den Blattachsen und bilden gemeinsam ein büscheliges Köpfchen. Im voll erblühten Zustand entstehen zwei einander gegenüberliegende »Lippen«. Aus der Blütenöffnung ragen vier lange Staubfäden und ein kleiner blaßgrüner Stempel, der jedoch erst Pollen aufnimmt, wenn die Staubblätter der eigenen Blüte zu welken beginnen. Damit wird die Fremdbestäubung gesichert, die durch nektarsuchende Insekten geschieht. Blütezeit: Juni bis August. Die ebenfalls in einem Büschel sitzenden roten Beerenfrüchte haben einen unangenehmen Geschmack; Blätter und Früchte enthalten schwache Giftstoffe.

Honeysuckle in der Volksheilkunde

In der Volksheilkunde hat man das Geißblatt gegen Nieren-, Milz- und Lebererkrankungen verwendet. Die traditionellen Kräuterärzte der walisischen Heimat von Edward Bach stellten aus den Blüten des Geißblattes einen Sirup her, der gegen Erkältungen, bei Asthma, Rheuma und Lebererkrankungen half. Noch heute essen die Leute in Wales im Sommer die Honeysuckle-Blüten roh.

In China gelten seit Jahrtausenden bis heute Geißblattblüten als eines der wirksamsten Mittel gegen fiebrige Erkrankungen, und nicht nur das: Sie werden in dieser alten Kultur als Mittel zur Steigerung der sexuellen Potenz genutzt und erfreuen sich deshalb besonderer Beliebtheit. Chinesische Heilkundige sammeln die Blüten in der kurzen Zeitspanne, wenn die Blüten durch das Trocknen des nächtlichen Taus in der ersten Morgensonne eine Veränderung ihres Energiefeldes erfahren haben.

Honeysuckle: Der Morgen

Hermann Haindl erkannte die Blüte Honeysuckle als dem Morgen zugeordnet. Der Morgen nimmt seinen Anfang in der Dunkelheit der Nacht, wenn der Stern der Venus im ersten heraufdämmernden Morgenrot sich dem Ende seiner nächtlichen Bahn nähert.

In dieser Übergangsstunde stehen die Türen zwischen den Welten offen; es ist die Stunde der geheimen Wahrnehmung für »Sehende«. Alle alten Kulturen verehrten den Morgenstern. Das Christentum übernahm die Heiligkeit der morgendlichen Venus als Symbol für Maria, die vor dem Himmelsgestirn der Sonne des Sohnes einherzieht. Für viele Angehörige der Urbevölkerungen in Ost oder West gilt der Morgenstern noch immer als geheimnisvoller *Spirit Guide.*

Wenn dieser Stern in der Morgendämmerung verschwindet, kommt die strahlende Sonne empor. Ein neuer Tag beginnt mit dem alles belebenden göttlichen Lebensfeuer am Firmament, das die Dämmerung in Licht verwandelt: Die irdischen Dinge gewinnen ihre Farben wieder.

Jeder neue Tag ist ein Geschenk des Lebens. Der Morgen gleicht der Geburt: Jeder Morgen führt wieder von neuem ins Unbekannte. Was wird der Tag bringen: Freude, Trauer, Schmerzen, Versagen oder ohne Höhepunkte dahinfließende Stunden, von denen man sich am Abend ohne besonderes Berührtsein lösen wird?

Mit der Rückkehr aus den Tiefen der Nacht muß immer wieder ein »neues« Schauen und Erkennen beginnen. Durch die Verwandlung zurückliegender Erfahrungen durch Schlaf und Träume ist ein neuer Anfang zum »Hier und Jetzt« möglich: Die Erfahrungen der vergangenen Zeit nutzen, ohne vom »Gestern« gefesselt zu bleiben. Der Honeysuckle-Morgen verlangt vertrauensvollen Neubeginn.

Die Honeysuckle-Meditationstafel

Die Tafeln der vier Tageszeitenblüten werden nicht mehr durch die bildhafte Darstellung von Symbolen bestimmt. Der Künstler verläßt sich fast ausschließlich nur noch auf die Bedeutung der Linienführung und der Farben. Der Honeysuckle-Blütenzweig wächst auf der »göttlichen Diagonale«, das kosmische Morgenlicht steigt in einem breiten Band auf der Linie empor, die traditionell dem menschlichen Handeln zugeordnet ist.

Damit ist die Durchgeistigung des Menschlichen als Prinzip gemeint: In der Akzeptanz des Zeitenrhythmus läßt sich die Einbindung des eigenen aktiven Lebens in kosmische Zusammenhänge erfahren, die uns tragen und zugleich über unser menschliches Selbst hinausgehen. Alle ineinanderwirkenden Kräfte sind auf den kommenden Tag hin ausgerichtet.

Anwendungsmöglichkeiten

Edward Bach fand die Blüte Honeysuckle *»für jene, die in Gedanken viel in der Vergangenheit weilen, einer sehr glücklichen Zeit, oder die den Erinnerungen an einen verlorenen Freund nachhängen oder alten Wunschträumen, die sich nicht erfüllt haben. Sie können nicht glauben, außer dem vergangenen noch einmal Glück zu erleben.«*[1]

Menschen im blockierten Honeysuckle-Zustand leiden an ihrer Rückwärtsgewandtheit, die ihnen den Blick für die Schönheiten und die Herausforderungen der täglich neuen Lebenszeit verstellt. Dieses Festhalten an vergangenen Erfahrungen wurzelt nicht zuletzt in einer Unfähigkeit zur Aufarbeitung des jeweils letzten Tages. So wächst der Berg nichtverarbeiteter Eindrücke über die Tage, Wochen, Monate zu einer hohen Barriere, die dem Blick nach vorne keine Freiheit mehr gewährt und die Rückwärtswendung geradezu erzwingt.

Die Quellen, die im nächtlichen Schlaf und in den Träumen der Seele helfen, sich von überflüssigen Belastungen zu lösen und emotionale Erfahrungen zu verarbeiten, können nicht geöffnet und genutzt werden. So bleibt man im »Gestern« hängen, das nostalgisch verklärt wird: Niemals mehr wird man ein solches Glück erleben dürfen, niemals mehr solch gütigen Menschen begegnen wie in der Vergangenheit, niemals mehr erlittene Leiden abschütteln können. Durch das Festklammern werden auch ehemals stimmige Erlebnisse immer weniger tauglich als Erfahrungsressource zur Bewältigung von Gegenwartsproblemen. Wer am Morgen nicht neugierig-beherzt den Sprung in den neuen Tag tun kann, weil die Flucht in Erinnerungen jede Erwartung erstickt, wird kaum mit seinem ganzen Sein in die Gegenwart eines neuen Tages eintreten oder gar Konzepte für die Zukunft entwickeln können.

Symptome der blockierten Honeysuckle-Energie

- Man will die Erfahrungen der Vergangenheit nicht loslassen und kann sich dadurch den Anforderungen der Gegenwart nicht stellen.
- Indem man aus der Vergangenheit eine Traumwelt macht und sich von der aktuellen Gegenwart verschließt, verliert der zu lebendende Alltag immer mehr an Lebendigkeit und wird zur Last.
- Verklärende Rückwärtsschau nimmt der Gegenwart jeden Anreiz, festgehaltenes Leid verdunkelt die kleinen Freuden des Alltags. Klagen und Nörgeln an dem, was ist, werden zur Gewohnheit.

Honeysuckle kann helfen ...

... der Vergangenheit mit ihren schönen oder auch schwierigen Erfahrungen den Platz einzuräumen, den sie in jeder Lebensgeschichte einnehmen kann: ein Teil des Wachstumsprozesses zu sein, der durch die Gegenwart in die Zukunft führt.

... die Qualitäten der Gegenwart zu erfahren und zu nutzen, indem man durch die Herausforderungen des Tages wächst und Vertrauen zu sich selbst findet.

... den Alltag als das zu begreifen, was er sein kann: eine Möglichkeit, neue Erfahrungen zu sammeln.

Honeysuckle-Meditation

Honeysuckle-Meditationselemente

Element:	Feuer
Farbe:	Leuchtendes Rosa
Form:	Eine nach rechts offene Halbmondschale
Mantra:	Die Wandlung des Vergangenen ermöglicht mir den täglichen Neubeginn.

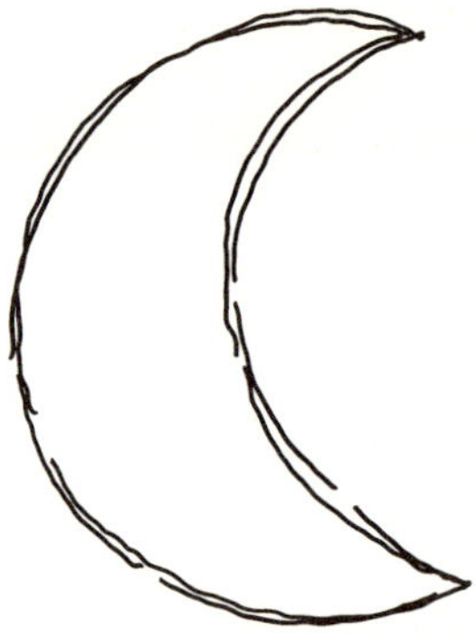

Honeysuckle spricht:

Die Morgensonne durchleuchtet die Wolken, spielt auf den Gipfeln der Berge, tanzt über die Wellen des Meeres, streicht über Felder und Wiesen, auch über die Straßen und über die Dächer der Häuser, scheint in die Fenster, weckt die Schlafenden.
Ich trage in mir die Erinnerung an den Morgenstern. Ich trage in mir den Sonnenaufgang. Der Tag durchdringt alle Dinge, füllt alle Gedanken. Auch in meinen Blüten finden die Farben wieder ihr Leuchten. Das gibt mir Mut zum Heute.
Die Morgensonne öffnet sich in der Tiefe des Herzens; sie ist ein Geschenk. Du kannst es willkommen heißen, und Du kannst es ver-

weigern: es ist Deine Entscheidung. Bleibe nicht im Gestern, gehe weiter in die neuen Räume des Heute.

Das Gemüt antwortet:

An mir hängen Leid und auch verwehtes Glück der Vergangenheit wie schwere Gewichte. Das Leben nahm mir vieles, und die Gegenwart ist trüb und leer. Warum soll ich jubeln über einen neuen Tag? Der Tag ist eine Beschwernis, Du sagst, er sei ein Geschenk – von wem?
Mein Herz ist am Verstummen, Traurigkeit lähmt meine Sinne. Deine Blüten, Honeysuckle, leuchten. Auf meiner Stirn aber liegt der Staub der Vergänglichkeit, er weht über meine Augen, haftet an meinen Füßen, beschwert mein Herz. Ich kann mich kaum bewegen ins Heute hinein. Nichts lockt mich in das Einerlei des Tages. Vergangenheit war schöner, die Tage leuchtender.
Tautropfen zittern auf Deinen Blättern. Bald kommt die Wärme des Tages. Was geschieht an der Bruchstelle zwischen Nacht und Tag, was ich nicht anrühren kann und was dennoch in mich fällt? Im Aufwachen höre ich noch die Flügel meines Seelenvogels rauschen. Die frühe Stunde des Tages, wenn ich langsam zurückkehre aus dem Unbewußtsein meines Schlafs. Kann ich die Vergangenheit hinter mir lassen?
Auch mich beginnt die Frische des neuen Tages zu erfüllen. Die Sonne fühlt sich warm an auf meiner Haut, auch wenn der Morgen noch kühl ist. Sind meine Augen klar geworden vom Schlaf der Nacht? Schwirrend steigt das Licht über den Horizont, die ganze Welt ist wie gebadet im roten Morgenlicht. Die Stimmen der Tiere grüßen den neuen Tag. Wird er wichtig sein oder wird er vergehen, ohne daß ich mich später daran erinnern werde? Wenn es wieder Abend ist, werde ich es wissen.
Das Leben erwacht. Autos in den Straßen, eilige Schritte derjenigen, die schon zur Arbeit gehen. Ich nehme die sonderbar vertrauten Geräusche des Wägelchens des Zeitungsausträgers wahr. Im langsamen Erwachen streife ich die Nacht ab. Ich komme zurück und will Vertrauen in den neuen Tag haben. Was gestern, was vorgestern war – es geht mir nicht verloren. Darum kann ich es loslassen.
Das Wundern meines inneren Kindes ist immer noch in mir. Das Geheimnis des Lebens ist in jedem neuen Tag. Habe ich noch viel Zeit? Bleibt mir nur noch wenig Zeit? Ich weiß es nicht. Aber jeder Morgen bringt mir eine

neue Chance, die ich leben will, so tief und so schön und so wach, wie ich es nur vermag.
Schöne Honeysuckle, Prinzessin Tausendschön, hat die Sonne Dich geküßt? Ich ziehe mit dem Morgenrot über das Himmelsrund. Wenn ich in den Augen eines anderen Menschen diesen kleinen hellen Funken des Erkennens sehe: Es ist ein Gruß von Dir, Honeysuckle, und ich weiß jetzt, daß auch für mich die Türen sich öffnen für jeden neuen lebendigen Tag.

Anmerkungen

1 Bach/Petersen, *Heile dich selbst mit den Bach-Blüten,* S.134.

WILD ROSE

Heckenrose

(Rosa canina)

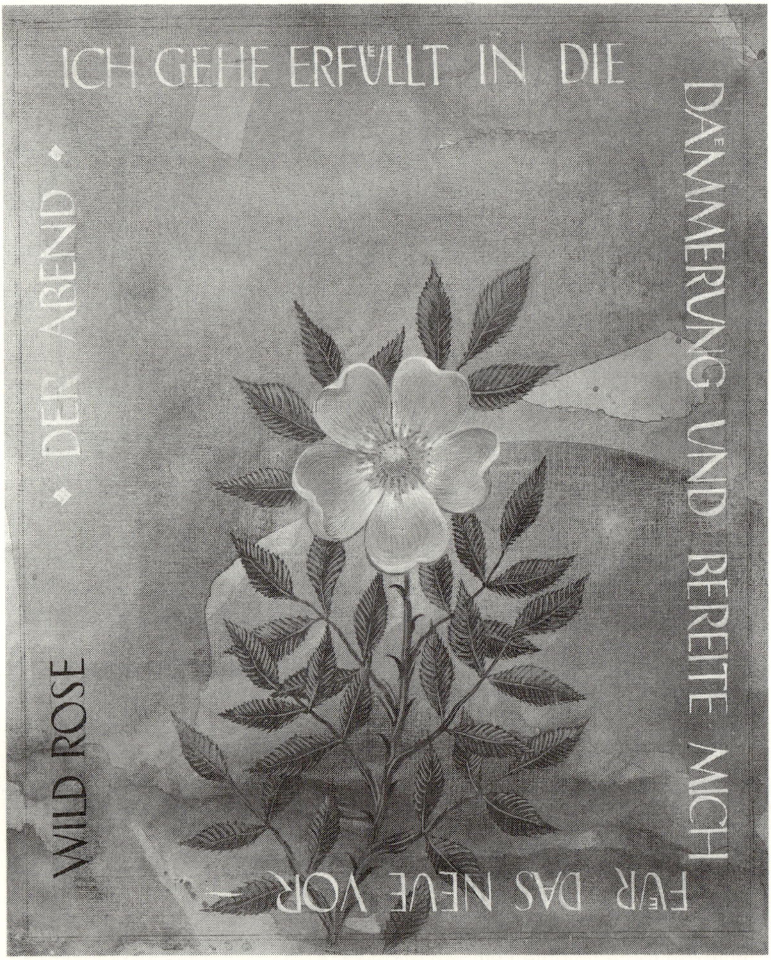

Die Pflanze

Die Heckenrose gehört zu den Rosengewächsen; sie ist ein ausdauernder, sommergrüner, bis zu 3 m hoher Strauch, dessen lange Zweige gebogen nach unten hängen. Man findet die sonnenliebende wilde Rose in lichten Wäldern, in Hecken und auf Weiden in mittleren Höhenlagen. Aus dem starken, weitausladenden Wurzelstock treibt der Strauch immer wieder frische Sprößlinge.
Entlang der Zweige sitzen harte, hakenförmig gekrümmte Dornen. Die gefiederten, wechselständigen Blätter bestehen aus fünf bis sieben Einzelblättchen, deren Ränder spitz gesägt sind.
Die Farbe der Blüten variiert von Weiß bis zum leuchtenden Rosa. Die fünf großen herzförmigen Blütenblätter bilden ein Körbchen um die leuchtendgelben Staubgefäße. Blütezeit: Juni bis Juli. Aus den Kelchblättern der Blüten entstehen im Laufe des Sommers längliche orangefarbene, später scharlachrote Scheinfrüchte: die Hagebutten, in deren Inneren sich die vielen harten Samenkerne befinden.
Die wilde Rose ist die Urahnin von mehreren hundert inzwischen gezüchteten Rosensorten. Wieder waren es wie bei so vielen heutigen Kulturpflanzen die Perser, die mit der Veredelung der Heckenrose die Forderung des Zarathustra, die wilde Natur zu verfeinern, erfüllten. Wie prachtvoll die Ergebnisse jahrtausendelanger Züchtungsarbeit sein mögen – auch heute noch wird in der Rosenzucht als Veredelungsgrundlage die wilde Rose genutzt.

Wild Rose in der Volksheilkunde

Die Heckenrose hat von alters her einen hohen Stellenwert in der Volksheilkunde. Als Heil- und Würzpflanze fand sie ihre Heimat besonders häufig in den mittelalterlichen Apotheker- und Klostergärten. Mit ihren duftenden Blättern wurden Speisen verfeinert, aber Tee aus Rosenblüten half auch bei inneren Blutungen. Die Hagebutten enthalten neben Mineralien, Spurenelementen etc. besonders viel hochwertiges Vitamin C, und sie wirken deshalb stärkend bei allen Erkrankungen und Mattigkeiten. Der gesamte Nieren-Blasen-Bereich wird günstig beeinflußt. Hagebuttentee diente früher auch als Heilmittel gegen Diabetes. Die Kerne fanden zur Linderung von rheumatischen Beschwerden und Gicht Verwendung. In vielen mediterranen Ländern gilt die Wurzel der wilden Rose heute noch als ein vorzügliches Mittel gegen hartnäckige Erkältungskrankheiten der Bronchien.

Die Rose im Mythos

Eine Legende berichtet, daß die Rose aus dem Blut chtonischer Gottheiten (Erdgottheiten) entstanden sei, ein Geschenk für die Menschen, das Liebe, Fruchtbarkeit und Glück bedeute. Niemand weiß genau, wo die Blume ursprünglich herkommt. In den Königsgräbern von Uruk in Babylonien fanden Ausgräber auf Tontafeln Berichte, daß König Sargon (ca. 2500 v. Chr.) von einem Kriegszug u. a. auch die Rose mitgebracht hatte. Die kultische Bedeutung der Rose reicht bis heute über ihre materielle Schönheit weit hinaus ins Spirituelle: C. G. Jung nannte sie ein »Mandala der Weltordnung«, in dem die Suche nach Ganzheit ein Symbol gefunden habe. Noch Griechen und Römer benutzten unterschiedliche Begriffe für die Heckenrose und für veredelte Rosen. Nördlich der Alpen kannte man vor den römischen Eroberungsfeldzügen nur die wilde Rose. Sie galt als heilige Blume der Liebesgöttin Frigg bzw. der Freya; die Göttin trug den Beinamen »Mutter Rose«.[1]

Im antiken Rom war das Geheimnis der Rose Teil der sexuellen Mysterien der Venus; es durfte nur zwischen Eingeweihten weitergegeben werden. Diese Nähe zum Okkulten verweist nach Ägypten, wo die Rose das Symbol des »Gottes des Schweigens«, des Harpokrates, war, eines Sohnes der höchsten Göttin Isis. »Unter der Rose« (*sub rosa dictum*) gilt bis heute als Formel für absolute Verschwiegenheit.[2]

Die Rose stand schon immer für die Polarität der Kräfte. »Die Rose trägt den stillen Dorn am Herzen, weil nie die Schmerzen von der Liebe weichen«[3], so faßte Rumi, einer der größten persischen Mystiker des frühen 13. Jahrhunderts, die Doppelbedeutung der Rose in Worte. Die Rose wird zum Tor zur Erneuerung durch Schmerz, Liebe und Sexualität, wobei sich die Rosenmärchen und Legenden vermutlich auf die Heckenrose beziehen, denn aus Edelrosen wären wohl kaum jene Dickichte gewachsen, hinter denen Mädchenfrauen auf die Erweckung ihrer Sexualität warten: Dornröschen schläft in einem von einer undurchdringlichen Rosenhecke umwucherten Schloß, bis sie aus der Rolle des Mädchens zu der des Frauseins erwachen kann.

An der Bruchstelle zwischen den Bräuchen des antiken Rom und dem jungen Christentum hat die Rose die Rückkehr zu ihrer archetypischen Symbolkraft erfahren. Sie war, entsprechend dem gestiegenen Wohlstand und Luxusbedürfnis der römischen Oberschicht zum Ausdruck lasziver Lebensverfeinerung geworden. Man bereitete der Liebe Teppiche aus roten Blütenblättern, salbte sich mit duftendem Rosenöl[4], streute Rosenblätter ins Badewasser. Die römischen Kaiser müssen, so wird zumindest von Nero berichtet, einen unvorstellbaren Aufwand mit dieser Blume getrieben haben. So seien bei festlichen Anlässen Wolken von Rosenblättern auf die Gäste niedergeschüttelt worden.[5] Die junge christliche Kirche distanzierte sich zunächst von der »heidnischen« Verschwendung, band dann die Blume aber als Symbol der Gottesmutter in ihren Kultus ein.

Die Kreuzritter des frühen Mittelalters brachten von ihren Eroberungszügen in den alten Orient inzwischen weiter veredelte Rosen in die Länder nördlich der Alpen, wo sie für Jahrhunderte in der christlichen Kunst durch Maler und Dichter, besonders aber durch die Baumeister der großen gotischen Kathedralen ihren schönsten Ausdruck finden sollten. Das Wunder der großen Rosenfenster vermag die Menschen auch heute noch in der Tiefe der Seele zu bewegen, denn das durch Farben hereinströmende Licht verwandelt die Kirchenräume zu mystischen Offenbarungen. Das berühmteste dieser Rosenfenster, das große, nach Westen blickende Rundfenster der Kathedrale von Chartres, wird auch »Rose von Frankreich« genannt; in seiner Mitte thront die Jungfrau, umgeben von zwölf Tauben- und Engelmedaillons. Unter dem gewaltigen Kreis sind in der Marienzahl »fünf« fünf Fenster angeordnet, im mittleren das Bildnis der hl. Anna, spirituelle Nachfahrin der vorkeltischen Göttin Ana-Dana. Mutter und Tochter blicken vom Westen nach Osten, hinüber zum Hochaltar, zu Jesus mit der Dornenkrone auf dem Haupt: Das Rosenzeichen, das den Widerspruch zwischen Vergänglichkeit und Wiedergeburt aufhebt.

Die »Rose« Maria, »Notre-Dame«: Sie ist die Mutter Kirche. Ecclesia, die »Braut Jesu«, »der reine Schoß« der Wiedergeburt. Das Universum der Ecclesia als der Leib der Gottesmutter verschmolz mit dem uralten Bild der Großen Mutter, aus der alles Leben kommt und in die alles Leben zurückfließt.[6]

Die Rose, sosehr sie in der Bedeutung von der Jungfräulichkeit Mariens verankert war, blieb immer auch in der Nähe der Venus. Durch die Jahrhunderte hindurch haben die Menschen die Zusammengehörigkeit von Rose und Sexualität nicht vergessen, wenngleich auch im Laufe der christlichen Jahrhunderte ein zweites, negativ bewertetes Rosenimage entstand. Dieses läßt sich besonders an den Bildern der Herodias-Tochter Salome fassen. Wird deren dunkle Frauenenergie in den älteren Darstellungen durch eine besondere Betonung ihres verführerisch-schönen Körpers ausgedrückt, gewinnen zunehmend die ins Böse und Grausame abgedrängten Aspekte der Sexualität in ihr eine negative Interpretation.[7] Auf manchen Darstellungen hält Salome eine »köstliche Rose« in der einen Hand, in der anderen eine Lilie, beides marianische Symbole für Reinheit und Jungfräulichkeit. Die Doppelbedeutung der Rose hat im 19. Jahrhundert nochmals eine Steigerung, dieses Mal in eine sublime Dekadenz gefunden: Oscar Wilde etwa läßt Salome zum »Schatten einer weißen Rose in einem silbernen Spiegel« werden.[8]

Sicher sind diese Bilder vom Bewußtsein her weit entfernt von der Heckenrose der Bachblüte, aber wie kaum eine andere seiner Blüten hat Edward Bach mit der Heckenrose eine Pflanze gewählt, die ihre Wurzeln in archaische Tiefen senkt, die bis in die Gegenwart hinein eine verwirrend vieldeutige Lebendigkeit behalten haben. Noch immer öffnet sich die Heckenrosenblüte als Pentagramm, entspricht die Gestalt der Kelchblätter dem Druidenfuß, der ägyptischen Hieroglyphe für Unterwelt und Wiedergeburt, sammeln Frauen Rosenblätter für Zeremonien, schenken sich Liebende rote Rosen.

Eines der schönsten Gedichte auf die Rose als Hoffnungsträgerin für die Unsterblichkeit des Lebens stammt von Friedrich Hölderlin: »Ewig trägt im Mutterschoße, süße Königin der Flur, dich und mich die stille, große allbelebende Natur. Röschen! unser Schmuck veraltet, Sturm entblättert dich und mich. Doch der ew'ge Keim entfaltet bald zur neuen Blüte sich.«[9]

Wild Rose: Der Abend

In der Vierheit der letzten Bachblüten hat der Künstler die Heckenrose dem Abend zugeordnet. Der Weg von der Morgenstunde hinüber in den Abend ist vergleichbar dem Weg vom Aszendenten zum Deszendenten des Horoskops. Der Abend geleitet uns in die beginnende Nacht. Das will das Mantra der wilden Rose ausdrücken: »Ich gehe erfüllt in die Dämmerung und bereite mich für das Neue vor«.

Die abendliche Zwielichtzone liegt zwischen der Realität und der magischen Welt. Der Abend ist die Zeit, Rückschau zu halten auf den vergangenen Tag. Wir dürfen zwar reflektierend zurückschauen, können aber nicht mehr zurückgehen.

In der Abenddämmerung öffnet sich die Welt der Zwischentöne. Ich erinnere mich an meine Kindheit, daß ich ab und an mit meiner Großmutter an einem Fenster des Elternhauses saß, von dem aus der Blick hinunter über die Stadt streifen konnte. In der hereinbrechenden Dämmerung ging eine Straßenlaterne nach der anderen an. Noch wurde in der Stadt gearbeitet, aber der Feierabend lag schon in der Luft. Eng in die Wärme des Körpers meiner Großmutter gekuschelt, wiederholte ich in Gedanken die Wege, die ich dort unten mit meinen paar Kinderjahren schon kannte. Mit leichtem Gruseln durchquerte ich den schmalen dunklen Durchgang, vorbei an dem hinter seinem Verschlag schnarrenden Wasserrad, das die Maschinen einer Lederfabrik antrieb, deren Umrisse im Dämmern zu erkennen waren. Ich wußte, mir konnte nichts passieren, ich war bei der Großmutter geborgen. Am nächsten Morgen, in der Helle des Tages, würde ich wieder auf dem Schulweg diesen Umweg machen, um mit Prickeln auf der Haut durch den schmalen dunklen Durchgang zu schlüpfen.[10]

Großmutter und Enkelin brauchten keine Worte füreinander. Die alte Frau weilte sicherlich mit ihren Gedanken in anderen Welten als das Kind, aber das Gefühl der Vertrautheit mit der Dämmerung ließ beide auf ihre Art »hinter die Dinge sehen«. Denn »den Abend braucht man nicht mit Namen zu rufen«[11]. Es ist die magische Zeit, in der Dinge und Geschöpfe in ihrer wirklichen Form für diejenigen sichtbar werden, die bereit sind, sich dem Universum auszusetzen.

Der Abend ist der Himmelsrichtung des Westens, dem Sonnenuntergang zugeordnet. Aus dem Westen kommen in der indianischen Lakotakultur die *Thunderbeings*, die energetischen Wesen des Universums; durch sie erhält die Erde neue Kräfte. Nie, auch in Europa nicht, wurden früher zu dieser Stunde Heilkräuter gesammelt. Vielleicht hätten sich die Energien der Abenddämmerung zu stark für Mensch und Tier erwiesen. Vielleicht wäre man »durchgedreht«, verrückt geworden, denn in der Richtung des Abends lag zu allen Zeiten die Pforte des Paradieses. Vielleicht wäre man hineingegangen und nicht mehr zurückgekommen, obwohl die zugemessene Lebenszeit noch nicht zu Ende gelebt wäre, wie die Märchen von der »Blauen Blume« berichten.

Im Horoskop kennzeichnet der Deszendent den Schritt aus der Selbstwahrnehmung in die Begegnung mit dem Fremden. Ist das »Fremde«

– das »andere« – manchmal allzu fremd? Die Abenddämmerung bleibt geheimnisvoll. Es muß einen Grund haben, daß diese Zeit zum Sammeln von Heilkräutern tabu ist.

Die Wild-Rose-Meditationstafel

Diese Bildtafel mit den vielen warmen Rottönen der hinter dem Horizont untergegangenen Abendsonne hat etwas Dramatisches und Unwirkliches. Die bis in die Datails naturalistisch dargestellte Rose mit der zarten rosa Blüte, deren Duft man förmlich zu riechen vermeint, wirkt losgelöst von der natürlichen Realität und vermittelt zugleich das Gefühl einer extrem wachen Aufmerksamkeit. Es ist ein magisches Bild, in dem sich Räume im Hintergrund ineinanderschieben, die sich nur mit einem erweiterten Bewußtsein erreichen lassen. Rechts oben weht ein wenig Blau vom Gewand der himmlischen Rosenkönigin herein.

Anwendungsmöglichkeiten

Edward Bach fand die Blüte Wild Rose *»für jene, die sich ohne genügenden Grund in Gleichgültigkeit allem ergeben, das geschieht, die einfach durchs Leben treiben, es annehmen, wie es sich bietet, ohne irgendeine Anstrengung zu unternehmen, die Dinge zu bessern und etwas Freude zu finden. Sie haben sich im Lebenskampf klag- und widerstandslos ergeben.«*[12]
Mutlosigkeit, Resignation und Depressivität lähmen die fünf Sinne, lassen Emotionen und jede Freude an körperlicher Bewegung verkümmern. Weder optische, akustische noch haptische Reize können die Lustlosigkeit durchdringen, über allen Empfindungen liegt eine geradezu unaufhebbare Schicht aus Müdigkeit und Langeweile. Die aktivierenden Impulse, die in einer Auseinandersetzung mit der eigenen Lebenssituation enthalten sein können, werden resigniert verweigert.
Depressive Verhaltensweisen können, wenn man sie nicht als ernsthafte Gefährdungen erkennt, zu chronischen Depressionen werden.
In einer auf Leistung und Fitneß fixierten Gesellschaft gefährdet nach wie vor jede psychische Labilität zusätzlich zu den Einschränkungen durch die Erkrankung, familiäre und berufliche Sicherheiten. Viele Menschen schrecken deshalb vor dem Gedanken zurück, die eigene, sich müde

dahinschleppende Gleichgültigkeit oder die eines nahestehenden Menschen könnte auf eine psychische Störung zurückgehen.
Desinteresse am Leben kann vielerlei Gründe haben. Viele davon weisen auf frühkindliche frustrierende Erfahrungen hin. Ein Säugling, auf dessen Schreien niemand reagiert, hört mit der Zeit resigniert auf, sich zu melden, wird stumm; notwendige Erfahrungen können nicht gemacht werden. Nicht nur die Entfaltung des Selbstbewußtseins muß darunter leiden, es entwickelt sich auch keine Freude an körperlichen Bewegungen.
Eine permanente Überforderung in frühen Lebensjahren kann diesen Effekt ebenfalls auslösen. Kinder, die langfristig in Verhältnissen zu leben gezwungen waren, in denen ihre Bedürfnisse unterdrückt wurden, neigen dazu, auch als Erwachsene der Umwelt gegenüber wenig Aktivitäten zu entwickeln.
Es mögen auch Menschen sein, die etwa in einer Ehe ohne Liebe dahinvegetieren, ohne die sie zerstörenden Verhältnisse ändern zu können. Wo langfristig keine Möglichkeiten erkannt werden, einen neuen Anfang zu versuchen, geht nicht nur die emotionale, sondern auch die körperliche Lebendigkeit verloren; Müdigkeit und Mattigkeit überschatten jede Lebensäußerung.

Symptome der blockierten Wild-Rose-Energie

- Man fühlt sich matt und elend und kann an nichts Interesse finden. Das Leben wird als graues Einerlei erfahren.
- Schulschwierigkeiten, Eheprobleme, Mißerfolg im Beruf verstärken die Resignation. Mutlosigkeit und Trägheit gehen eine fatale Verbindung ein.
- Man hat sich damit abgefunden, daß das Leben an einem vorbeigeht.

Wild Rose kann helfen …

… die langanhaltende Depressivität als Seelenkrankheit zu erkennen und bereit zu sein, sich helfen zu lassen.

… seine fünf Sinne wieder zu entdecken, wieder Freude an der Wahrnehmung der Umwelt zu finden.

… die Heilkraft kreativer Tätigkeiten zu entdecken und zu nutzen (Musik hören, Singen, Malen etc.).

… durch körperliche Bewegung (Wandern, Tanzen, Gymnastik etc.) die organische Mattigkeit zu überwinden.

… das Interesse an kleinen Anregungen des Alltags zurückzugewinnen.

… wieder Lebensfreude zu finden und sich auch bei Rückfällen in die alte Mutlosigkeit der Auseinandersetzung mit ihren Ursachen zu stellen.

Wild-Rose-Meditation

Wild-Rose-Meditationselemente

Element:	Erde
Farbe:	Altrosa
Form:	Eine nach links hin offene Halbmondschale
Mantra:	Ich gehe erfüllt in die Dämmerung und bereite mich für das Neue vor.

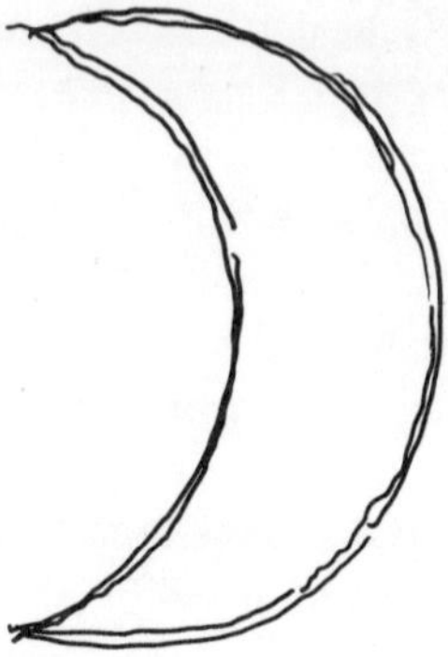

Wild Rose spricht:

Ich bin konzentriert auf meine Mitte. Hier ruht für mich die ganze Welt. Daraus gewinne ich meine Kraft und Schönheit.
Meine Blüte welkt schnell, aber meine Wurzeln reichen tief in die Erde. Ich bin angeschlossen an einen Quell, der nicht versiegt. So steigen immer wieder neue Kräfte auf, um neue Blüten aufblühen zu lassen.
Nimm meinen zarten Duft wahr – Ausdruck meiner Lebendigkeit, meiner Lebensfreude. Ich locke Dich damit und auch die Insekten, die meine Blüten bestäuben. Alles ist in Harmonie. Auch meine Dornen sind gut und sinnvoll, weil sie meine innere Balance bedeuten: Schönheit und kraftvolle Selbstgewißheit haben in mir eine Gestalt gefunden. Tausende von Jahren schon sahen die Menschen in mir ein Symbol der Vollkommenheit. Ich gehe gelassen damit um. Ich lebe, weil ich lebe,

und frage nicht: warum? Meinen Duft und den Anblick meiner zarten Blüten schenke ich allen Geschöpfen.

Das Gemüt antwortet:

Mir ist alles so unendlich gleichgültig. Ich bin matt und lustlos. Den Duft Deiner Blüten – ich rieche ihn nicht. Die Schönheit Deiner rosa Blätter, sie dringt nicht durch meine Augen. Und selbst wenn ich Dich sehen könnte – es würde mir auch nicht helfen. In mir ist alles tot, ich habe auch keine Kraft, meine Hand nach Dir auszustrecken. Warum auch? Die Freude am Leben ist mir seit langem abhanden gekommen.
Hinter Dir leuchtet das Licht der untergehenden Sonne. Morgen und Abend sind gleich beschwerlich. Dazwischen gedeiht mir nichts.
Wenn ich den Mut fände, hinauszugehen in die Natur an den Platz, wo Du wächst, im Gestrüpp, auf unbebautem Land – wo wächst Du eigentlich? Wie kann man Dich finden? Dein Duft ist nicht stark genug, Motorenlärm zu durchdringen, das Strahlen, das von Dir ausgeht, wird von vielen künstlichen Lichtern zunichte gemacht. Die Dämmerung sei Deine Stunde, dann sei Dein Duft am süßesten, Deine Botschaft am deutlichsten. In mir ist immer Dämmerung, aber ohne Botschaft.
Die Fünfzahl Deiner Blätter rührt etwas in mir an, ich weiß nicht was. Es muß weit zurückliegen, woran ich erinnert werde. Sprichst Du eine verschlüsselte Sprache, die ich nicht verstehe – von Glück, von Liebe, von Zuversicht, von Hoffnung? Warum kann ich sie nicht hören, nicht fühlen, nicht spüren, nicht verstehen?
Habe ich den Mut aufgegeben und gerade dieser Mut aber ist der Schlüssel zu Dir? Ich möchte danach suchen und wage mich nicht. Ich müßte wie ein Blinder über den Boden kriechen und tasten nach dem Verlorenen. Das Abendrot hinter Dir lockt, aber wenn ich Dir zu nahe komme, stechen mich Deine Dornen.
Ich fühle Schmerz. Will dieser Schmerz mir vielleicht die Tür öffnen? Zu Dir? Zu mir? Mehr und mehr Gefühle überfluten mich, und ich spüre wieder, daß ich lebe. Vielleicht, wenn ich alle meine Tränen über ein nicht gelebtes Leben geweint habe, kann ich Deine Schönheit wieder sehen und mit Deiner Hilfe den Schritt in das Abenteuer eines befreiten neuen Tages versuchen.

Anmerkungen

1 Vgl. Lurker, *Wörterbuch der Symbolik,* S. 110.

2 Die Rose ist das Symbol des Schweigens, dem sich Geheimorden, wie die Rosenkreuzer, verpflichtet fühlen. Die Tradition, die Deckenmitte über dem Eßtisch mit einer Stuckrosette zu schmücken, dürfte hier ihren Ursprung haben: Was in der Familie bzw. zwischen Freunden und Vertrauten gesprochen wird, verträgt keine Öffentlichkeit. Vgl. auch Beuchert, *Symbolik der Pflanzen,* S. 283.

3 Diese Deutung stammt von einem der größten mystischen Dichter des alten Persien, von Djalalo'd-Din Rumi (1207–1273). Übersetzung von Friedrich Rückert.

4 Um 1 kg. Rosenöl zu erhalten, benötigt man bis zu 4000 kg Rosenblätter.

5 Vgl. Fischer, *Blätter von Bäumen,* S 95.

6 Vgl. Walker, *Das geheime Wissen der Frauen,* S. 931.

7 Besonders wichtig: Abbildungen in der Klosterkirche zu Wienhausen bei Celle aus dem 12. Jahrh. und Plastiken an der Kathedrale in Rouen/Frankreich aus dem 14. Jahrh.

8 Lurker, *Wörterbuch der Symbolik,* S. 498.

9 Friedrich Hölderlin, »An eine Rose«, Gefunden bei : C. G. Jung in: *Symbole der Wandlung*, Olten 1973, S. 505.

10 Den schmalen Durchgang gibt es heute nicht mehr. Der Mühlbach wurde zugeschüttet, die Lederfabrik abgerissen. Das ausgedehnte Areal – ohne Geheimnisse – dient als Parkplatz. Das frühere Elternhaus steht noch, auch das Fenster ist noch in seiner alten Form da, aber die Aussicht wurde inzwischen völlig durch neue Wohnhäuser zugebaut.

11 Zitat von Günther Cherubini, Februar 1997.

12 Bach/Petersen, *Heile dich selbst mit den Bach-Blüten,* S.137.

STAR OF BETHLEHEM
Doldiger Milchstern
(Ornithogalum umbellatum)

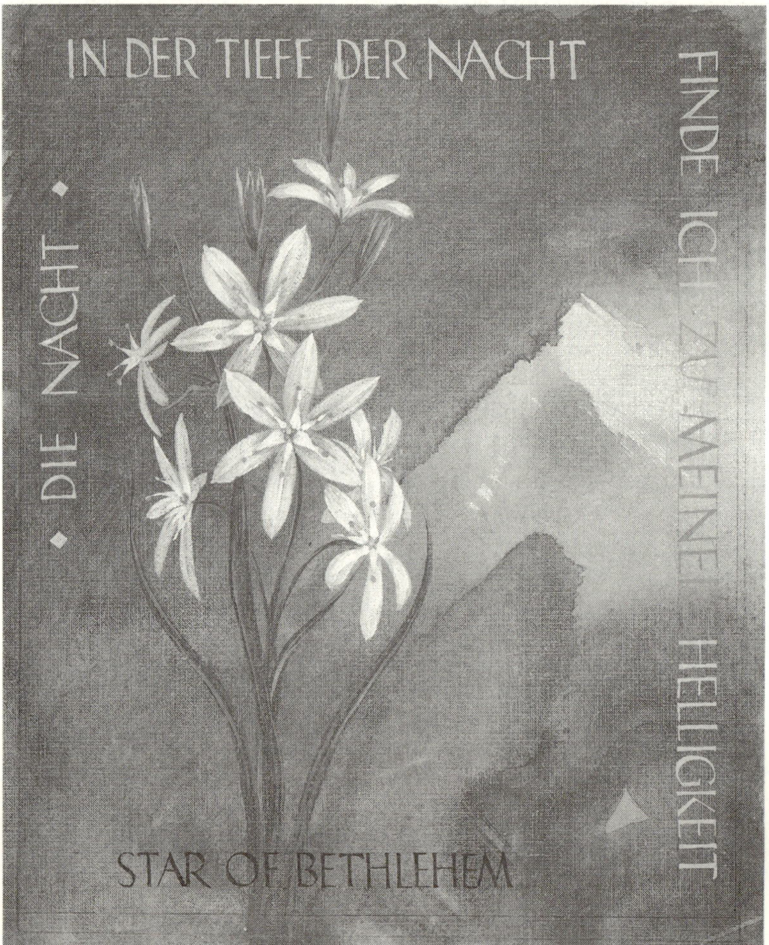

Die Pflanze

Der doldige Milchstern gehört zu den Liliengewächsen und ist verwandt mit Knoblauch und Küchenzwiebel. Man findet ihn auf trockenen Wiesen, Ackerrainen und in relativ natürlich belassenen Weinbergen. Vermutlich ist die Zwiebelpflanze im Gefolge ihrer großen Schwester, der weißen Lilie (Lilium candidum) bereits vor Jahrtausenden aus dem Zweistromland in die Länder rund ums Mittelmeer gekommen und von dort aus nach Norden gewandert, wo sie allerdings nur an sonnigen Tagen ihre Blüten öffnet.
Die langen, schmalen, grasgrünen Blätter, gezeichnet mit einer weißen Mittelrippe, wachsen ohne Stiel direkt aus der Zwiebel. Die in einer Art Dolde angeordneten Blüten kommen aus den Achsen von Hochblättern an einem ansonsten blattlosen Stengel. Jede Blüte besteht aus sechs Blütenblättern und sechs Staubfäden. Die weißen Blütenblätter tragen auf der Außenseite einen grünen Streifen. Blütezeit: April bis Mai.

Star of Bethlehem in der Volksheilkunde

In den Ländern um das Mittelmeer, wo die kleinen runden Zwiebeln auf den Märkten verkauft werden, ißt man diese roh oder geröstet. Als Heilmittel hat der doldige Milchstern in der europäischen Volksheilkunde bisher keine Verwendung gefunden.

Der doldige Milchstern im Mythos

Es gibt eine schöne Legende über die Entstehung der Lilien: Als die Göttin Hera mit der Milch aus ihren Brüsten die Milchstraße des Firmamentes schuf, fielen ein paar Tropfen davon auf die Erde und wandelten sich zu Lilien.
Diese Überlieferung betrifft sicher auch den schneeweißen Milchstern, den Edward Bach für seine Blütenessenz wählte, aber es mag wohl so sein, daß es sich bei den Milchtropfen der Hera in erster Linie um die auffallend schönen, großen, weißen Lilien gehandelt hat, die jahrhundertelang entsprechend der christlichen Ikonographie von Künstlern als Symbol für die Jungfräulichkeit Mariens dargestellt wurden.
In den alten Kulturen war die Aufhebung der Naturgesetze als Voraus-

setzung für die Geburt von Erlösergöttern fest im religiösen Verständnis der Menschen verankert. Der Glaube an die Jungfrauengeburt war gleichsam universal: Er läßt sich rund um den Erdball nachweisen. Meist sind es Steine oder Pflanzen, die die übernatürliche Zeugung vermitteln: »Quetzalcoatl wurde durch einen grünen Edelstein gezeugt, der seiner Mutter in den Busen fiel.«[1] Isis aß vom kosmischen Weinstock und empfing dadurch Horus. Der Erzengel Gabriel trat mit einer weißen Lilie in der Hand in Marias Gemach, um ihr zu verkünden, daß sie die Auserwählte sei. Dabei weist die Lilie auf die Jungfräulichkeit Mariens hin, versinnbildlicht in der Hand des göttlichen Boten jedoch zugleich auch den zeugenden Vatergott.

Bei den nach diesen Begegnungen geborenen Kindern handelt es sich immer um Götter oder gottähnliche Gestalten, die Erlösung und Erleuchtung vermitteln. Die Mythen berichten auch, daß die von Göttern ausgewählten sterblichen Frauen meist in die Nähe der Unsterblichen erhoben wurden.

Die Bachblüte »doldiger Milchstern«, der kleine bescheidene Verwandte der großblütigen weißen Lilie, trägt den englischen Namen Star of Bethlehem. Er verdankt ihn vermutlich der Nähe zu der weißen Lilie mit ihrer jahrtausendealten Verbindung zum Numinosen. Es fällt angesichts der sechsblättrigen Form des kleinen Blütensterns nicht schwer, an jenen legendären Stern zu denken, der die Hirten auf dem Felde in der Nacht zum Stall von Bethlehem gerufen hat. Eine fromme Legende berichtet, der doldige Milchstern sei eines der Blumenkräuter gewesen, mit denen Maria die Krippe ausgelegt habe.

In der Botschaft der christlichen Weihnachtsgeschichte hat sich, wie in allen Erlösungsbotschaften der Jahrtausende zuvor, die Hoffnung der Menschen nach Frieden niedergeschlagen. Die Worte des Engels: »Frieden auf Erden und den Menschen ein Wohlgefallen« spiegeln die Sehnsucht aller Unterdrückten und Hungrigen dieser Erde nach Gerechtigkeit und Liebe. Angesichts einer geschichtlichen Realität, die gekennzeichnet ist von sich wiederholenden Grausamkeiten, bedarf es solcher Symbole wie des Star of Bethlehem, um immer wieder durch Verzweiflung und Not hindurch neue Kraft zu finden.

Star of Bethlehem: Die Nacht

Der Star of Bethlehem, von Hermann Haindl der Nacht zugeordnet, ist in dem Kreuz der vier letzten Bachblüten die dritte Position auf dem Lebensweg zur spirituellen Mitte. Die nächtliche Verheißung des neuen Tages läßt die immer bewußter werdende menschliche Seele in das Wunder eintauchen, die Aufhebung der Gegensätze zu schauen, wenn Licht und Dunkelheit zu einer Einheit verschmelzen und kosmische Klänge zu hören sind. Erleuchtete aller Jahrtausende und aller religiösen Richtungen haben immer wieder darüber Zeugnis abgelegt.

Der Star of Bethlehem entspricht dem IC des Horoskops, dem »Imum coeli«, jener Mitternachtsposition, die die Astrologen früherer Jahrhunderte als »Himmelstiefe« bezeichneten. Wenn die Seele am tiefsten Punkt der Nacht über den Abgrund springen kann, gewinnt sie ihre eigene Erkenntnis. Im Mantra ist es in Worte gefaßt: »In der Tiefe der Nacht finde ich zu meiner Helligkeit.«

Die Nacht galt in den alten Kulturen als die Große Mutter, aus der alles Leben entsteht und zu der es auch wieder zurückkehrt. In der Nacht kehren wir im Schlaf zurück in den Schoß der Mutter. Der Nachtanteil in uns entspricht dem kollektiven Unbewußten, in dem wir immer wieder nicht nur unseren Schrecken und Ängsten begegnen als Widerschein der Nachtgöttin als Todesgöttin, auch helle Visionen steigen aus dieser Quelle auf.

Die Mitternachtsstunde war und ist wohl auch deshalb von magischer Bedeutung, weil es für viele der alten Kulturen nicht selbstverständlich war, daß die lebenspendende Sonne am nächsten Morgen wieder aufging. Ägyptischen Vorstellungen zufolge verschlang Nut, die Göttin der Nacht, am Abend die Sonne, um sie am nächsten Morgen wieder neu zu gebären. Wie aber, wenn diese göttliche Geburt der Sonne nicht geschähe? Läßt sich hier von ferne die Urangst des Menschen fassen, daß das Leben zu Ende gehe, bevor man zum Abschied bereit ist? Da zeigt sich das dunkle Angesicht der Mutter, dem wir uns sowenig gewachsen fühlen.

Die heilende, spirituelle Kraft im Licht, das der Mitternachtsstunde innewohnt, hat sich in der kleinen Blüte des Star of Bethlehem eine sichtbare Form geschaffen. Der kleine Lichtpunkt der Geburt wächst durch die Jahreszeiten und die Lebenszeiten hin zum Zenit, wenn die Lebenssonne in der Senkrechten steht. Es ist in allen Stufen der Erscheinung die

Vollkommenheit des Sechsecks der Blüte des Milchsterns, bestehend aus zwei sich durchdringenden Dreiecken. Das eine Dreieck, das mit der Spitze nach unten weist, ist die niedersinkende Kraft des Göttlichen und das aufsteigende Dreieck die Seele des Menschen, die ins Immaterielle strebt.

Der Zugang zur bewußten Erfahrung der wachsenden Sonne aus der Tiefe der Dunkelheit zu ihrem hellsten Mittagspunkt und wieder zurück in die Nacht ist vielen Menschen versperrt, weil Furcht und Angst den Todesaspekt der Nacht, den »Abgrund«, zu einer unüberwindbaren Barriere machen. Tod ist in unserer Kultur für viele noch immer gleichbedeutend mit der Alternative ewiger Erlösung oder ewiger Verdammnis, wo es jenseits der Grenze »Tod« keine Veränderung mehr gibt. Jene, die nicht an Erlösung und Auferstehung am Jüngsten Tag glauben und denen der physische Tod das Ende allen Lebens bedeutet, kann die Vorstellung eines aus der Todesdunkelheit neu erwachenden Bewußtseins nicht erreichen. Auf dem Hintergrund dieser Vorstellung wird nach den Pflanzen und Tieren nun auch der menschliche Körper zunehmend nur noch als ein Objekt gesehen, das man bei bedauerlichen Beschädigungen zumindest noch als Ersatzteillager nutzen könnte. Alle die verdrängten Ängste haben einen verdeckten, aber wirksamen Anteil an der versuchten Unsichtbarmachung des Todes in unserer Gegenwart.

Diesen angstbesetzten Aspekten der Nacht und des Todes steht jedoch das Wissen vieler Menschen gegenüber, daß sich in der Dunkelheit die Quelle des Lichtes öffnet. In ihr wendet sich die Sonne auch unseres Lebens zu einem neuen Beginn. Wer erfrischt am Morgen in einen neuen Tag eintritt, hat den Tod nicht als Feind besiegt – was niemals gelingen kann –, sondern ihn für den Weg durch die mitternächtliche »Himmelstiefe« als Begleiter gewonnen.

Die Star-of-Bethlehem-Meditationstafel

Hermann Haindl hat der Nacht und der Blüte des Star of Bethlehem von allen vier Tageszeiten das hellste Licht gegeben. Rechts von den weißen Blütensternen bricht aus dunklem nächtlichem Himmelsblau ein magischer Lichtberg hervor. Es ist ein irrealer Ort: Berg und Höhle zugleich, das Leuchten steigert sich in die Tiefe der Ferne hinein.

Die Erde, in der die Blumenzwiebel verborgen ist, wird durch einen

gewaltigen Felsblock angedeutet, der aus dem Bildvordergrund in das Licht hineinreicht.
Das Bild strahlt großen Frieden aus, zugleich aber auch eine Erwartung, die den Blick zwischen den weißen Blüten und dem Licht Verbindungen ziehen läßt. Dieses Miteinander-verwoben-Sein der Blume, des Lichtortes und dem Stein der Erde ist in der Bildsprache des Künstlers ein Ausdruck von Friedenshoffnung und Erfüllung. Damit stellt er eine Möglichkeiten dar, das Universum zu erfahren, die der Verstand allein uns nicht zu geben vermag.

Anwendungsmöglichkeiten

Edward Bach fand Star of Bethlehem als Hilfe *»für jene, die in großer Bedrängnis oder in Umständen sind, die sie sehr unglücklich machen. Sie leiden unter dem Schock einer schlimmen Nachricht, dem Verlust eines lieben Menschen, dem Schreck nach einem Unfall und ähnlichen Zuständen. Für jene, die sich eine Zeitlang gar nicht trösten lassen wollen, bringt dieses Heilmittel Erleichterung.«*[2]
Meist heilt die Zeit Wunden, aber die Erfahrung, daß plötzlich alle bisherigen Gewißheiten in sich zusammenbrechen, bleibt in den Zellen des Körpers und in der Seele oft für ein ganzes Leben gespeichert. Für Frauen, die in früher Kindheit vergewaltigt wurden, für Folteropfer, von denen es in der Gegenwart so unbegreiflich viele gibt, bleibt der Schock ein ganzes Leben lang ein Begleiter. Wo keine Hilfe vorhanden ist, die unsäglichen Erfahrungen zu verarbeiten, bleiben Versuche, die Erinnerung abzuwehren, abzudrängen nur dürftige Hilfsmittel der gequälten Seele, um weiterleben zu können.
Nicht alle Menschen müssen solche Pein und solche Demütigungen erleben. Mehr oder minder alle von uns werden jedoch irgendwann mit Verlusten konfrontiert, die einen Schock zur Folge haben: Das Gemüt weigert sich, etwa eine unheilbare Krankheit oder den plötzlichen Tod eines geliebten Menschen zu akzeptieren. Unfälle gehören heute zur Tagesordnung, die, bei aller Gewöhnung an Nachrichten dieser Art, für die Betroffenen dennoch bedeuten können, daß die bisherige Lebensweise abrupt in einer einzigen Sekunde ihr Ende gefunden hat. Körper und Seele flüchten in den Schockzustand, auch um Zeit zu gewinnen.
Star of Bethlehem erweist sich aber auch als hilfreich, wo es sich um

weniger einschneidende Erlebnisse handelt, die Menschen in Mutlosigkeit und Verzweiflung stürzen. Möglichkeiten, psychische Belastungen zu verkraften, stehen in Verbindung vor allem mit emotionaler Flexibilität. Die Fähigkeiten des einzelnen, auf unvorhersehbare Herausforderungen des Schicksals souverän zu reagieren, werden von vielen Faktoren beeinflußt: Die körperliche und geistig-seelische Verfassung, mit der im Augenblick des Geschehens geantwortet werden kann, korrespondiert mit Veranlagung und Erziehung. Oftmals kommen jene am schnellsten über katastrophenartige Einbrüche in das alltägliche Leben hinweg, die sich ihrer Verzweiflung und Trauer am hemmungslosesten hingeben können. Tränen vermögen einen Schock schneller aufzulösen als emotionale Erstarrung. Auch wer erkennen kann, weshalb ein Unfall geschehen ist und was sich darin mitzuteilen versucht hat, ist deshalb nicht von dem Erleiden eines Schocks gefeit, wird ihn aber sinnvoller auflösen können.
Oftmals stehen Lebenskrisen am Beginn eines Neuanfangs. Edward Bach hat dies folgendermaßen ausgedrückt: »Unsere Seele allein weiß, welche Geschehnisse, Umstände und Umgebung am besten dazu verhelfen können, unser Wesen zu vervollkommnen.«[3]

Symptome der blockierten Energie des Star of Bethlehem

- Man wird mit Schicksalsschlägen nicht fertig, gleichgültig, ob sie akut sind oder länger zurückliegen. Oftmals gehören die traumatischen Erfahrungen, die einen Schock ausgelöst haben, bereits zur Kindheit.
- Kennzeichen eines nicht aufgelösten Schocks kann lähmende Teilnahmslosigkeit ebenso sein wie »händeringende« Verzweiflung. Beides führt zur Unfähigkeit, Trost anzunehmen.
- Die zeitliche Unmittelbarkeit der Erlebnisse kann das seelische Fassungsvermögen ebenso überfordern wie die langzeitliche Dauer eines Schocks.
- Wenn die emotionale Erstarrung nicht aufgelöst werden kann, wirkt sich der Schock als Energieblockade aus, die zu Erkrankungen des Körpers und der Seele führt.

Star of Bethlehem kann helfen …

… in schicksalhaften Krisensituationen Stationen des menschlichen Lebens zu erkennen, in denen man leidet, an denen man aber zugleich auch reifen kann.

… in kritischen Konstellationen wie bei Unfällen oder beim Erhalt schlimmer Nachrichten nicht »durchzudrehen«, sondern den inneren Halt nicht ganz zu verlieren und einigermaßen geistesgegenwärtig zu reagieren.

… Auseinandersetzungen mit grundsätzlichen Lebensfragen nicht mehr aufzuschieben, bis eine neue akute Krisensituation entstanden ist.

Star-of-Bethlehem-Meditation

Star-of-Bethlehem-Meditationselemente

Element:	Wasser
Farbe:	Dunkles Blau
Form:	Ein Kreis
Mantra:	In der Tiefe der Nacht finde ich meine Helligkeit.

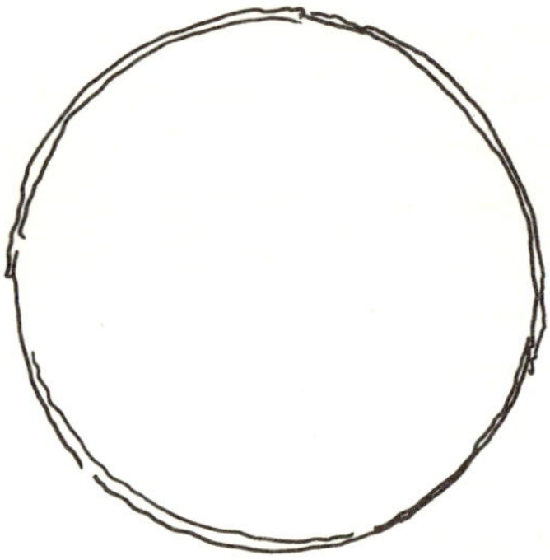

Great Spirit spricht:

Millionen von Sternen, die Dein Auge nicht sehen kann, kreisen im Universum; die Unendlichkeit ist für Dich nicht faßbar. Im »Stern von Bethlehem« habe ich mich für Dich zu erkennen gegeben.

Star of Bethlehem spricht:

Mein Licht in Dir kann wachsen, aus dem Dunkel zum Zenit des Tages. Erkenne mich, wenn ich auftauche in der Nacht, unbegreiflich und doch so nah.
Ich bin der Stern der Liebe. Ich bin der Stern der Vollkommenheit. In meinem Sechseck verschmilzt das Göttliche mit der Ebene des

Menschlichen: Wie oben, so unten – wie unten, so oben. Diese Verbindung kann auch in Dir lebendig werden, kann Dir helfen, Dich aus Deiner Erstarrung zu lösen. Du kannst Gelassenheit finden, im Glück wie in der Trauer. Für jedes Geschöpf geht mein Stern immer und immer und immer wieder auf. Alles was lebt, schöpft aus der Quelle, aus der auch ich mein Leuchten erhalte.

Das Gemüt antwortet:

Ich sehe Dich nicht. Gleichgültig, aus welchen Gründen und wann diese Trauer entstanden ist – sie hat mich versteinert. In mir ist das Fließen des Lebens zum Stillstand gekommen, so wie Wasser im Winter durch den harten Griff des Frostes erstarrt. Mein Dasein ist wie ein Wasserfall, dessen ehemals rauschendes Niederfallen stumm im Eis gefangen ist. Kälte sitzt noch in der letzten Faser meines Körpers, ich kann mich aus ihr nicht befreien.

Stern, Deine Vollkommenheit durchdringt meine Unvollkommenheit und läßt dabei eine Form entstehen, die ein Hoffnungszeichen für mich ist. In meinen Körperzellen ist mein Gedächtnis gespeichert. Ich kann es nicht begreifen, aber die Tiefen in mir sind wie die Schluchten eines großen Gebirges. Immer und immer wieder tauche ich in diese Tiefen ein, aber durch Dich lerne ich, mit einem anderen Blick daraus zurückzukehren.

Ich lausche nach innen und weiß, daß nichts, was ich erfahren habe, ungeschehen gemacht werden kann. Ich gleiche Deiner Zwiebel, schneeweißer Milchstern. Schicht um Schicht umhüllen Erfahrungen meinen innersten Kern. Alles, was mir widerfahren ist, was sich in mir versteinert hat, das bin ich selbst.

Der Schock in meinen Zellen beginnt zu schmelzen, denn ich bin das »aufsteigende Dreieck«. Ich ahne es: Ich kann mich erfahren im tiefen Dunkel der Nacht wie im strahlenden Licht des Tages. Die Dunkelheit verschmilzt mit der Helligkeit im Gral Deiner Blüte, in dem ich mein eigenes Leben wiederfinden werde. Aus dieser Quelle kann ich trinken, wenn ich das Leid verstehen gelernt habe. Dann kann auch ich mit meinem ganzen Sein in die Vollkommenheit des Sechsecks eintreten.

Mit Deiner Hilfe werde ich zum Leben zurückkehren. Meine beiden Körperhälften verschmelzen wieder miteinander. Gefühl und Verstand werden mich gemeinsam in die Gegenwart tragen, mir Zukunft gewähren.

Das Leben gewinnt seine Schönheit zurück. Ich werde mich von der tiefen Erstarrung befreien können.
Doldiger Milchstern! An der Spitze Deines Lichtberges steigt aus der Tiefe Deiner Lichthöhle mein Seelenvogel auf, zu einem neuen Tag. Seine Flügel streifen die Erde und streifen das Universum. Und in seinem Schnabel trägt er eine Deiner weißen Blüten.

Anmerkungen

1 Lurker, *Wörterbuch der Symbolik,* S. 285.
2 Bach/Petersen, *Heile dich selbst mit den Bach-Blüten,* S.185.
3 Zitiert in: Maly, *Bachblüten als Chance und Hilfe,* S. 141.

MUSTARD
Wilder Senf
(Sinapis arvensis)

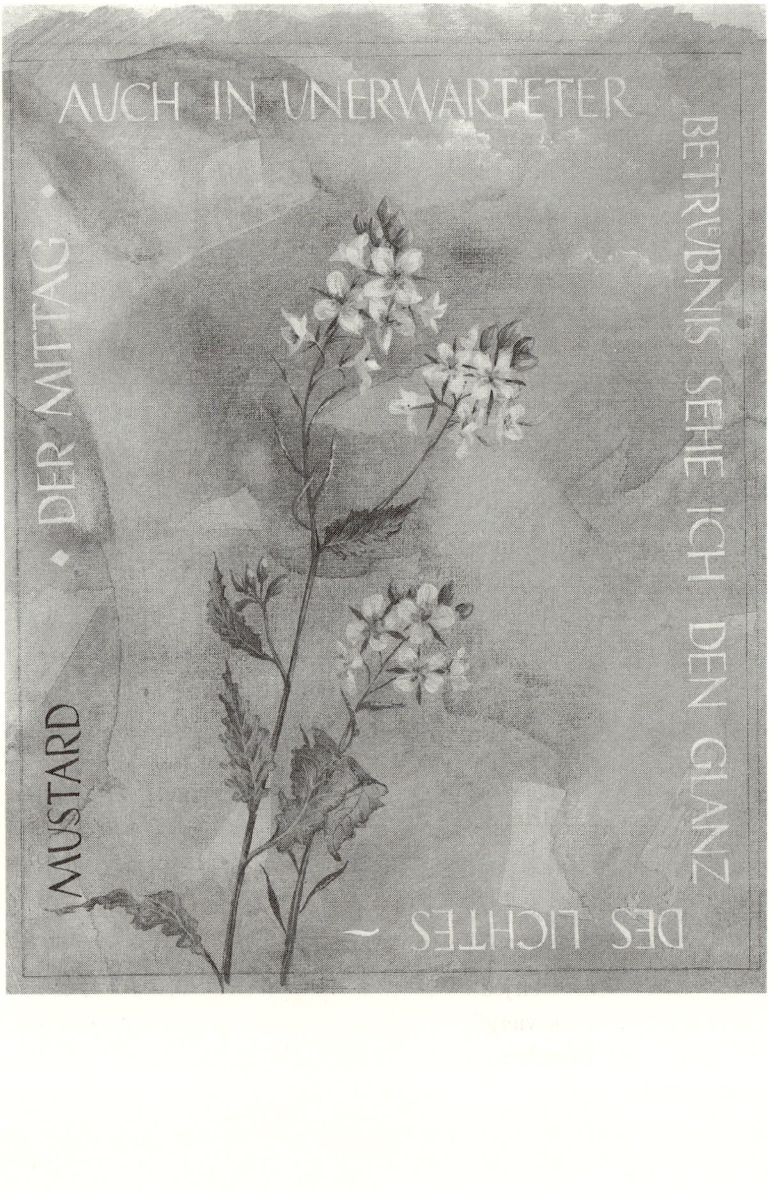

Die Pflanze

Der wilde Senf wächst überall in Europa, auch in Nordafrika und bis nach Sibirien; er gehört zu den häufig vorkommenden einjährigen Kreuzblütlern und gilt als »Unkraut«. Die einzelnen Pflanzen werden zwischen 30 cm und 60 cm hoch. Die doldenähnliche Blütentraube besteht aus schwefelgelben kleinen Blüten, deren vier Kelchblätter waagrecht abstehen. Blütezeit: Mai bis August. Die schwarzen Samen sitzen in 2 cm bis 2,5 cm langen Schoten. Ackersenf ist eine wichtige Pilotpflanze, die nicht nur auf bearbeiteten Feldern wächst, sondern gestörte oder aufgegebene Böden wieder besiedelt, wobei saure Böden allerdings gemieden werden.

Der wilde Senf in der Volksheilkunde

Der wilde Senf wurde von alters her als Arzneipflanze genutzt. Die in seinen Samen enthaltenen Stoffe regen die Organe an, die für die Verdauung zuständig sind, insbesondere Leber und Galle. Man bereitet aus den gemahlenen Körnern einen Teig, den man als Senfwickel auch bei Ischias und Hexenschuß auf die schmerzenden Körperstellen auflegt.
In den Samen des wilden Senfs ist Senföl minderer Qualität enthalten, deshalb werden heute meist andere Senfsorten für die Herstellung von Speisesenf bevorzugt. Die Blättchen und Stiele der jungen, Vitamin-C-reichen Frühjahrsaustriebe kann man als Wildsalat essen.

Mustard: Die geheimnisvolle »goldene Blüte«

Wenn mögliche mythische Wurzeln der Bachblütenpflanzen gesucht werden, kommt man letztendlich immer wieder zum gleichen Mittelpunkt: dem »Stirb und Werde«, der zentralen, spirituellen Erfahrung des Menschen.
Scheffer/Storl bezeichnen die schwefelgelbe Senfblüte als »leuchtendes Diadem«, das das Werk Edward Bachs krönend abschließe.[1] Der wilde Senf hat im allgemeinen jedoch nicht das Image, etwas Besonderes zu sein, wenn auch die kleine viergliedrige Blüte darauf hindeutet, daß die Pflanze in einer engen Beziehung zur Sonnenenergie, also zum »Mittelpunkt«, stehen muß.

Wie bei den meisten der Bachblüten läßt sich das Verständnis für die Bedeutung des Mustard über alte Weisheitslehren finden: Der Weg zur verborgenen Kraft der vierblättrigen »goldenen Blüte« führt zur mittelalterlichen Alchemie.[2]

Die Alchemie mit ihren uns heute merkwürdig anmutenden Bildern und Begriffen kulminierte in dem Ziel, den »Stein der Weisen« zu finden, was eine symbolische Umschreibung der Suche nach der göttlichen Einheit war. Durch unermüdliches Streben nach spiritueller Läuterung und der Versöhnung von Gegensätzen wurde versucht, eine jeweils höhere Stufe zu gewinnen, um jenen Grad von Einweihung zu erreichen, in dem sich das »Arcanum«, das göttliche Geheimnis, zu erkennen gibt.

Neben der Zahl »Sieben« spielte die »Vier« in der Alchemie eine besondere Rolle; so waren etwa vier Stufen der Einweihung bekannt. Edward Bach, der die Blüten als Heilmittel für die Seele suchte, um kranken Menschen zu helfen, ihre Persönlichkeit zu stabilisieren, hat die Blüten auch in einem Vier-Stufen-System erkannt, das ihm bei Beginn seiner Arbeit zunächst nicht klar vor Augen gestanden haben dürfte: Den ersten zwölf Heilern folgten die sieben Helfer. Ihnen entsprechen auf einer, wie Bach selbst schrieb, höheren Oktave die fünfzehn Baumblüten. Als Abschluß fand er die letzten vier Blüten. Mustard als letzte Blüte verkörpert symbolisch in der klaren Struktur der Kreuzblüte die Vierzahl nochmals wie eine Zusammenfassung der Idee des gesamten Systems.

Das Unbewußte des Menschen, so wie C. G. Jung es erkannt hat, gibt sich auffallend häufig in der Vierzahl, der Gestalt des Quadrats, zu erkennen. Das ist nicht verwunderlich, bedenkt man, daß die Einbindung des Menschen in das Vierersystem seit Anbeginn weit über ein nur rationales Weltverständnis hinausreicht. Für Jung gingen die symbolischen Aussagen der Alchemie aus demselben Unbewußten hervor wie die modernen Träume; für ihn offenbart sich darin die »Stimme der Natur«[3].

Die symbolische Mitte aller Viererordnungen, seien es die Himmelsrichtungen, seien es die Tageszeiten oder die Blüten von Kreuzblütlern, ist die Sonne. Alle Weltreligionen verkünden die Bedeutung der Sonne als Ausdruck ihres höchsten Gottes, der in seinem Sonnencharakter die spirituelle Quelle allen Daseins ist.

Die Wirkung der Sonne beruht auf dem Prinzip des Wandels. Für die Alchemisten lag das Geheimnis der Wandlung im »Stein der Weisen« verborgen, der für sie gleichbedeutend war mit den »Funken«, die aus der »Welt-Seele« in die Materie, also auch in den Menschen eingehen. Es seien

Funken, die immer größer und größer werden, bis sie zu jenem Licht werden, das als »Gottesgeist« im Menschen wie in der Materie leuchtet. Vergleichbar ist der Begriff der »immanenten Transzendenz« der evangelischen Theologie.[4]
Die göttliche Lebenssonne spiegelt sich in manchen Geschöpfen und Materialien der Erde deutlicher sichtbar als in anderen wider, so in jenen Mineralien und Pflanzen, die eine Vierergliederung aufweisen bzw. von der Strahlkraft des Gelb gekennzeichnet sind. Unter diesem Aspekt wird der bescheidene wilde Senf durch seine vierblättrigen gelben Blüten zu einem Lichtträger, zu einem »Diadem«.

Mustard: Der Mittag

Hermann Haindl hat die Blüte des Mustard dem Mittag zugeordnet. Wenn die Seele in Verwirrung gerät, weil sich im hellen Tageslicht diffuse Ängste scheinbar ohne ersichtlichen Anlaß herandrängen, kann dies zurückverweisen auf kollektiv-menschliche Erfahrungen. Diese müssen nicht aus dem bewußten bzw. vergessenen Erleben des betreffenden Individuums kommen, sondern können aus dem Pool der gesamten Menschheitserfahrung, dem kollektiven Unbewußten stammen, mit dem alle Individuen psychisch verbunden sind.
Blicken wir noch einmal zurück auf den »Mitternachtspunkt«. Wer allen Traumängsten zum Trotz von dort aus weitergeht, kann zum »hellen Tag« kommen. Dieses Weiterschreiten verlangt möglicherweise viel Mut, aber es gleicht einem Reifeprozeß, der für Herausforderungen und gegen Rückschläge wappnet, die mit dem Tag verbunden sind.
Die Mitte des Tages verlangt nämlich erneut ein Innehalten, denn sie steht für den Augenblick, in dem die Sonne den Zenit des Lebens erreicht hat oder erreichen wird. Damit ist die Mittagsstunde, in der wir zum Schutz vor den Sonnenstrahlen den Schatten suchen, gleichbedeutend mit der Ungeschütztheit der Lebensmitte. Nicht ohne Grund spricht man in der modernen Gesellschaft von Midlife-crisis.
Der antike Mythos des Pan verweist auf die Notwendigkeit, daß das in der jeweiligen Tages- und Lebenszeit Erforderliche respektiert werden muß: Pan, der griechische Gott des Sonnenaufgangs und des Sonnenuntergangs, der sich manifestiert in der Morgen- und Abendröte, die über den Bergen liegt, er schläft in der Mittagsstunde. Es ist, als hielte alles Leben

den Atem an. Die Menschen in der Antike wußten: Sie durften den Schlaf des Gottes nicht stören.

Eines Tages vergaß ein Hirte das Gebot und blies um die Mittagsstunde auf seiner Flöte. Pan erwachte, suchte zornig den Störenfried und jagte ihn durchs Gebirge, bis dieser wahnsinnig wurde. Die deutsche Sprache enthält ein Wort, das sich auf die Auswirkungen dieser Übertretung eines Lebensgebotes bezieht: »Panik«.

Die in der antiken Überlieferung enthaltene Bedeutung erschließt sich auch uns Menschen von heute: Der Sinn des Lebens kann sich in den Turbulenzen der ersten Lebenshälfte leicht verlieren. Deshalb sollte man im Zenit des Lebens einen Moment innehalten, stille sein und zurückschauen. Es ist die Lebensstunde, in der es gilt, sich selbst zu begegnen, in der man ohne Beschönigung der eigenen Wahrheit ins Auge blicken muß. Stimmt es, daß das, was um die Mittagszeit noch nicht gediehen ist, nicht mehr gedeihen wird? Nur zu leicht geraten wir an diesem Lebenspunkt in Panik, und die Frage wird drängend, was von den uns bei der Geburt mitgegebenen Chancen geblieben ist: Habe ich mich am Zenit meines Lebens meiner eigenen Mitte angenähert, oder werde ich immer noch von Unwägbarkeiten herumgeschleudert, ohne Halt?

C. G. Jung hat einmal derart panikartige Depressionen eine unwillkommene Einflußnahme von seiten des Unbewußten genannt.[5] Ohne daß man sich dagegen zur Wehr setzen kann, steigen diffuse Gefühle und Bilder in Träumen auf, die schwierig deutbar sind, aber gleichzeitig alle gewohnten individuellen Lebenssicherheiten in Frage stellen.

Je stärker die Natur ihre Beseelung und damit mythische Bedeutung für den Menschen verloren hat, desto weniger kann sie den Seelenkräften ein Zuhause mehr bieten. Jung nennt diesen Vorgang, in dem die Natur im Laufe der Entwicklung zur Hochleistungs- und Technologiegesellschaft auf ihren materiellen Bestand reduziert wurde, »Naturentgeisterung«. Die Entschlüsselung von Traumbotschaften setzt jedoch das Wissen voraus, daß diese nicht nur aus den persönlichen, sondern auch aus dem kollektiven Unbewußten herkommen. Dieser Zugang ging bzw. geht verloren im gleichen Maß wie »weise Frauen«, Hellfühlige und Heiler aus unserer Gesellschaft verschwinden. Wenn aber die Psyche isoliert ist und die Verbindung zwischen dem Individuum und der umgebenden Naturwelt mit den ihr verbundenen mythischen Erfahrungen nicht mehr herstellen kann, antwortet sie mit Depressionen, für die sich keine Ursachen erkennen lassen.

In allen Religionen war bzw. ist der Mittag verbunden mit einem Moment des Innehaltens, der Besinnung, des Gebetes, der Anrufung göttlicher Kräfte. Heute ist die Mittagsstunde für viele Menschen allerdings zu einer nur kurzen Unterbrechung der Arbeitszeit verkommen, die gerade dazu langt, mehr oder minder hastig etwas zu essen. Wenn Fragen nach der Sinnhaftigkeit des Lebens abgewehrt und weggeschoben werden, verwandeln sie sich allzu leicht in diffuse Lebensängste. In der nicht genutzten »Mittagsstunde« wirkt sich die Profanisierung des Lebens besonders gefährdend aus.

Das Mantra der Senfblüte bietet Hilfe an, wenn am hellen Tag unerwartet neue Ängste herandrängen, denen man sich nicht gewachsen fühlt. Wenn die nächtlichen Traumzeiterfahrungen, in das Licht des »Sterns von Bethlehem« blicken zu können, im hellen Tag verblaßt sind, gibt das Mantra des Mustard neuen Mut: »Auch in unerwarteter Betrübnis sehe ich den Glanz des Lichtes.«

Das Leben bekommt nur durch bewußte Wahrnehmung Tiefe und Klarheit. Augenblicke des Innehaltens und des Besinnens geben Gelassenheit, unklare Ängste lösen sich auf. Licht und Dunkelheit zeigen sich in ihrer Zusammengehörigkeit. Die gelbe kreuzförmige Blüte des wilden Senfs ist eine hilfreiche Begleiterin zu einem bewußten Erleben des hellen Tages.

Die Mustard-Meditationstafel

Die gelben Blüten des Mustard leuchten vor einem in sich vielfältig geformten blauen Himmelshintergrund. Die Darstellung ist auf das Wesentliche zentriert. Blau: Das ist die Farbe des Mantels der Himmelsmutter Maria, die das Sonnengelb des göttlichen Sohnes trägt. Blau, das ist die Farbe aller großen Muttergottheiten, die Menschen in Jahrtausenden je verehrt haben, und die Sonne ist seit Anbeginn der Mittelpunkt des Lebens. Die Reihe der achtunddreißig Bachblüten stellt in der von allen bildhaften Erklärungen freien Darstellung der letzten vier Blüten zugleich auch ein Zeugnis dar für den Entwickungsprozeß des Künstlers, hin von der Symbolfülle der Heiler zur Durchsichtigkeit des Mustard, die keiner Erklärung mehr bedarf. In diesen vier letzten Bildern wird die Verehrung Hermann Haindls für den Gottesgeist, der sich in der Natur seinen schönsten Ausdruck geschaffen hat, besonders klar erkennbar.

Anwendungsmöglichkeiten

Edward Bach fand Mustard als Hilfe *»für jene, die zuweilen schwermütig oder gar verzweifelt sind, als ob eine kalte Wolke sie überschatte und Licht und Lebensfreude vor ihnen verberge. Vielleicht ist es gar nicht möglich, solche Phasen zu begründen oder zu erklären. Unter diesen Umständen ist es fast ausgeschlossen, glücklich oder fröhlich zu erscheinen.«*[6]

Depressionen, die aus einem blockierten Mustard-Zustand entstehen, ähneln dem Nebel: Man kann sie nicht fassen. Gerät man hinein, werden ehemals klare Konturen unscharf, Kontakte zu anderen Menschen lösen sich auf. Verlassenheitsgefühle korrespondieren mit Verzweiflung; es ist, als fiele man in eine Leere ohne Grenzen.

In welchen unbekannten Seelentiefen diese schwer erträgliche Niedergeschlagenheit auch entstehen mag – wichtig ist es, zu erkunden, was die verschatteten Traumbilder und Gefühle sagen wollen, damit man sich von der seelischen Müdigkeit lösen kann. Während die Depressionen, für die Edward Bach die Blüten Gorse und Gentian gefunden hat, Ursachen aufweisen, die sich »aufarbeiten« lassen, versagen die meisten Erklärungsversuche, wenn es sich um einen blockierten Mustard-Zustand handelt.

Bei keiner anderen Bachblüte wird es so deutlich wie bei Mustard, daß unser seelisches Wohlbefinden an Einflüssen, zu denen wir rational keinen Zugang haben, zerbrechen kann, denn sie gehen über die individuelle Reichweite des Verstehens hinaus. Bezeichnenderweise sind Menschen in Übergangssituationen ihrer Biographie besonders anfällig für den Zustand blockierter Mustard-Energie, etwa Jugendliche in der Pubertät. Aber auch für die Lebensmitte zeichnet sich eine steigende Anfälligkeit ab, die als Midlife-crisis bezeichnet wird. Die Symptome weisen eine weite Skala verschiedener Erscheinungsweisen auf und reichen von freudloser Langeweile bis hin zu völliger innerlicher Leere als Folge verlorener Lebensorientierung, wenn sie aus nicht verstandener und damit nicht erlöster Verzweiflung resultieren.

Symptome der blockierten Mustard-Energie

- Quälende Langeweile, deren Gründe nicht benennbar erscheinen; man interessiert sich für nichts mehr.

- Melancholie und Gleichgültigkeit überschatten jegliche Möglichkeit zur Freude.
- Man wird immer unfähiger, die notwendige Konzentration für die Erfüllung der alltäglichen Verpflichtungen aufzubringen.
- Man fühlt, daß man immer weniger am Leben teilhat.
- Man gerät in Panik, da man allen Halt zu verlieren und seelisch ins Bodenlose zu stürzen vermeint.
- Man kann in der Art und Weise, wie man tagtäglich lebt, keinen Sinn mehr erkennen.

Mustard kann helfen ...

... zu akzeptieren, daß es Höhen und Tiefen im menschlichen Leben gibt und Freude und Glück nur in der Polarität zu Leid und Trauer möglich sind.

... Lustlosigkeit und Gleichgültigkeit zu überwinden und neue Freude im alltäglichen Leben zu finden.

... mutig neue Tätigkeitsfelder zu erkunden und sich zu engagieren.

... zu begreifen, daß das bewußte »Ich« wie ein Wasservogel auf einem See kollektiver Menschheitserfahrungen schwimmt und sich daraus nährt.

... die eigene Einbindung in die Natur wiederzufinden und Möglichkeiten zu entdecken, verlorene seelisch-geistige Räume für die eigene Entfaltung neu zu erschließen.

Mustard-Meditation

Mustard-Meditationselemente

Element:	Feuer
Farbe:	Goldgelb
Form:	Ein Kreis mit einem Punkt in der Mitte
Mantra:	Auch in unerwarteter Betrübnis sehe ich den Glanz des Lichtes.

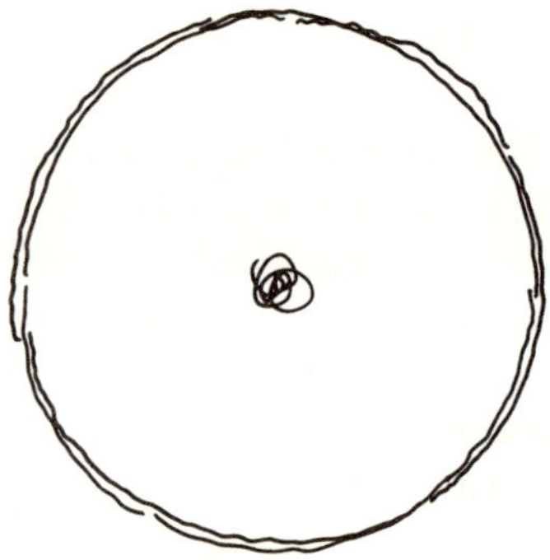

Mustard spricht:

Aufrecht wachse ich zwischen Himmel und Erde. In mir ist die Kraft der Unendlichkeit, von der die Erde, unsere gemeinsame Mutter, ein Teil ist. In meiner Blüte spiegelt sich die Sonne, und es spiegeln sich die Himmelsrichtungen darin.

Jahr für Jahr sterbe ich und erwache im nächsten Frühjahr durch den Atem der göttlichen Lebenssonne wieder aus meinen Samen. Wandlung ist der Weg auch zu Deinem Bewußtsein, das nur spirituell wachsen kann, wenn Du Dich wandelst und zugleich angeschlossen bist an die Quellen des Lebens, die auch aus Deiner Teilhabe am Sein hervorsprudeln.

Es ist Deine Entscheidung, ob und wieweit Du lebendig bist. Auch Leid wartet auf Dich und Einsamkeiten von tieferer Nacht, als Du sie

vielleicht bisher erfahren hast. Du stehst im Zentrum Deines eigenen Daseins, aufrecht zwischen Himmel und Erde, zwischen Tag und Nacht. Auch Du, wie der kleinste Wurm in der Erde, wie der leichteste Vogel in der Luft, orientierst Dich am Morgen und am Abend, an Süd und Nord.
Bitte nicht um etwas, das zu bekommen und zu tragen Du vielleicht doch nicht bereit bist. Wenn Du Dich zu Aufrichtigkeit und zum Respekt gegenüber allem Lebendigen entscheidest, dann wirst Du das Geheimnis der vierblättrigen goldenen Blüte erkennend erfahren können.

Das Gemüt antwortet:

Großer Geist Gottes,
hilf mir zu lauschen,
hilf mir zuzuhören,
zu sehen und zu wissen
und zu verstehen.
Und wenn ich gebraucht werden sollte:
Laß mich zur richtigen Zeit
am richtigen Ort
für den richtigen Anlaß sein.
Amen.[7]

Anmerkungen

1 Vgl. Scheffer/Storl, *Das Heilgeheimnis der Bach-Blüten,* S. 225.

2 Das Abendland hat die Alchemie durch die Araber in Spanien kennengelernt und von ihnen übernommen. Der Name »Alchemie« deutet jedoch noch weiter in die Vergangenheit, denn auf arabisch bedeutet »Al-Khemeia« Khemenu, das ist das »Land des Mondes«, und dies war ein alter Name für Ägypten.
Die mittelalterliche Alchemie bestand aus zwei, ehemals bruchlos miteinander verbundenen Teilen, die jedoch im Verlauf der Geschichte völlig verschiedene Entwickungen nahmen. Während derjenige Teil, der zur heutigen Naturwissenschaft der Chemie führte, seinen Siegeslauf antrat, verkümmerte das okkult-ganzheitliche Interesse an dem naturphilosophischen Teil.

3 C. G. Jung hat in der Alchemie und ihrer Verankerung in einer philosophischen Naturmystik das geschichtliche Gegenstück zu seiner »Psychologie des Unbewußten« entdeckt. Damit wurden für die Psychologie Bereiche der menschlichen Seele zugänglich, die ohne die Parallele zur Alchemie unverständlich geblieben wären. Vgl. C. G. Jung, *Gesammelte Werke (Bd. 2: Archetyp und Unbewußtes/* Bd. 4: *Menschenbild und Gottesbild* / Bd. 12: *Psychologie und Alchemie* / Bd. 13: *Studien über alchemistische Vorstellungen)*, Olten/Schweiz.

4 Vgl. Dietrich Bonhoeffer, Paul Tillich, Rudolf Karl Bultmann, *Gespräche über Gott: Ein Textbuch,* München 1968, S. 455.

5 Vgl. C. G. Jung: *Archetyp und Unbewußtes* (Grundwerk, Bd. 2), Olten 1984, S. 269.

6 Bach/Petersen, *Heile dich selbst mit den Bach-Blüten,* S.146.

7 Dieses Gebet durften wir als Kopie bei unserem ersten Besuch im Bach Centre in Sotwell/England mitnehmen. Es war auf einen Zettel geschrieben, der im ehemaligen Arbeitszimmer von Bach über seinem Schreibtisch hängt. Englischer Originaltext siehe Seite 16.

VI. Rescue, die Erste-Hilfe-Tropfen

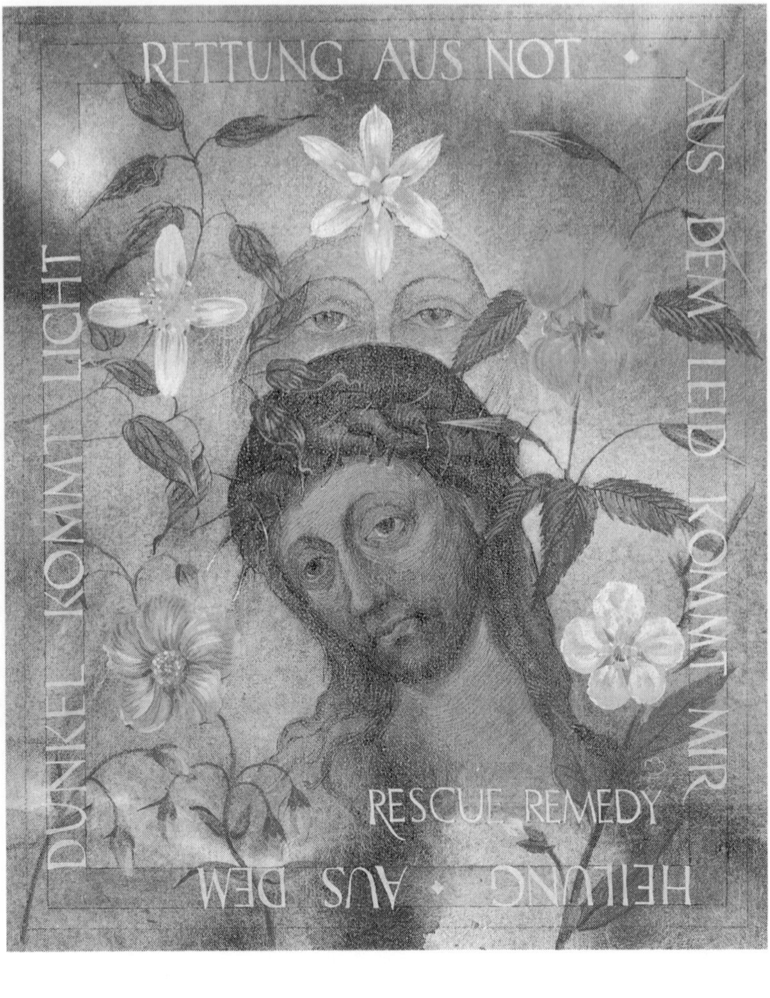
RETTUNG AUS NOT
AUS DEM LEID KOMMT MIR
HEILUNG
AUS DEM
DUNKEL KOMMT LICHT
RESCUE REMEDY

Die Bestandteile

In der Bachblütentherapie ist es üblich, je nach individuellem Bedarf mehrere Blütenkonzentrate miteinander zu einer Einnahmemischung zusammenzustellen. Das einzige Kombinationspräparat, das Edward Bach selbst entwickelt hat, sind die Rescue-Tropfen, auch bekannt als *Rescue Remedy*.

Folgende Blütenkräfte sind in Rescue enthalten:

- Impatiens (Impatiens glandulifera) bei geistiger und körperlicher Anspannung,
- Clematis (Clematis vitalba) für die Erhaltung des Körperbewußtseins,
- Rock Rose (Helianthemum nummularium) gegen Angst und Panik,
- Cherry Plum (Prunus cerasifera) gegen Verzweiflung,
- Star of Bethlehem (Ornithogalum umbellatum) bei Schock.

Edward Bach hat mit Rescue ein Mittel geschaffen, mit dem bei besonders bedrohlichen oder auch unvorhersehbaren Situationen eine extrem schnelle physische und psychische Hilfe gegeben werden kann. Rescue ist für mich die eigentliche Krönung des Bachschen Lebenswerkes. Wer einmal in einer Notsituation die wundersamen Kräfte der Rescue-Tropfen erfahren hat, wird dem zustimmen, denn Rescue bewirkt eine Harmonisierung von Körper, Seele und Geist, und die Selbstheilungskräfte aller drei Ebenen verstärken sich gegenseitig.

Die Rescue-Remedy-Meditationstafel

Für die Rescue-Tafel nimmt Hermann Haindl noch einmal das Bildgliederungssystem der beiden Diagonalen auf, das er für die Tafeln der »Heiler«-Blüten verwendet hat. Umgeben vom Kranz der fünf in den Notfalltropfen enthaltenen Blütenenergien, neigt der leidende Jesus seinen Kopf nach links in die »göttliche Diagonale«. Diese tritt am linken oberen Rand als helles Licht in das Bild ein. Es wird von der vierblättrigen weißen Clematisblüte aufgenommen und über Jesus hinunter zur fünfblättrigen weißen Cherry-Plum-Blüte weitergeführt.

Die »menschliche Diagonale« zeigt die Linie von der Sonnenkraft des Gelb über den Kopf Jesu als Bildmitte zum Rot der Lebensenergie. Während die gelbe Rock Rose in der linken unteren Ecke vor einem blauen Umfeld steht, zeigt das obere rechte Bilddrittel erdigbraune Töne. Diese Umkehrung will nochmals auf die Gleichwertigkeit der Ebenen hinweisen: Wie oben, so unten – wie unten, so oben. Wer die Bachblüten als lebensintensivierende Mittlerinnen und Begleiterinnen akzeptieren kann, löst sich aus der einengenden Wertung der Materie, die dazu diente, die als minderwertig eingestuften Erdenkräfte zu »entgeistern« und zugleich ohne Rücksicht auszubeuten.

Der leidende Jesus steht für das Leiden aller Kreatur. Wer heilen will, muß nicht nur mit seinem Höheren Selbst verbunden sein, sondern auch aus eigener Erfahrung wissen, was Leiden ist. Das Antlitz des Gottessohnes ist eingebunden in das Quadrat von vier Blüten, in die Diagonalen der Energien von Erde und Himmel. Bach schrieb an seine Freunde: »Entscheidend für unser ganzes Leben ist unser Wissen um unseren göttlichen Ursprung.«[1] Diese Wahrheit zu erkennen bedeutet für den Menschen die einzig wirkliche Freiheit.

Hinter dem sichtbaren Mittelpunkt der neununddreißigsten Meditationstafel steht die unsichtbare Energie der Mitte des gleichschenkligen Kreuzes, Symbol ebenbürtiger, polarer Kräfte. Der Mittelpunkt des Kreuzes ist Sinnbild des Universums; es verkörpert sich im Gottessohn wie auch in jedem Menschen.

Über dem geneigten Kopf von Jesus sind die Augen der Mutter zu sehen; es ist die vollkommene Durchdringung des Göttlichen mit dem Menschlichen. Auf ihrem Kronenchakra leuchtet die sechsgliedrige Blüte des Star of Bethlehem. Sie ist Maria, die christliche Himmelskönigin, und sie ist Mara, das ewige Meer. Sie ist Gaia wie auch die vorkeltische Ana-Dana, die ägyptische Isis wie auch die germanische Freya. Sie nimmt Gestalt an in jeder Frau, wie das göttlich-männliche Prinzip sich in jedem Mann verwirklicht. Aus der impulsgebenden Kraft des Männlichen ersteht durch die formgebende Kraft des Weiblichen immer wieder das neue Leben, über alle Grenzen hinweg, die Religionen setzen.

In einem Brief an einen Freund, 1934 geschrieben, kommt die für Edward Bach kennzeichnende tiefe Gläubigkeit, diese Einbettung in eine Schöpfungskraft zum Ausdruck, die für ihn erfahrbar ist, »nicht durch Wunder, nicht durch Erscheinungen, sondern indem wir uns, sofern wir dazu bereit sind, in den alltäglichen Dingen führen lassen«[2].

Die Rescue-Tafel von Hermann Haindl spiegelt die von Bach in den spirituellen Blütenkräften erkannte Möglichkeit, die Menschen zum Wissen um ihren göttlichen Ursprung zu führen, und dieses Wissen nicht nur an Feiertagen, sondern im Alltag zu leben. Voraussetzung ist die Bereitschaft und Fähigkeit zum Frieden und zur Liebe. Jegliche Lebendigkeit der Schöpfung kreist um diese stille, tiefe Mitte. Von hier aus lassen sich Not und Leiden lindern und auflösen, Lebensfreude und Lebenssinn finden. Im Mantra der Rescue-Karte wird die Quintessenz der Bachblüten erfahrbar:

Rettung aus Not:
Aus dem Leid kommt mir Heilung.
Aus dem Dunkel kommt Licht.

Anmerkungen

1 *Edward Bach: Die nachgelassenen Originalschriften,* S. 153.
2 *Edward Bach: Die nachgelassenen Originalschriften,* S. 131.

Ausklang

Der erste Friede

Der erste Friede,
der wichtigste ist der,
welcher in die Seelen der Menschen einzieht,
wenn sie ihre Verwandtschaft,
ihre Harmonie mit dem Universum einsehen
und wissen, daß im Mittelpunkt der Welt
das große Geheimnis wohnt
und daß diese Mitte tatsächlich überall ist.
Sie ist in jedem von uns.
Dies ist der wirkliche Friede,
alle anderen sind lediglich Spiegelungen davon.
Der zweite Friede ist der,
welcher zwischen einzelnen geschlossen wird.
Und der dritte ist der zwischen den Völkern.
Doch vor allem sollt ihr sehen,
daß es nie Frieden zwischen den Völkern geben kann,
wenn nicht der erste Friede vorhanden ist,
welcher, wie ich schon oft sagte,
innerhalb der Menschenseele wohnt!

Hehaká Sapa – Black Elk
(Schwarzer Hirsch), Oglalla-Lakota

Danksagung

Der Entschluß zum Malen einer in sich geschlossenen Folge von Bildern und dem Schreiben eines Begleitbuches hat Auswirkungen auf den Alltag, denn für eine längere Zeit haben sich alle Lebensvollzüge der selbstgewählten Aufgabe unterzuordnen, die, je länger die Arbeit daran währt, um so vielfältiger und aufregender wird.

Selbstverständlich läßt sich ein Thema, das so viele verschiedene Aspekte in sich vereint, nicht nur aus den eigenen Begabungen, dem eigenen Wissen heraus gestalten. So sind in den Bachblütentafeln als auch den begleitenden Texten von vielen uns nahestehenden Menschen deren Wissen, ihre Ratschläge und Informationen eingeflossen. Für eine naturgetreue Darstellung der Bachblüten reicht nicht nur Intuition und eigene Erfahrungen mit den Pflanzen in der Natur.

Unser Dank gilt vor allem Prof. Dr. Art van Bel für seine stets abrufbare Hilfsbereitschaft, die Blütentafeln auf ihre biologische Exaktheit zu überprüfen. Aus diesem »Geben und Nehmen« entstand eine Verbundenheit, für die wir sehr von Herzen danken. Hinsichtlich der Astrologie ergaben die seit fast zwei Jahrzehnten beständige Freundschaft und die profunden Kenntnisse von Günther Cherubini eine verläßliche Grundlage. Unvergeßlich wurde uns die Begegnung mit Dr. Anneliese Dutschke. Ihrem sicheren Gefühl für die Übereinstimmung von Sprache und spirituellem Inhalt verdanken wir die wichtigsten Anregungen für die endgültige Formulierung der den Blüten zugeordneten Mantras. In tage- und nächtelangen Gesprächen haben wir mit ihr gemeinsam auch alle Texte des Begleitbuches auf ihre Stimmigkeit hin überprüft. Unser Dank gilt ebenfalls Dr. Diane Seadancer Battung für ihre spirituelle Begleitung.

Ein ganz besonderer Dank gilt Brigitte Friedrich, die nicht nur zu jeder Tages- und Nachtzeit bereit ist, uns zu helfen, wenn wir Hilfe brauchen, sondern sie hat auch wieder die Mühen des Korrekturlesens des Manuskripts auf sich genommen.

Danken möchten wir auch Ingeborg Weber, Dorothee Sassen, Walter und Angélique Zelger, die sich in diesen anstrengenden Monaten in einer sehr persönlichen und engagierten Weise um unser gesundheitliches Wohlergehen kümmerten und uns halfen, Krankheit und Unfallfolgen mit außergewöhnlicher Schnelligkeit zu bewältigen.

Wieder einmal, wie schon so oft in unserem Leben, hat uns die liebevolle

Zuwendung von vielen Menschen während dieser Zeit getragen. Ihnen allen sei, auch wenn sie hier nicht alle im einzelnen genannt werden, sehr von Herzen für ihr Interesse gedankt, das uns immer wieder motiviert hat, die umfangreiche Arbeit mit Intensität weiterzuführen. Ihre Energien sind in die Gesamtheit dieser Arbeit eingeflossen.
Ein sehr besonderer Dank gilt Gerhard Riemann für sein bereits bei der Herausgabe des »Haindl-Tarots« und des »Runenbuchs« erprobtes Engagement, für sein Verständnis und für die mit großer Geduld und Zielstrebigkeit durchgeführten Notwendigkeiten bis zum Erscheinen der Bachblüten-Meditationstafeln.
Die Arbeit zu den Bachblüten sollte nicht abgeschlossen werden, ohne uns gegenseitig für die Erfahrungen dieser gemeinsamen Arbeit zu danken. 1997, wenn dieses Buch mit den Blütengemälden der Öffentlichkeit übergeben wird, leben wir seit zweiundvierzig Jahren miteinander. Zweiundvierzig: Das ergibt im okkult gehandhabten Zahlensystem die Zahl Sechs, und die Karte Sechs im Tarot sind »Die Liebenden«, mit der Bedeutung »Balance der Gegensätze«. Die alten Weisheitssysteme geben verläßliche Auskunft: Was man braucht, bekommt man in Fülle. Wir beide erleben uns als polare Kräfte im Wechselspiel unseres gemeinsamen Daseins. Unsere unterschiedlichen Begabungen und unsere sich unterscheidende Art der Wahrnehmung der Welt haben in diesem Dialog mit den Bachblüten eine besondere Form von Integration erfahren und uns immer wieder Augenblicke wunderbarer Balance erleben lassen, für die wir beide sehr dankbar sind.

Dank dem Großen Geist

Erika Haindl und Hermann Haindl

Literaturverzeichnis

Aeppli, Ernst: *Der Traum und seine Deutung.* Zürich 1943.

Aichele, Dietmar: *Was blüht denn da? Wildwachsende Blütenpflanzen Mitteleuropas.* Stuttgart 1983.

Ayrton, Michael/Moore, Henry: *Giovanni Pisano: Bildhauer.* Frankfurt am Main 1970.

Bach, Edward: *Blüten, die heilen: Gedanken zur Heilkraft der Pflanzen.* München 1990 (3. Aufl.).

Bach, Edward: Die Nachgelassenen Orginalschriften. Herausgegeben von den Kuratoren des Dr. Edward Bach Centre, England, Judy Howard und John Ramsell. München 1991

Bach, Edward/Petersen, Jens-Erik R. : *Heile dich selbst mit den Bach-Blüten.* München 1988.

Becker, Udo: *Lexikon der Astrologie: Astrologie, Astronomie, Kosmologie.* Herrsching 1988.

Beuchert, Marianne: *Die Symbolik der Pflanzen.* Frankfurt am Main und Leipzig 1996 (2. Aufl.).

Biegert, Claus: *Der Erde eine Stimme geben.* Reinbek b. Hamburg 1988.

Bingen, Hildegard von: *Metaphysik der Seele.* München 1989.

Blome, Götz: *Das neue Bach-Blüten-Buch.* Freiburg 1995.

Blome, Götz: *Mit Blumen heilen.* Freiburg 1995.

Brunner-Traut, Emma: *Ägypten.* Stuttgart 1986 (5. Aufl.).

Caine, Mary: *The Glastonbury Zodiac: Key to the Mysteries of Britain.* Kingston, Surrey, 1978.

Charpentier, Louis: *Der Pilgerweg nach Compostela.* Olten 1979.

Dahlke, Rüdiger: *Herz(ens)Probleme: Be-Deutung und Chance von Herz- und Kreislaufsymptomen.* München 1980.

Dahlke, Rüdiger: *Lebenskrisen als Entwicklungschancen: Zeiten des Umbruchs und ihre Krankheitsbilder.* München 1995.

Derlion, Pierre: *Die geheime Heilkunst der Zigeuner.* Basel 1981.

Dopsch, Heinz/Juffinger, Roswitha (Hg.): *Virgil von Salzburg: Missionar und Gelehrter.* Beiträge des Internationalen Symposiums 1984 in der Salzburger Residenz. Salzburg 1985.

Dürckheim, Karlfried Graf: *Der Weg, die Wahrheit, das Leben: Erfahrungen auf dem Weg zur Selbstfindung.* München 1979 (2. Aufl. 1982).

Doucet, Friedrich W.: *Traum und Traumdeutung.* München 1993.

Eich, Günther: *Gesammelte Werke.* Frankfurt a. M. 1973.
Eliade, Mircea: *Kosmos und Geschichte: Der Mythos der ewigen Wiederkehr.* Frankfurt a. M. 1984.
Emerson, Ralph Waldo: *Spanne deinen Wagen an die Sterne.* Freiburg 1980.
Endres, Franz Carl/Schimmel, Annemarie: *Das Mysterium der Zahl: Zahlensymbolik im Kulturvergleich.* Köln 1986.
Fischer, Susanne: *Blätter von Bäumen: Legenden, Mythen, Heilanwendung und Betrachtungn von einheimischen Bäumen.* Frankfurt am Main 1984 (8. Aufl.).
Flach, Grete: *Aus meinem Rezept-Schatzkästlein.* Freiburg i. Brsg. 1984 (15. Aufl.).
Forstner, Dorothea OSB: *Die Welt der christlichen Symbole.* Innsbruck 1977.
Gattiker, Ernst und Luise: *Die Vögel im Volksglauben.* Wiesbaden 1989.
Geßmann, W.: *Die Pflanze im Zauberglauben.* Berlin 1922 (Reprint Vaduz-Liechtenstein 1993).
Gercke, Hans (Hg.): *Der Baum in Mythologie, Kunstgeschichte und Gegenwartskunst.* Heidelberg o. J. (1985).
Gimbutas, Marija: *The Goddesses and Gods of old Europe: Myths and Culture Images.* University of California Press, Berkeley 1982.
Gimbutas, Marija: *Die Sprache der Göttin.* Frankfurt a. M. 1995.
Göttner-Abendroth, Heide: *Für die Musen: Neun kulturkritische Essays.* Essayband 1. Frankfurt am Main 1994 (7. Aufl.).
Haag, Herbert/Kirchberger, Joe H./ Sölle, Dorothee: *Große Frauen der Bibel.* Freiburg 1993.
Haindl, Hermann/Pollack, Rachel: *Der Haindl-Tarot. 78 Symbole der Wandlung.* München 1988.
Hanauer Bibelgesellschaft (Hg.): *Die Bibel oder die ganze Heilige Schrift.* Berlin 1927.
Hesse, Hermann: *Bäume.* Frankfurt a. M. 1984.
Höhler, Gertrud: *Die Bäume des Lebens: Baumsymbole in den Kulturen der Menschheit.* Stuttgart 1985.
Howard, Judy/Ramsell, John (Hg.): *Edward Bach: Die Nachgelassenen Originalschriften.* München 1991.
Jung, C. G.: *Archetyp und Unbewußtes.* Grundwerk, Band 2. Olten 1984.
Jung, C. G.: *Menschenbild und Gottesbild.* Grundwerk, Band 4. Olten 1984.
Jung, C. G.: *Erlösungsvorstellungen in der Alchemie.* Grundwerk, Band 6. Olten 1984.

Jung, C. G. /Franz, Marie-Louise von: *Der Mensch und seine Symbole*. Olten 1981.

Kakar, Sudhir: *Schamanen, Heilige und Ärzte: Psychotherapie und traditionelle indische Heilkunst.* München 1984.

Kelley, Kevin W. (Hg.): *Der Planet Heimat.* Im Auftrag der Association of Space Explorers. 1989.

Kerényi, Karl: *Die Mythologie der Griechen.* Bd. 1: Die Götter- und Menschheitsgeschichten. München 1985 (8. Aufl.).

Kharitidi, Olga: *Das weiße Land der Seele.* München, Leipzig 1996 (2. Auflage 1997).

Lexikon der Astrologie. Freiburg i. Brsg. 1981.

Lexikon für Theologie und Kirche. Freiburg 1964.

Loeschcke, Walter: *Apostel und Evangelisten.* Recklinghausen. 1976 (3. Aufl.).

Lowen, Alexander: *Der Verrat am Körper.* Hamburg 1982.

Lurker, Manfred (Hg.): *Wörterbuch der Symbolik.* Stuttgart 1979.

Lurker, Manfred: *Der Baum in Glauben und Kunst.* Baden-Baden 1976.

Lyons, Albert, S.: *Der Blick in die Zukunft: Eine illustrierte Kulturgeschichte.* Köln 1991.

Maly, Ilse: *Bachblüten als Chance und Hilfe.* München 1994.

Meier-Seethaler, Carola: *Von der göttlichen Löwin zum Wahrzeichen männlicher Macht: Ursprung und Wandel großer Symbole.* Zürich 1993.

Moltmann-Wendel, Elisabeth/Schwelien, Maria/Stamer, Barbara: *Erde, Quelle, Baum: Lebenssymbole in Märchen, Bibel und Kunst.* Stuttgart 1994.

Müller-Karpe, Hermann: *Handbuch der Vorgeschichte.* Bd. 1/ Altsteinzeit. München 1966. Bd. II/Jungsteinzeit, München 1968

Neumann, Erich: *Die große Mutter: Eine Phänomenologie der weiblichen Gestaltungen des Unbewußten.* Olten 1974.

Niemann, Raul: *Paulus – Rabbi, Apostel oder Ketzer?* Stuttgart 1994.

Niemann, Raul: *Petrus – Der Fels des Anstoße*s. Stuttgart 1994.

Vicki Noble: *Mythen, Musen und Tarot: Motherpeace.* München 1986.

Pennick, Nigel: *Einst war die Erde uns heilig: Die Lehre von den Erdkräften und Erdstrahlen.* Waldeck 1987.

Peukert, Will Erich: *Geheimkulte.* Hildesheim 1984.

Pfeiffer, Charles: *The Dead Sea Scrolls and the Bible.* New York 1969.

Plessen, Marie-Louise/Spoerri, Daniel: *Heilrituale an bretonischen Quellen.* Casti/Schweiz o. J.

Pogačnik, Marco: *Die Erde heilen: Das Modell Türnich.* München 1992 (2. Aufl.).

Purner, Jörg: *Radiästhesie – ein Weg zum Licht? Mit der Wünschelrute auf der Suche nach dem Geheimnis der Kultstätten.* Zürich, Chur 1988.

Rätsch, Christian: *Lexikon der Zauberpflanzen.* Graz 1988.

Regler-Bellinger, Brigitte: *Die Himmelsherrin bin ich: Gebete und Hymnen an Göttinnen.* Bonn 1993, (2. Auflage 1996).

Ristow, Günter: *Römischer Götterhimmel und frühes Christentum: Bilder zur Frühzeit der Kölner Religions- und Kirchengeschichte.* Köln 1980.

Rudhyar, Dane: *Die zwölf kosmischen Gaben. Esoterische Astrologie: Wie wir die Geschenke des Kosmos erkennen.* München 1990.

Sager, Peter: *Schottland: Geschichte und Literatur, Architektur und Landschaft.* Köln 1980.

Salzburger Landesregierung (Hg.): *Virgil von Salzburg: Missionar und Gelehrter.* Salzburg 1985.

Scheffer, Mechthild: *Bach-Blütentherapie: Theorie und Praxis.* München 1983,(4. korrig. Aufl.).

Scheffer, Mechthild: *Original Bach-Blütentherapie: Lehrbuch für die Arzt- und Naturheilpraxis.* Neckarsulm 1990 (4. Aufl. 1995).

Scheffer, Mechthild: *Der Weg zur seelischen Harmonie: Die Original Bachblütentherapie aus England.* Zürich 1990.

Scheffer, Mechthild/Storl, Wolf-Dieter: *Neue Einsichten in die Bach-Blütentherapie.* München 1991.

Scheffer, Mechthild/Storl, Wolf-Dieter: *Das Heilgeheimnis der Bach-Blüten.* München 1995.

Selbmann, Sibylle: *Der Baum: Symbol und Schicksal des Menschen.* Katalog einer Ausstellung der Badischen Landesbibliothek. Karlsruhe 1984.

Sesti, Giuseppe Maria: *Die Geheimnisse des Himmels: Geschichte und Mythos der Sternbilder.* Köln 1991.

Sheldrake, Rupert: *Das Gedächtnis der Natur.* Bern, München, Wien 1990.

Simek, Rudolf: *Lexikon der germanischen Mythologie.* Stuttgart 1984.

Stammel, Heinz J.: *Die Apotheke Manitous: Das medizinische Wissen der Indianer und ihre Heilpflanzen.* Reinbek b. Hamburg 1986.

Stone, Merlin: *Als Gott eine Frau war. Die Geschichte der Ur-Religionen unserer Kulturen.* München 1989.

Strauss, Heidemarie/Strauss, Peter F.: *Heilige Quellen zwischen Donau, Lech und Salzach.* München 1987.

Torjesen, Karen: *Als Frauen noch Priesterinnen waren.* Frankfurt a. M. 1995 (3. Aufl.).

Treben, Maria: *Gesundheit aus der Apotheke Gottes.* Steyr 1980.

Trevelyan, George: *Eine Vision des Wassermann-Zeitalters.* Freiburg i. Brsg. 1980.

Walker, Barbara G.: *Das geheime Wissen der Frauen: Ein Lexikon.* München 1995.

Weeks, Nora: *Edward Bach: Entdecker der Blütentherapie. Sein Leben – seine Erkenntnisse.* München 1993 (3. Aufl.).

Weeks, Nora/Bullen, Victor: *38 Bach Original Blütenkonzentrate.* Neckarsulm 1992.

Weiler, Gerda: *Der aufrechte Gang der Menschenfrau: Eine feministische Anthropologie II.* Frankfurt am Main 1984.

Wimmer, Otto: *Kennzeichen und Attribute der Heiligen.* Innsbruck 1975.

Willfort, Richard: *Gesundheit durch Heilkräuter.* Linz 1973 (13. Aufl.).

Wolfart-Zundel, Heidi/Cherubini, Günther: *Lilith: Der geheimnisvolle Planet.* München 1996.

Yogananda, Paramahansa: *Das Vermächtnis des Meisters.* München 1996.

Zink, Jörg: *Die Wahrheit läßt sich finden: Dokumente aus der Bibel und Erfahrungen von heute.* Stuttgart 1972.

Alphabetisches Bachblütenregister

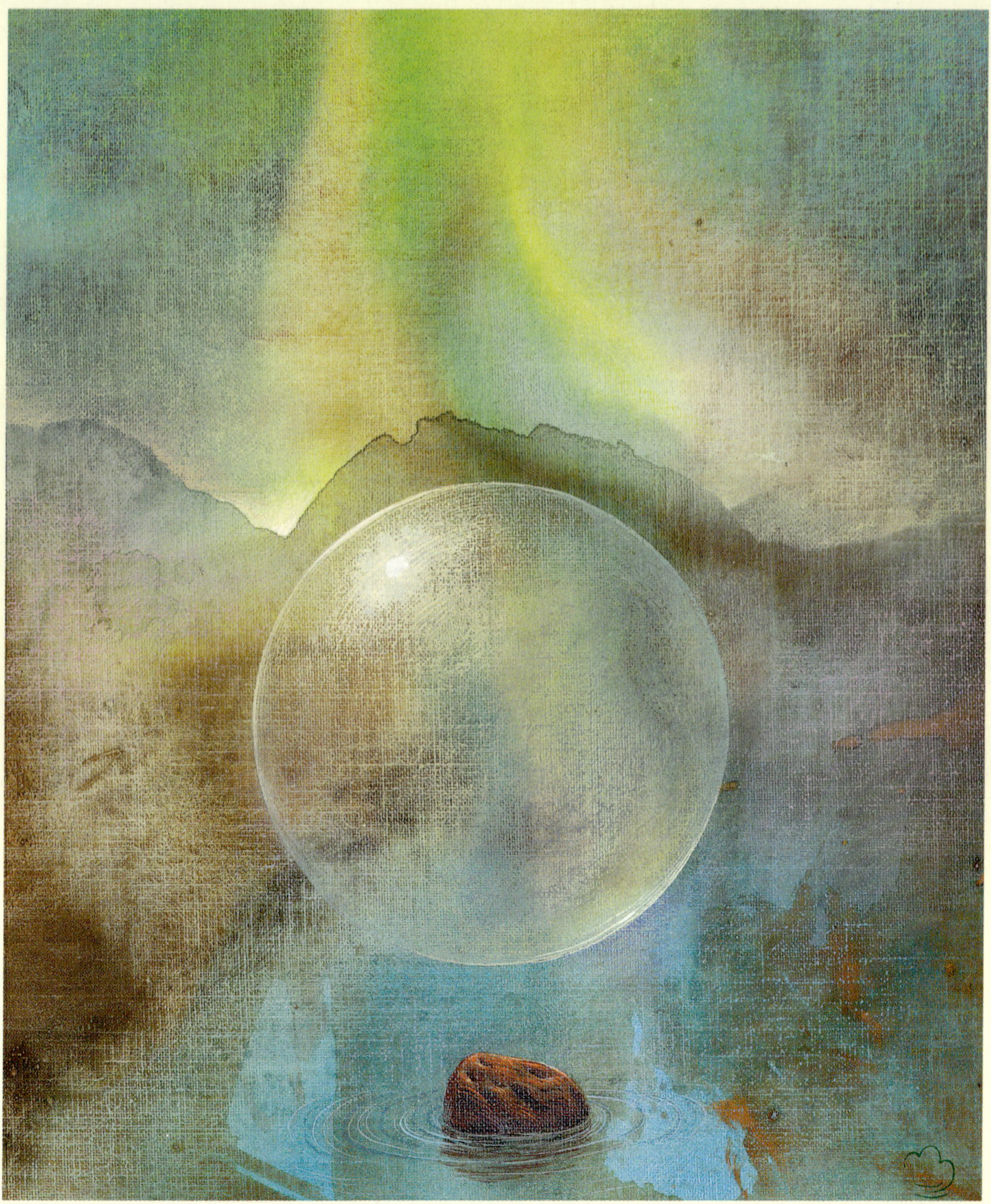

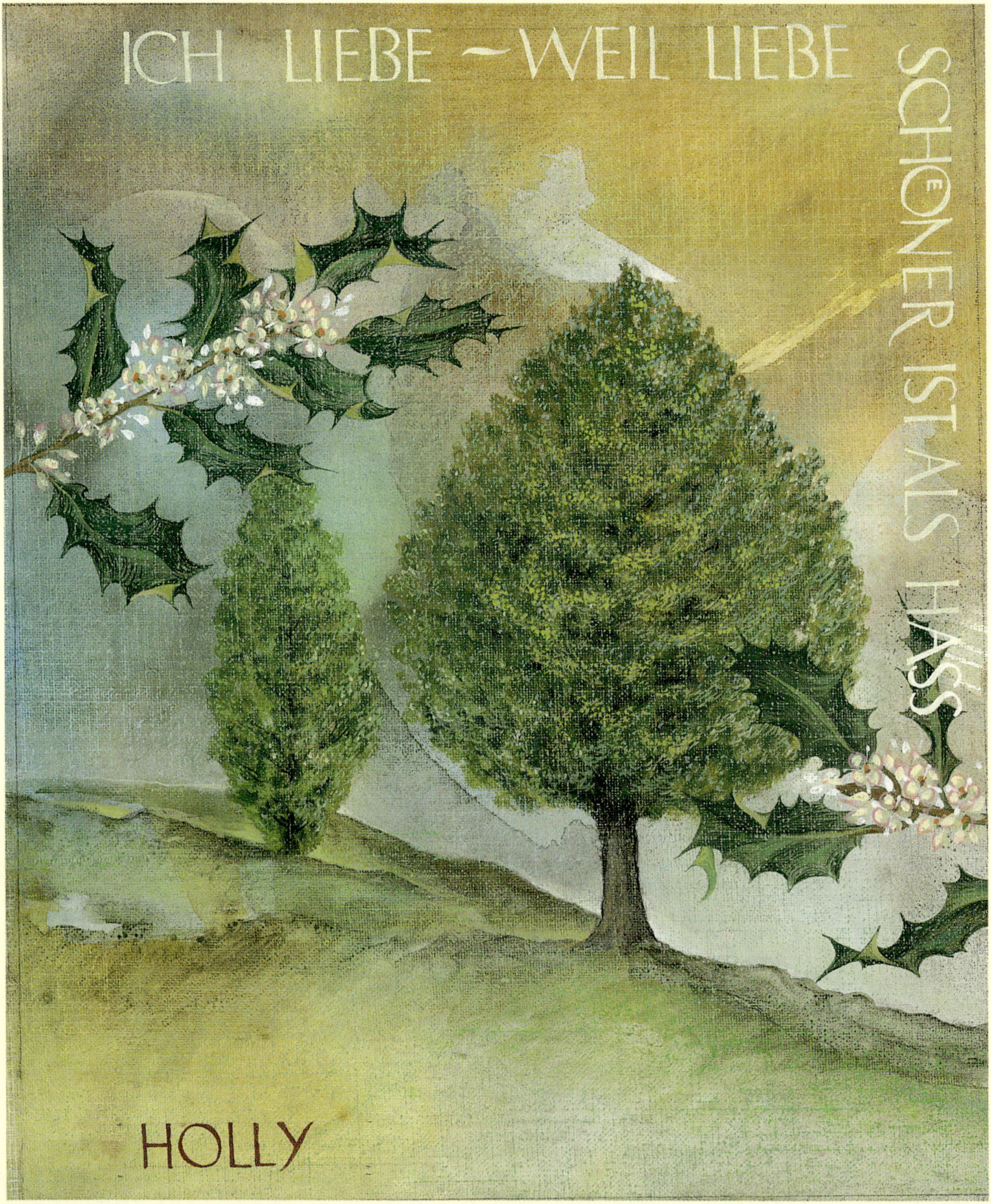
ICH LIEBE – WEIL LIEBE
SCHÖNER IST ALS HASS
HOLLY

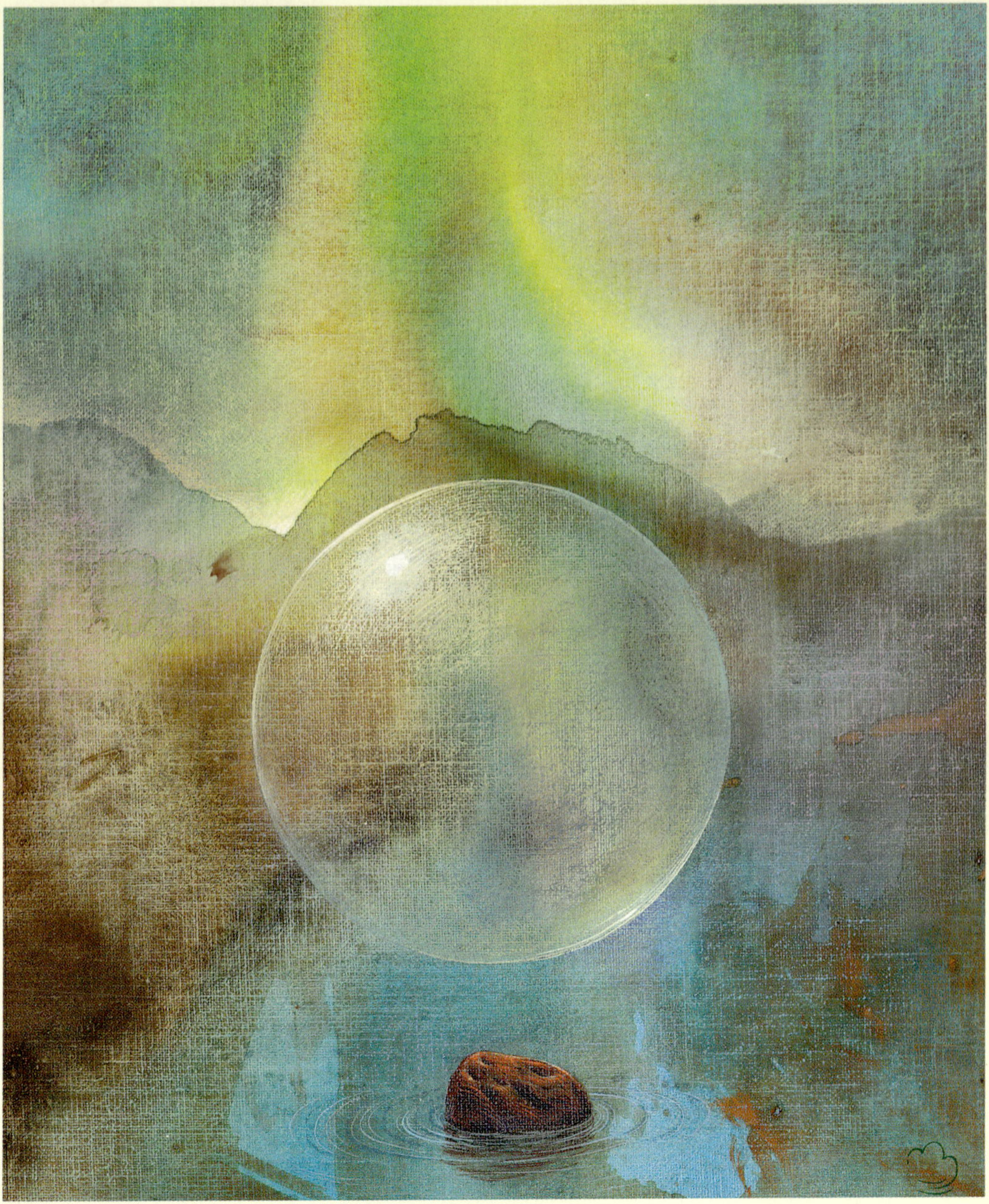

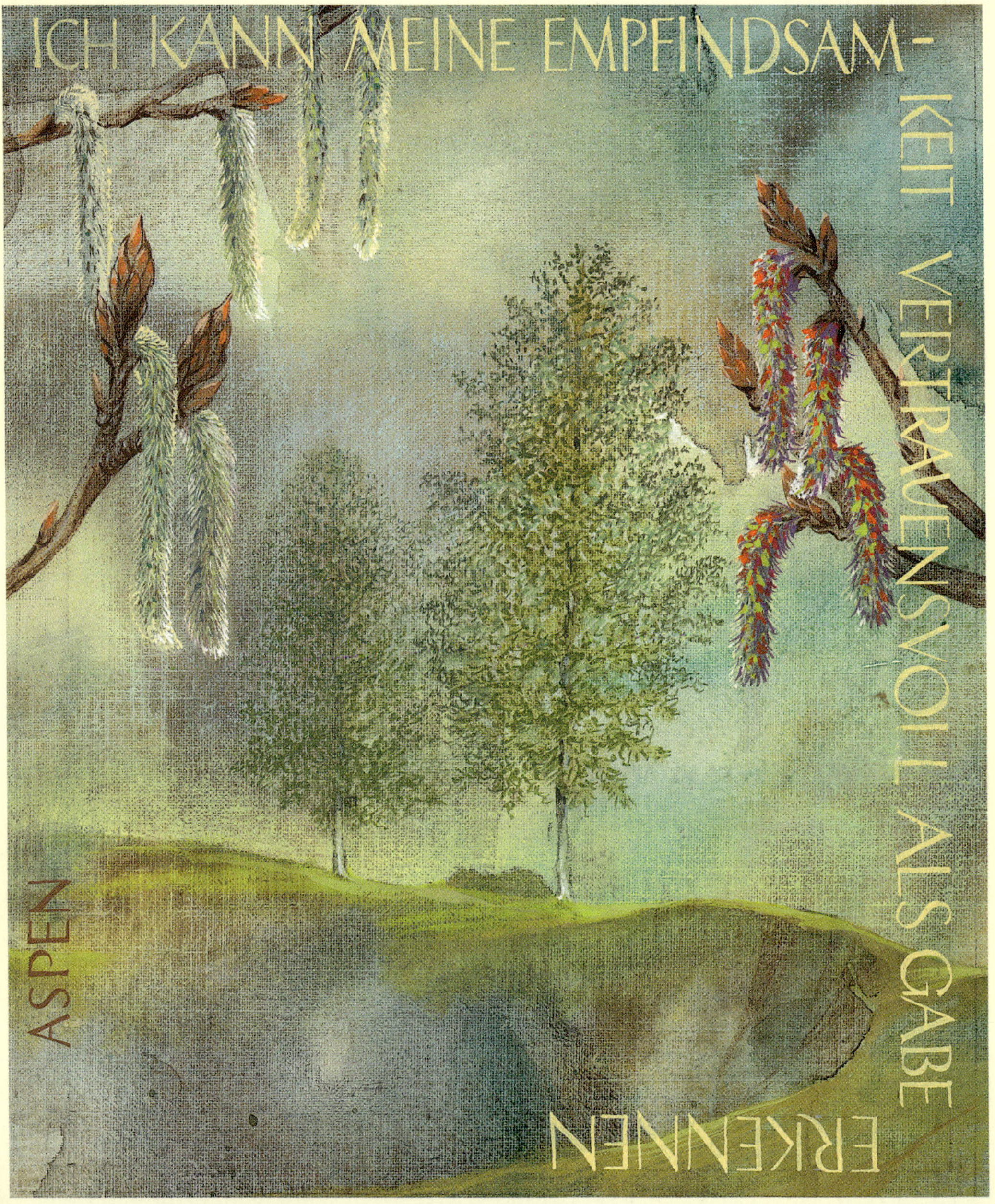
ICH KANN MEINE EMPFINDSAM-
KEIT VERTRAUENSVOLL ALS GABE
ERKENNEN
ASPEN

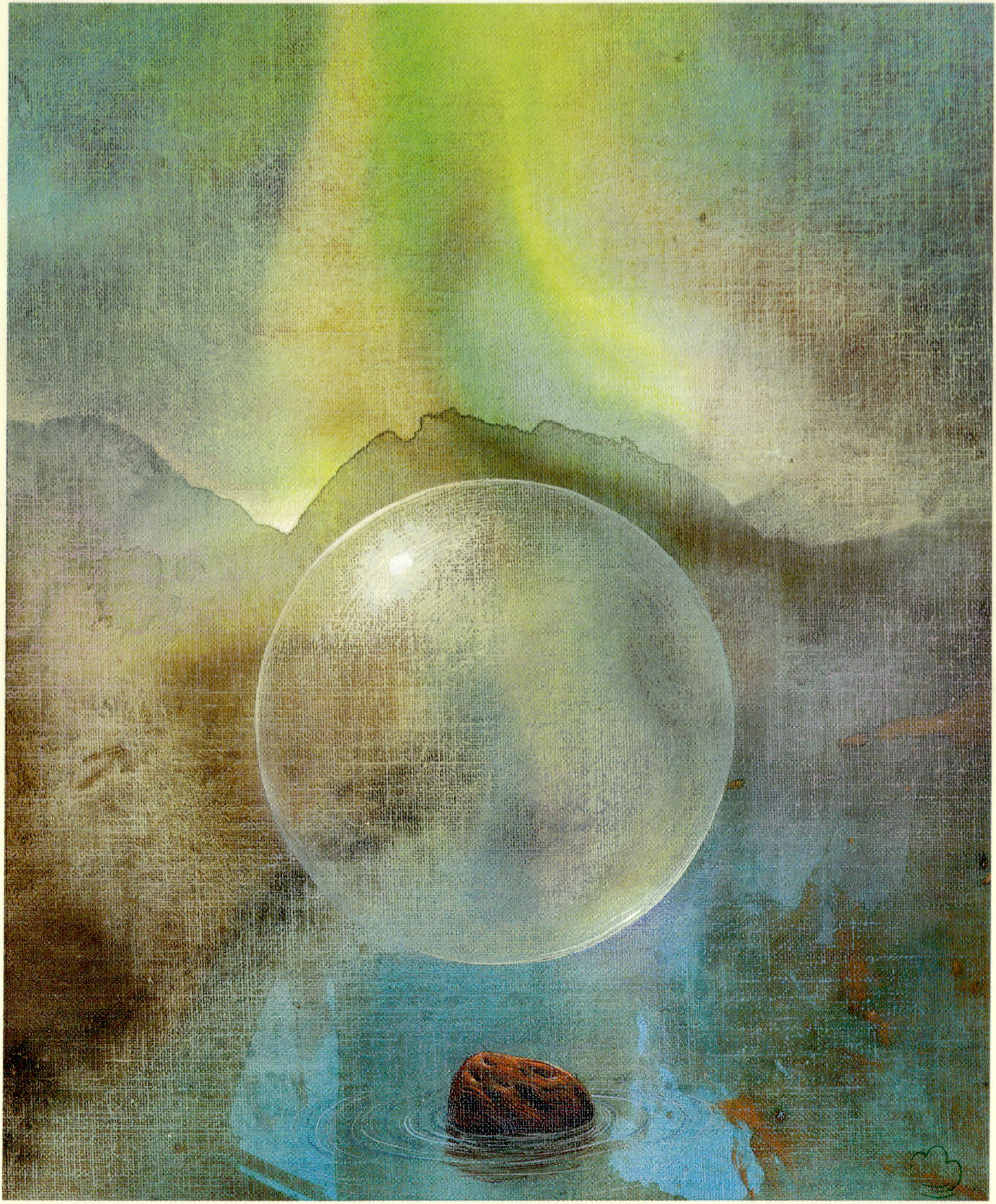

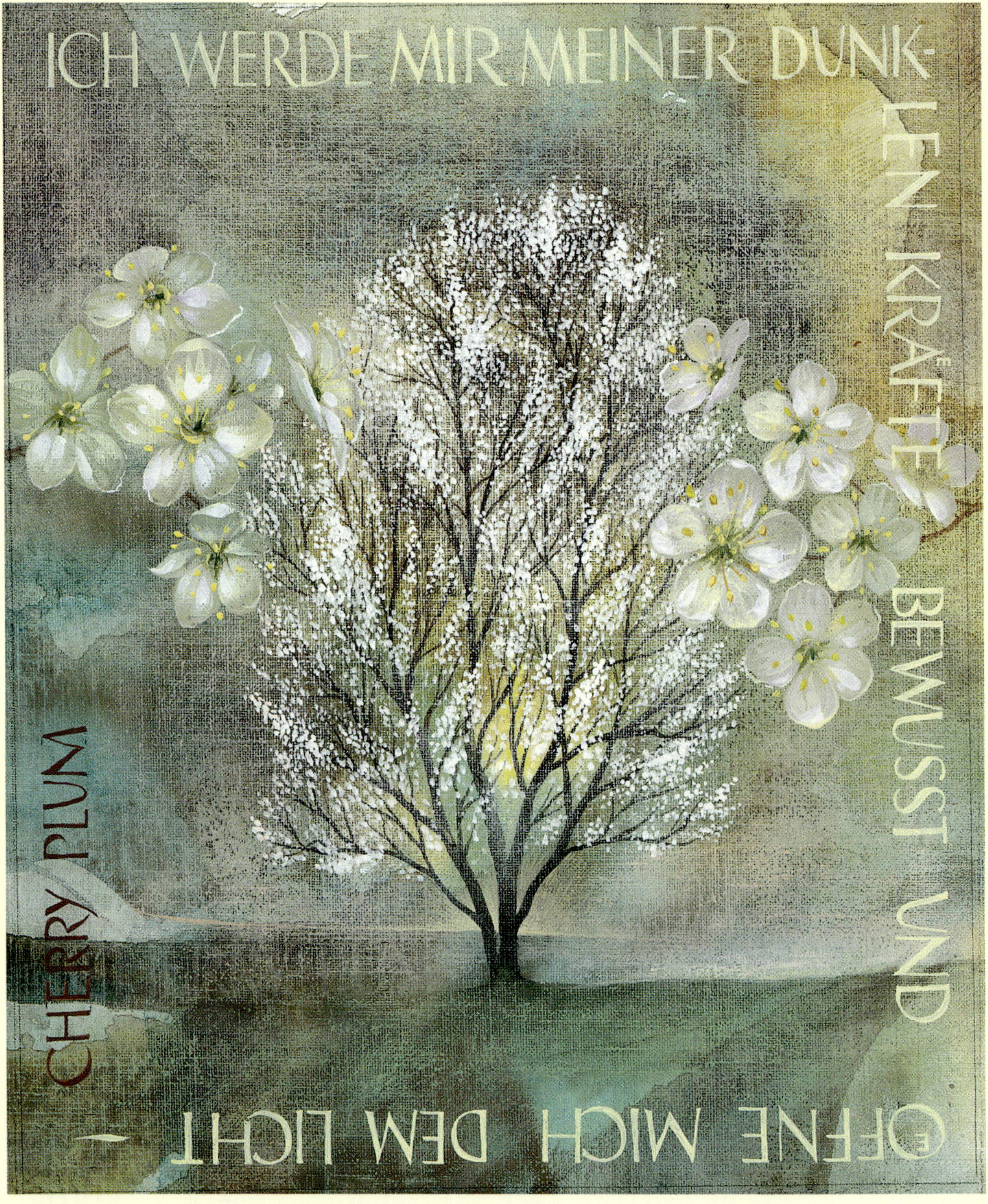
ICH WERDE MIR MEINER DUNK-LEN KRÄFTE BEWUSST UND ÖFFNE MICH DEM LICHT
CHERRY PLUM

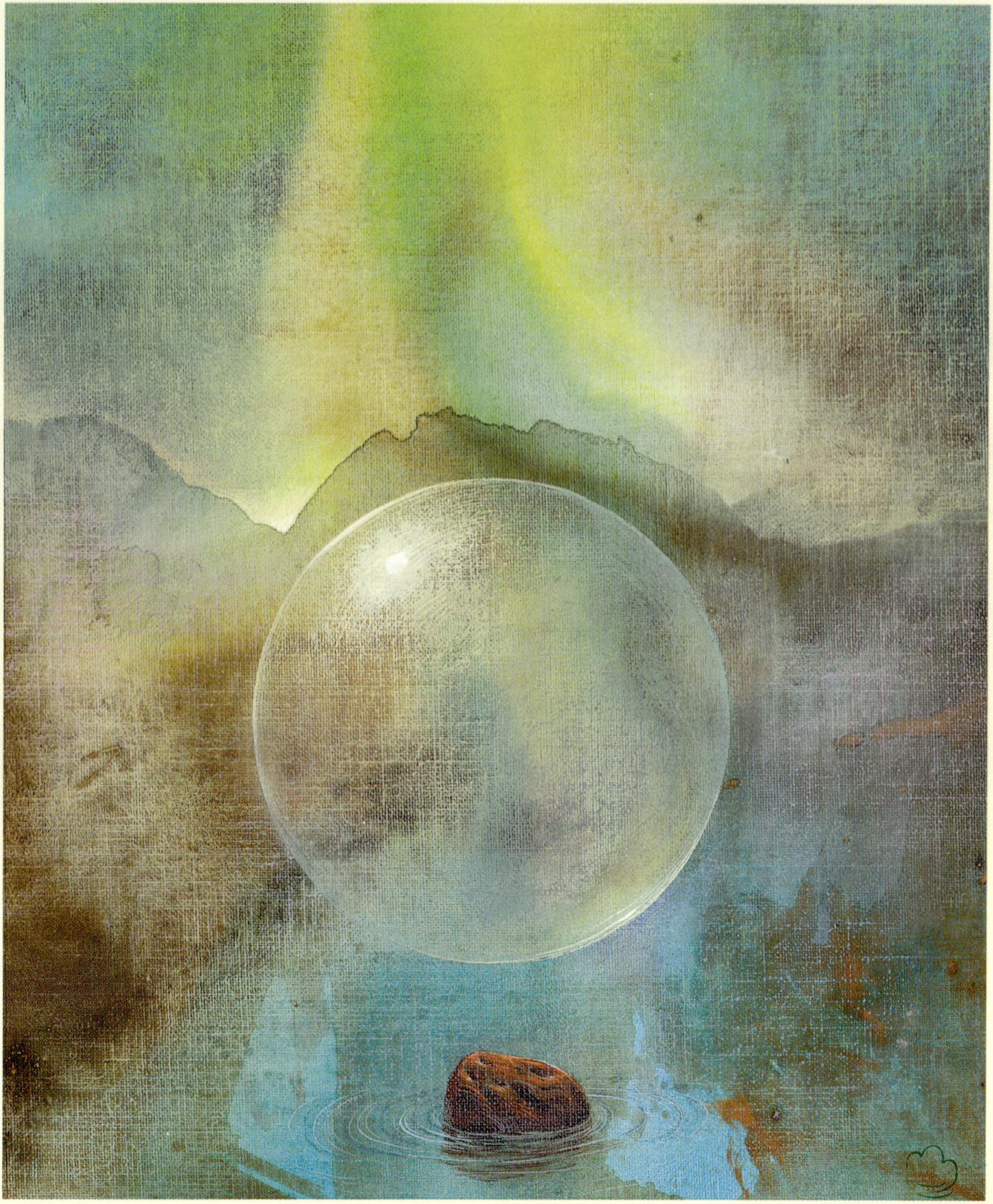

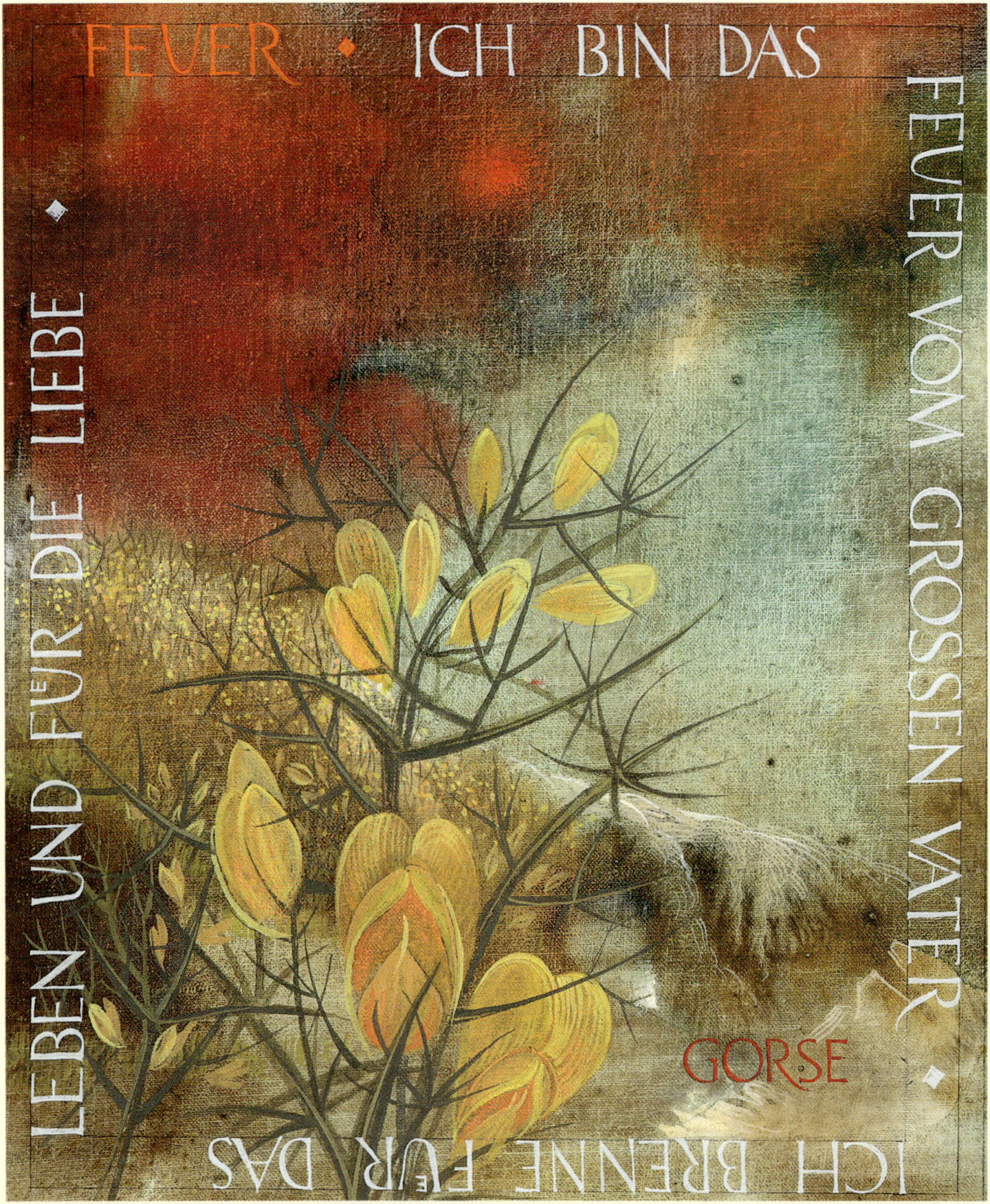

FEUER · ICH BIN DAS
FEUER VOM GROSSEN VATER ·
ICH BRENNE FÜR DAS
LEBEN UND FÜR DIE LIEBE ·
GORSE

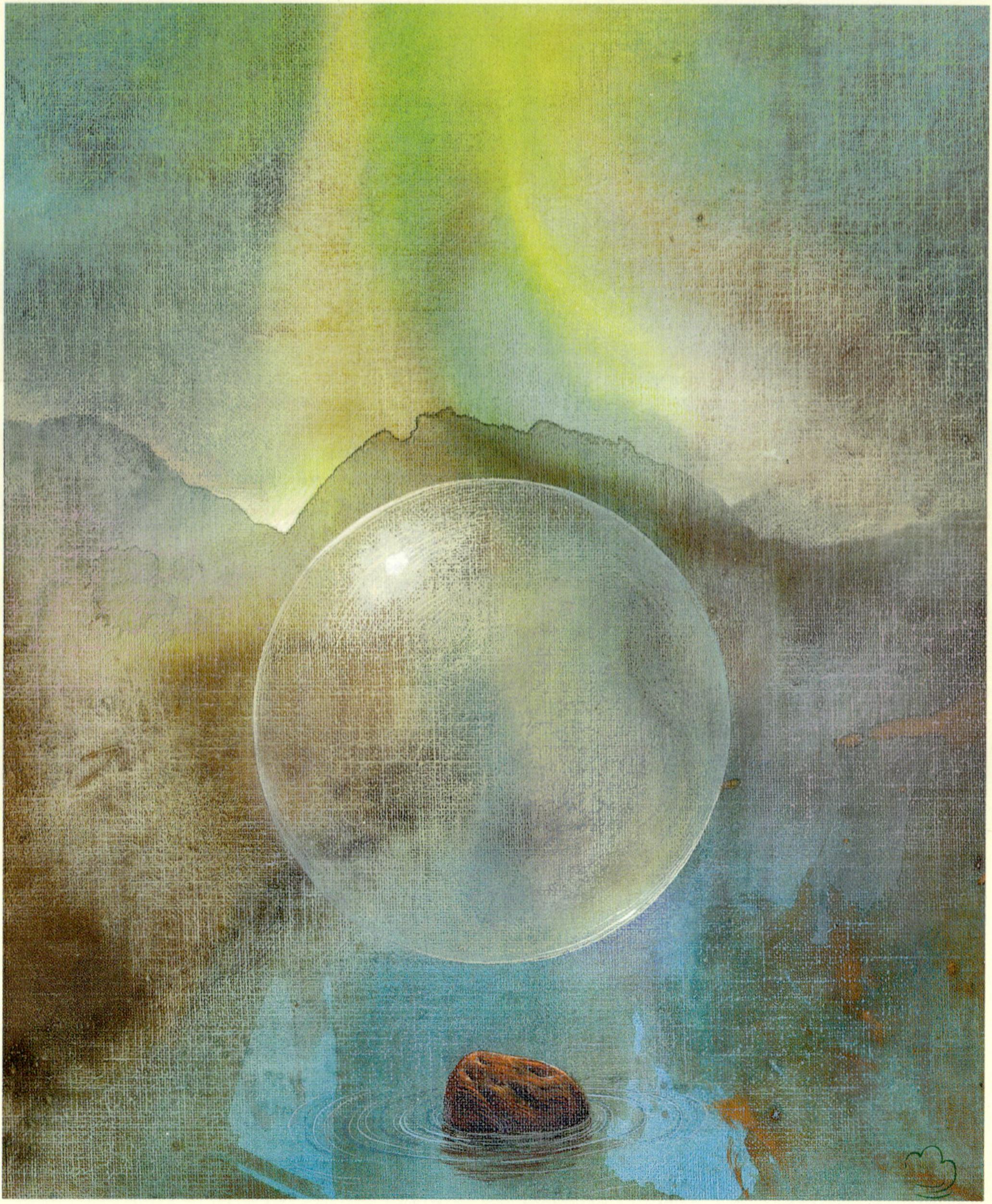

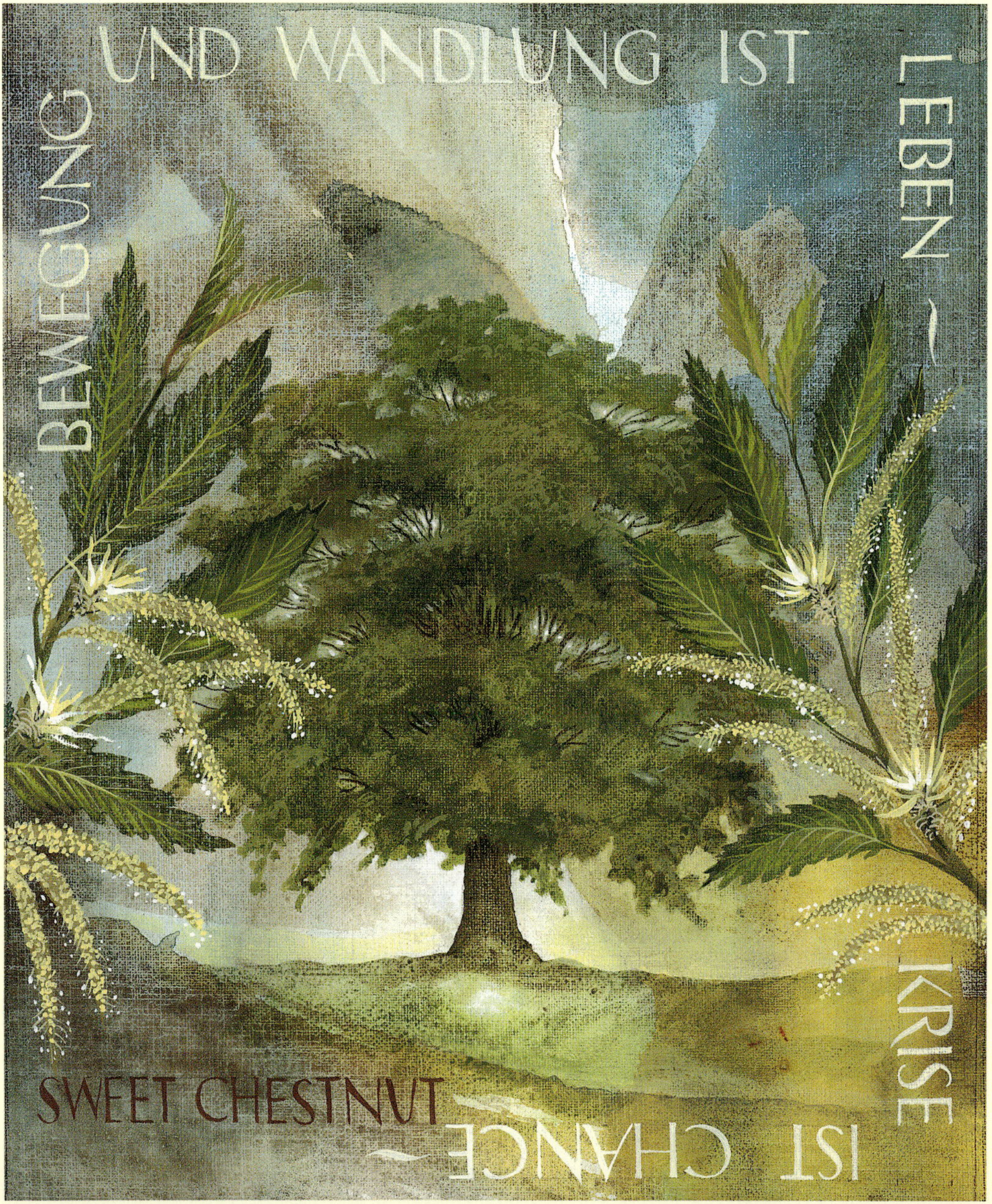
BEWEGUNG UND WANDLUNG IST LEBEN –
KRISE IST CHANCE –
SWEET CHESTNUT

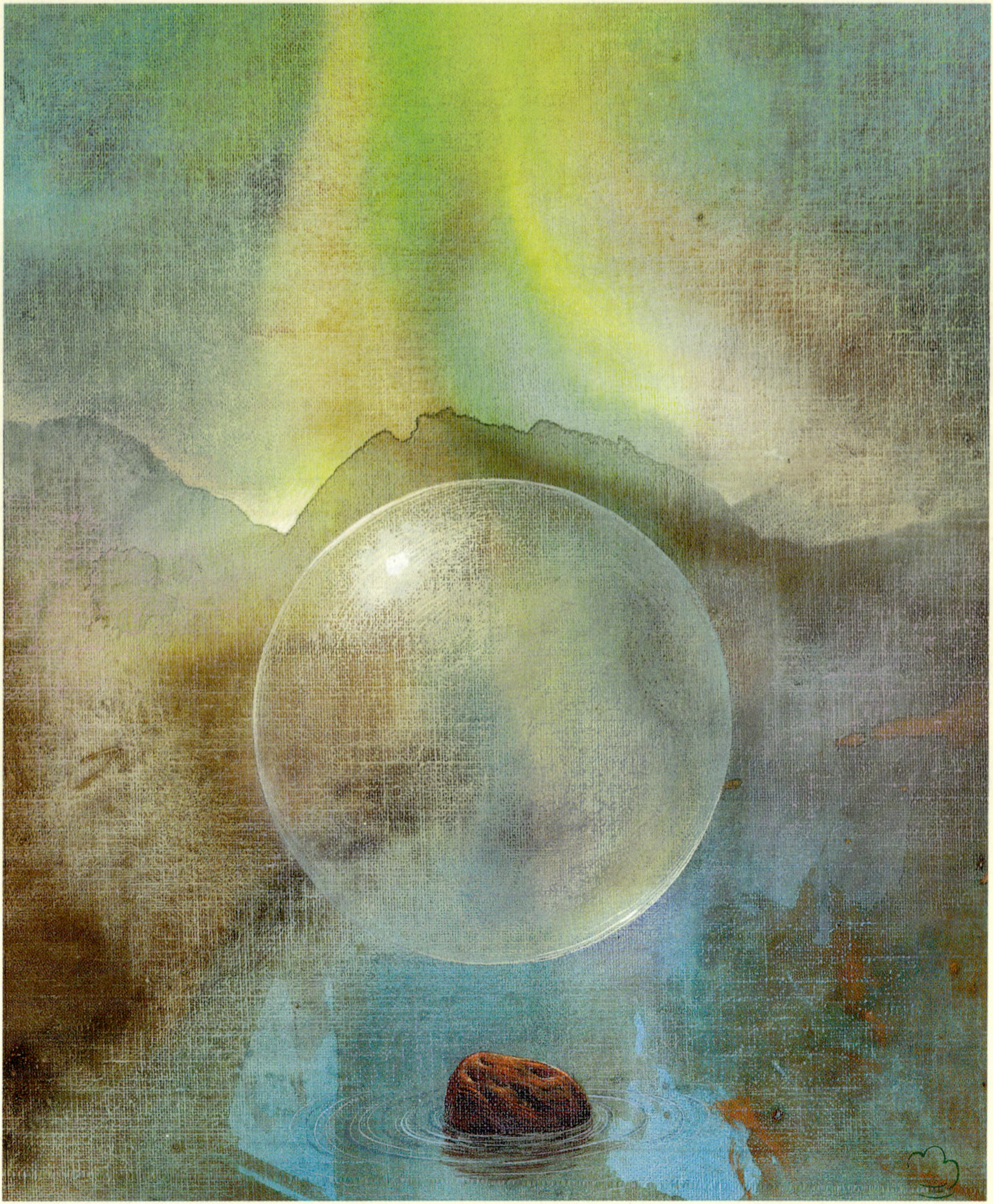

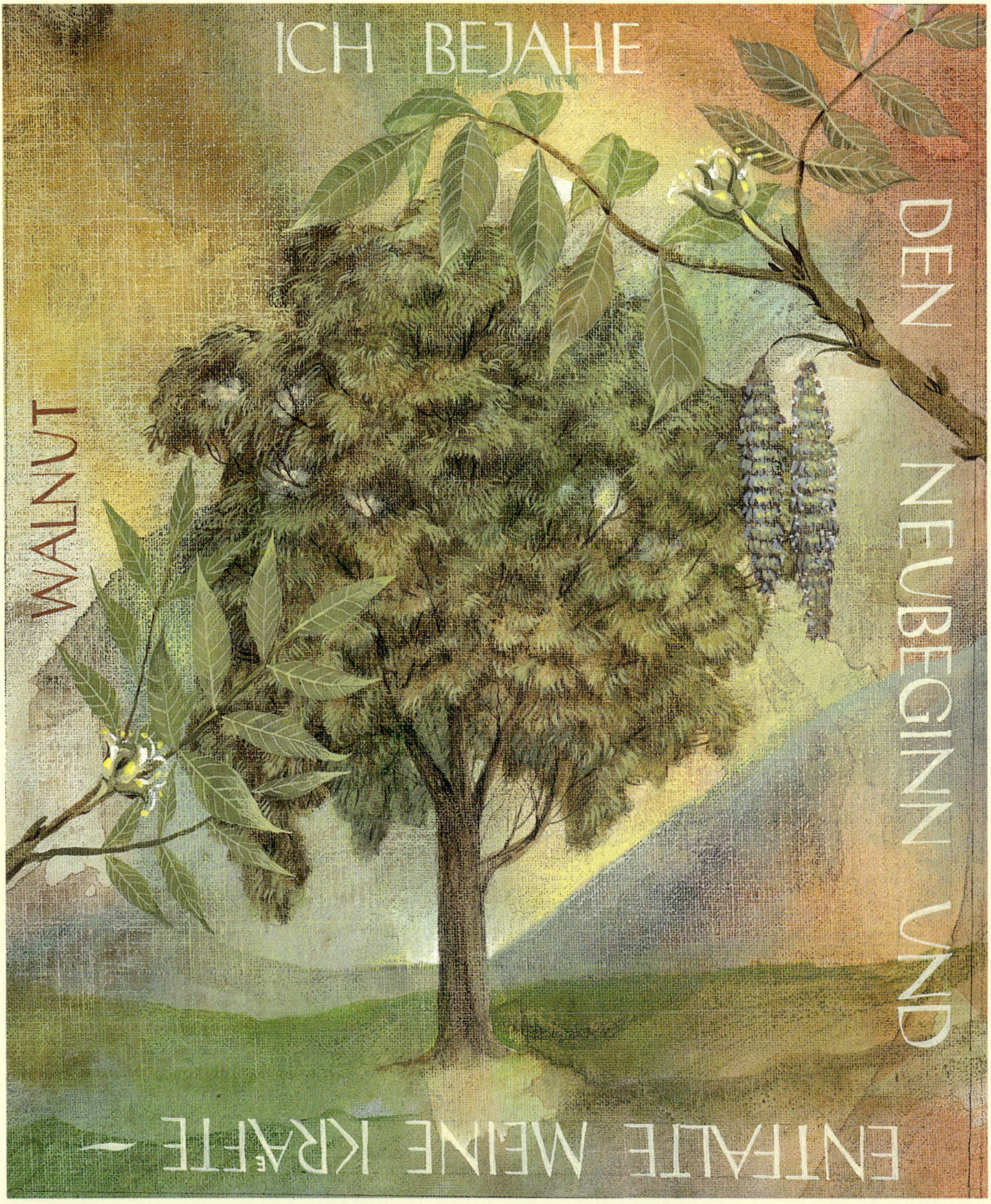
ICH BEJAHE
DEN NEUBEGINN UND
ENTFALTE MEINE KRÄFTE –
WALNUT

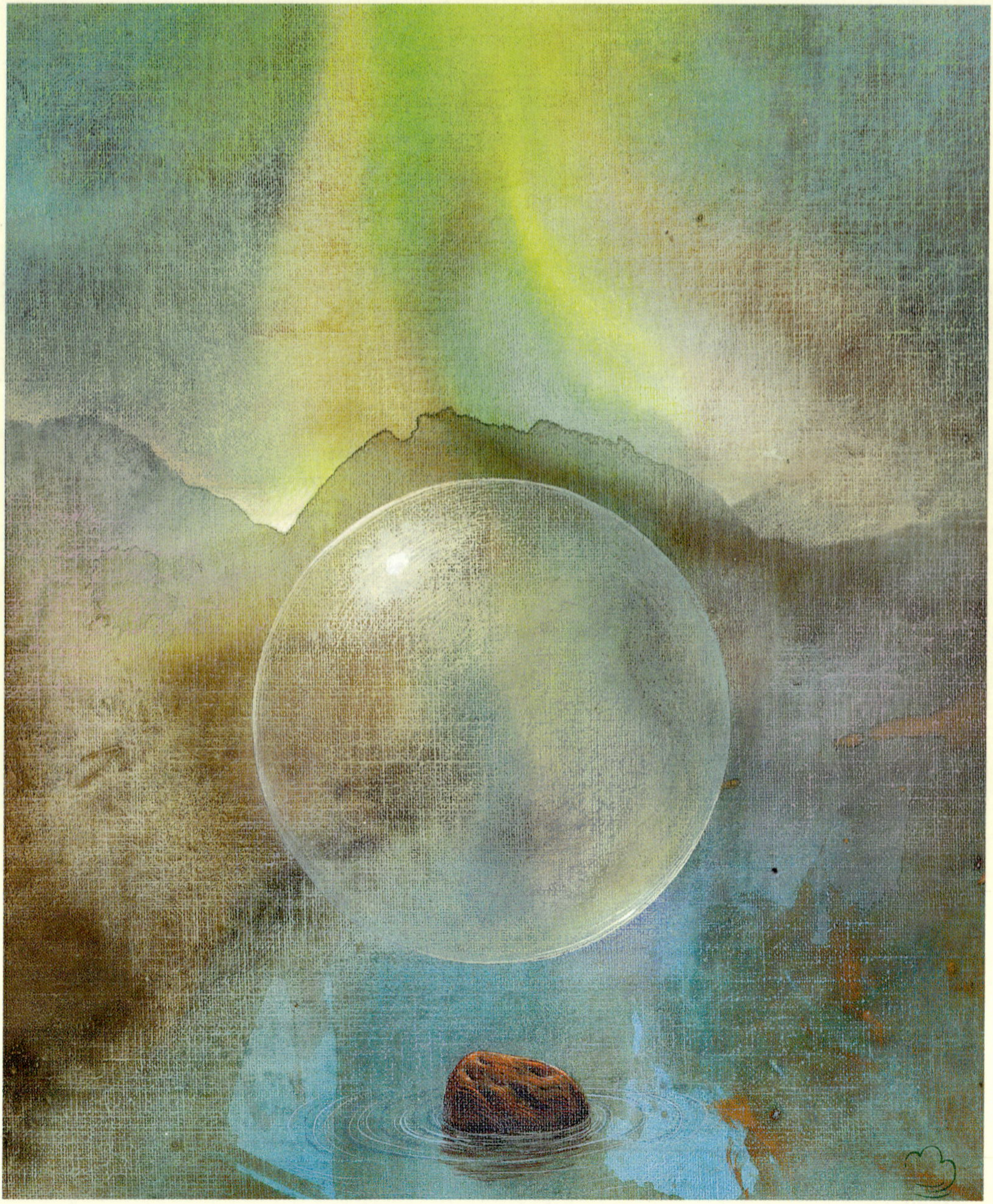

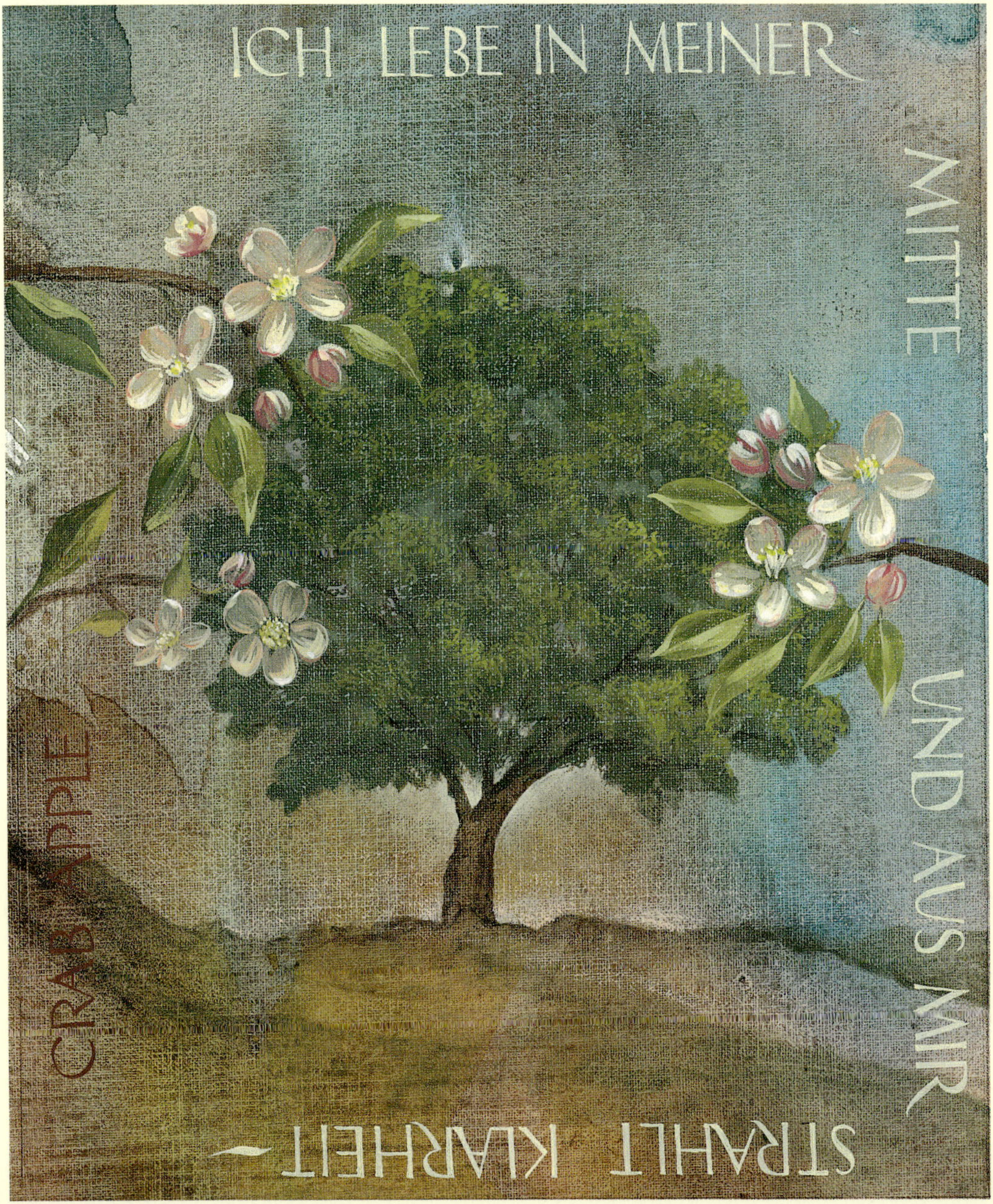
ICH LEBE IN MEINER
MITTE
UND AUS MIR
STRAHLT KLARHEIT
CRAB APPLE

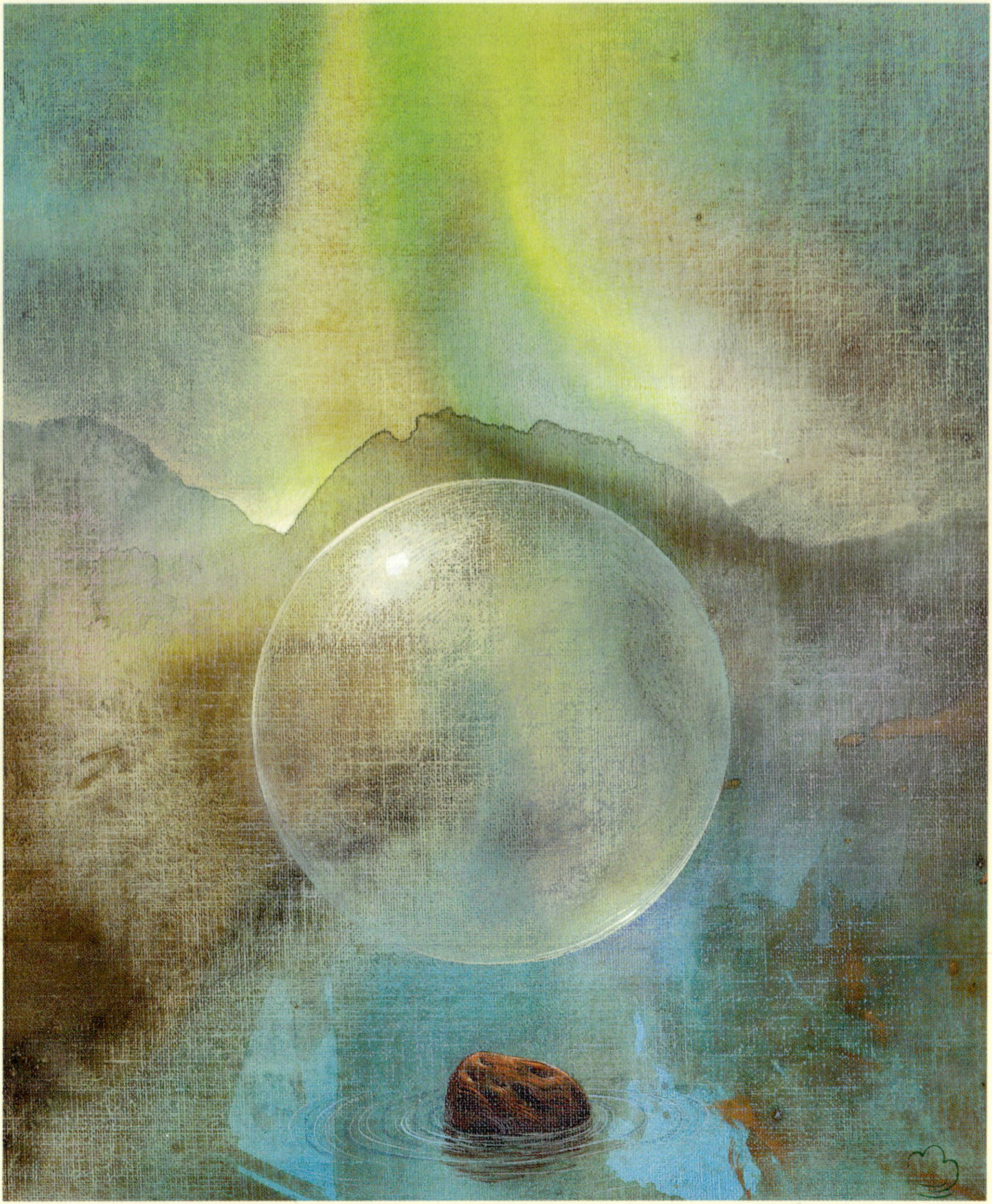

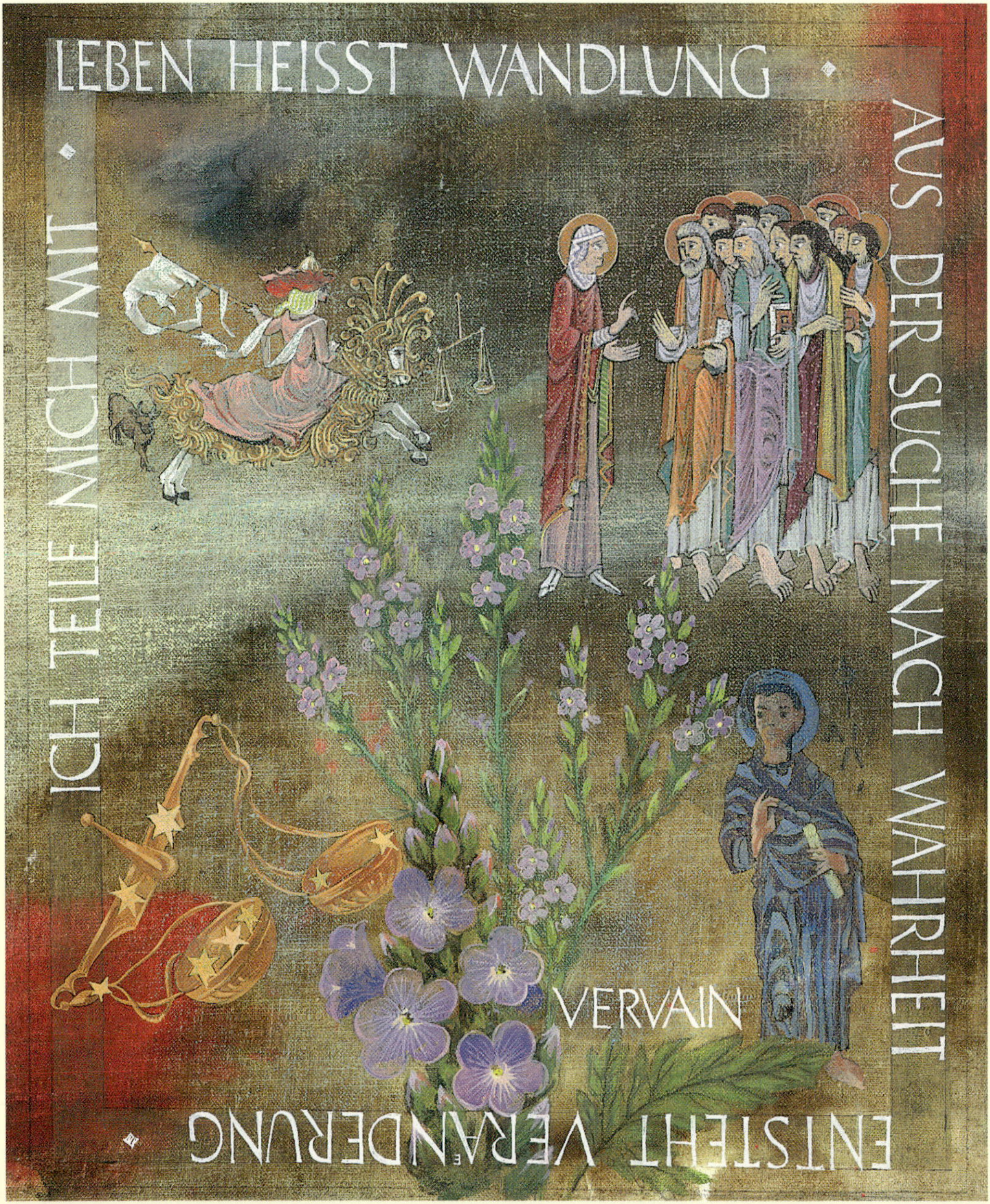

LEBEN HEISST WANDLUNG
AUS DER SUCHE NACH WAHRHEIT
ENTSTEHT VERÄNDERUNG
ICH TEILE MICH MIT
VERVAIN

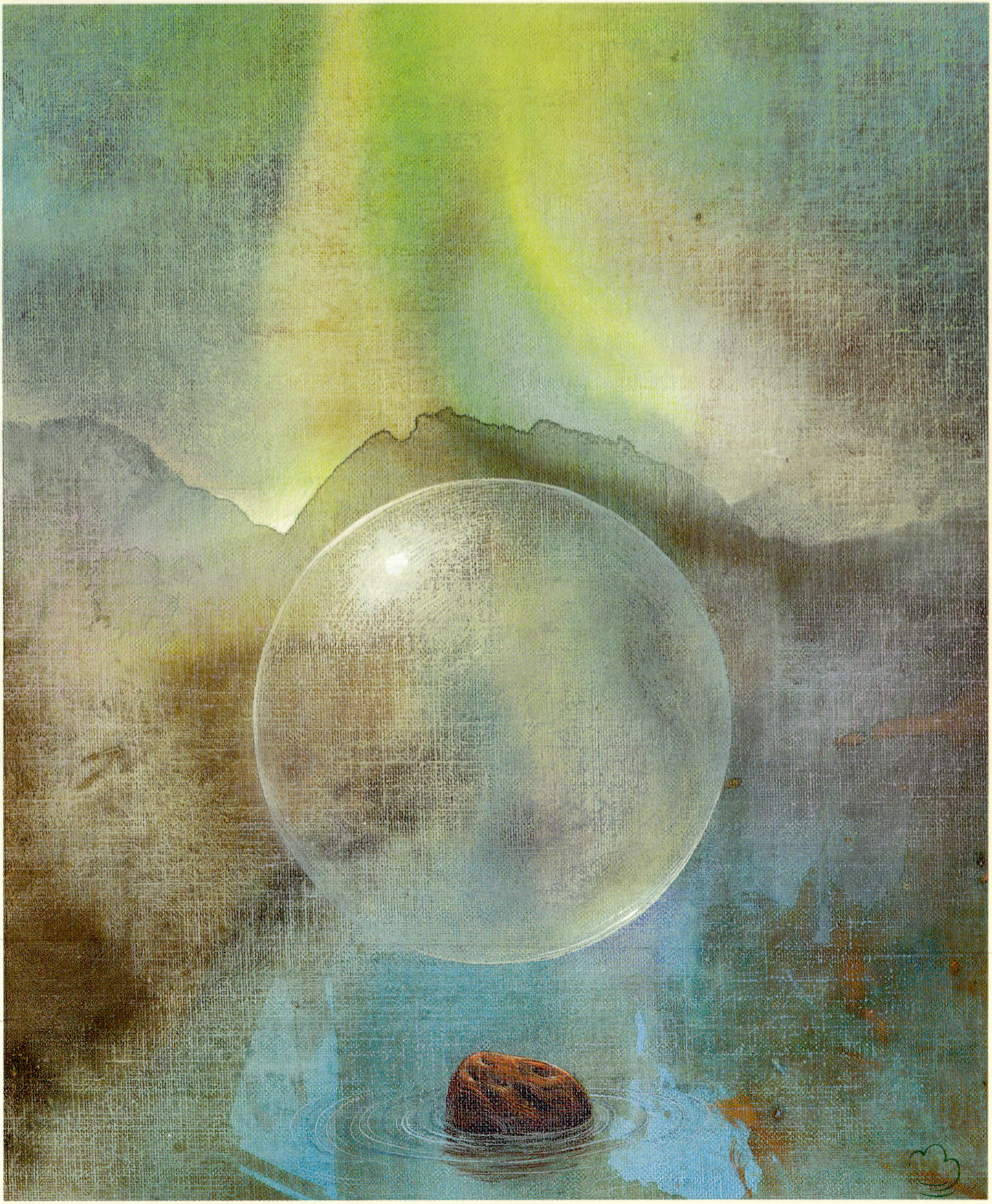

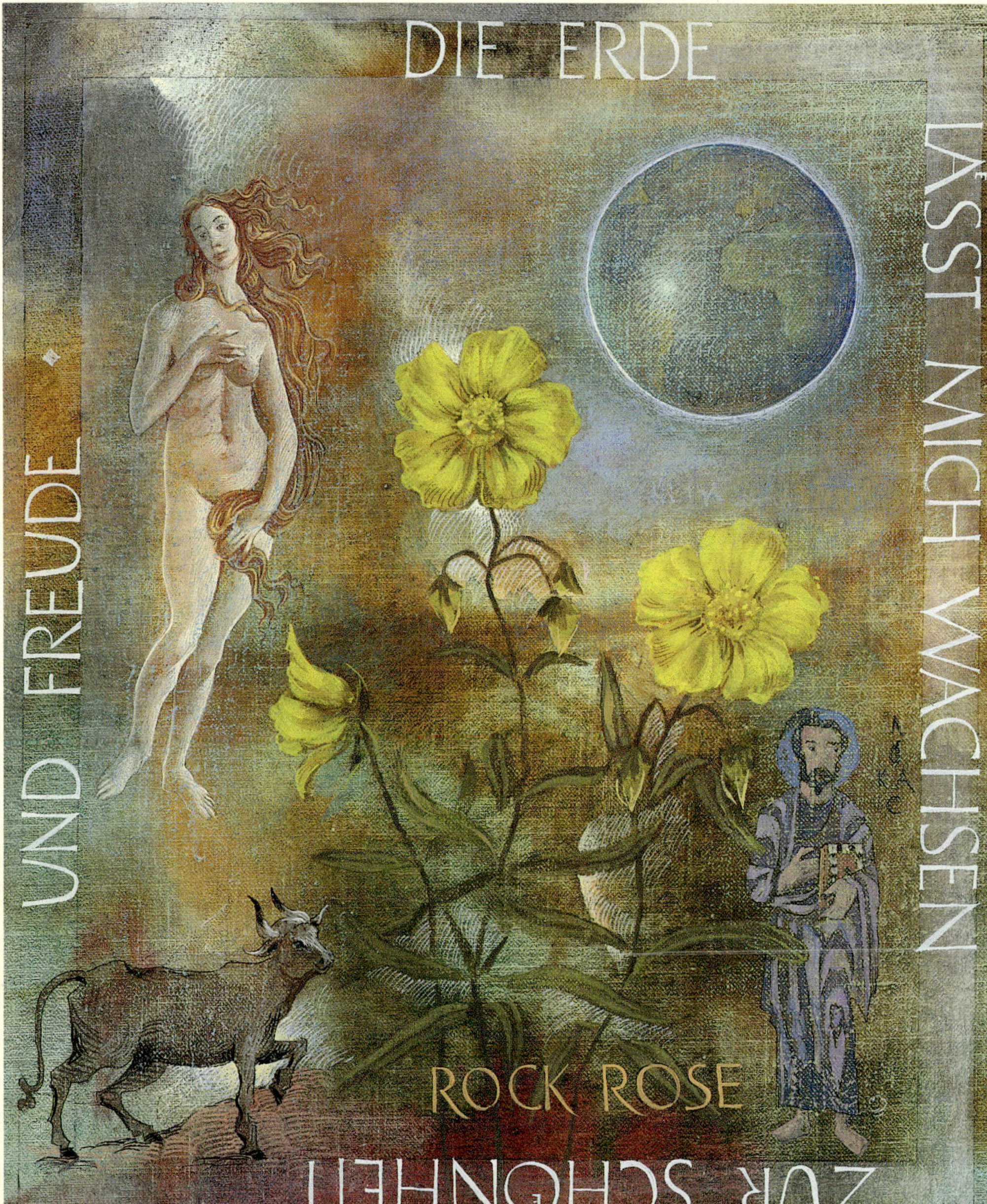
DIE ERDE
LÄSST MICH WACHSEN
ZUR SCHÖNHEIT
UND FREUDE
ROCK ROSE

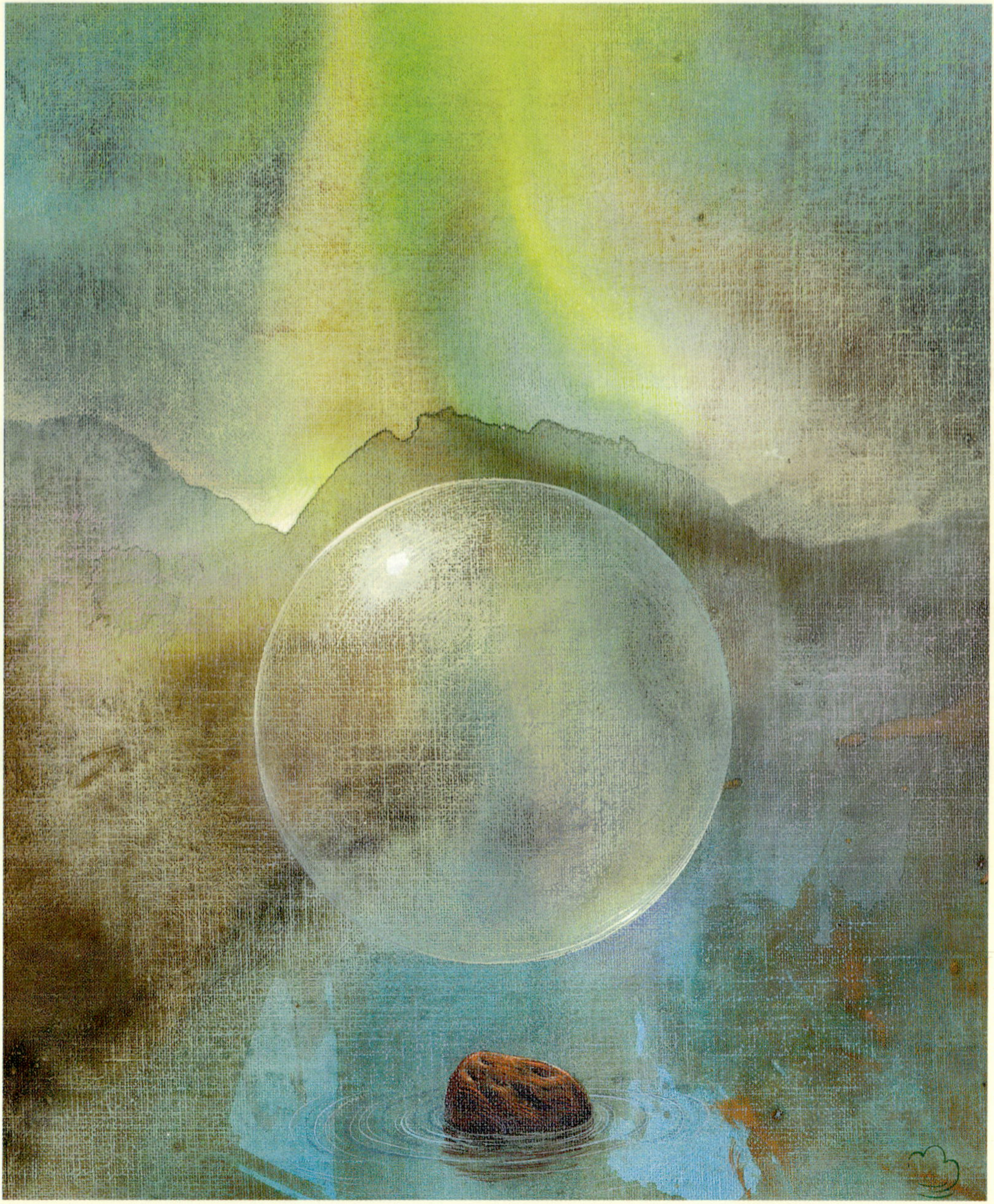

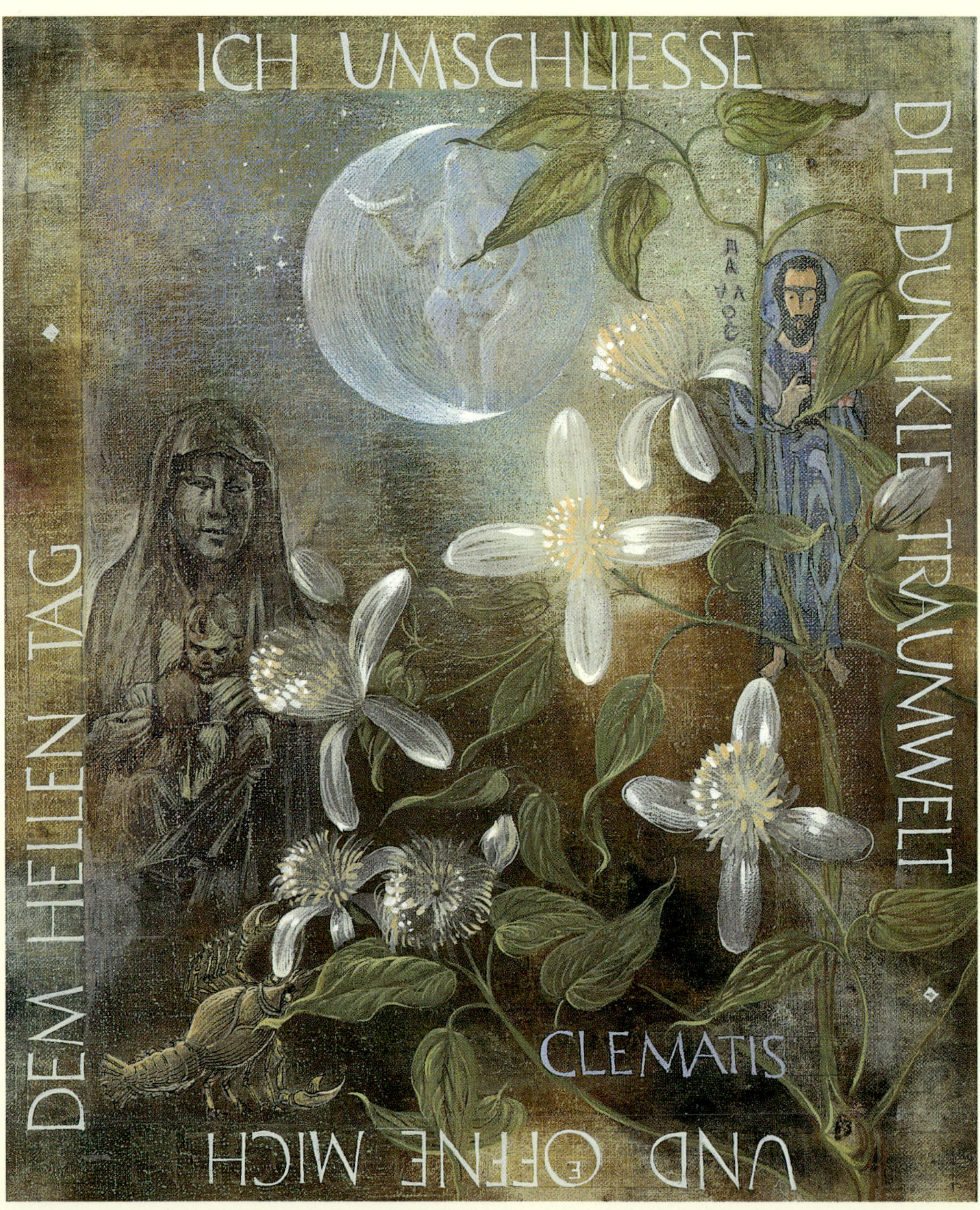
ICH UMSCHLIESSE
DIE DUNKLE TRAUMWELT
UND ÖFFNE MICH
DEM HELLEN TAG
CLEMATIS

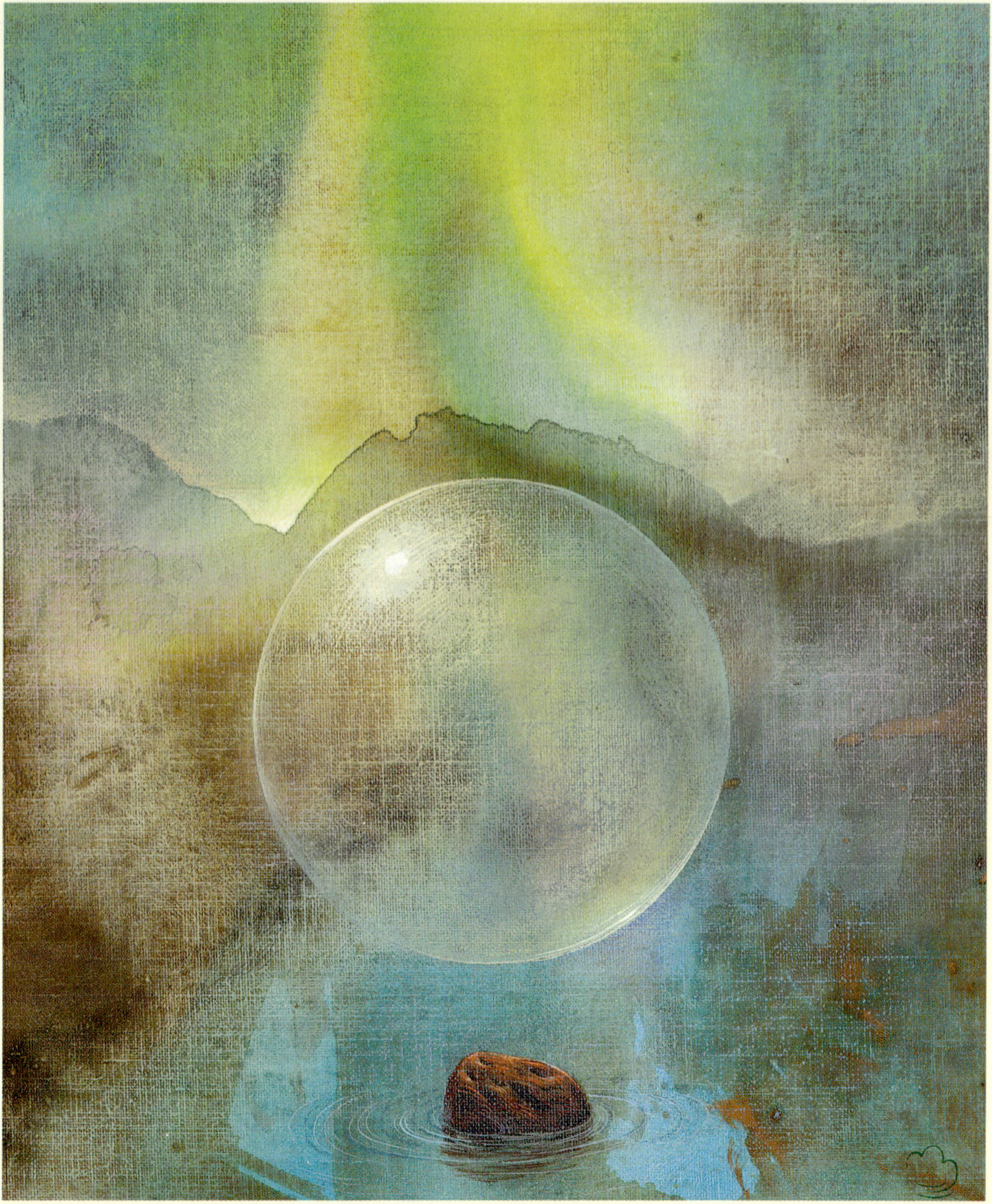

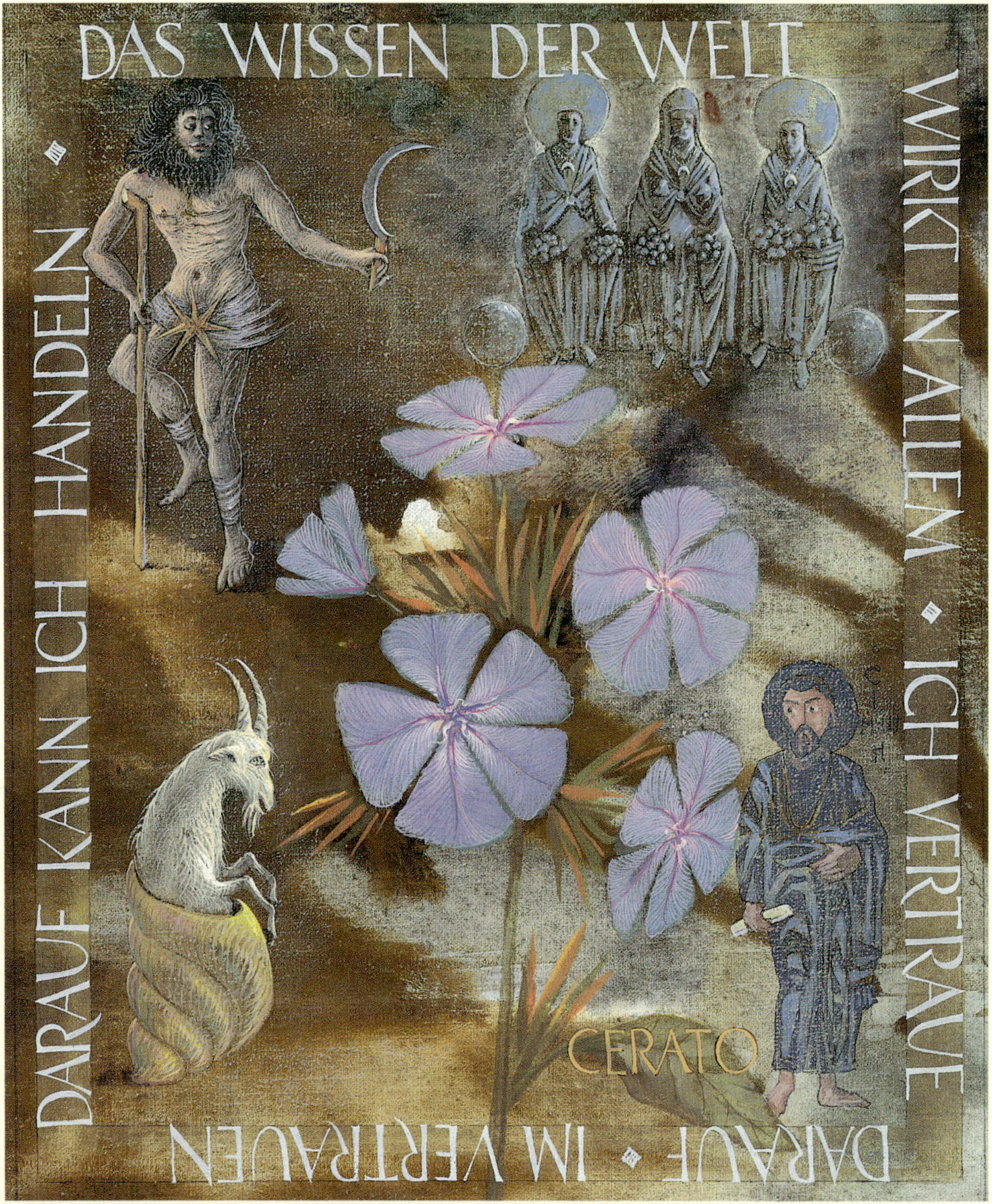
DAS WISSEN DER WELT
WIRKT IN ALLEM
ICH VERTRAUE
DARAUF
IM VERTRAUEN
DARAUF KANN ICH HANDELN
CERATO

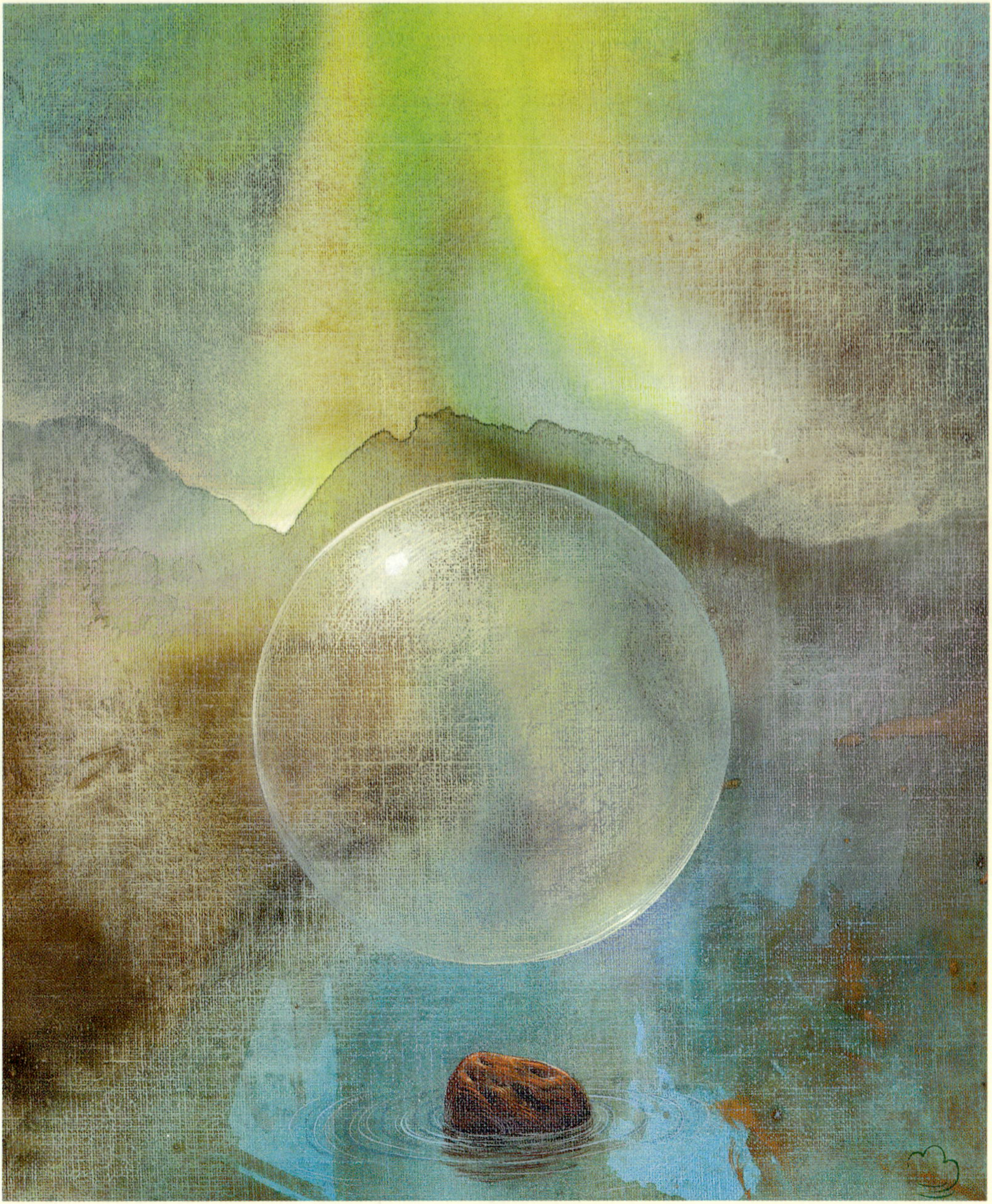

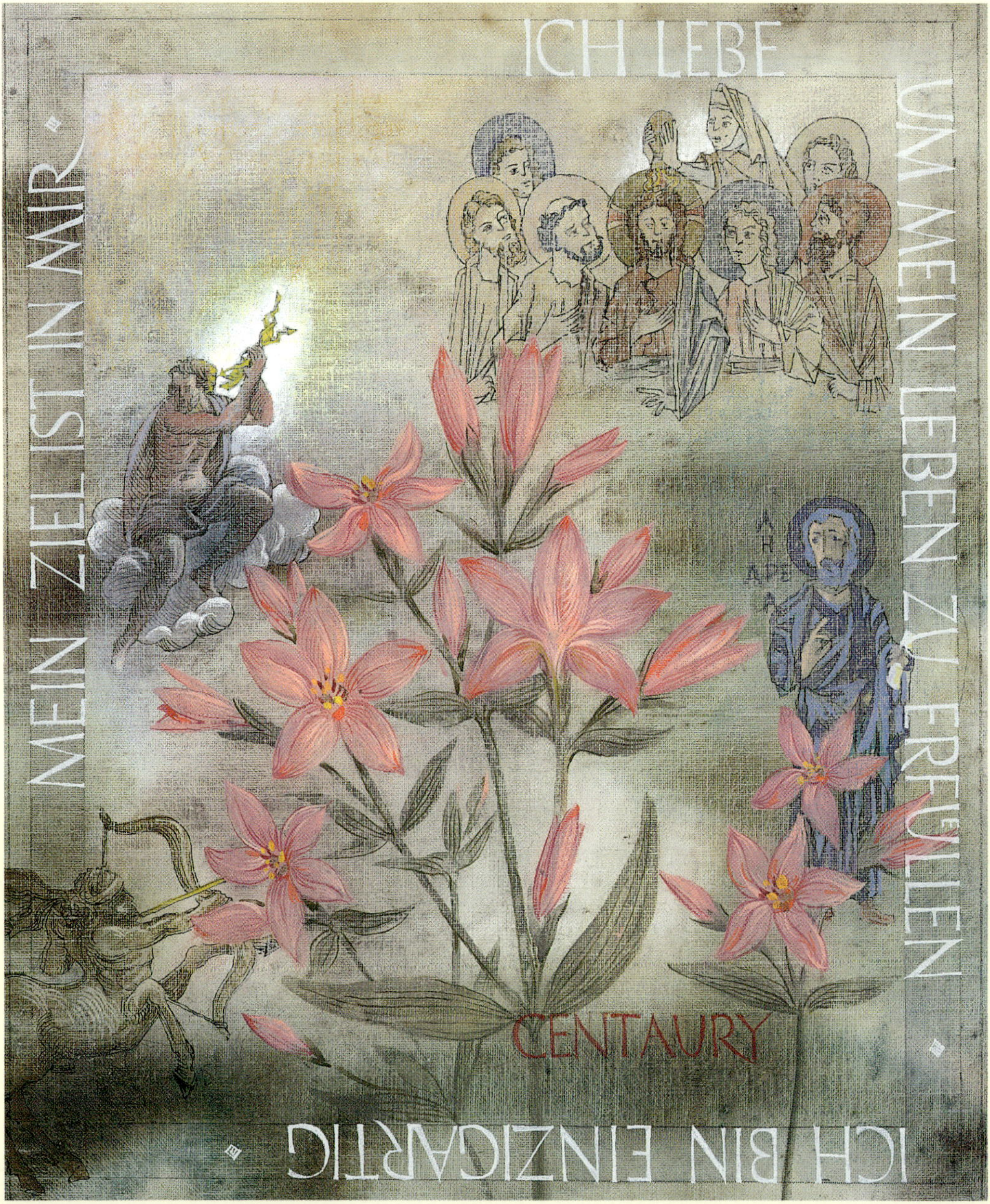
ICH LEBE
UM MEIN LEBEN ZU ERFÜLLEN
ICH BIN EINZIGARTIG
MEIN ZIEL IST IN MIR
CENTAURY

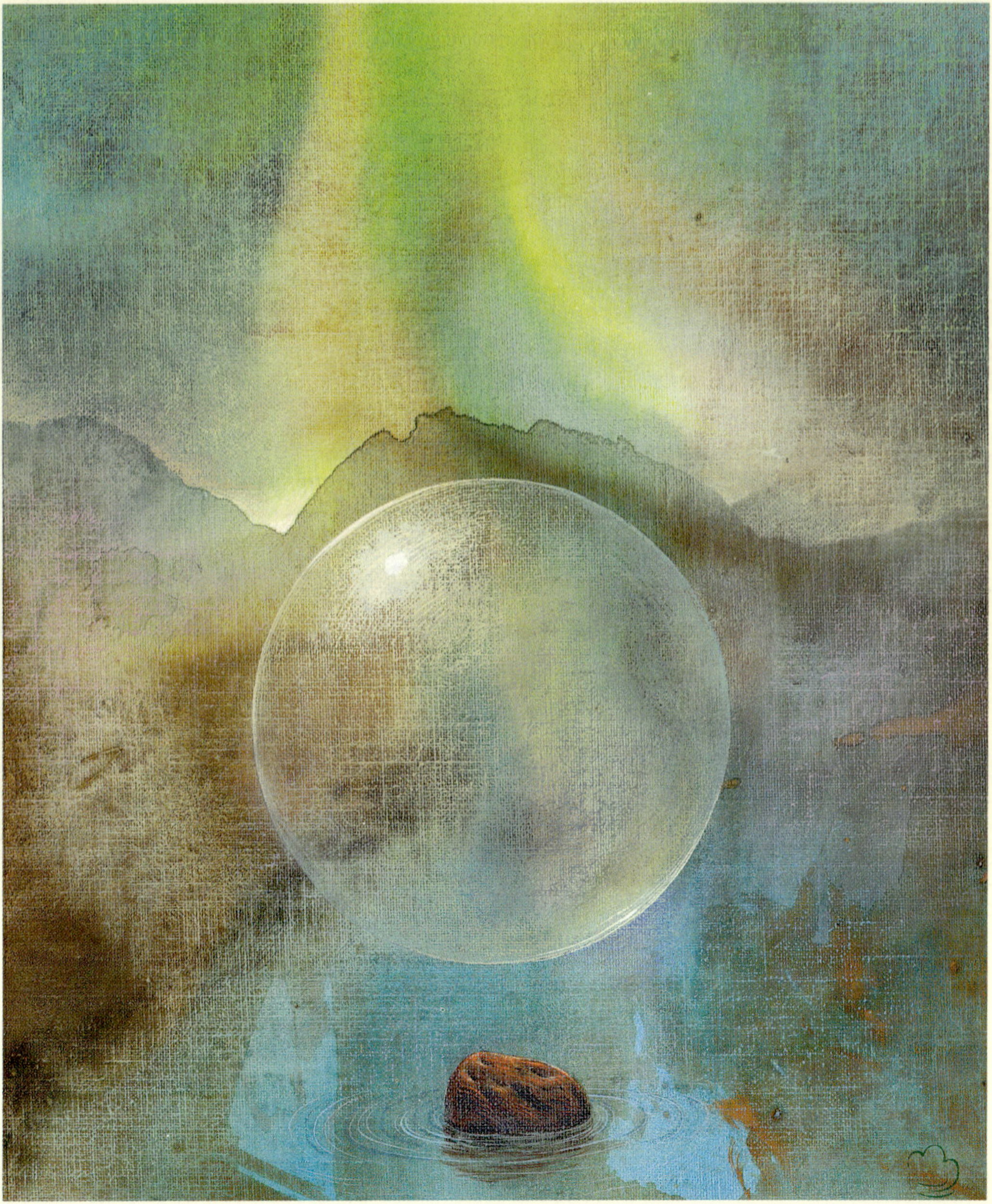

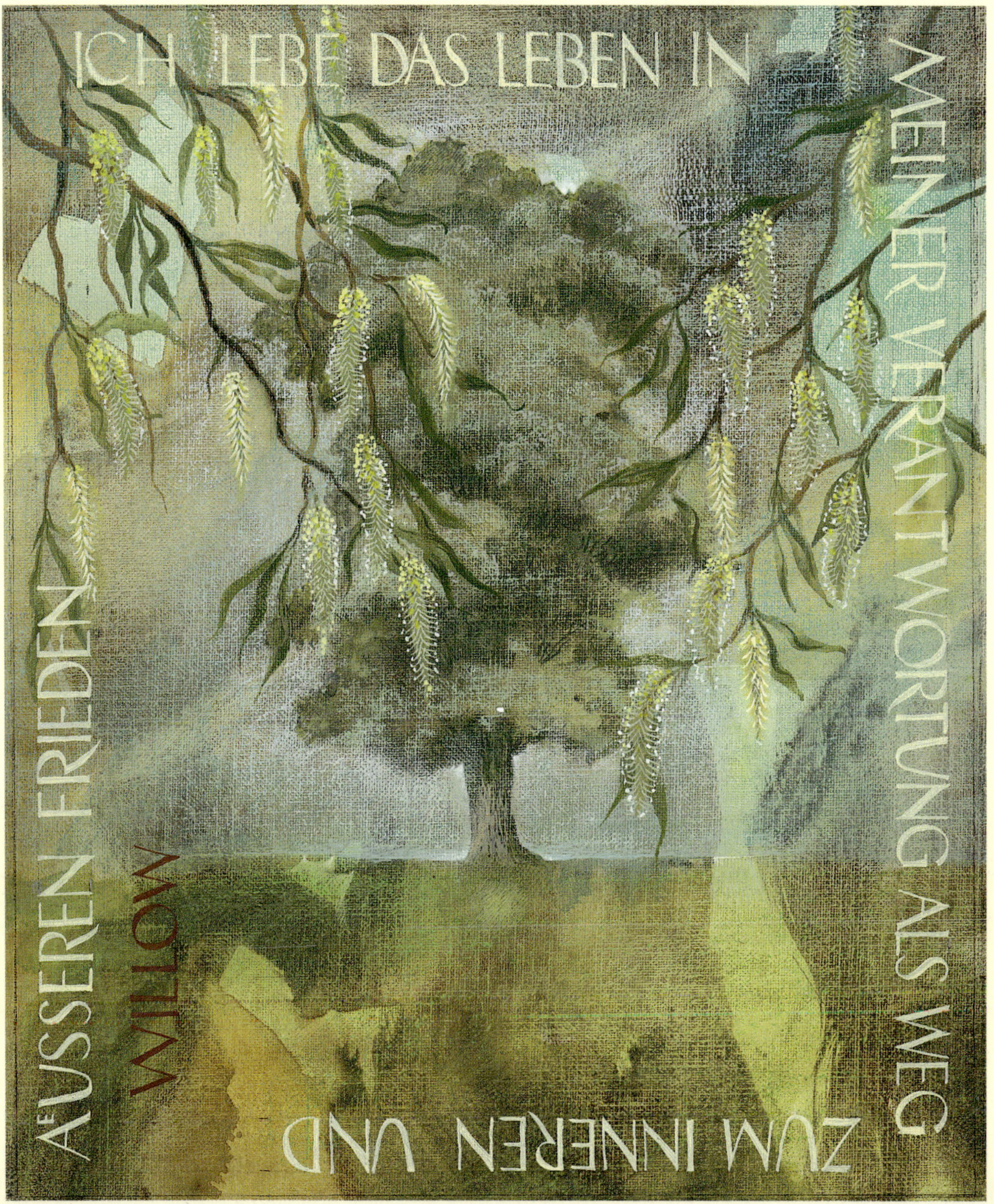
ICH LEBE DAS LEBEN IN
MEINER VERANTWORTUNG ALS WEG
ZUM INNEREN UND
ÄUSSEREN FRIEDEN
WILLOW

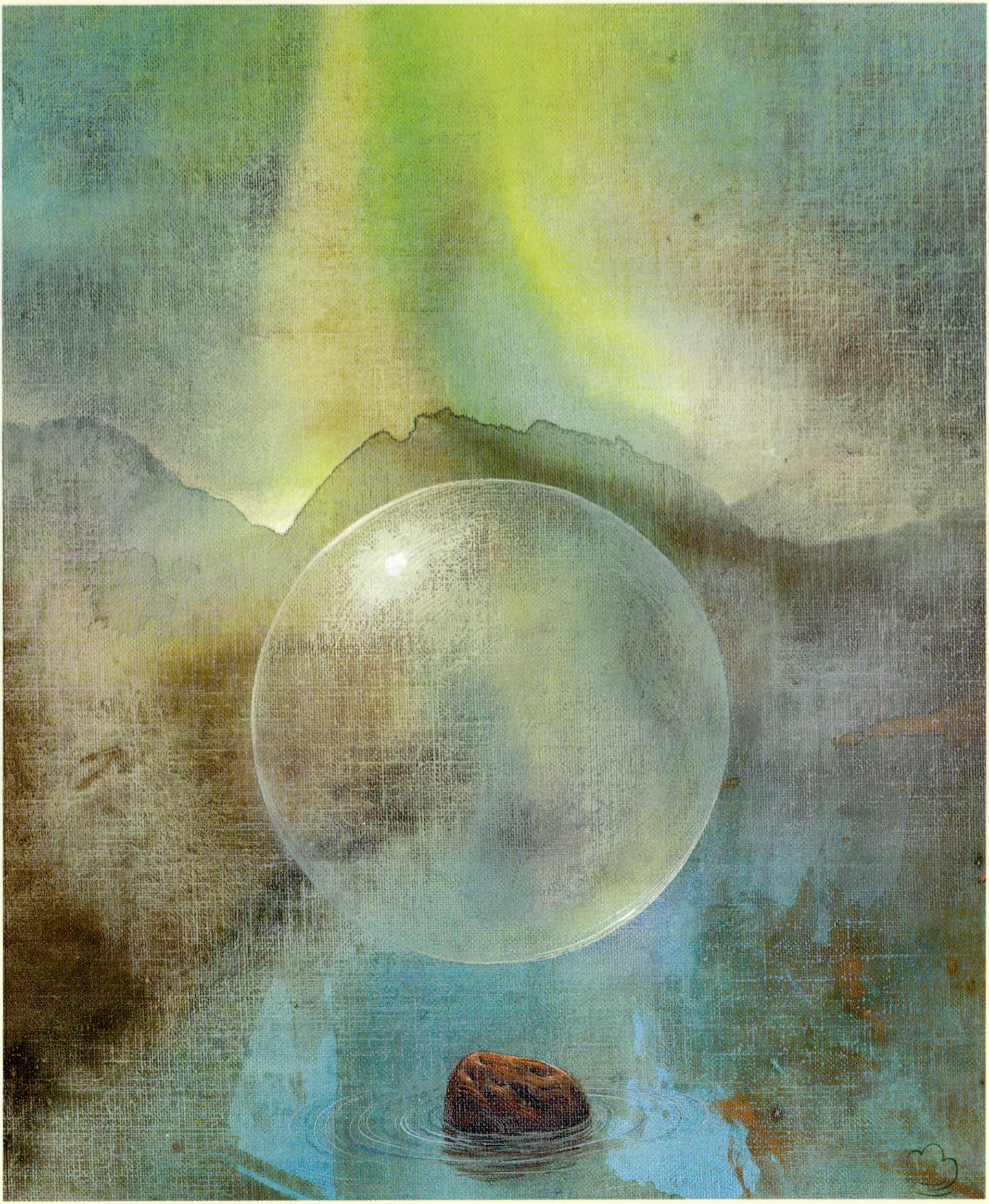

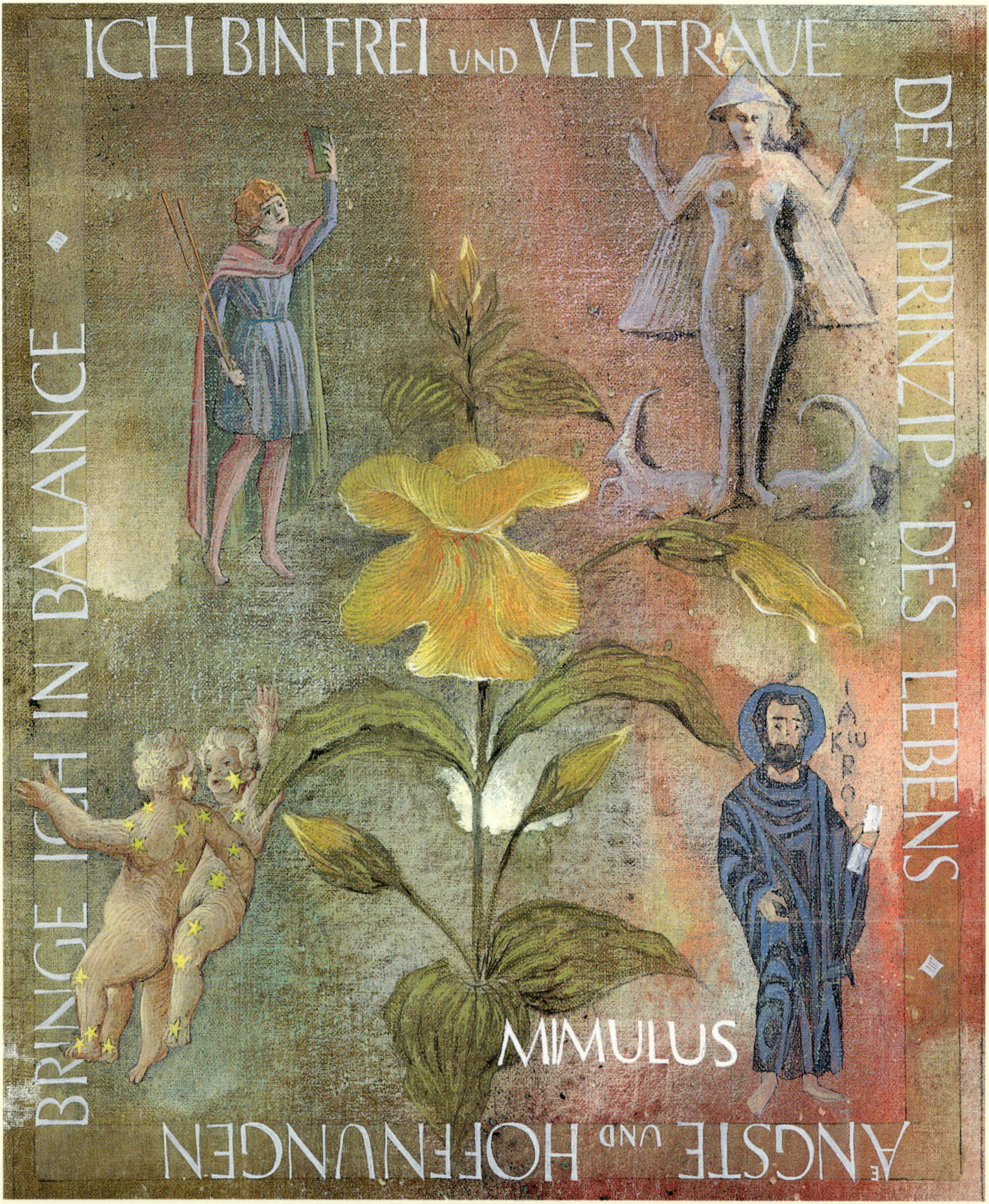
ICH BIN FREI UND VERTRAUE
DEM PRINZIP DES LEBENS
ÄNGSTE UND HOFFNUNGEN
BRINGE ICH IN BALANCE
MIMULUS

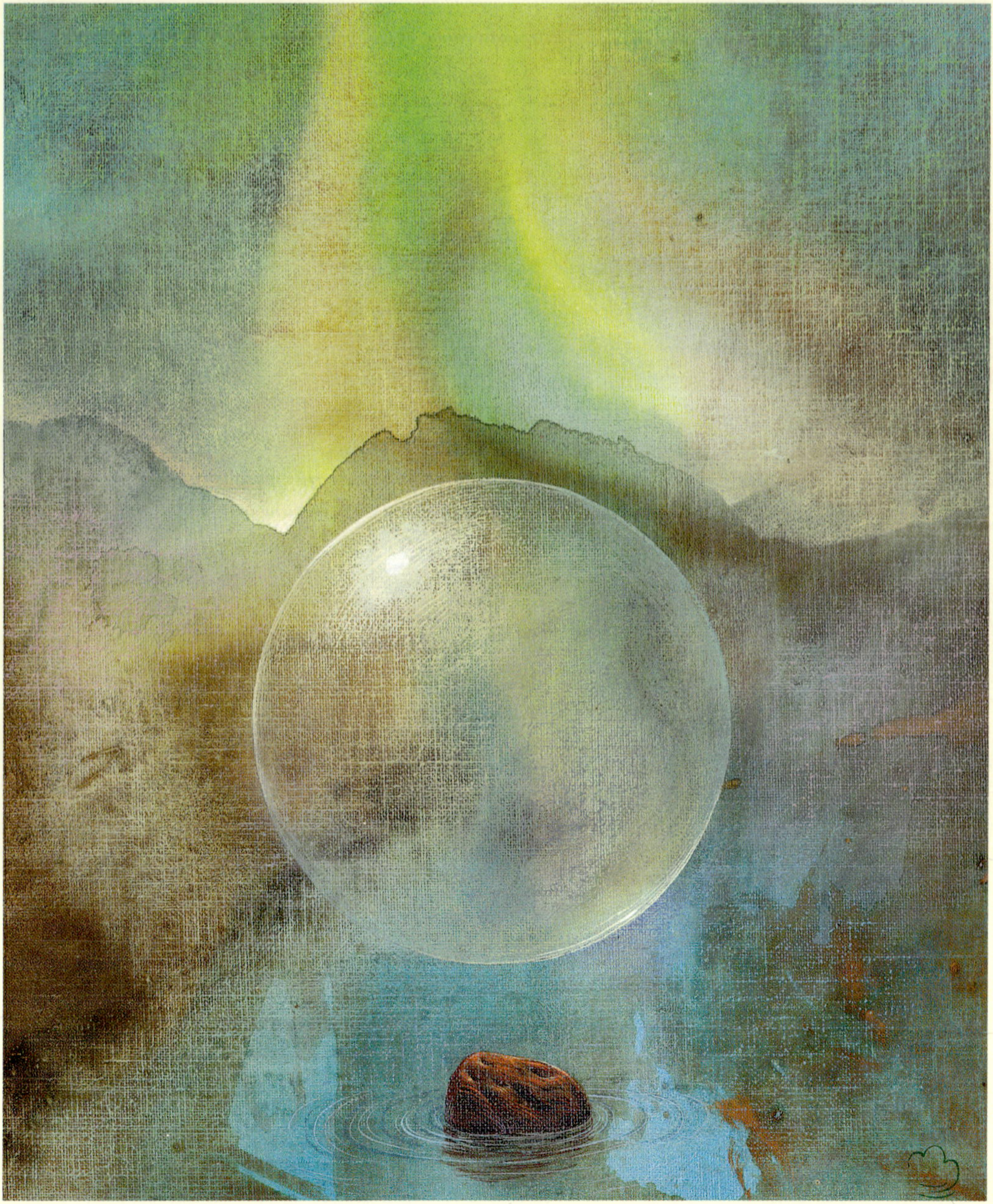

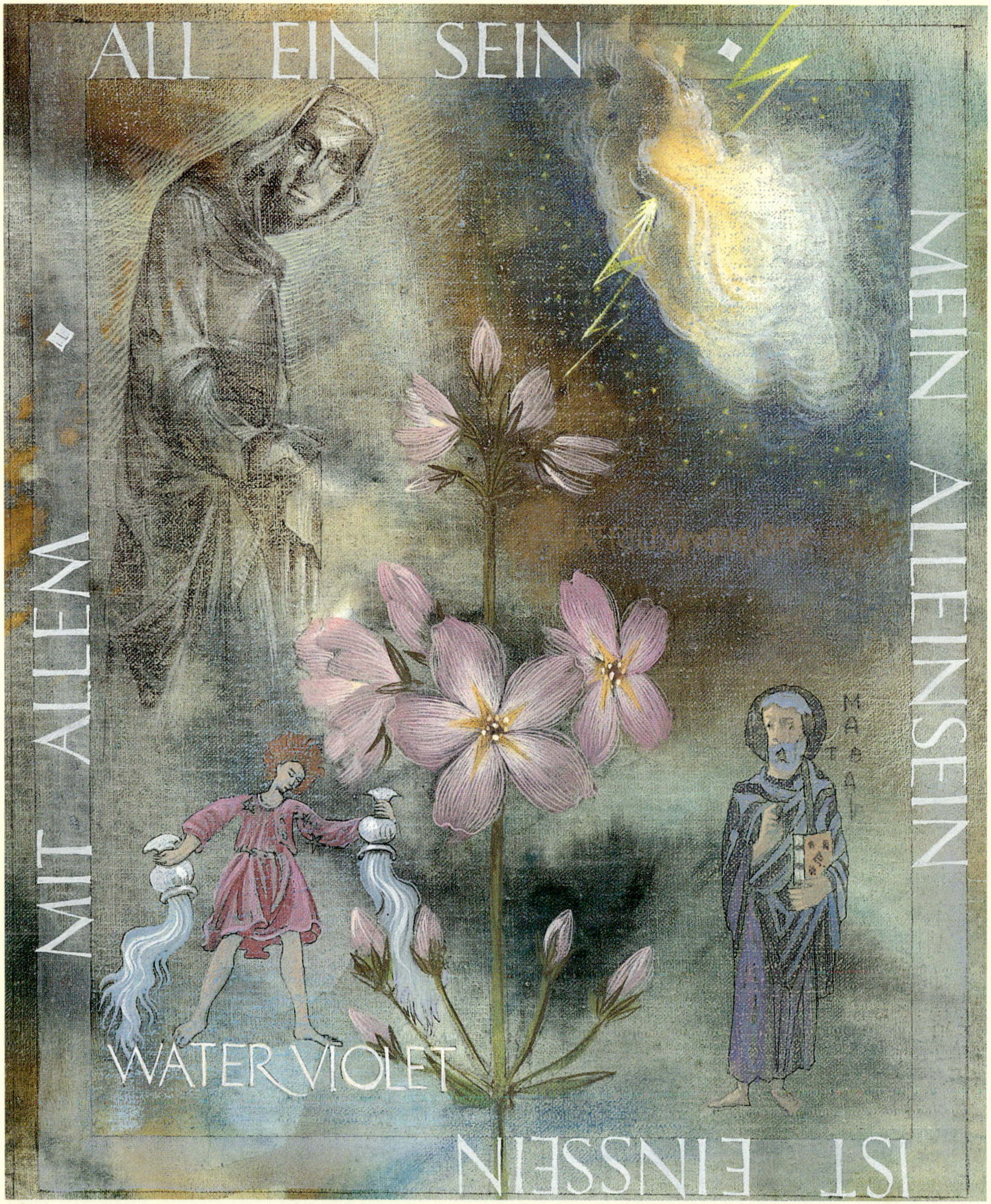
ALL EIN SEIN
MEIN ALLEINSEIN
IST EINSSEIN
MIT ALLEM
WATER VIOLET

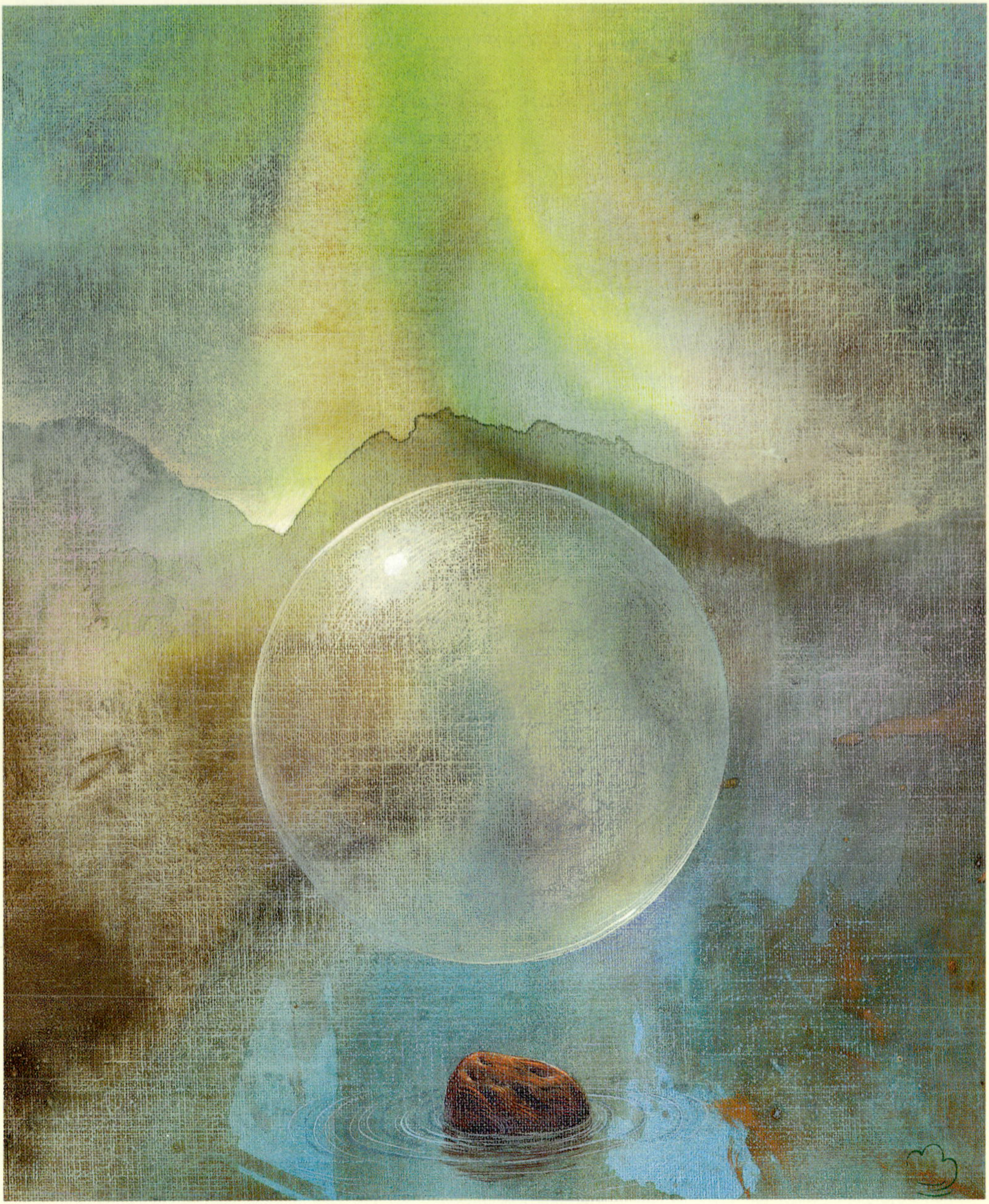

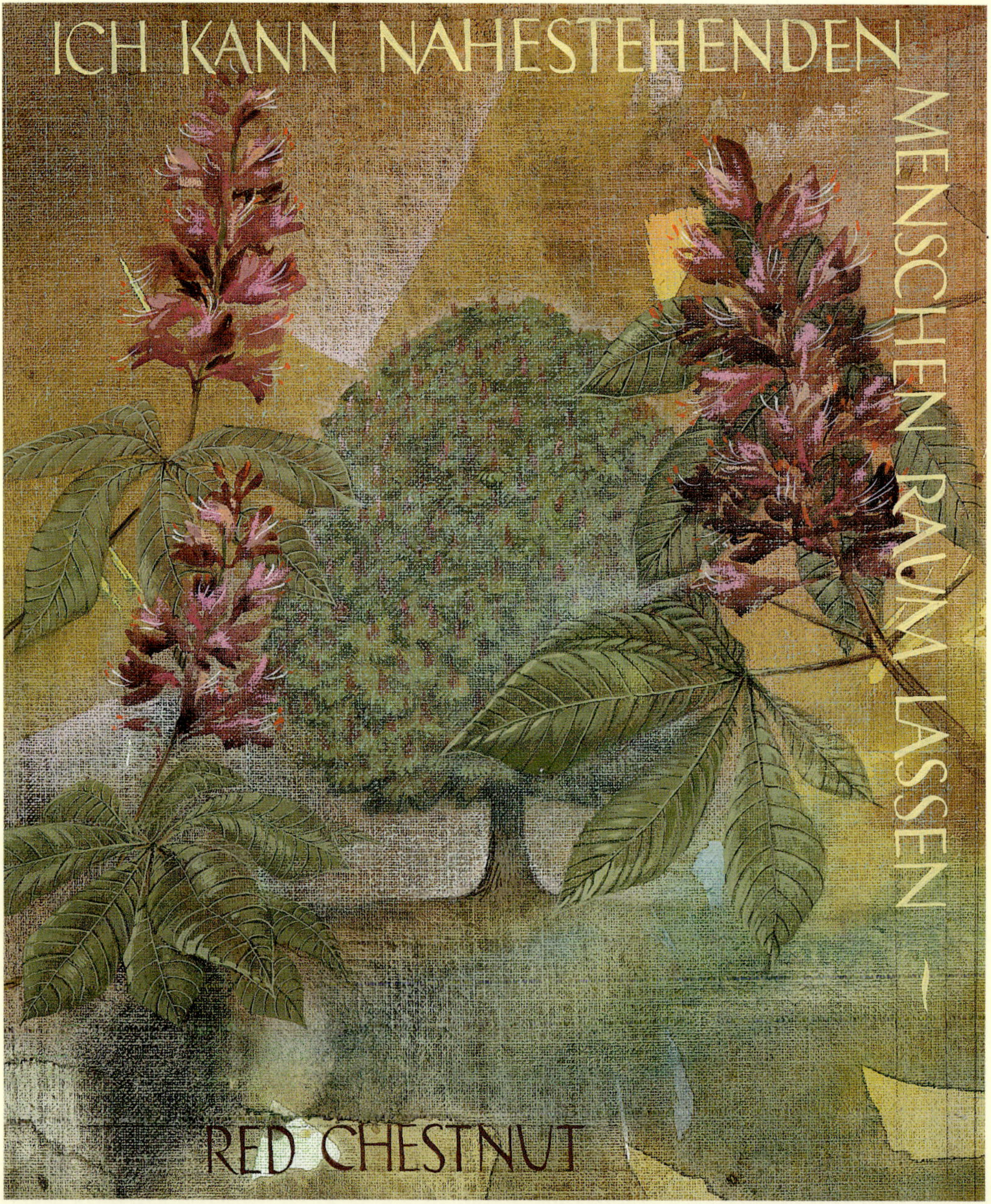
ICH KANN NAHESTEHENDEN
MENSCHEN RAUM LASSEN
RED CHESTNUT

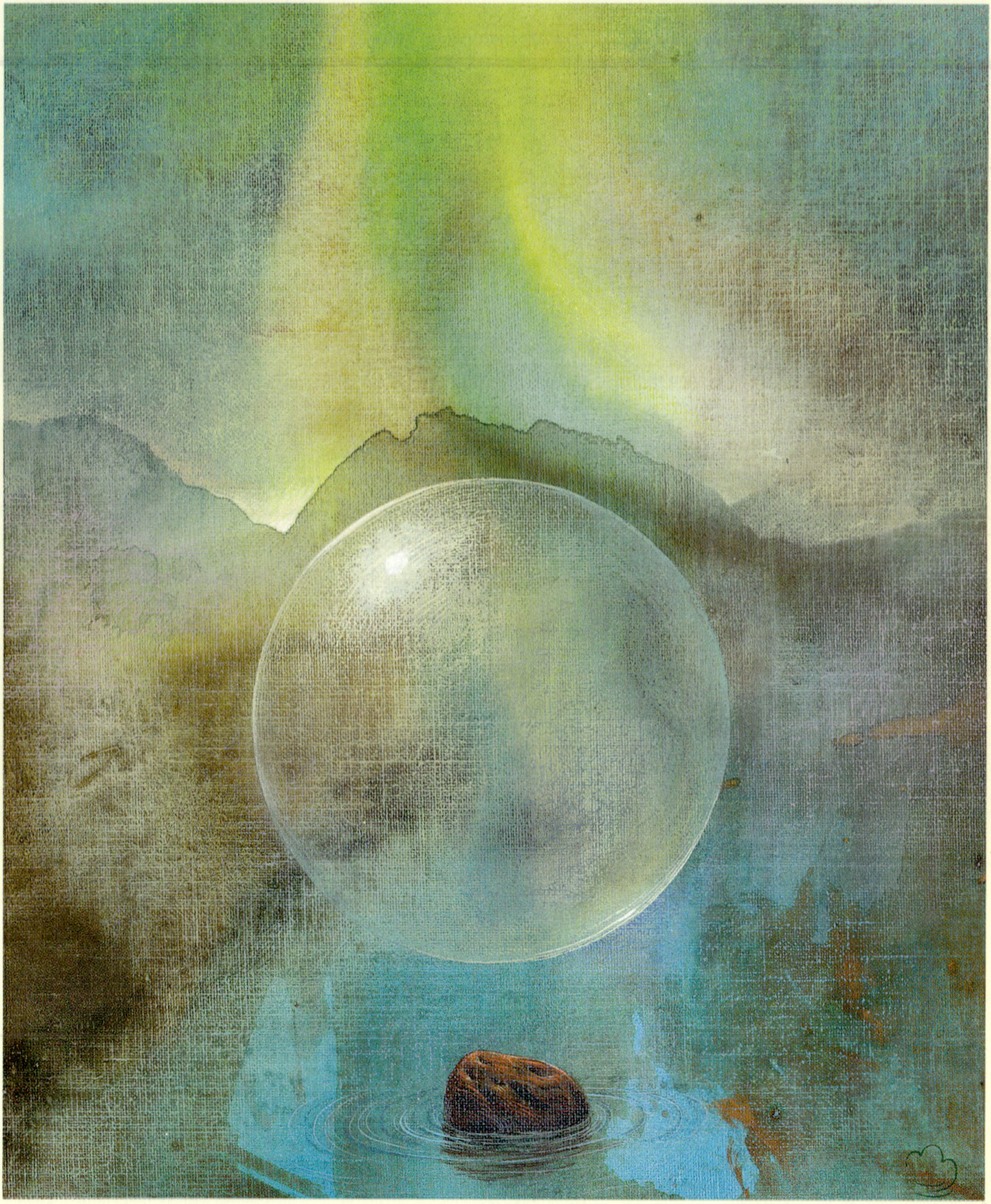

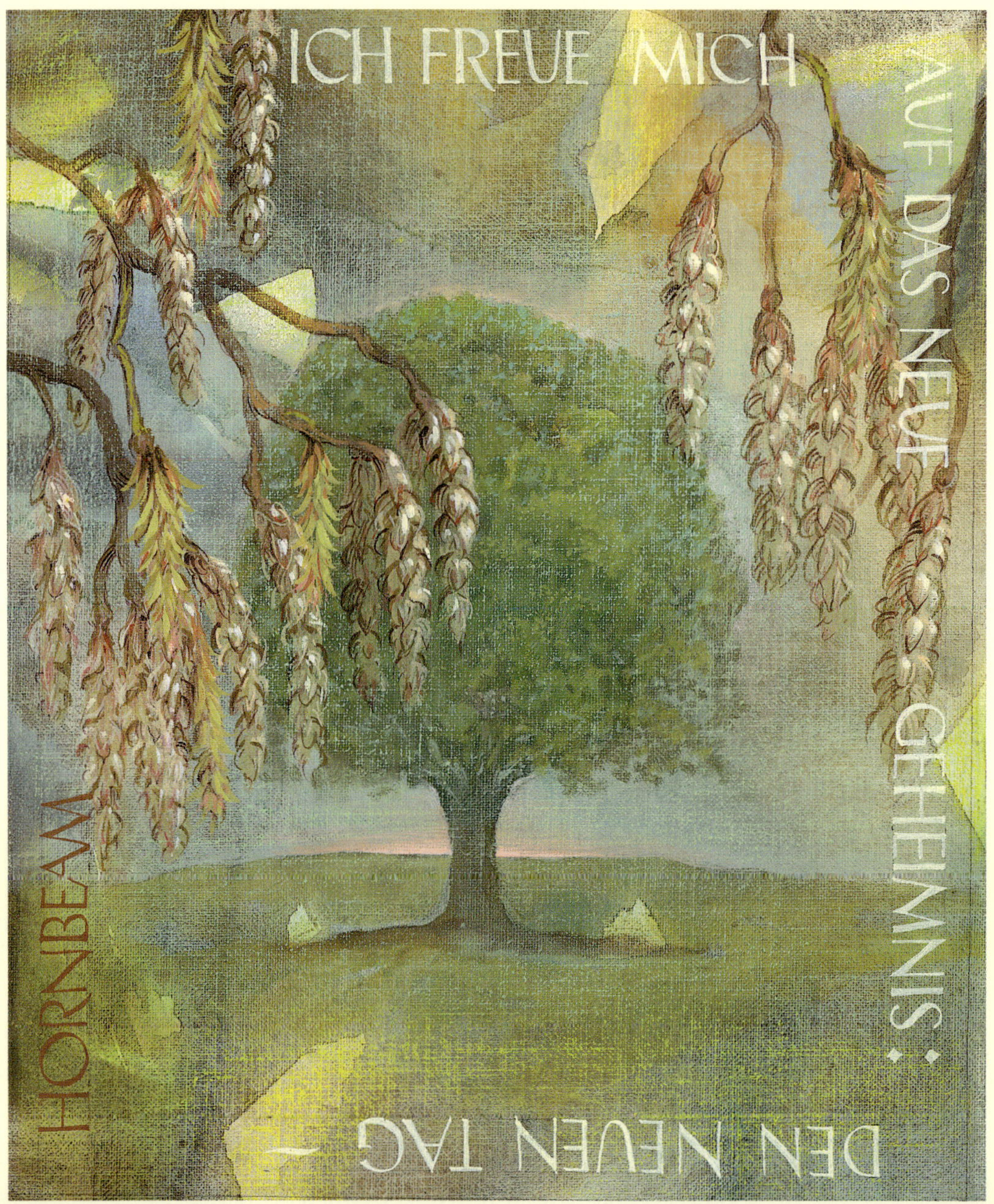
ICH FREUE MICH
AUF DAS NEUE GEHEIMNIS:
DEN NEUEN TAG –
HORNBEAM

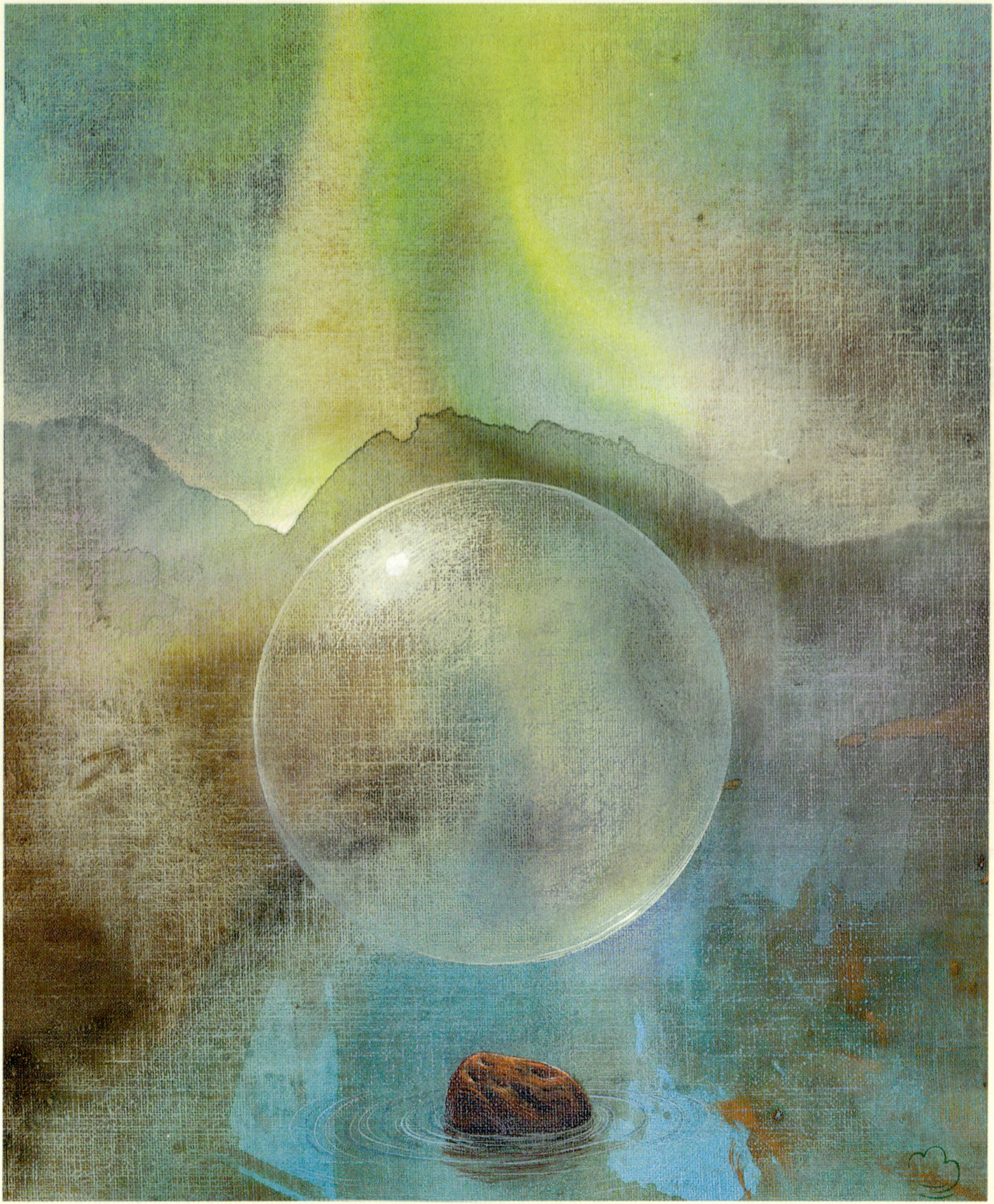

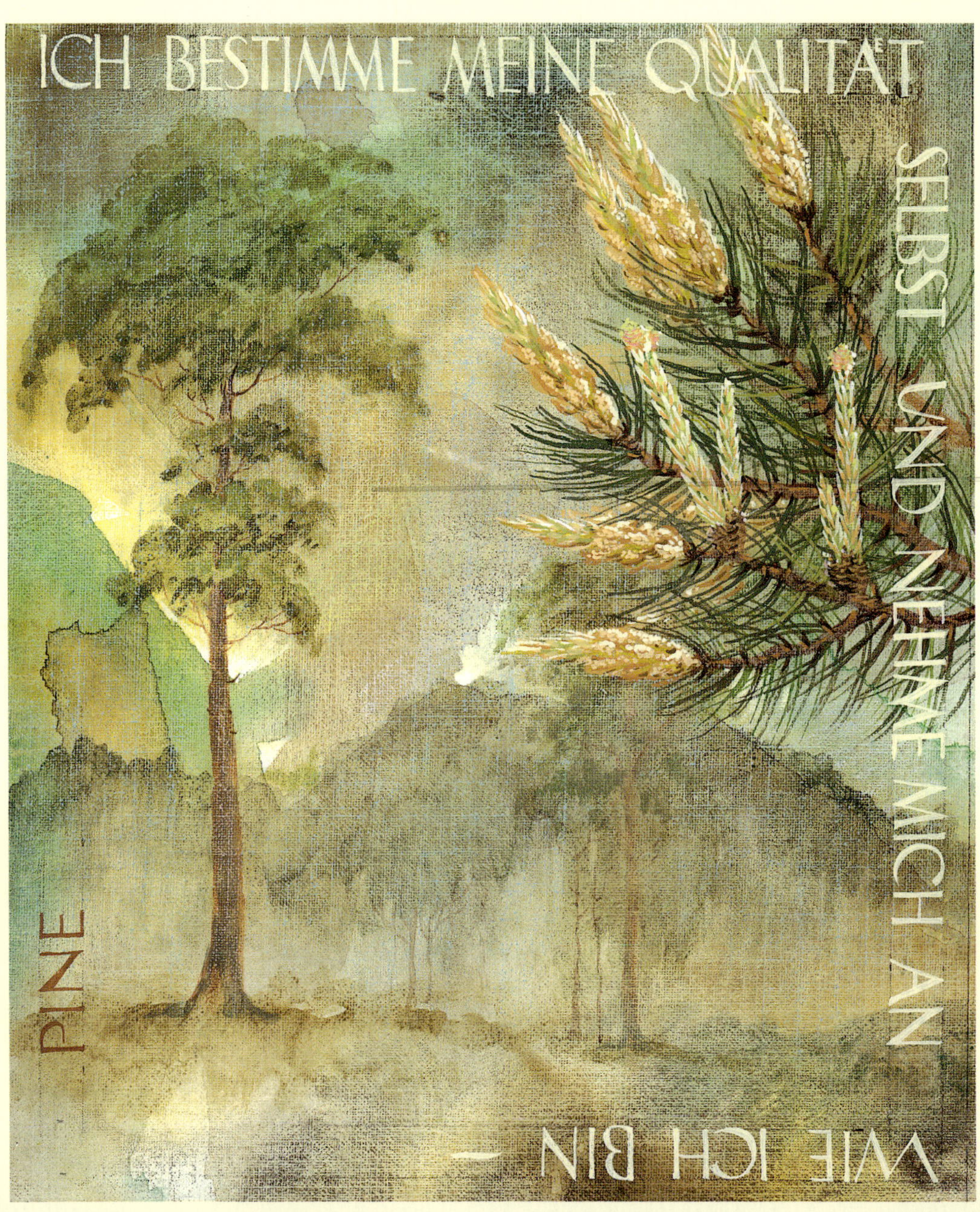
ICH BESTIMME MEINE QUALITÄT
SELBST UND NEHME MICH AN
WIE ICH BIN –
PINE

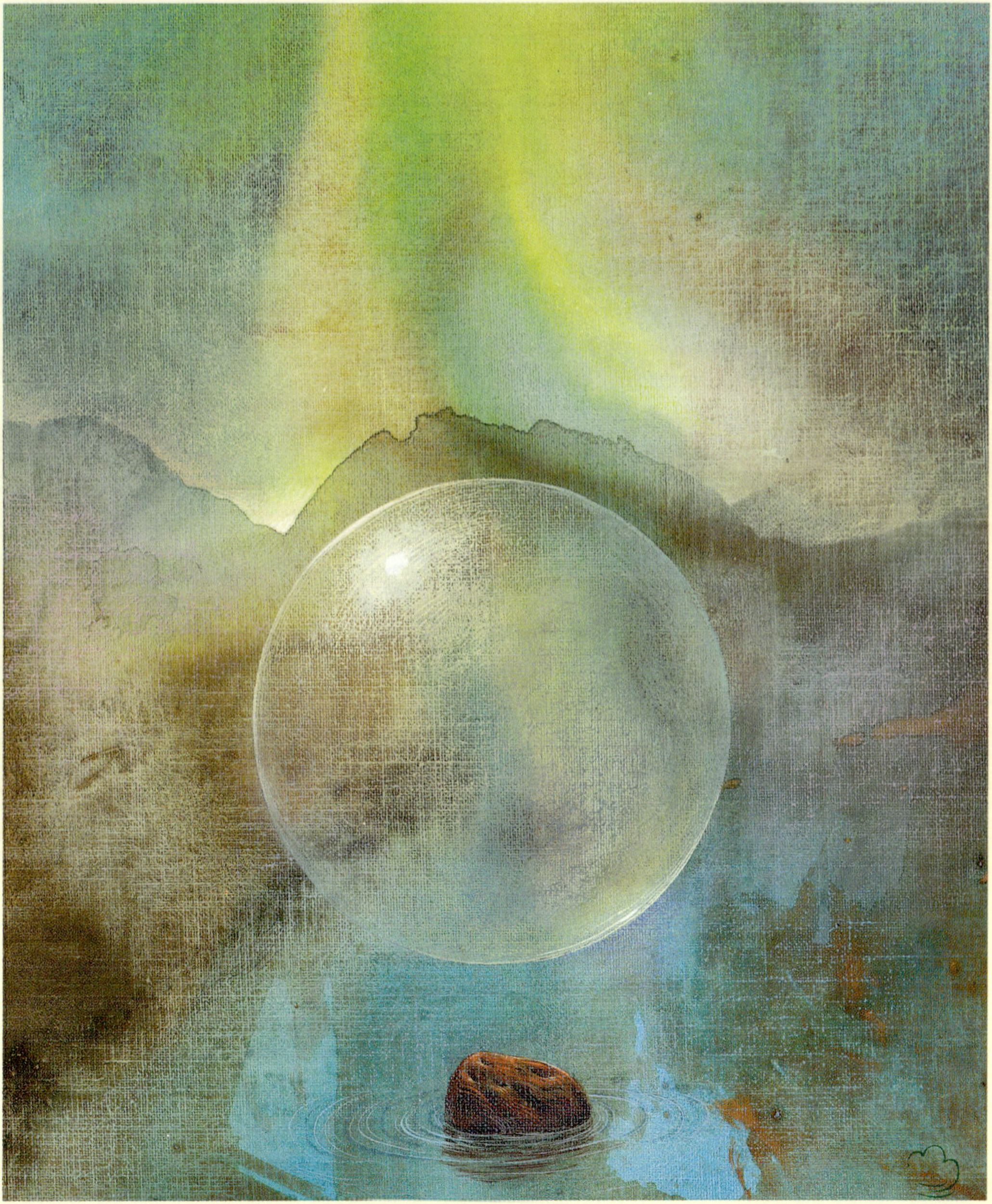

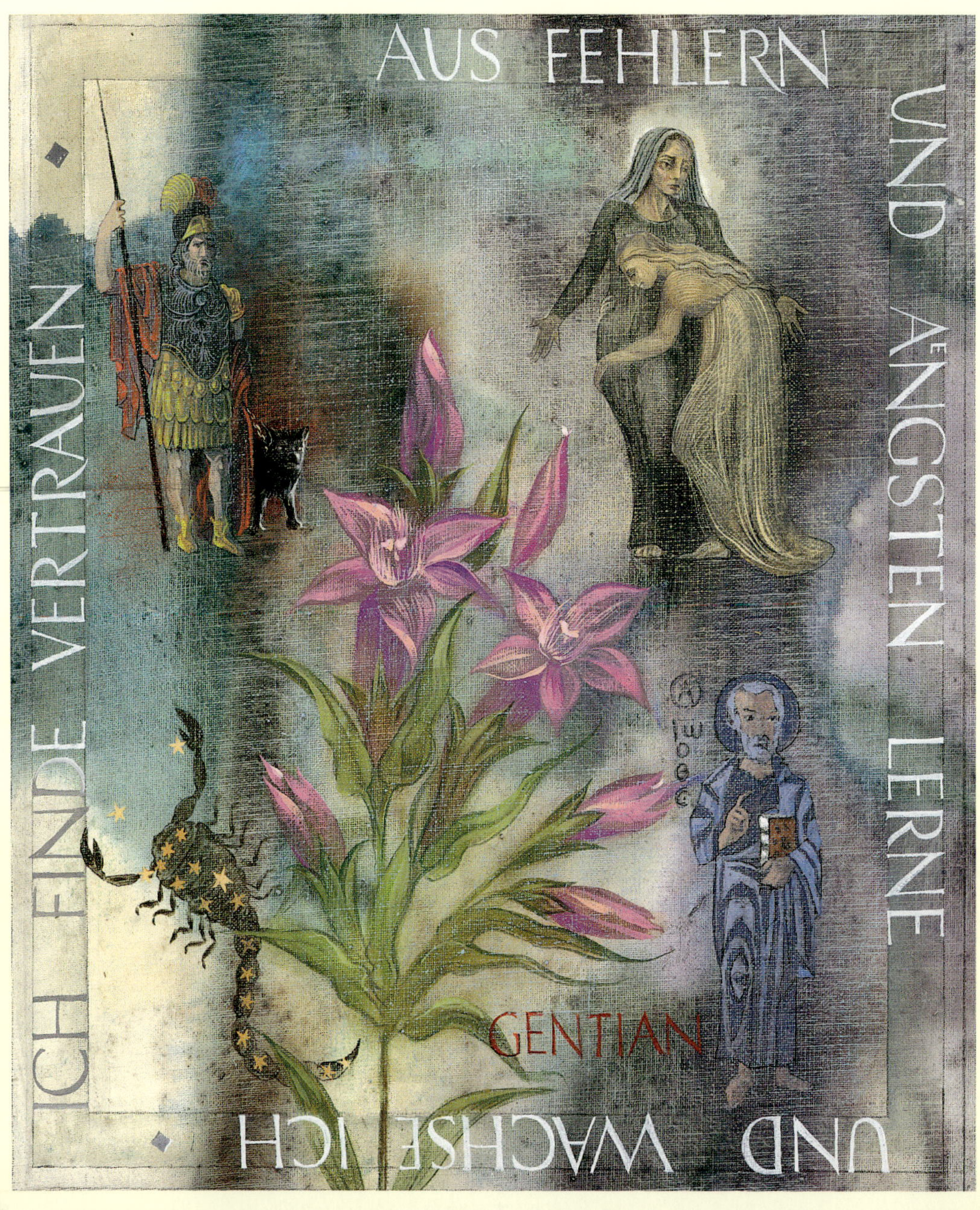
AUS FEHLERN
UND ÄNGSTEN LERNE
UND WACHSE ICH
ICH FINDE VERTRAUEN
GENTIAN

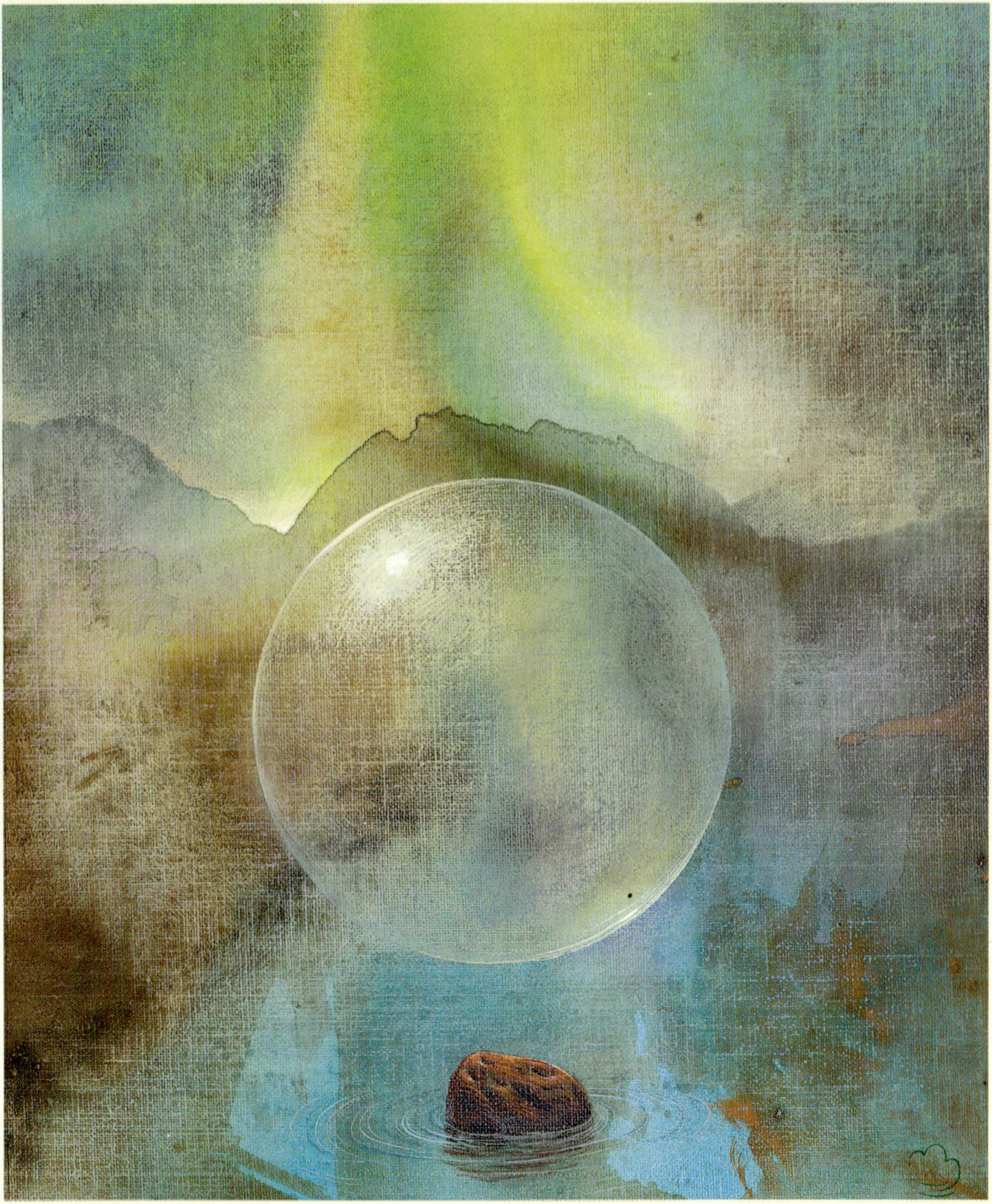

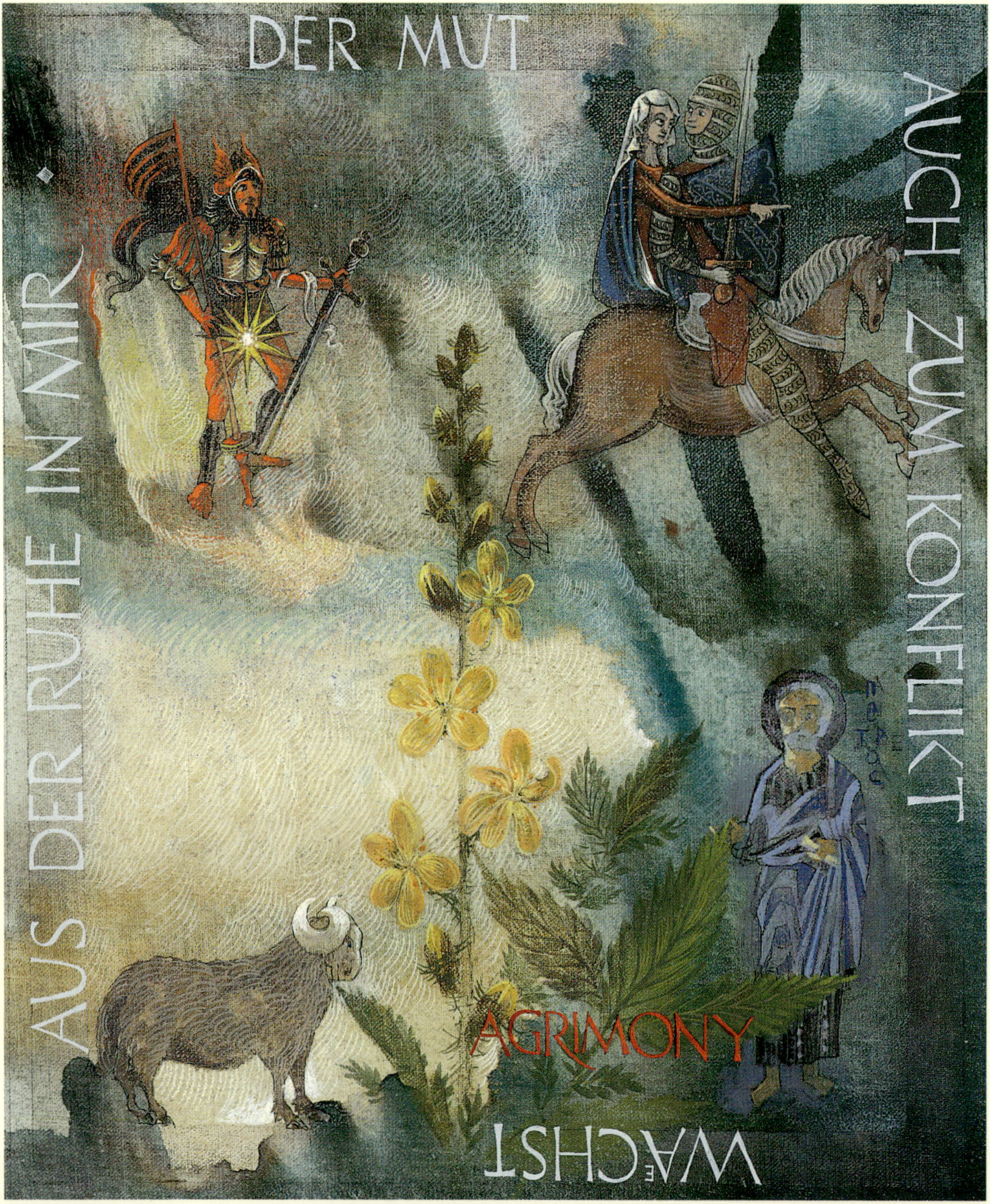
DER MUT
AUCH ZUM KONFLIKT
WÄCHST
AUS DER RUHE IN MIR
AGRIMONY

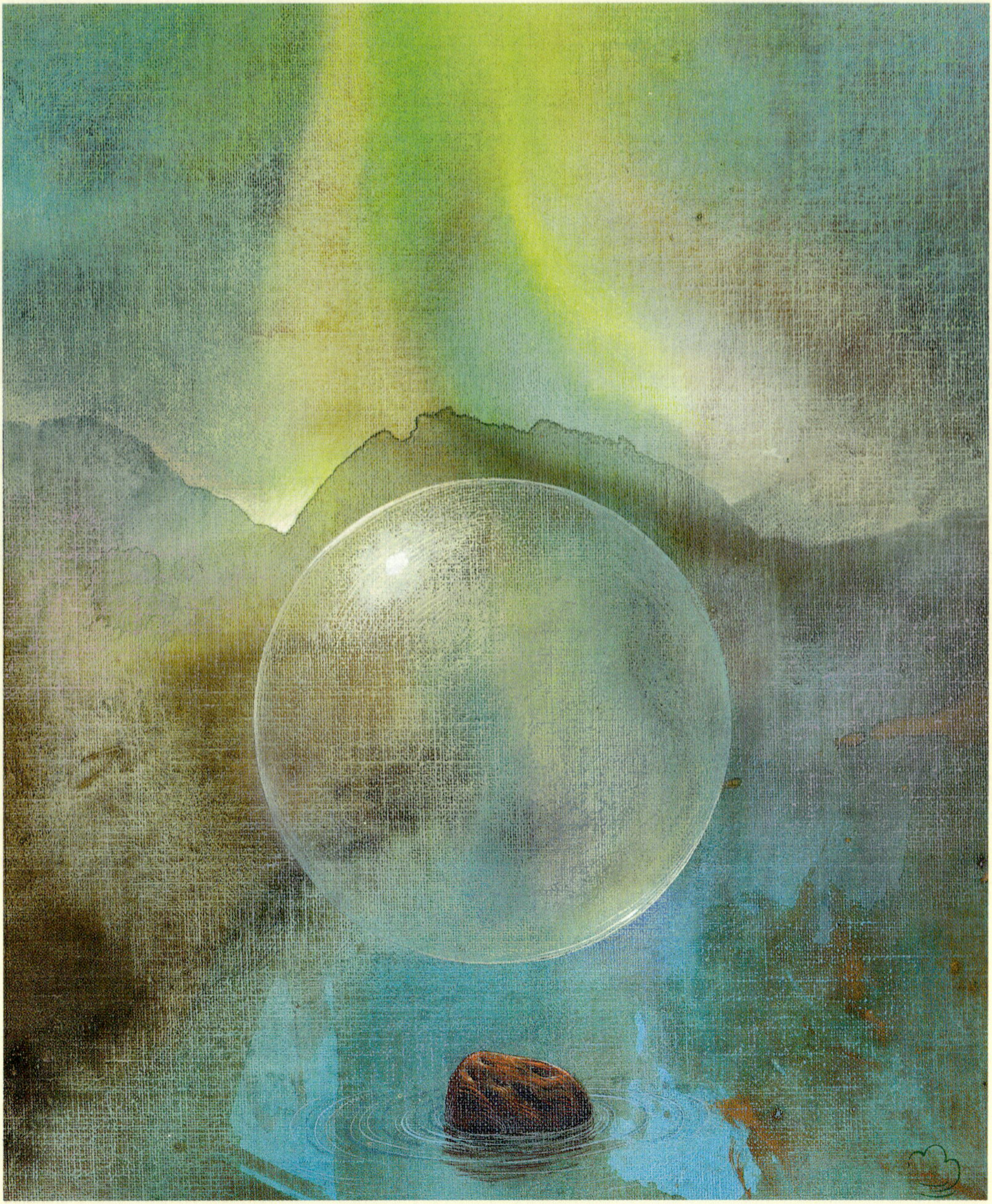

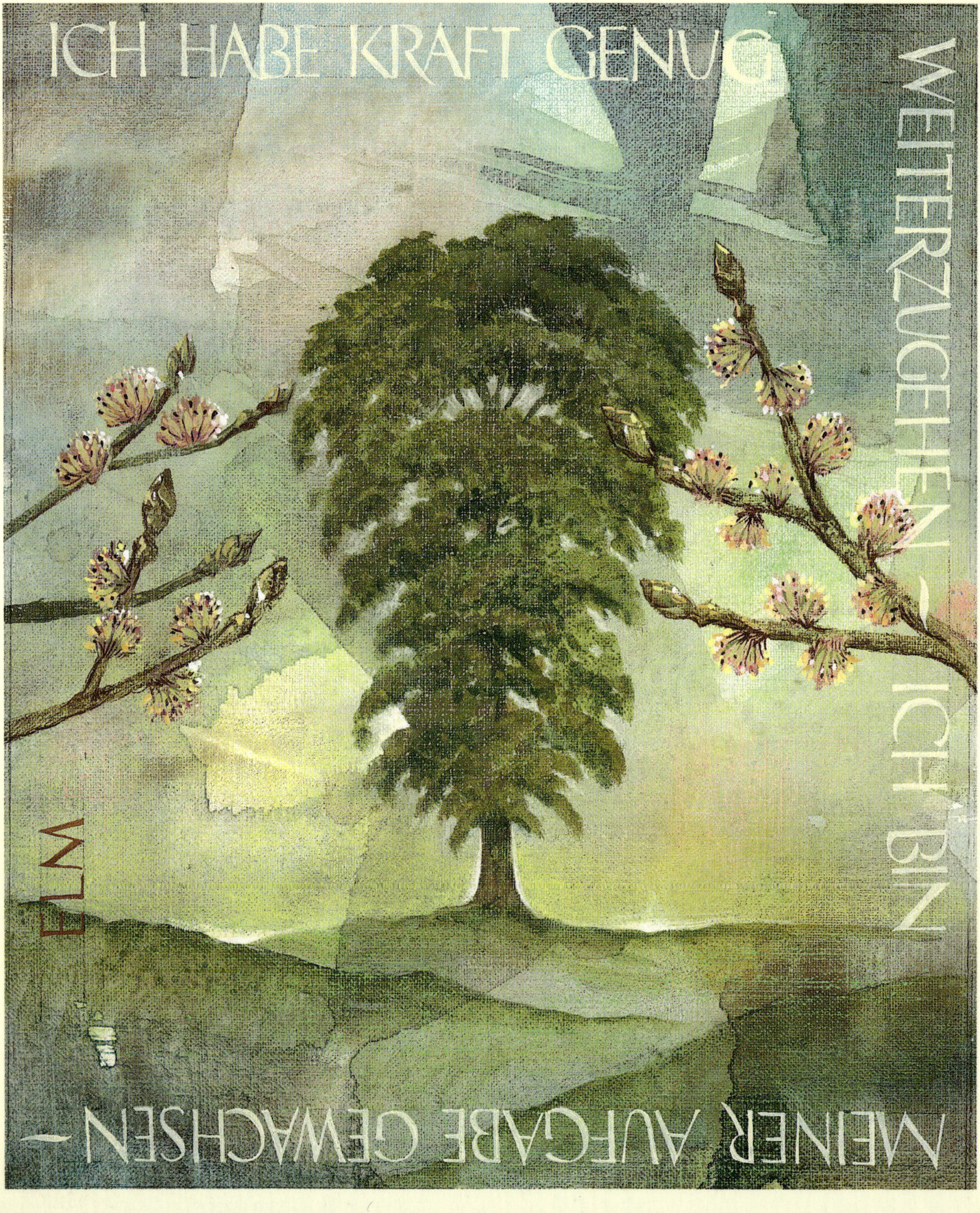
ICH HABE KRAFT GENUG
WEITERZUGEHEN – ICH BIN
MEINER AUFGABE GEWACHSEN –
ELM

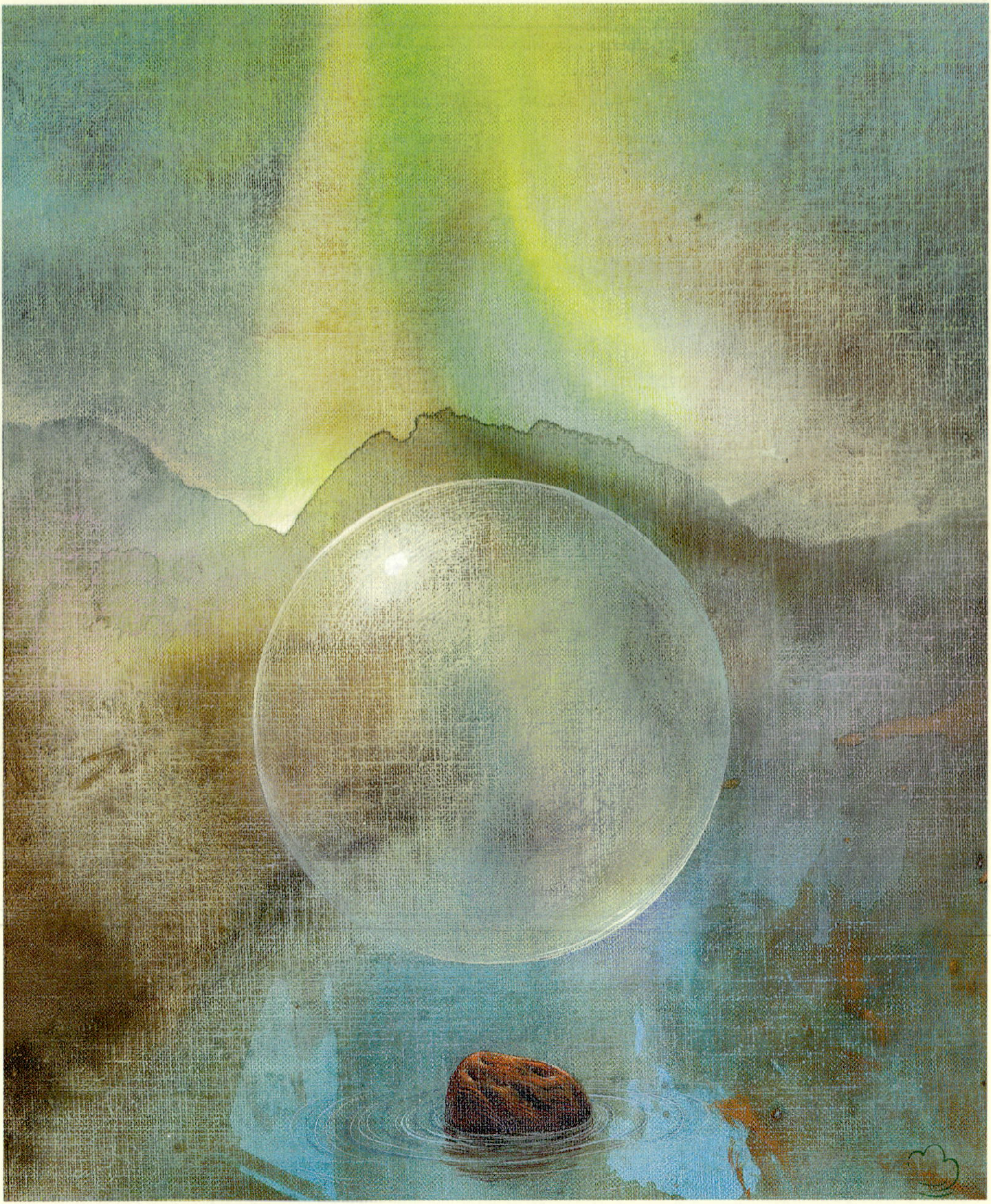

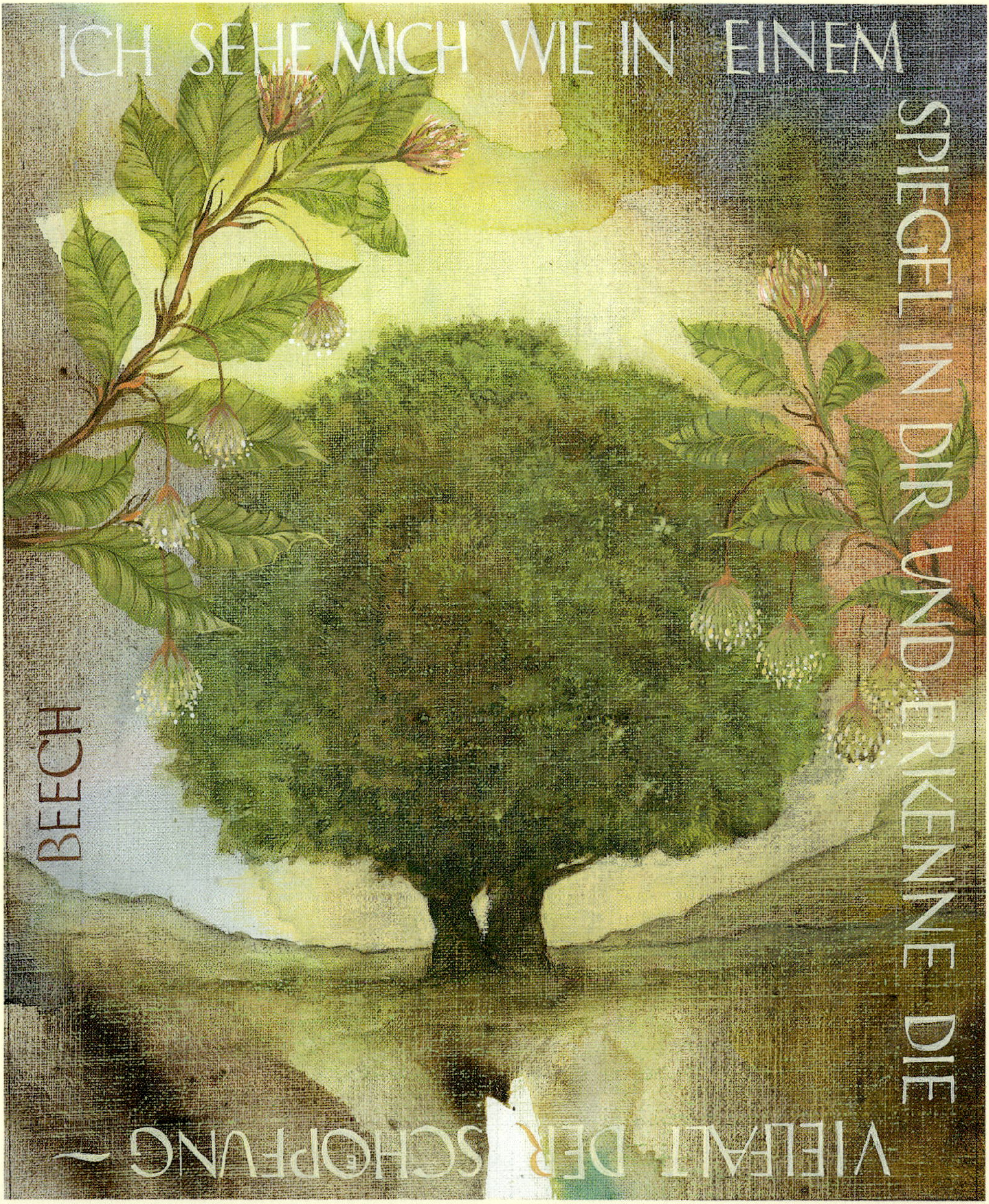
ICH SEHE MICH WIE IN EINEM SPIEGEL IN DIR UND ERKENNE DIE VIELFALT DER SCHÖPFUNG ~
BEECH

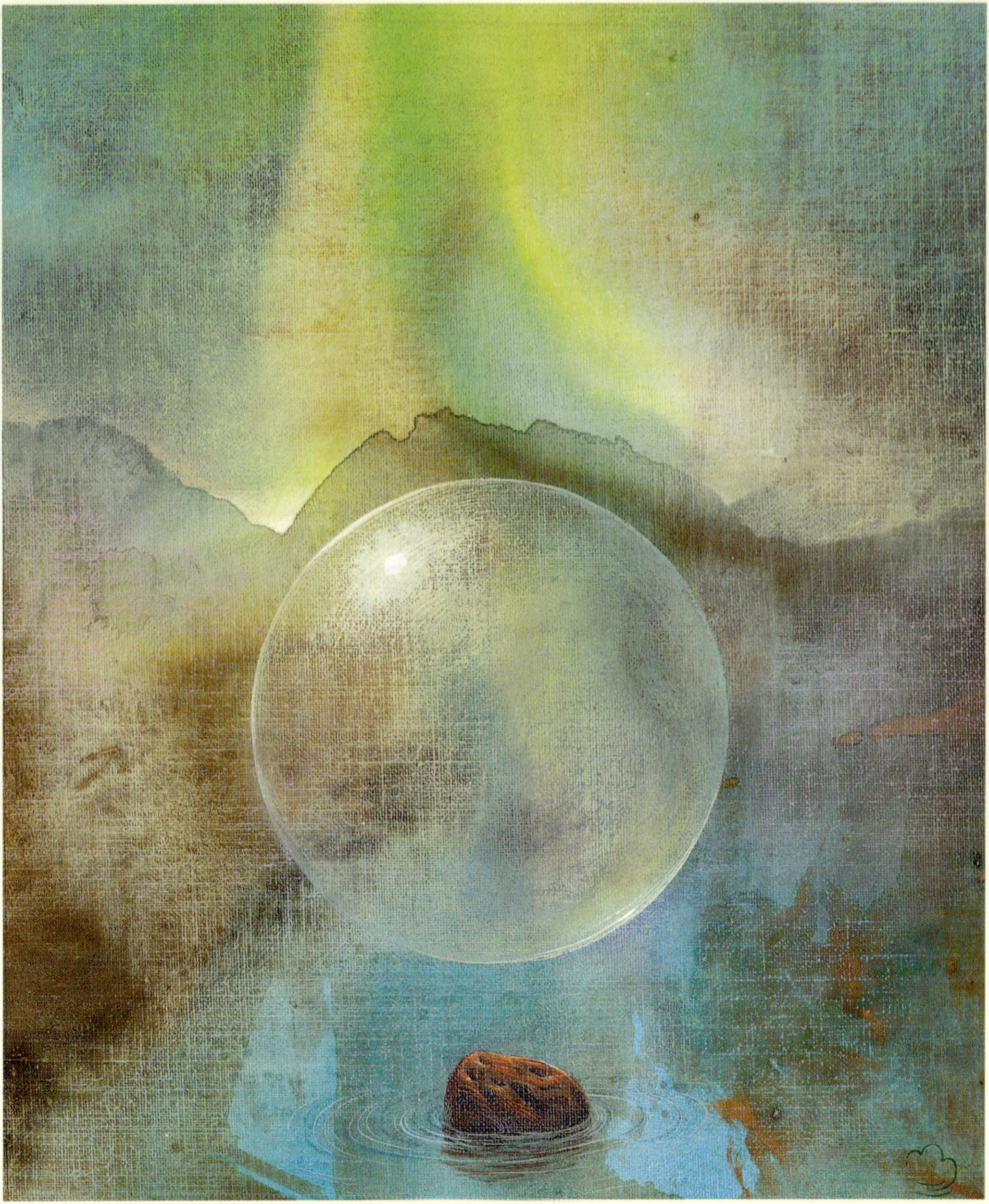

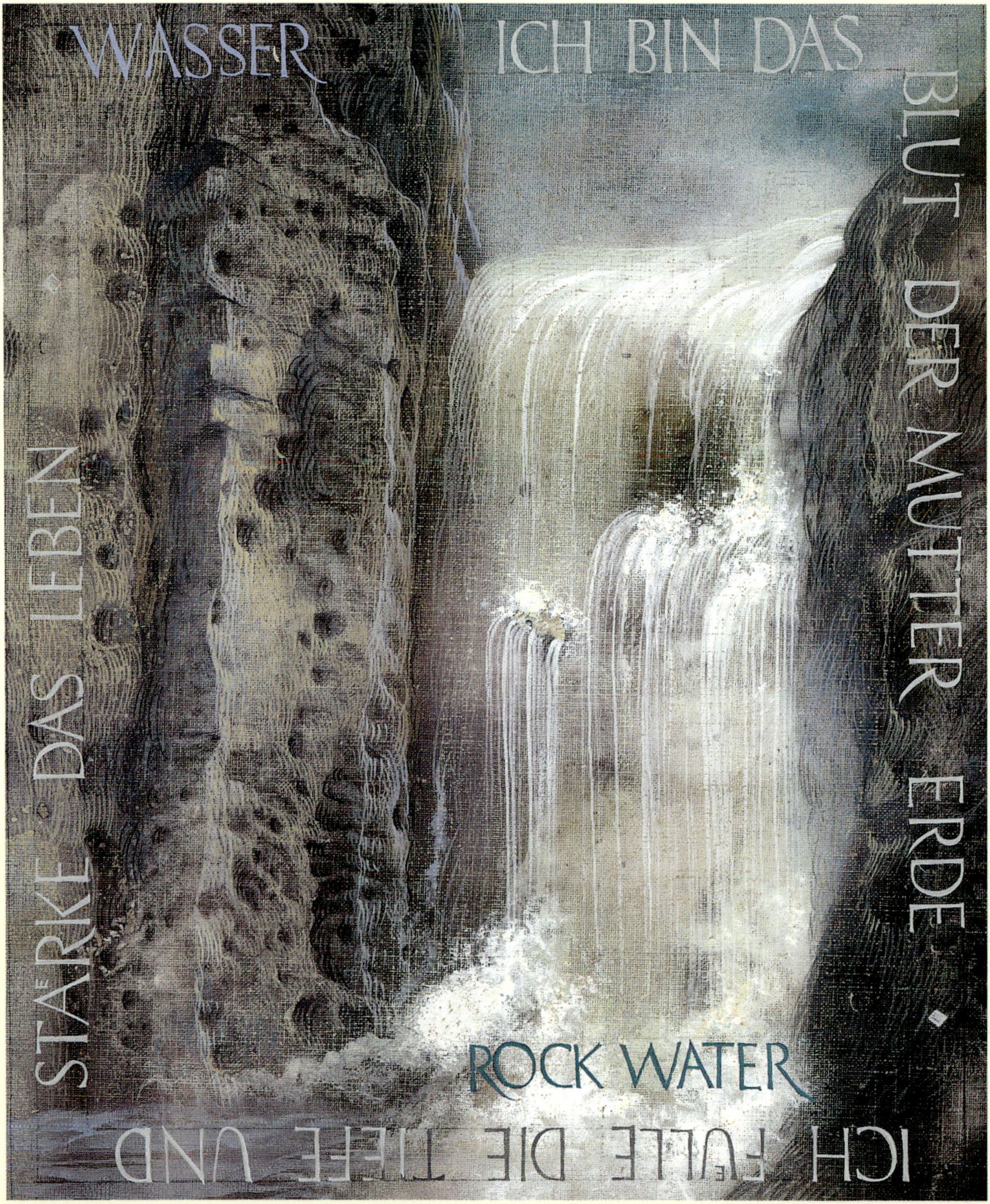
ICH BIN DAS
BLUT DER MUTTER ERDE
ICH FÜLLE DIE TIEFE UND
STÄRKE DAS LEBEN
WASSER
ROCK WATER

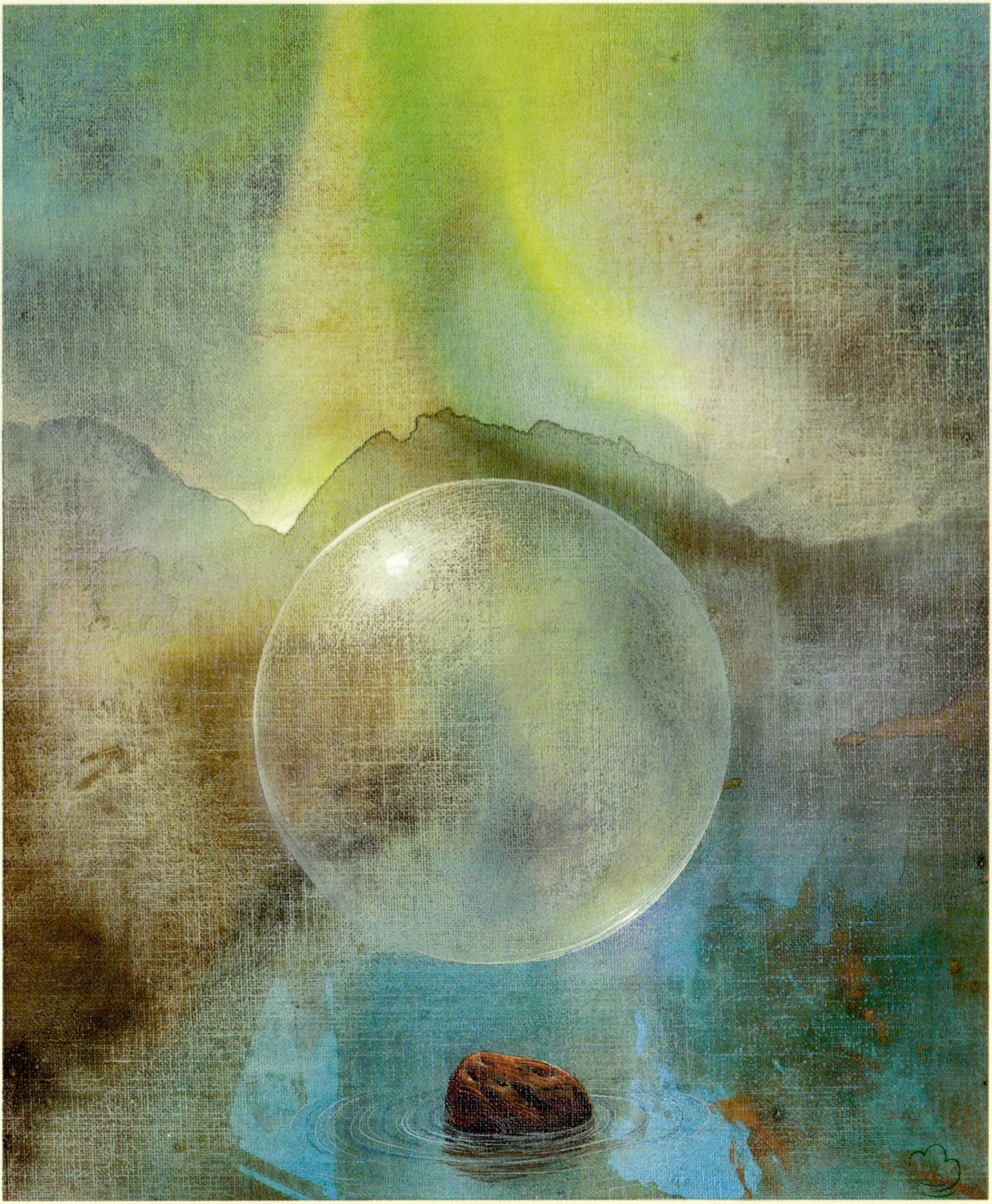

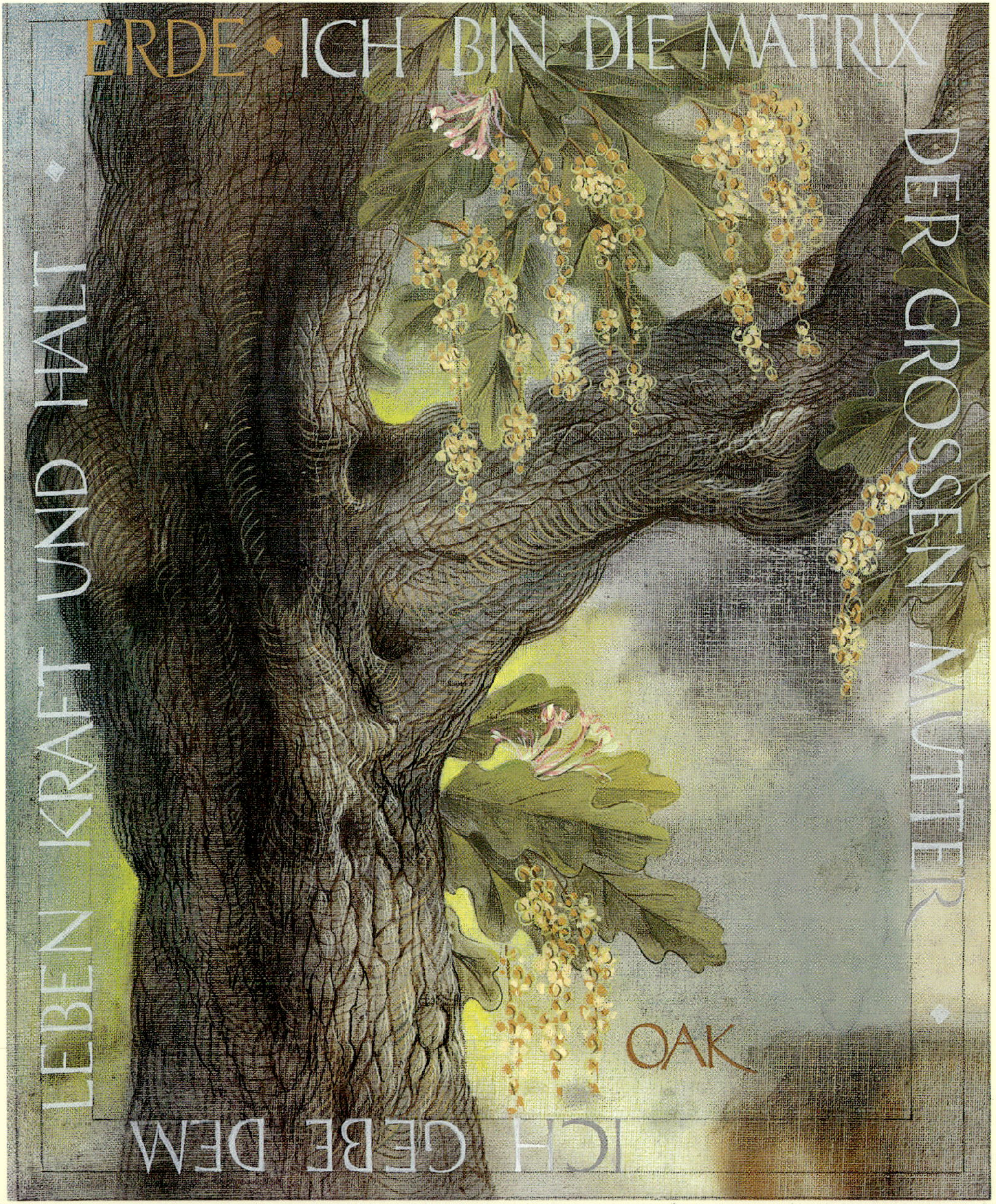
ERDE ◆ ICH BIN DIE MATRIX
DER GROSSEN MUTTER ◆
ICH GEBE DEM
LEBEN KRAFT UND HALT ◆
OAK

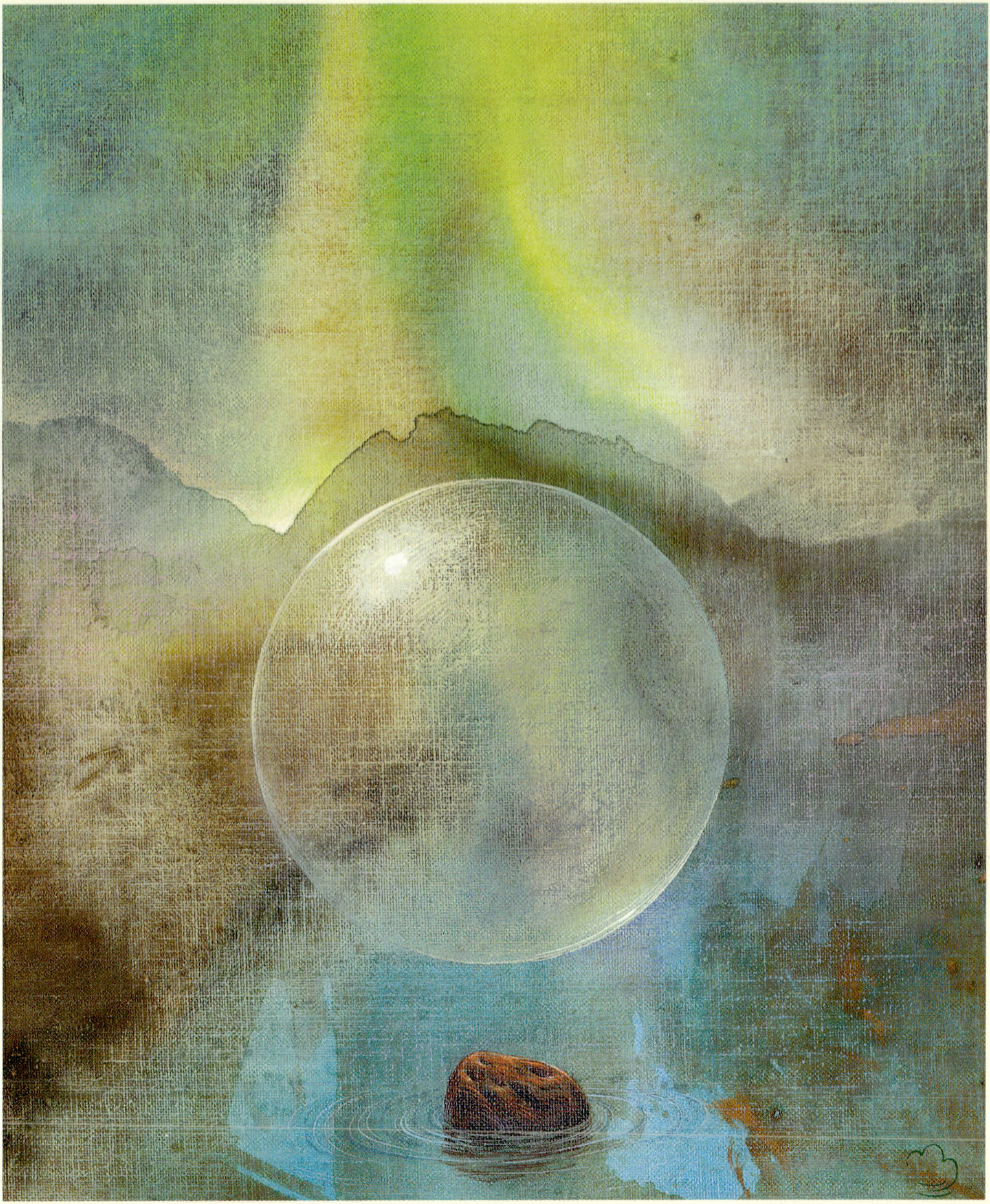

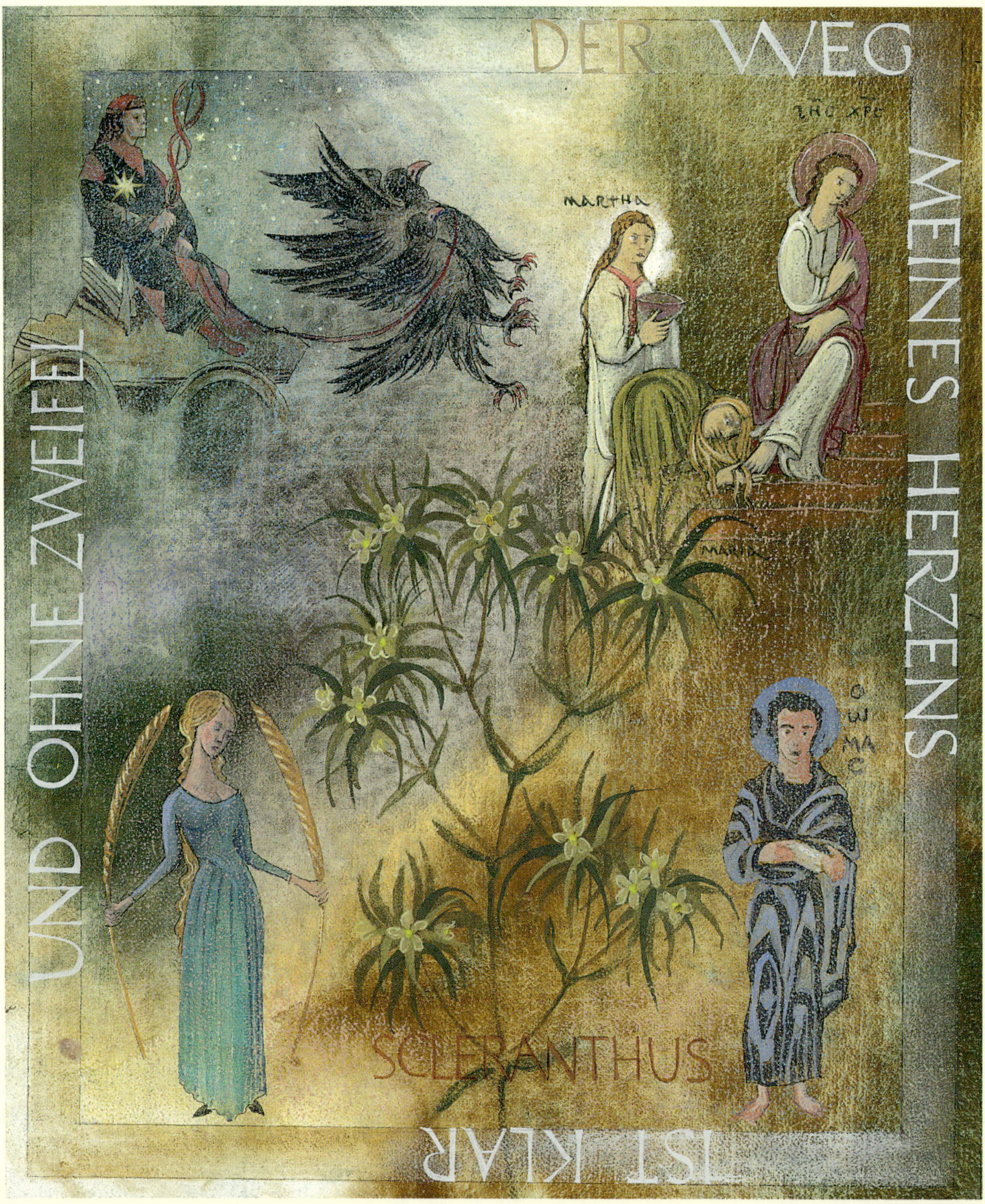
DER WEG
MEINES HERZENS
IST KLAR
UND OHNE ZWEIFEL
MARTHA
SCLERANTHUS

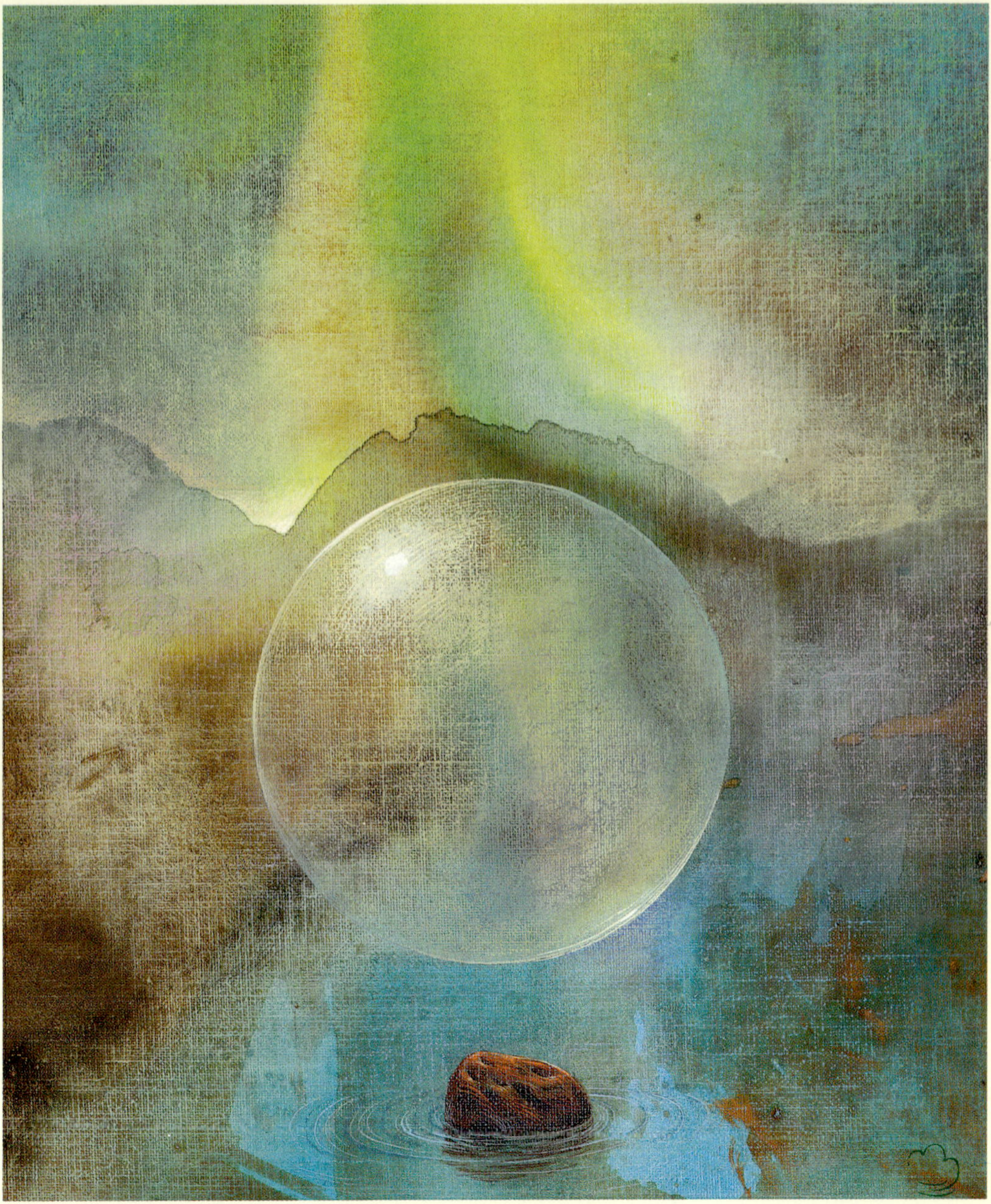

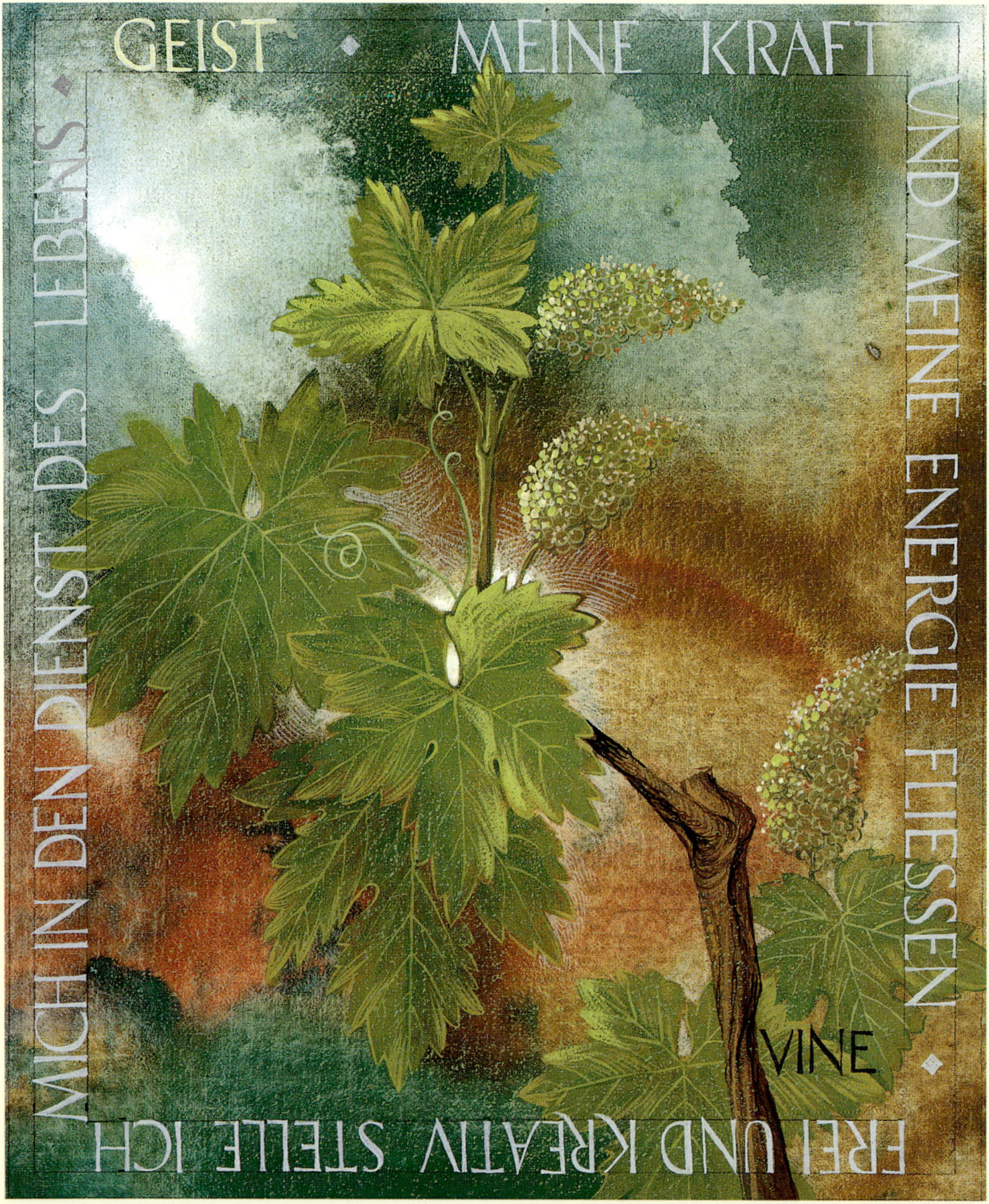
GEIST ◆ MEINE KRAFT
UND MEINE ENERGIE FLIESSEN ◆
FREI UND KREATIV STELLE ICH
MICH IN DEN DIENST DES LEBENS ◆
VINE

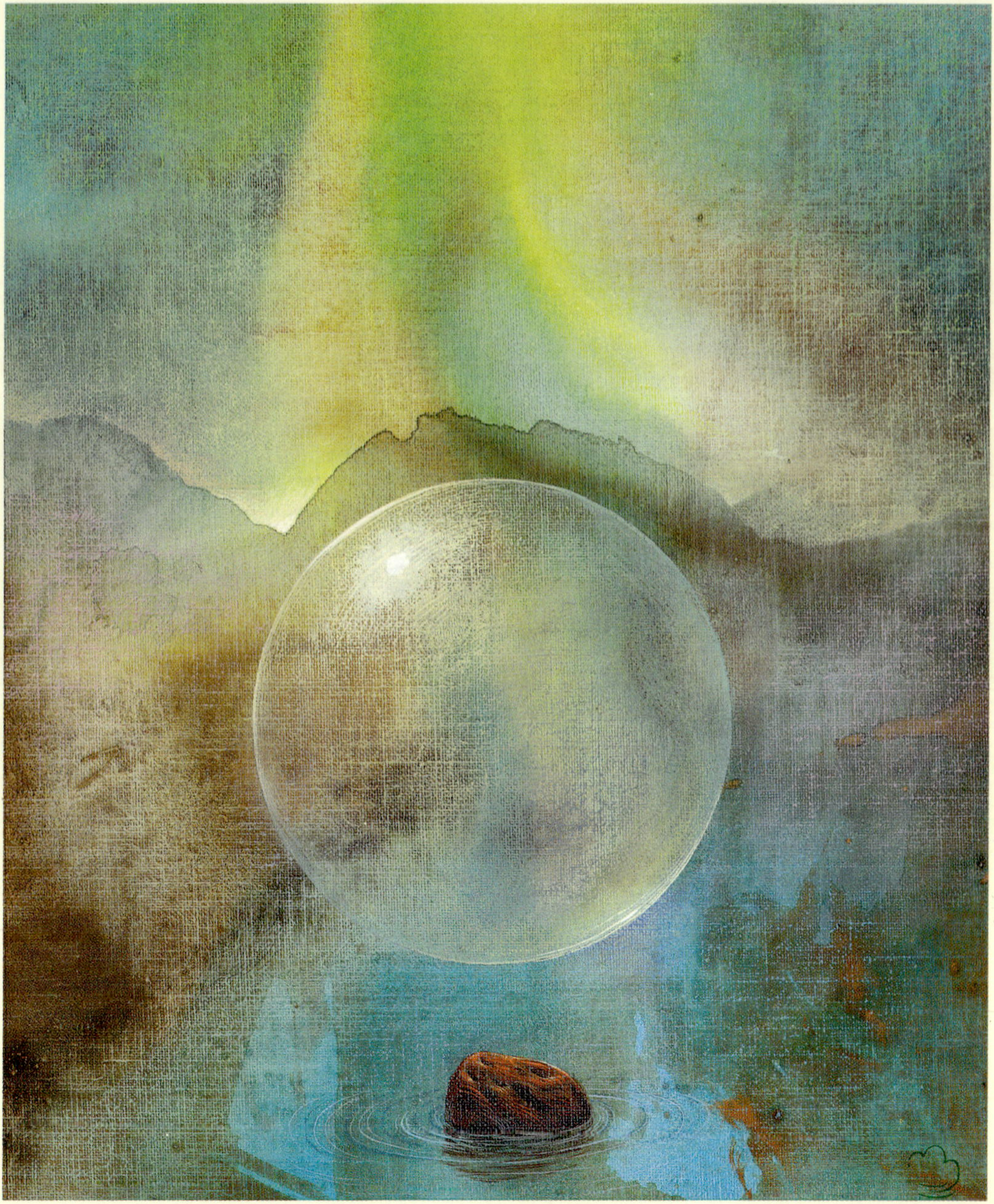

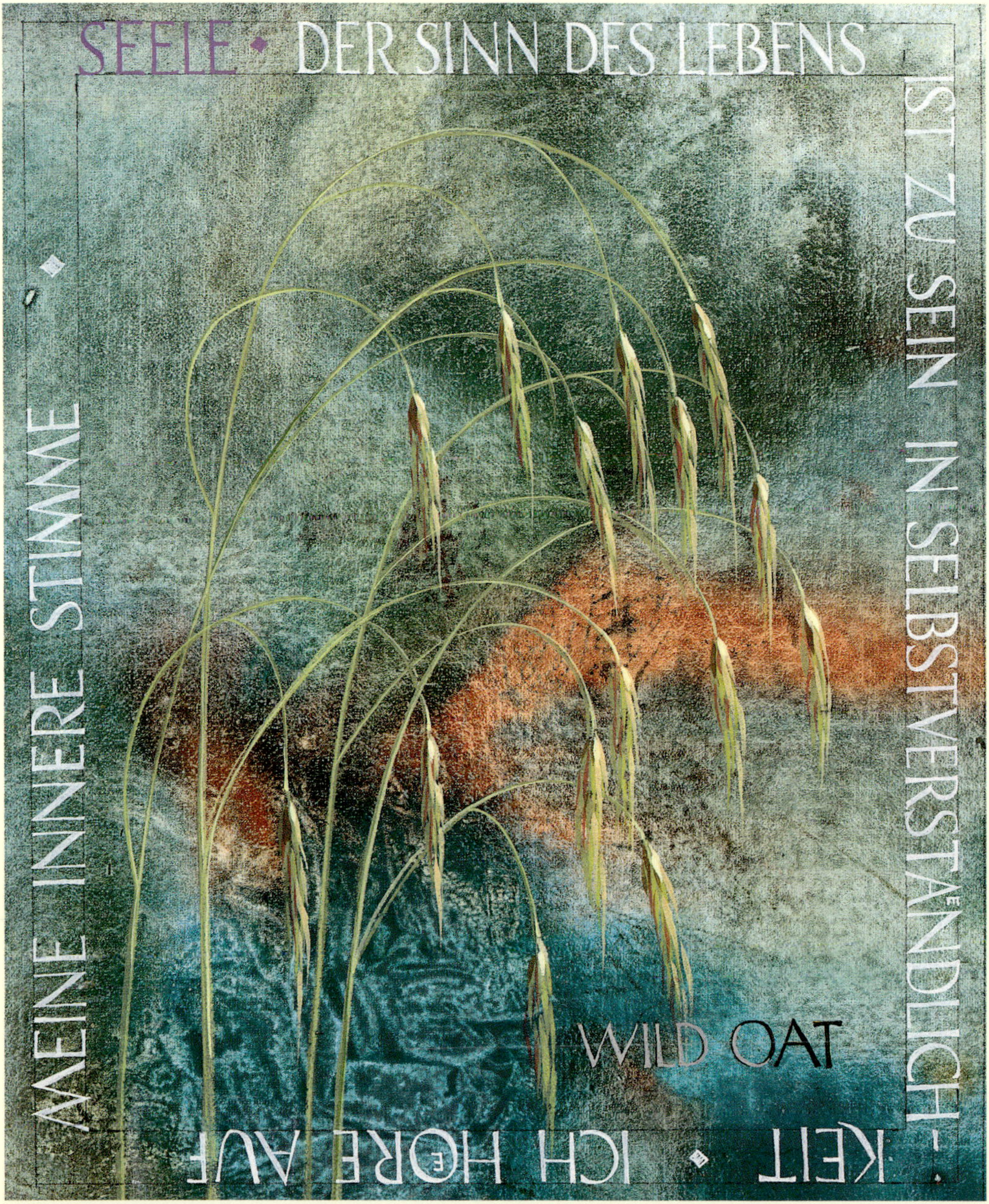
SEELE • DER SINN DES LEBENS IST ZU SEIN IN SELBSTVERSTÄNDLICH-KEIT • ICH HÖRE AUF MEINE INNERE STIMME •
WILD OAT

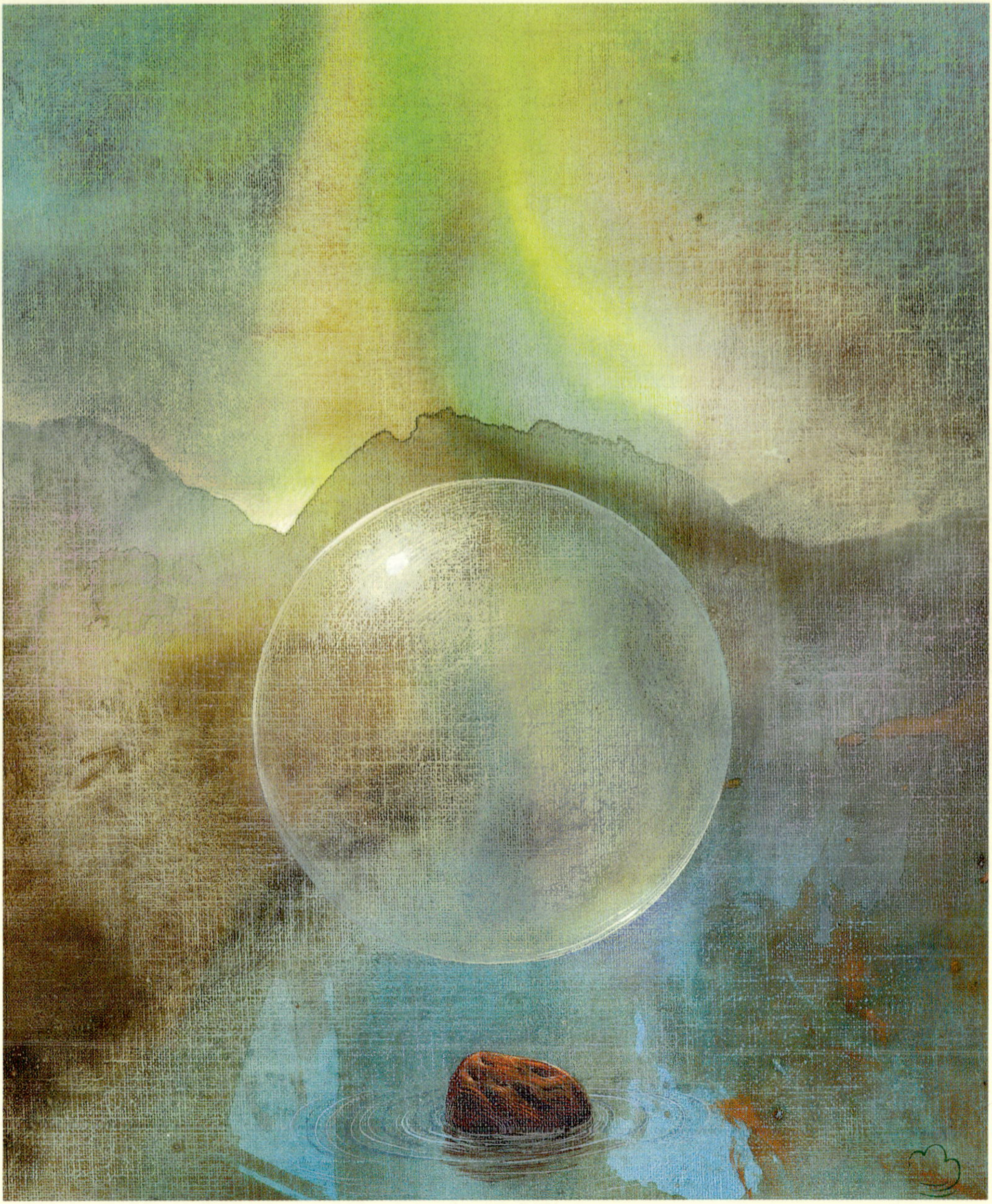

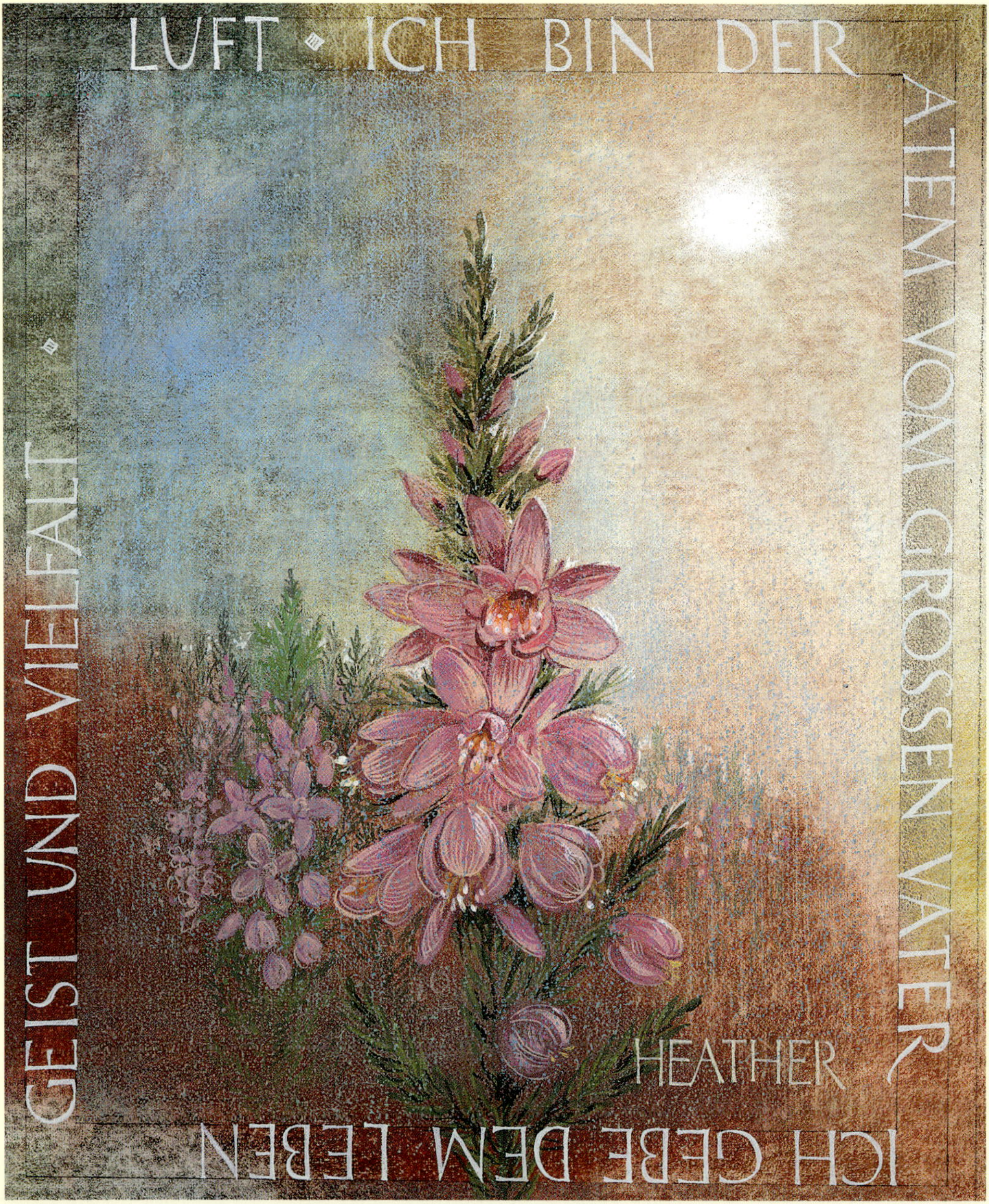
LUFT · ICH BIN DER
ATEM VOM GROSSEN VATER
ICH GEBE DEM LEBEN
GEIST UND VIELFALT ·
HEATHER

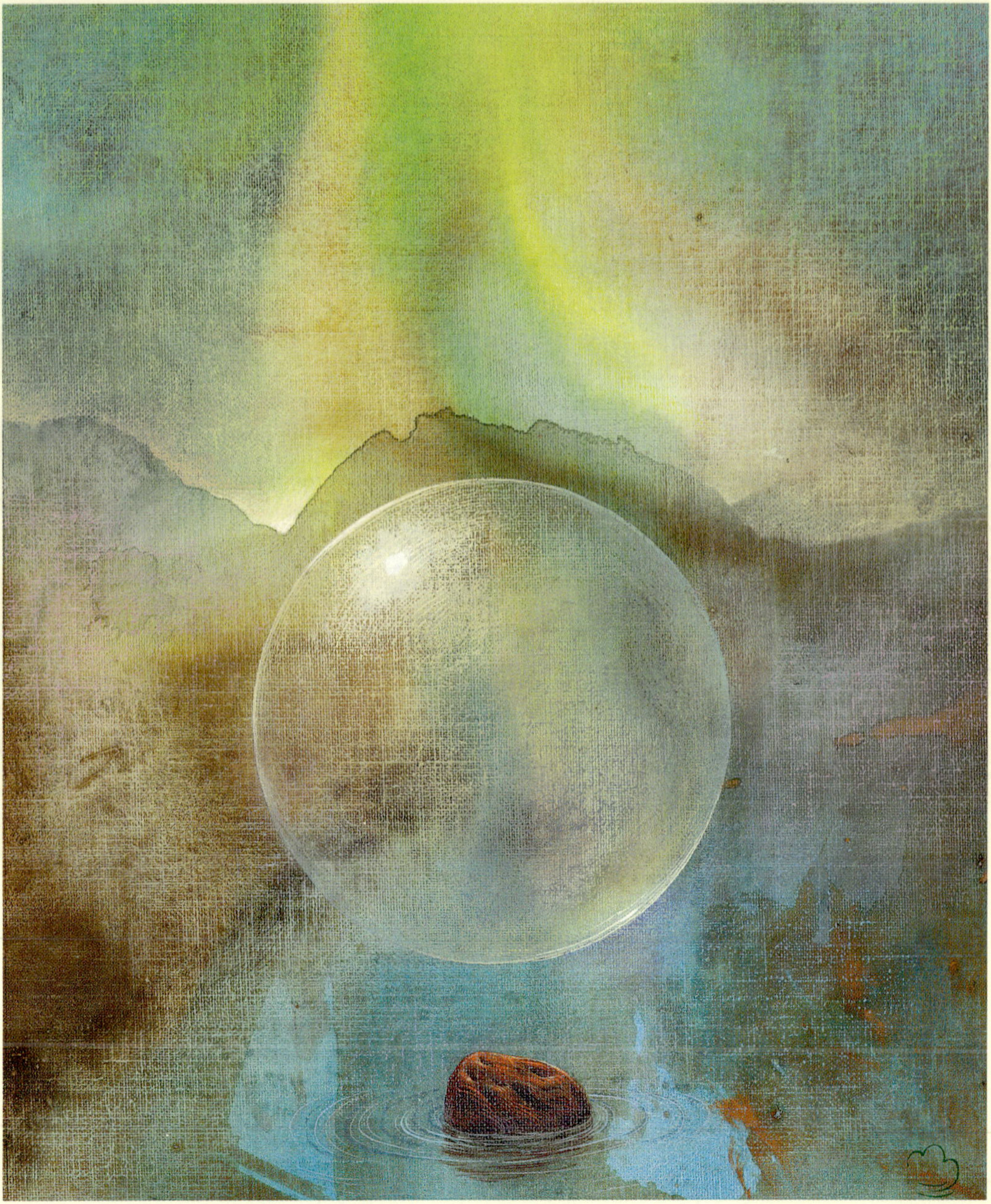

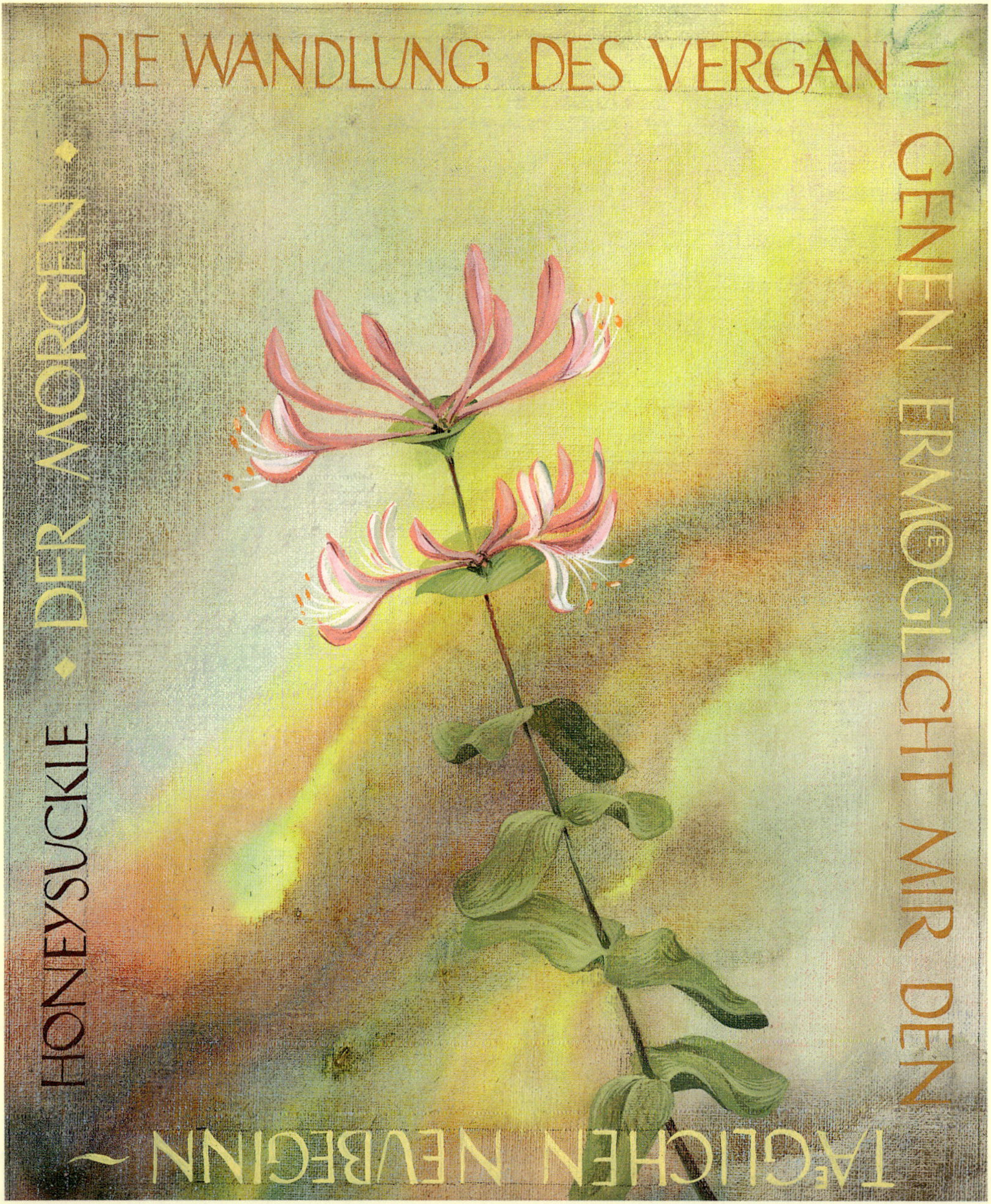
DIE WANDLUNG DES VERGAN-
GENEN ERMÖGLICHT MIR DEN
TÄGLICHEN NEUBEGINN ~
HONEYSUCKLE
DER MORGEN

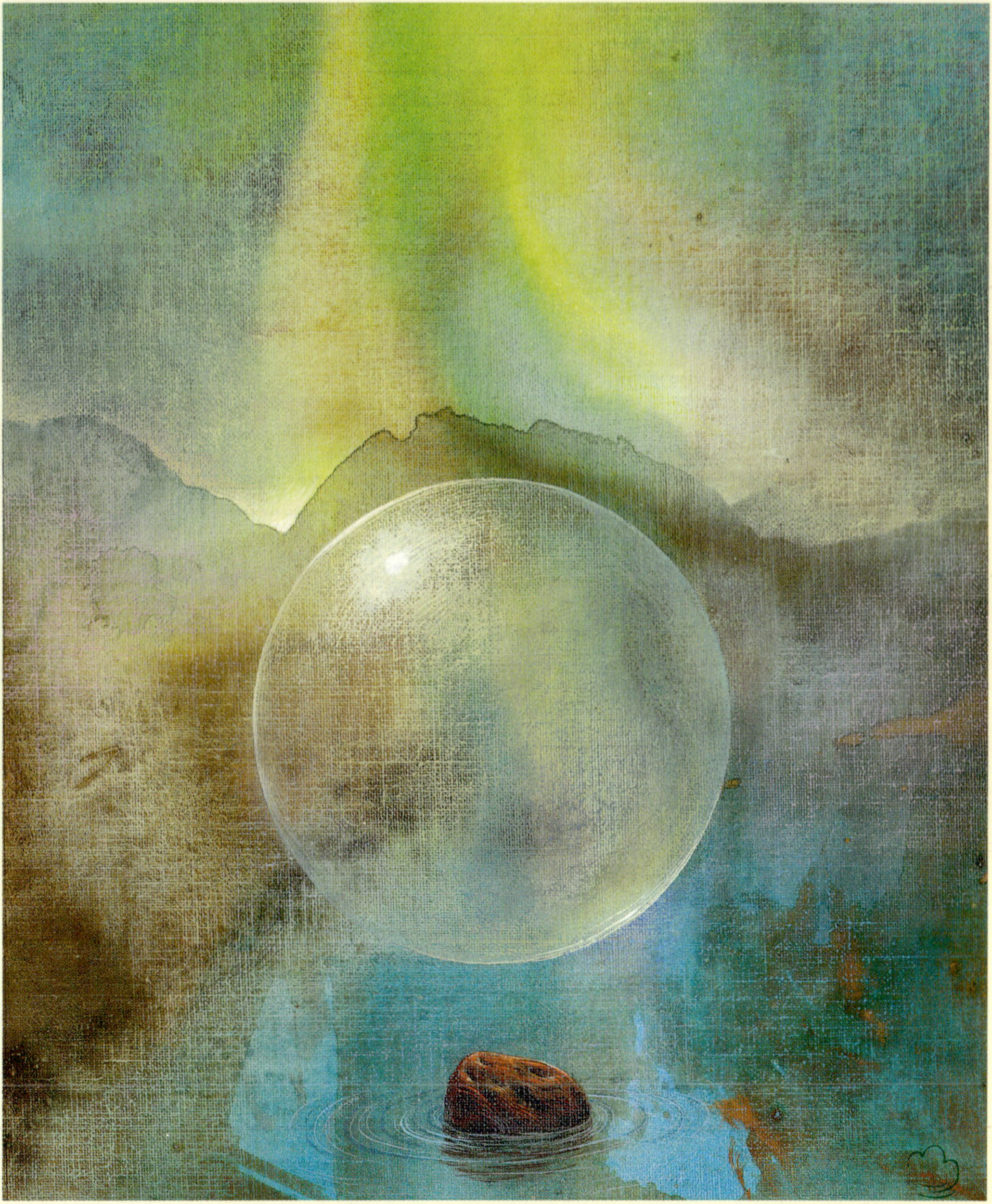

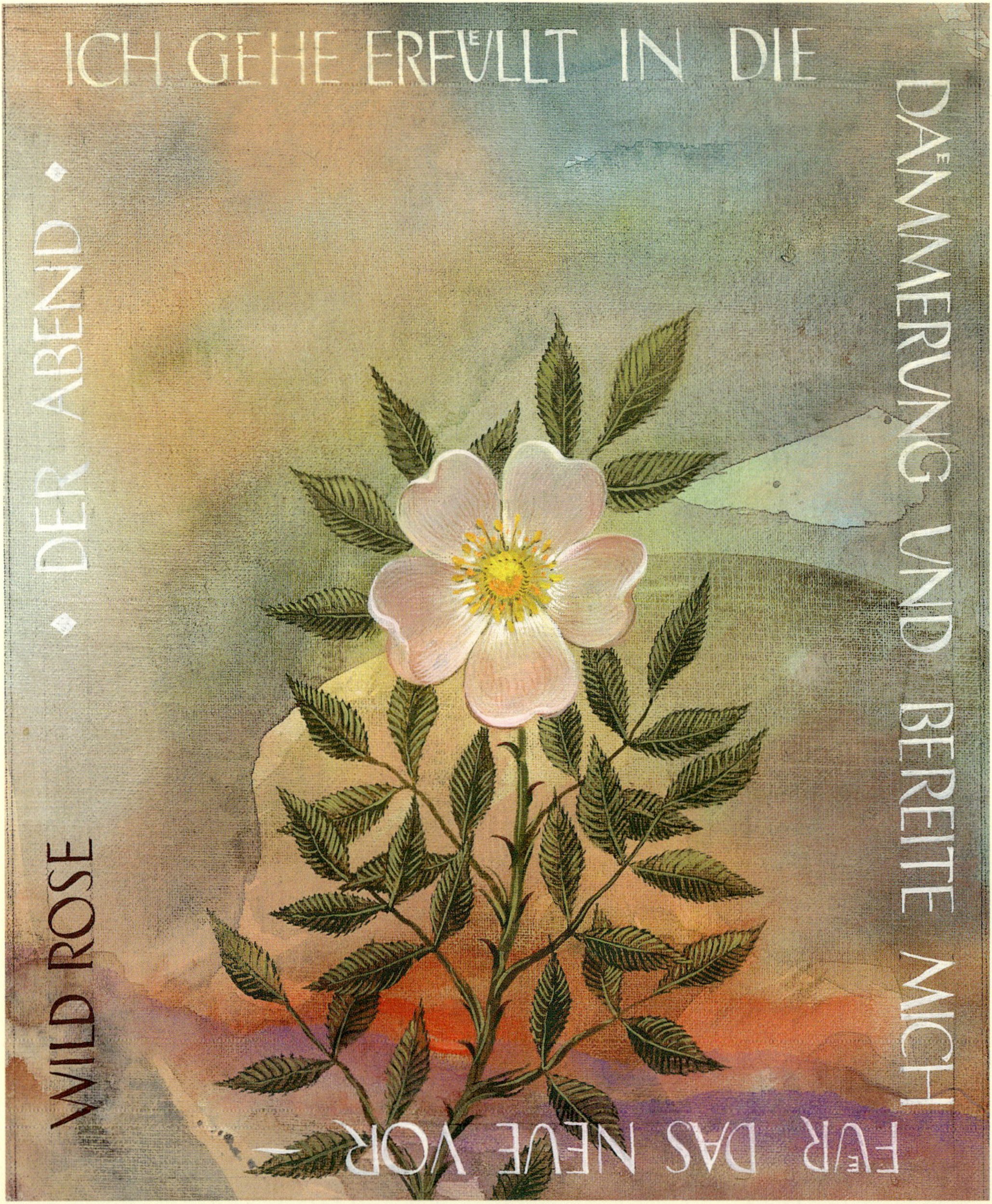

ICH GEHE ERFÜLLT IN DIE
DÄMMERUNG UND BEREITE MICH
FÜR DAS NEUE VOR –
WILD ROSE
• DER ABEND •

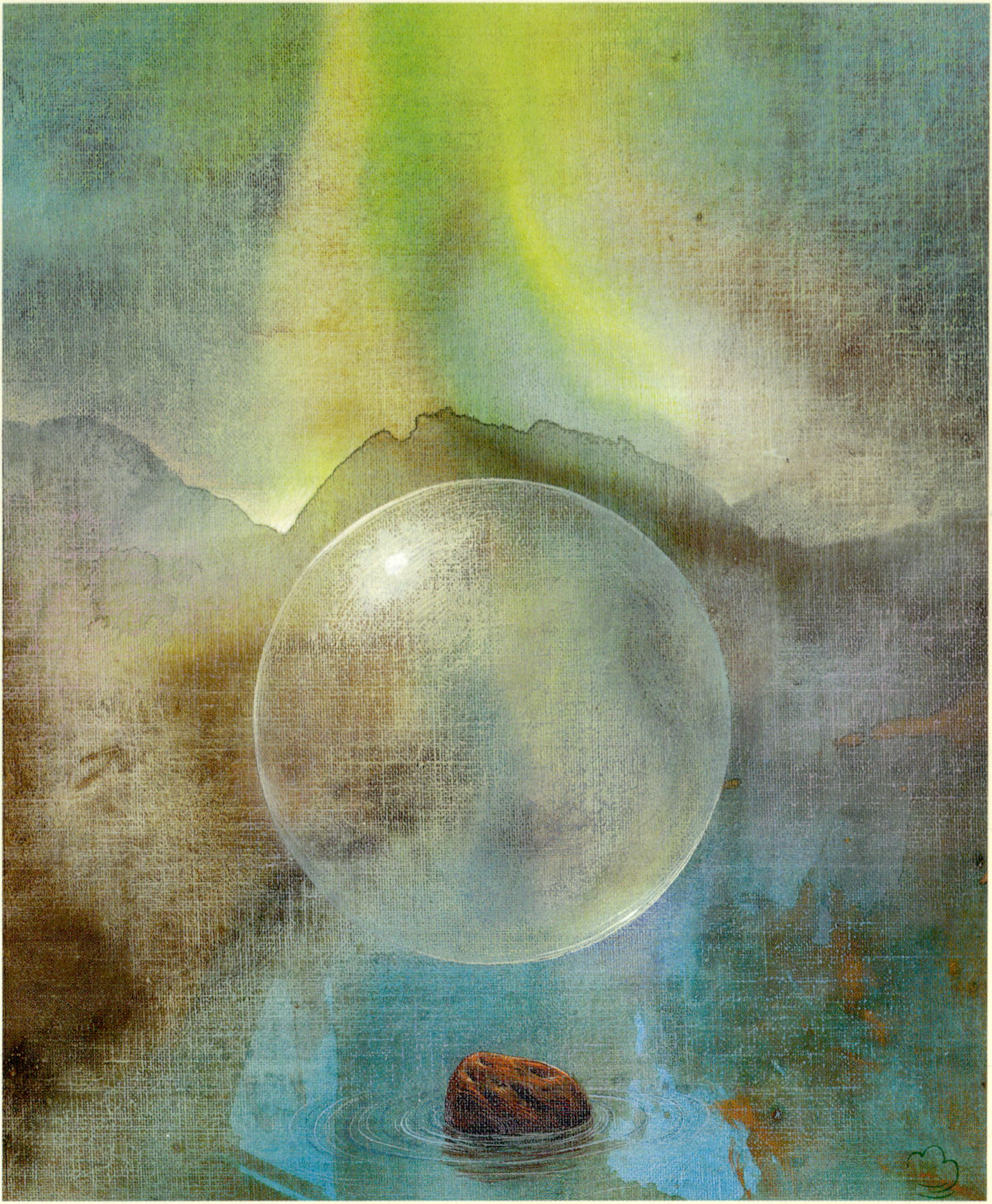

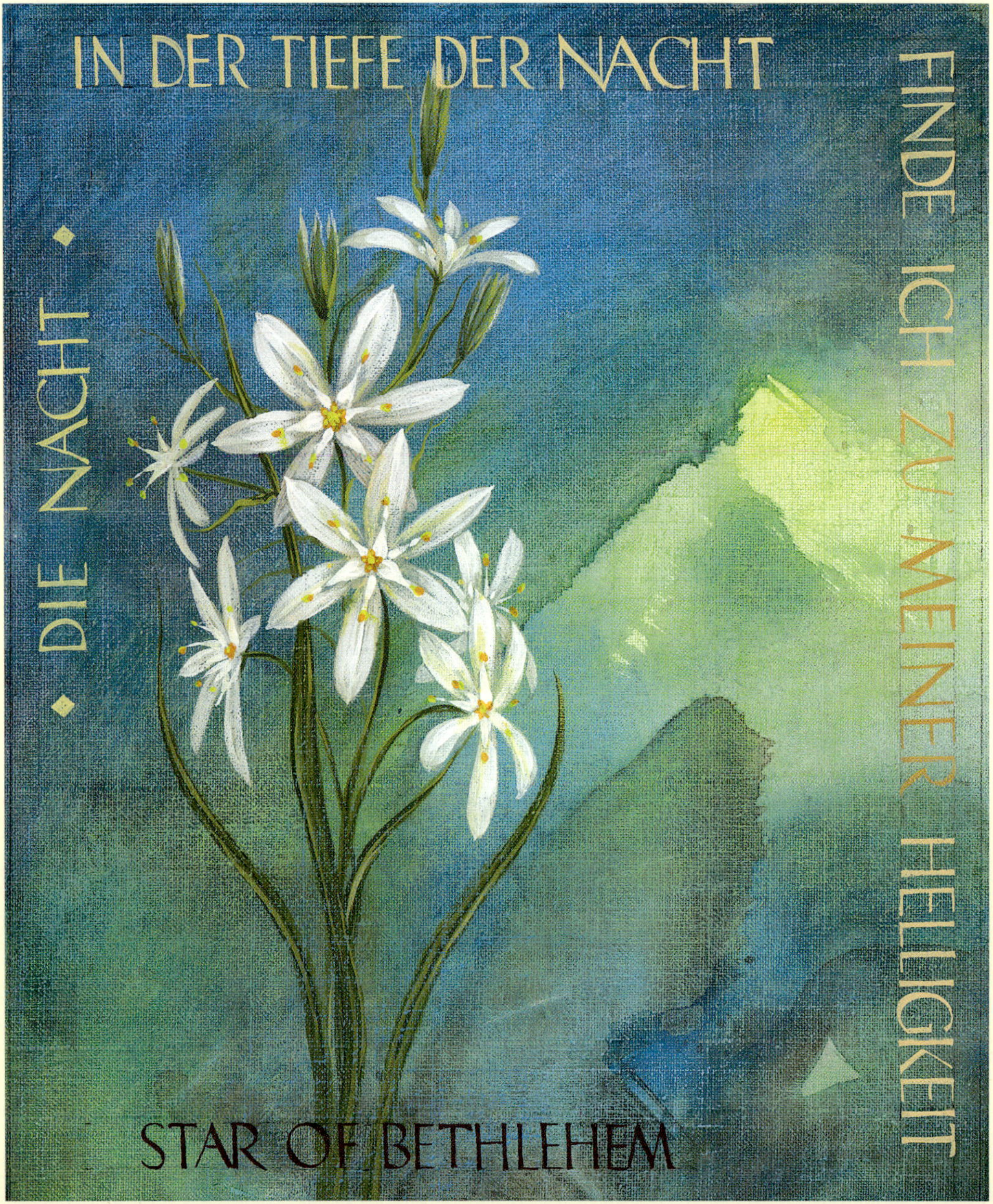
IN DER TIEFE DER NACHT
FINDE ICH ZU MEINER HELLIGKEIT
DIE NACHT
STAR OF BETHLEHEM

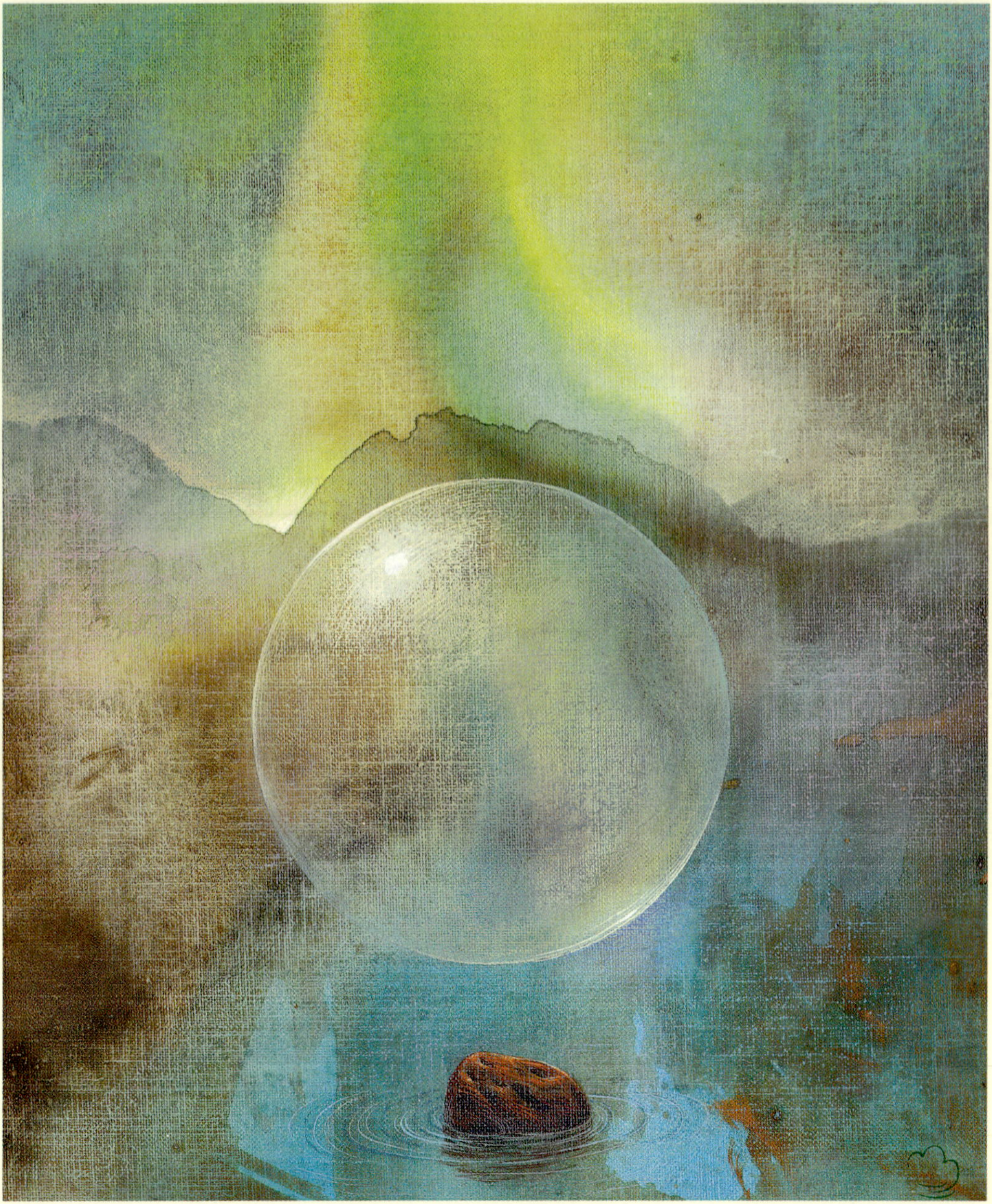

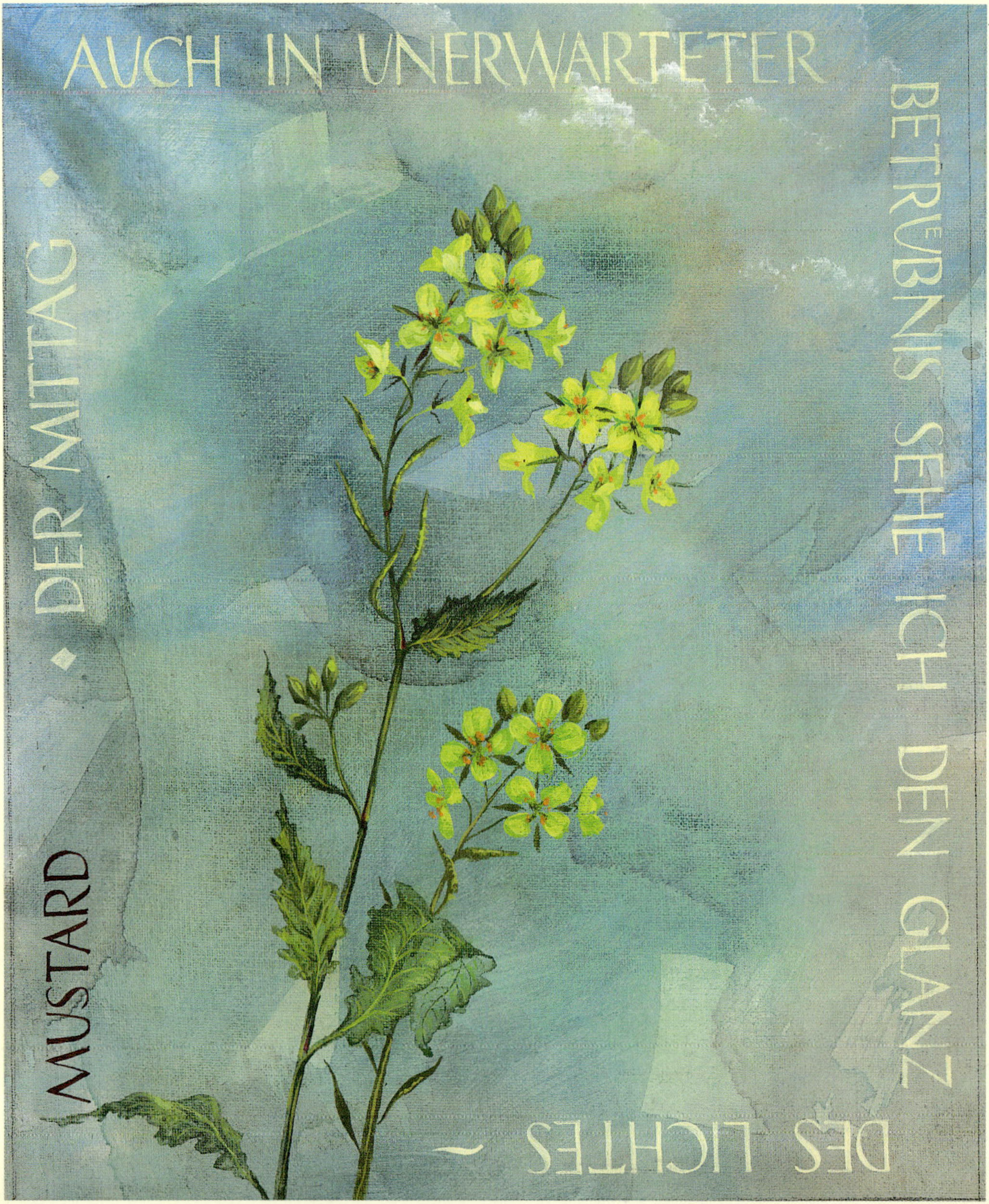
AUCH IN UNERWARTETER
BETRÜBNIS SEHE ICH DEN GLANZ
DES LICHTES ~
DER MITTAG ◆
MUSTARD

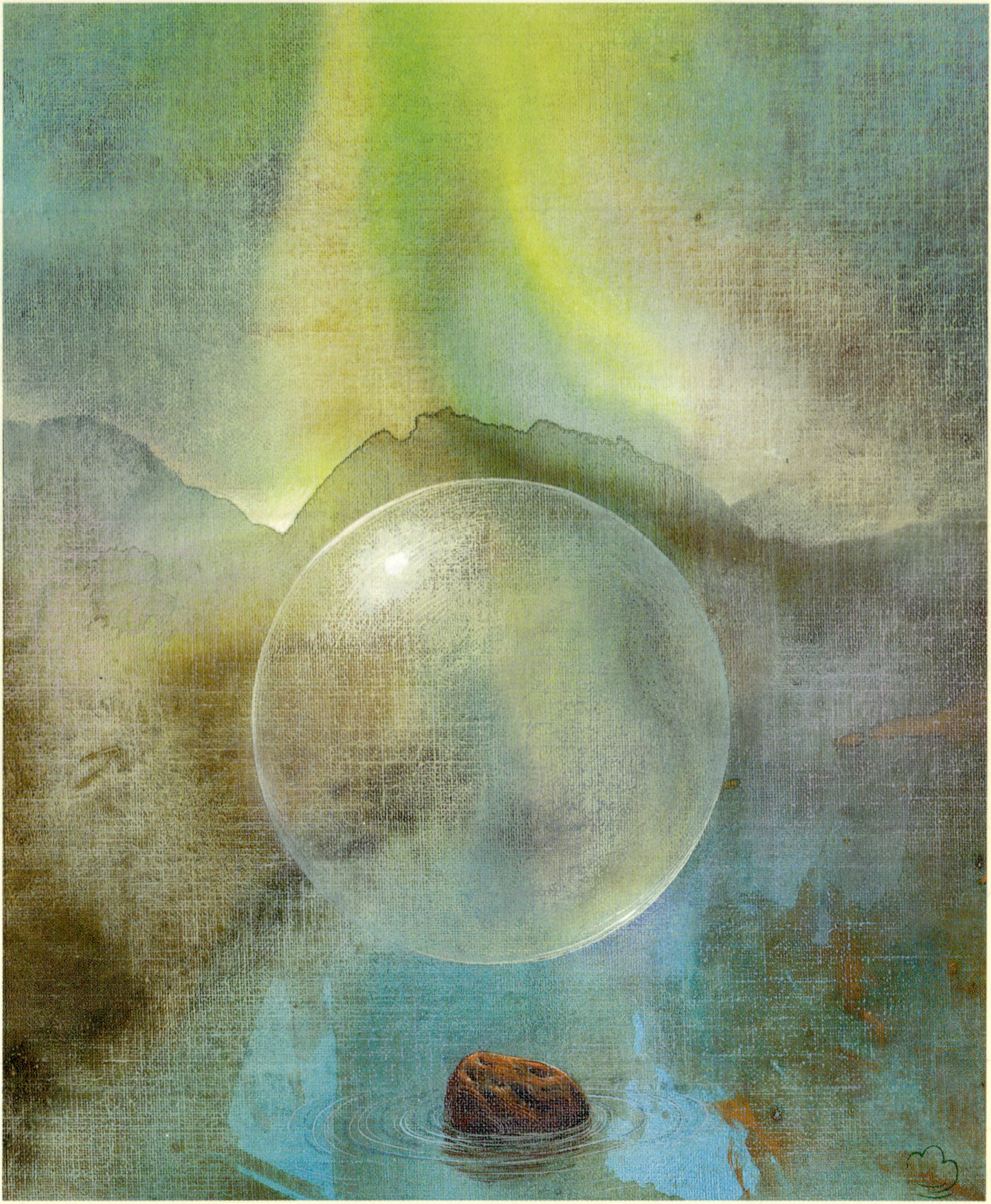

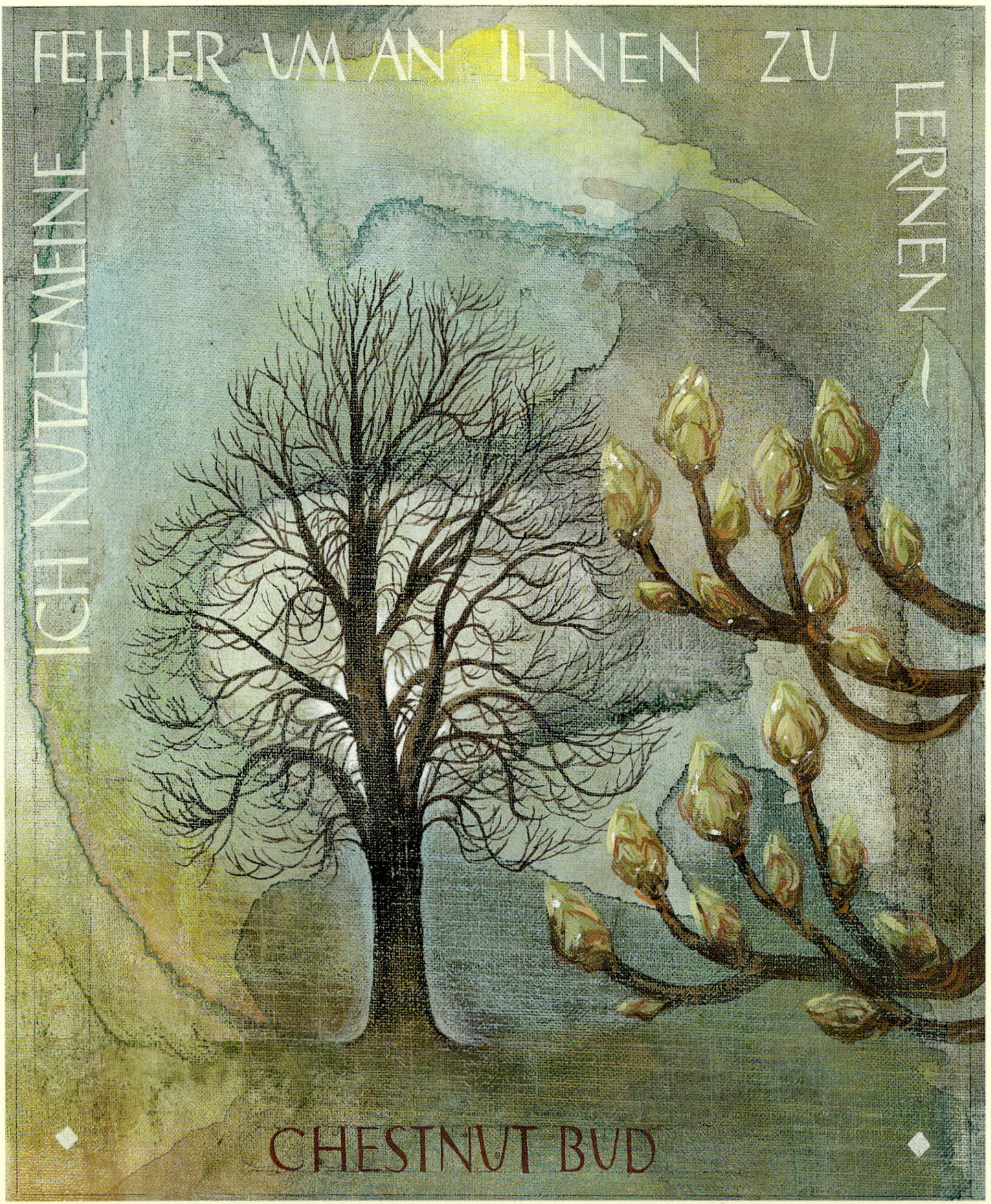
FEHLER UM AN IHNEN ZU
LERNEN –
ICH NUTZE MEINE
CHESTNUT BUD

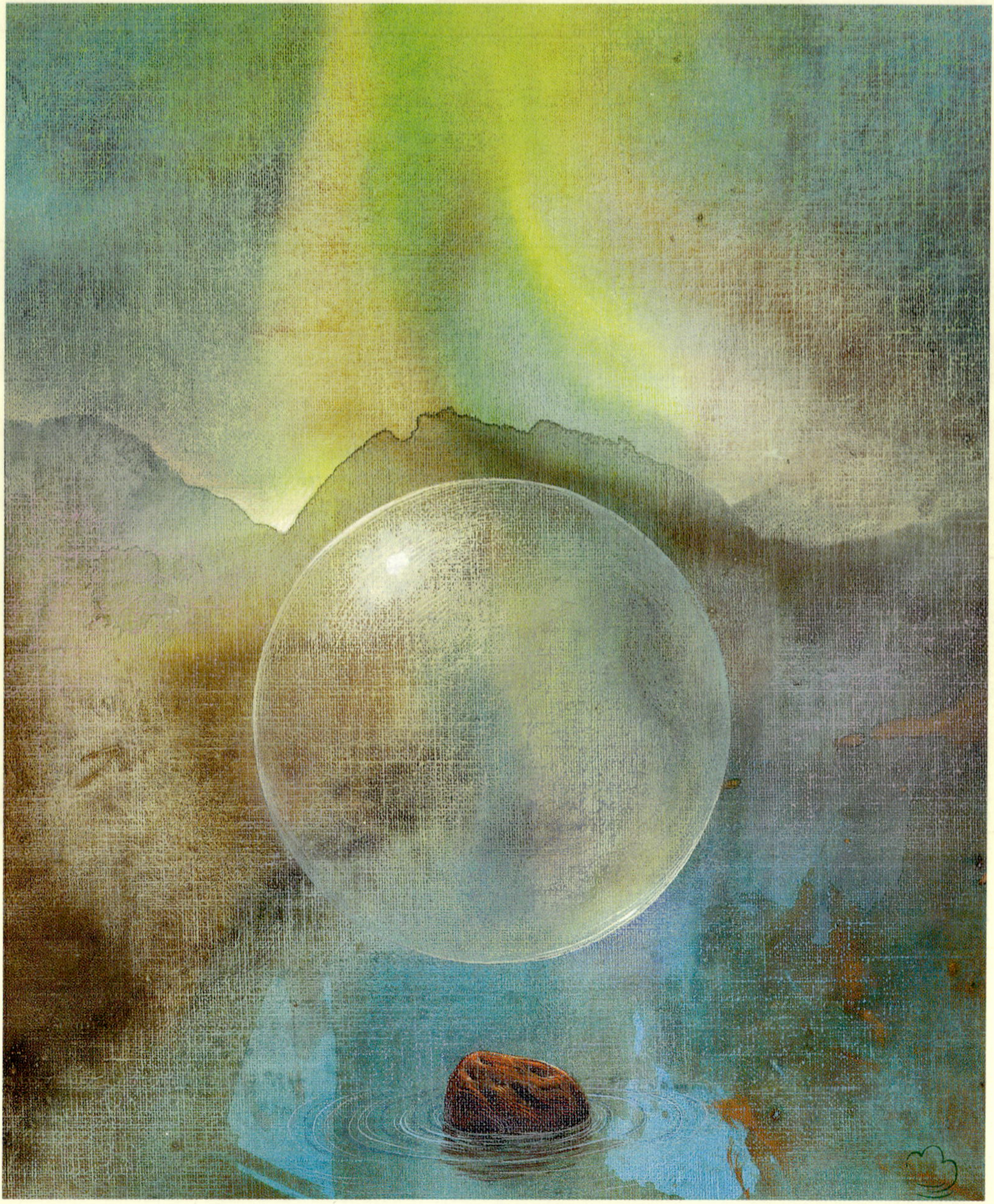

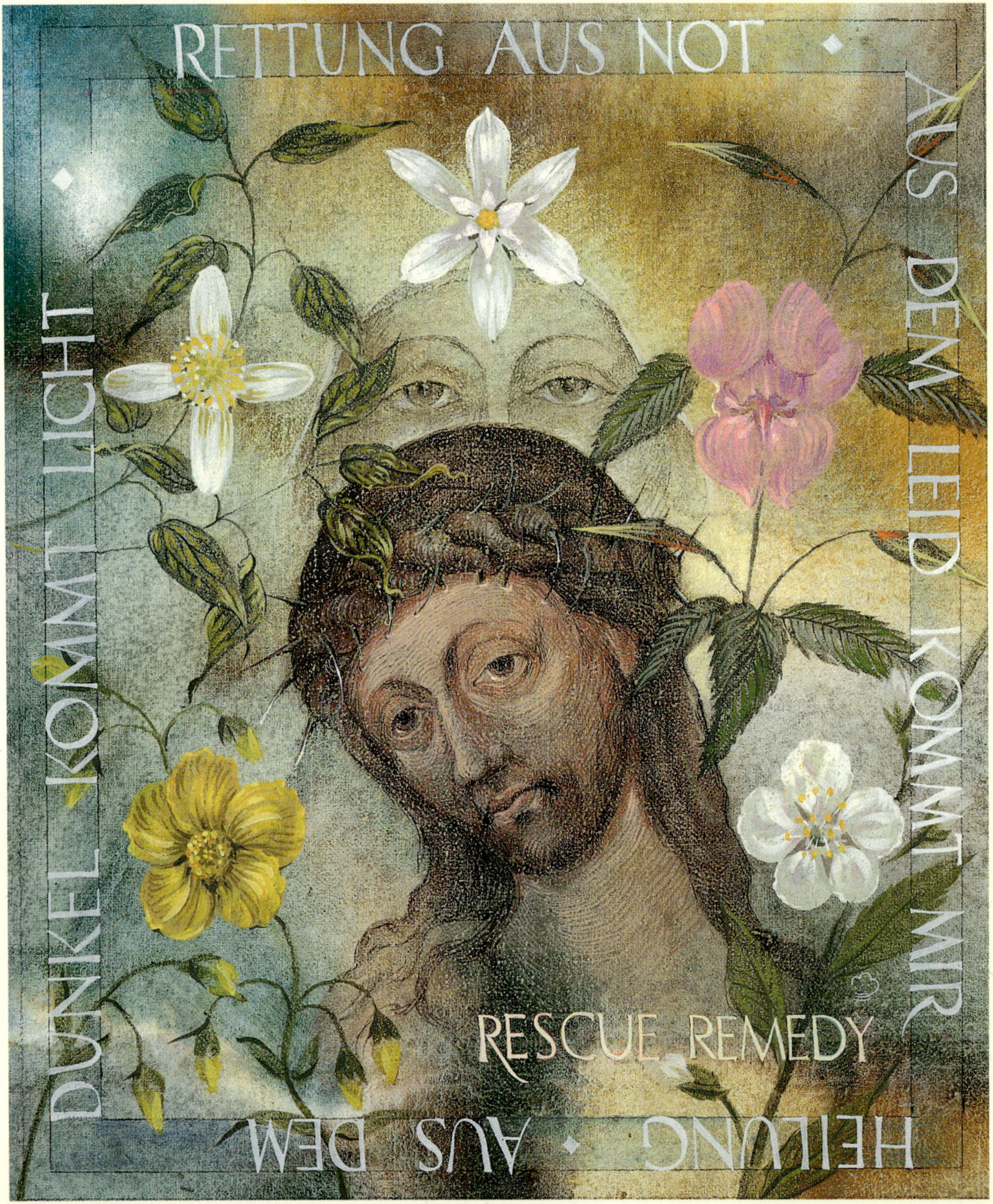
RETTUNG AUS NOT
AUS DEM LEID KOMMT MIR
HEILUNG
AUS DEM
DUNKEL KOMMT LICHT
RESCUE REMEDY

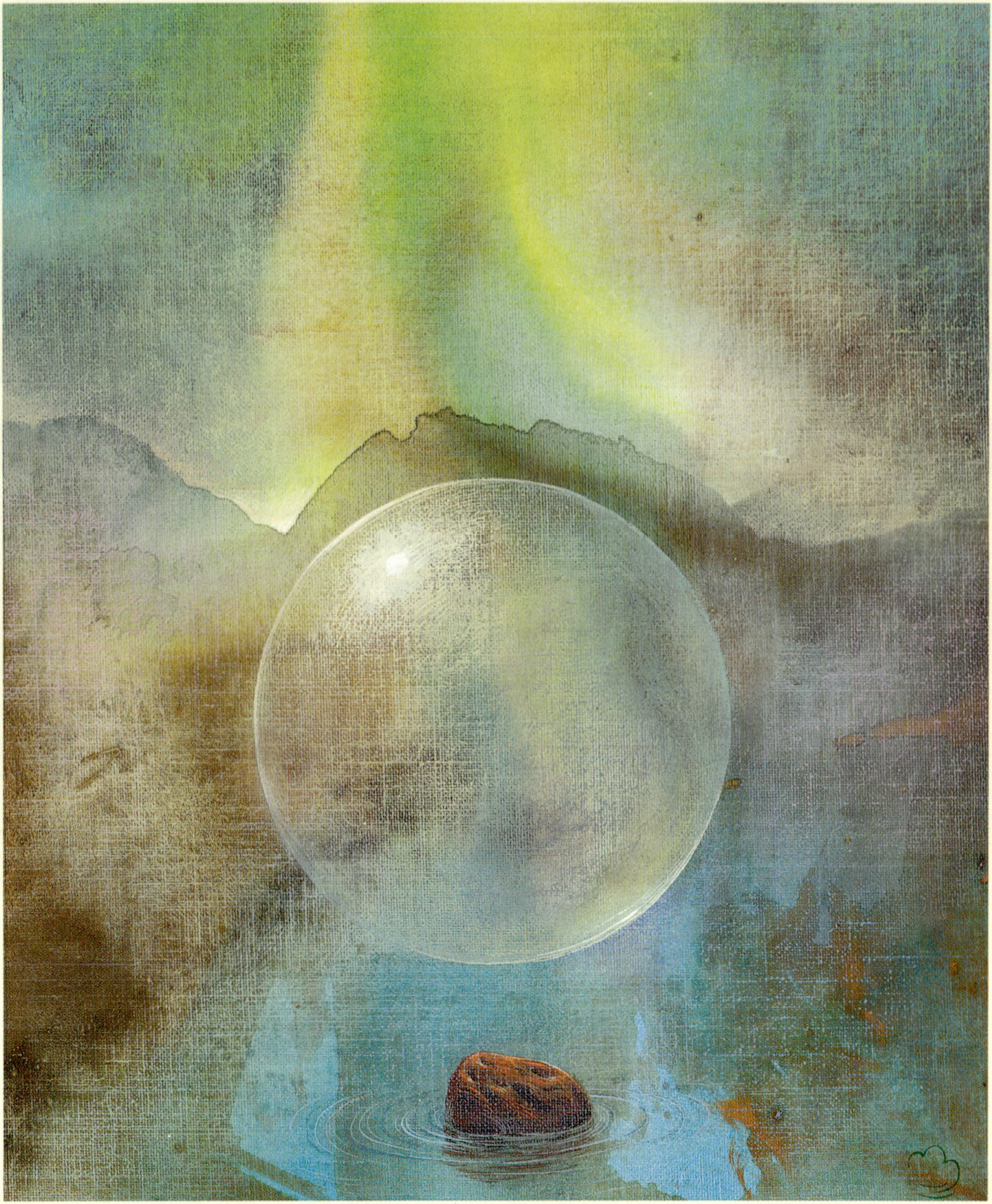

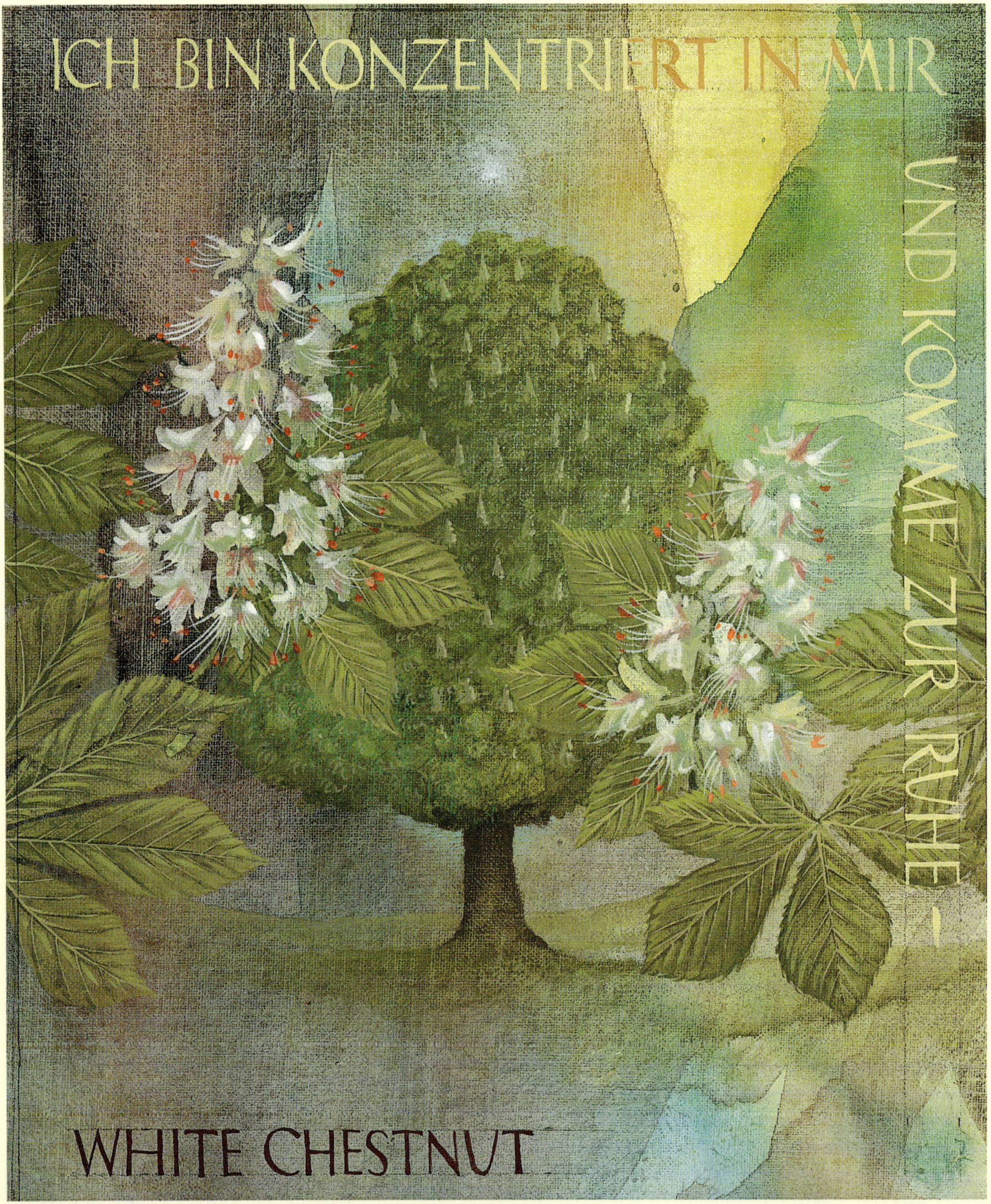
ICH BIN KONZENTRIERT IN MIR
UND KOMME ZUR RUHE –
WHITE CHESTNUT

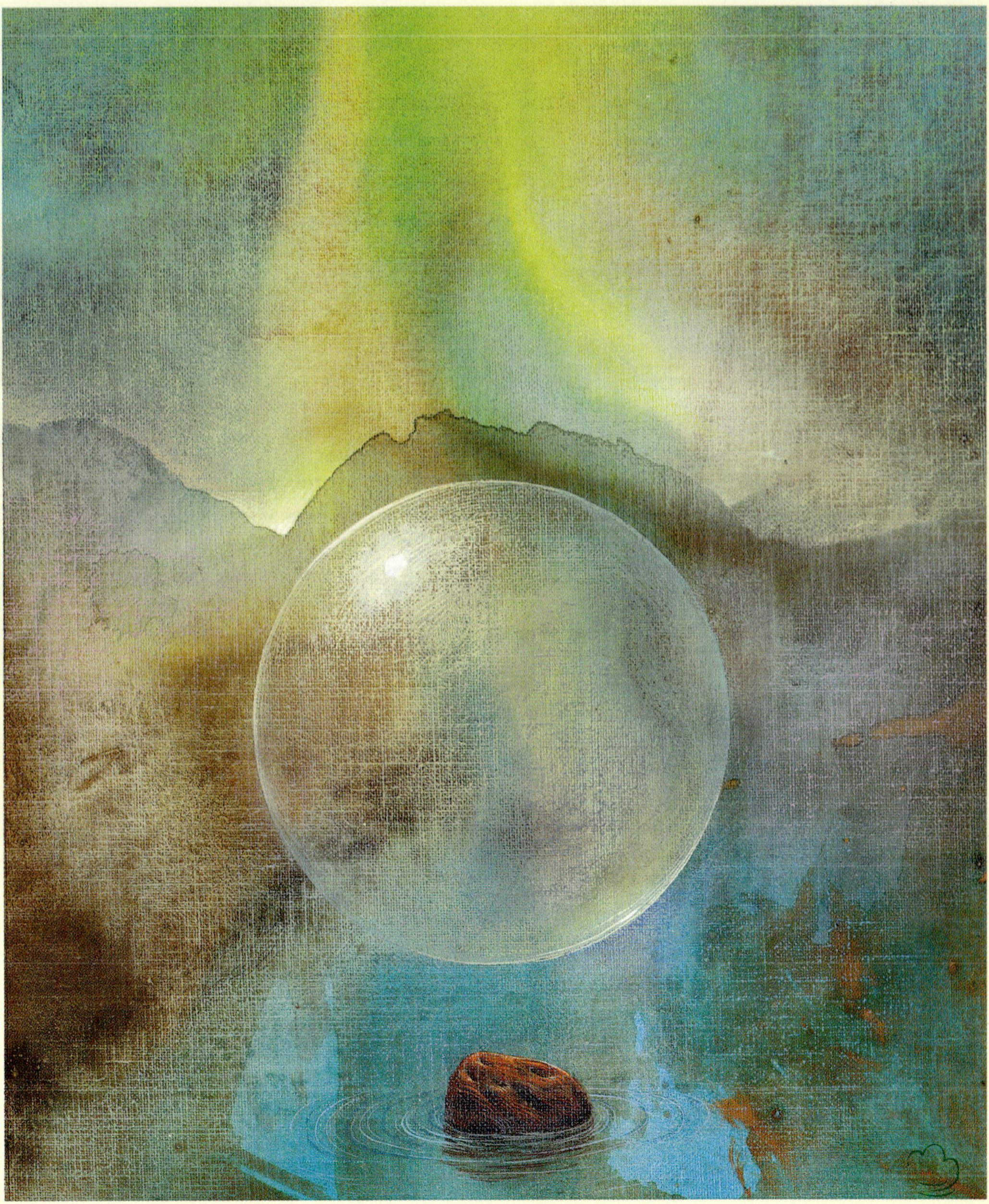

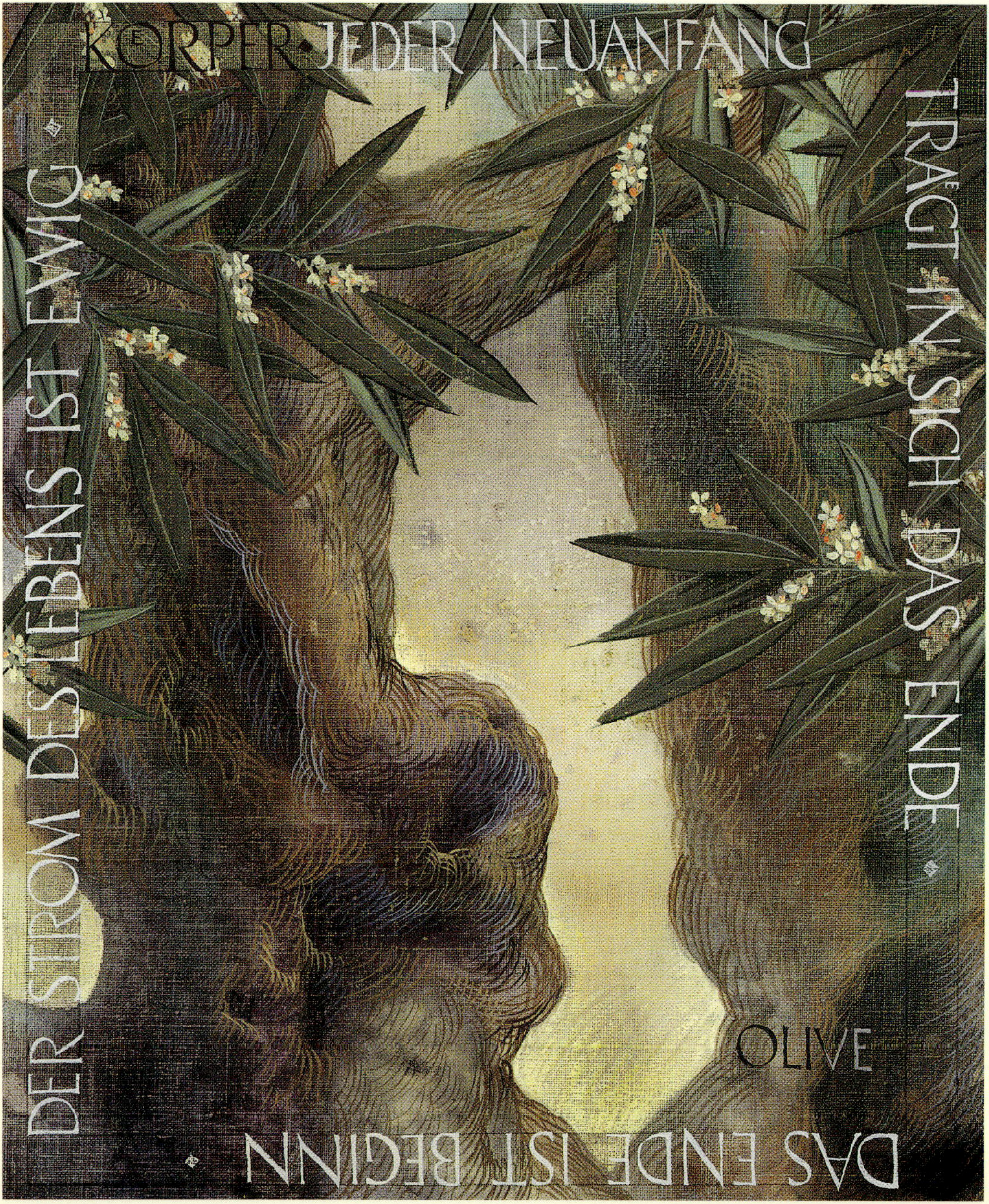
KÖRPER · JEDER NEUANFANG
TRÄGT IN SICH DAS ENDE ·
DAS ENDE IST BEGINN
DER STROM DES LEBENS IST EWIG ·
OLIVE

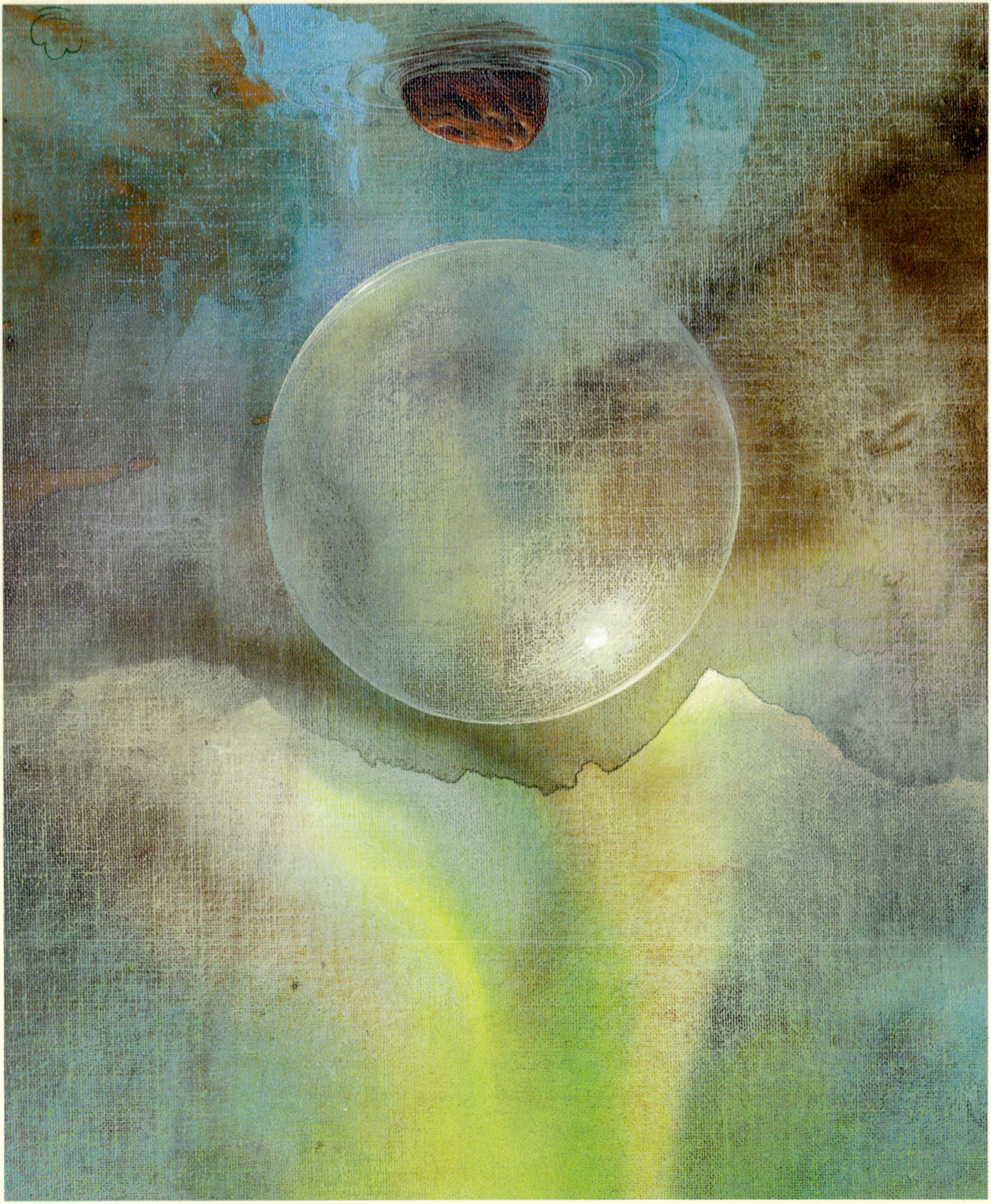

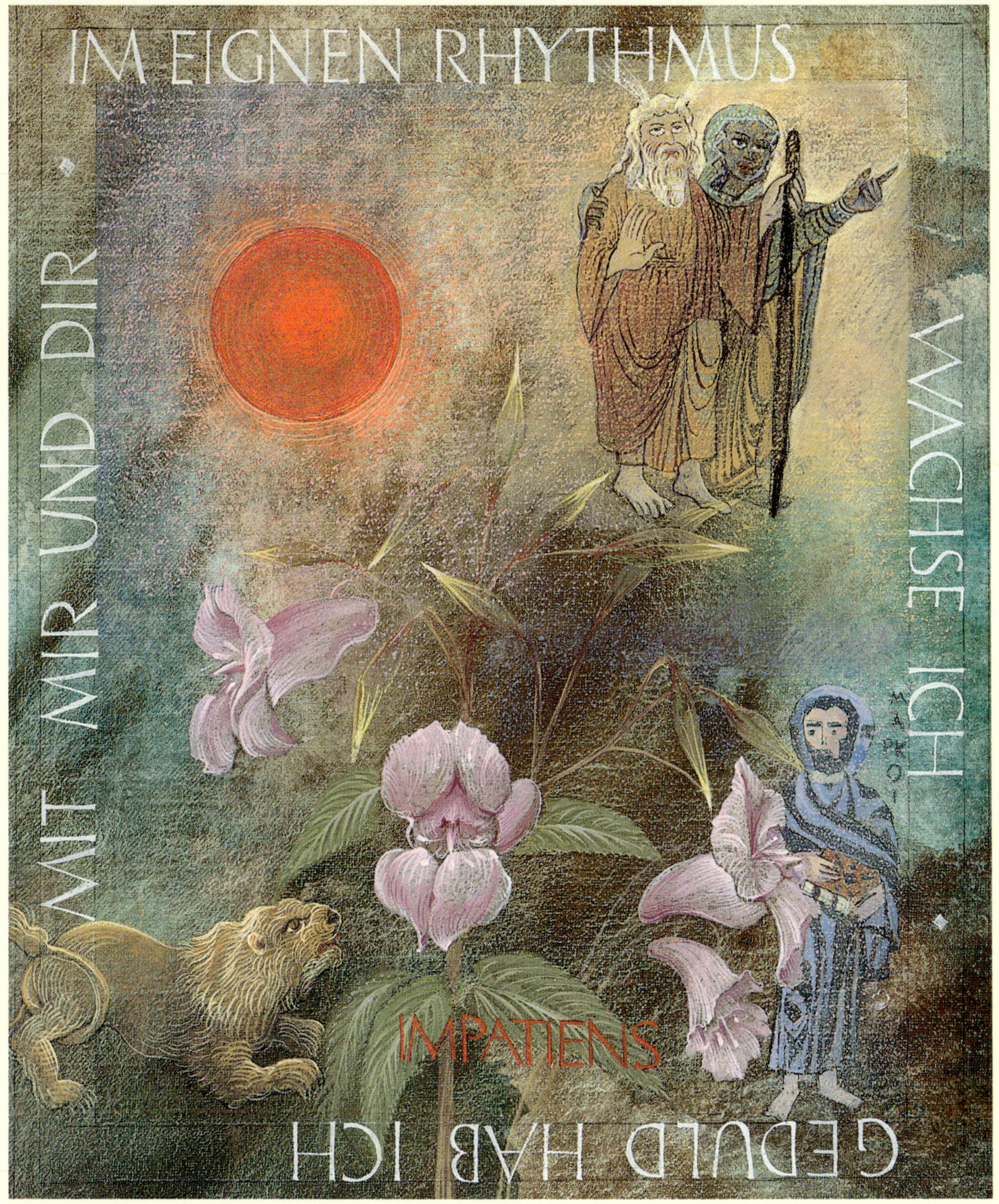
IM EIGNEN RHYTHMUS
WACHSE ICH
GEDULD HAB ICH
MIT MIR UND DIR
IMPATIENS
MAPKOI

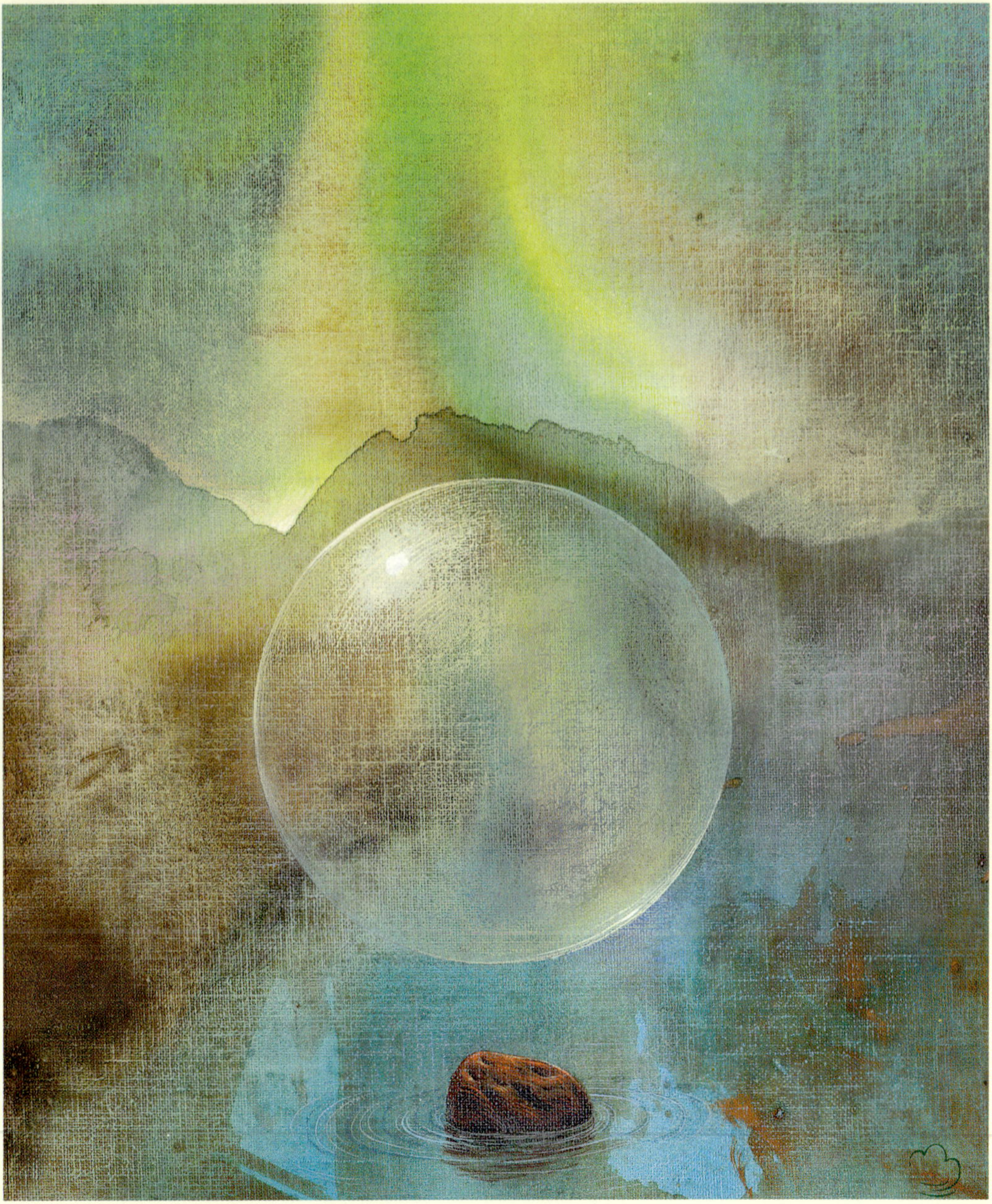

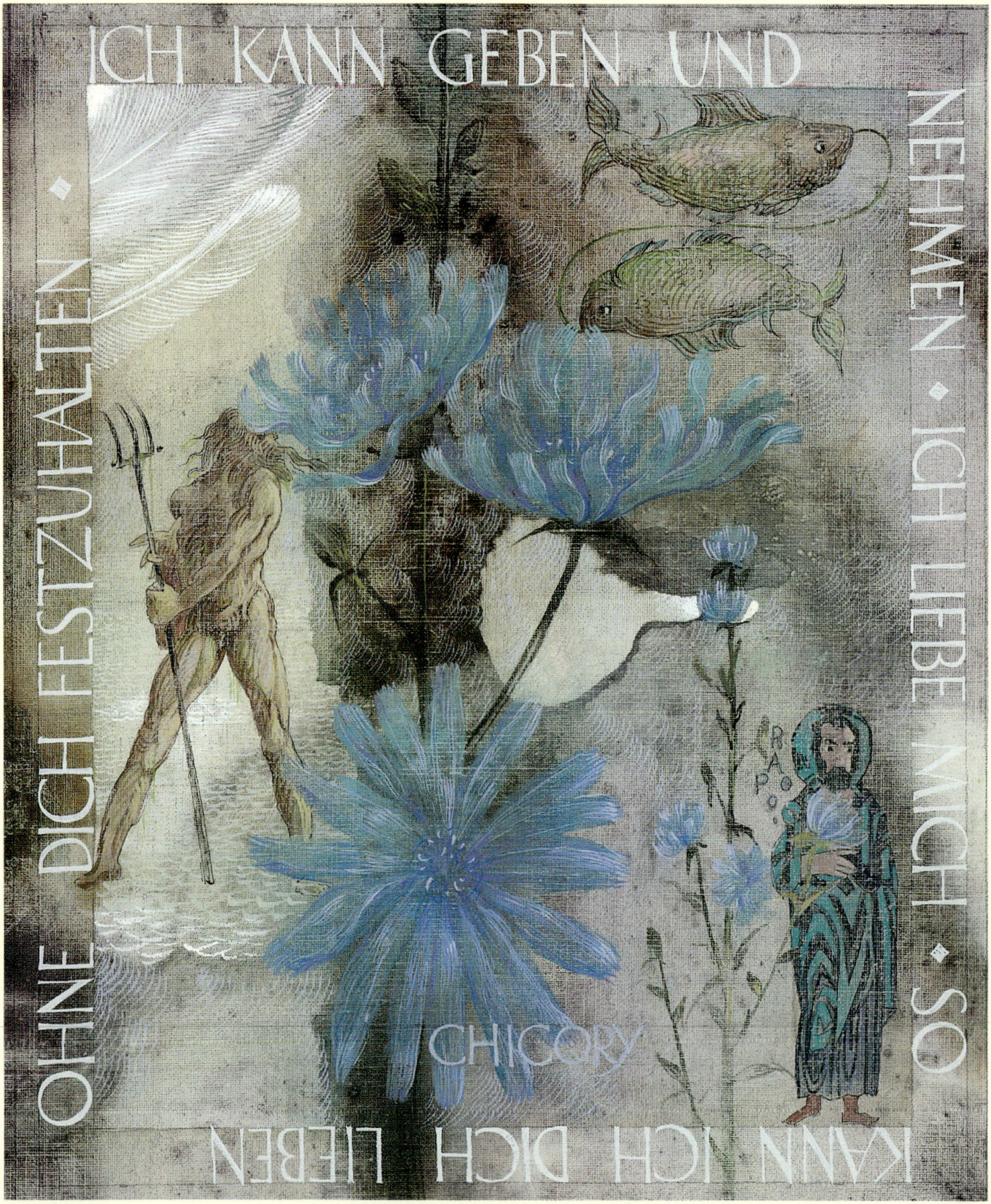
ICH KANN GEBEN UND
NEHMEN ◆ ICH LIEBE MICH ◆ SO
KANN ICH DICH LIEBEN
OHNE DICH FESTZUHALTEN ◆
CHICORY

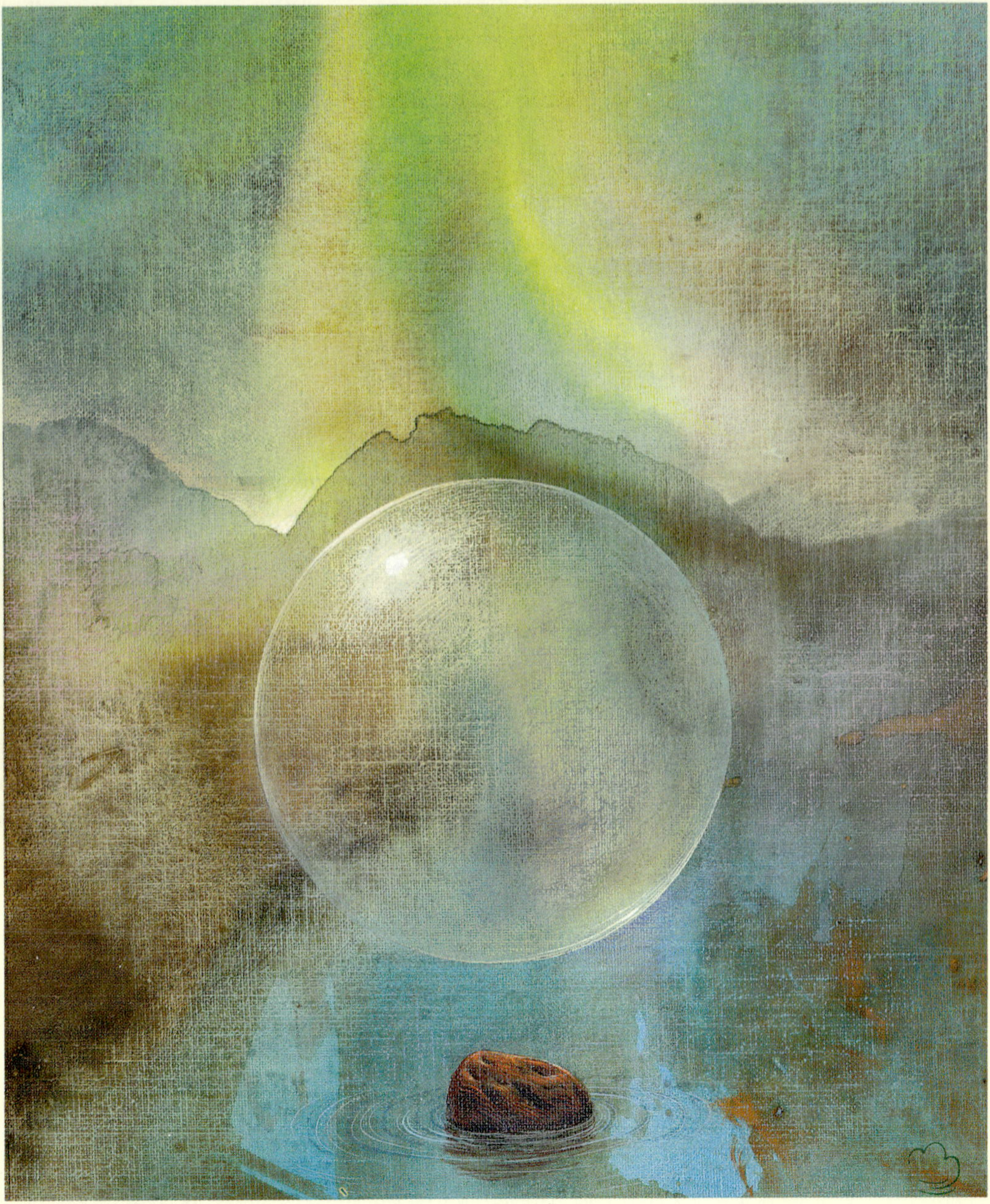

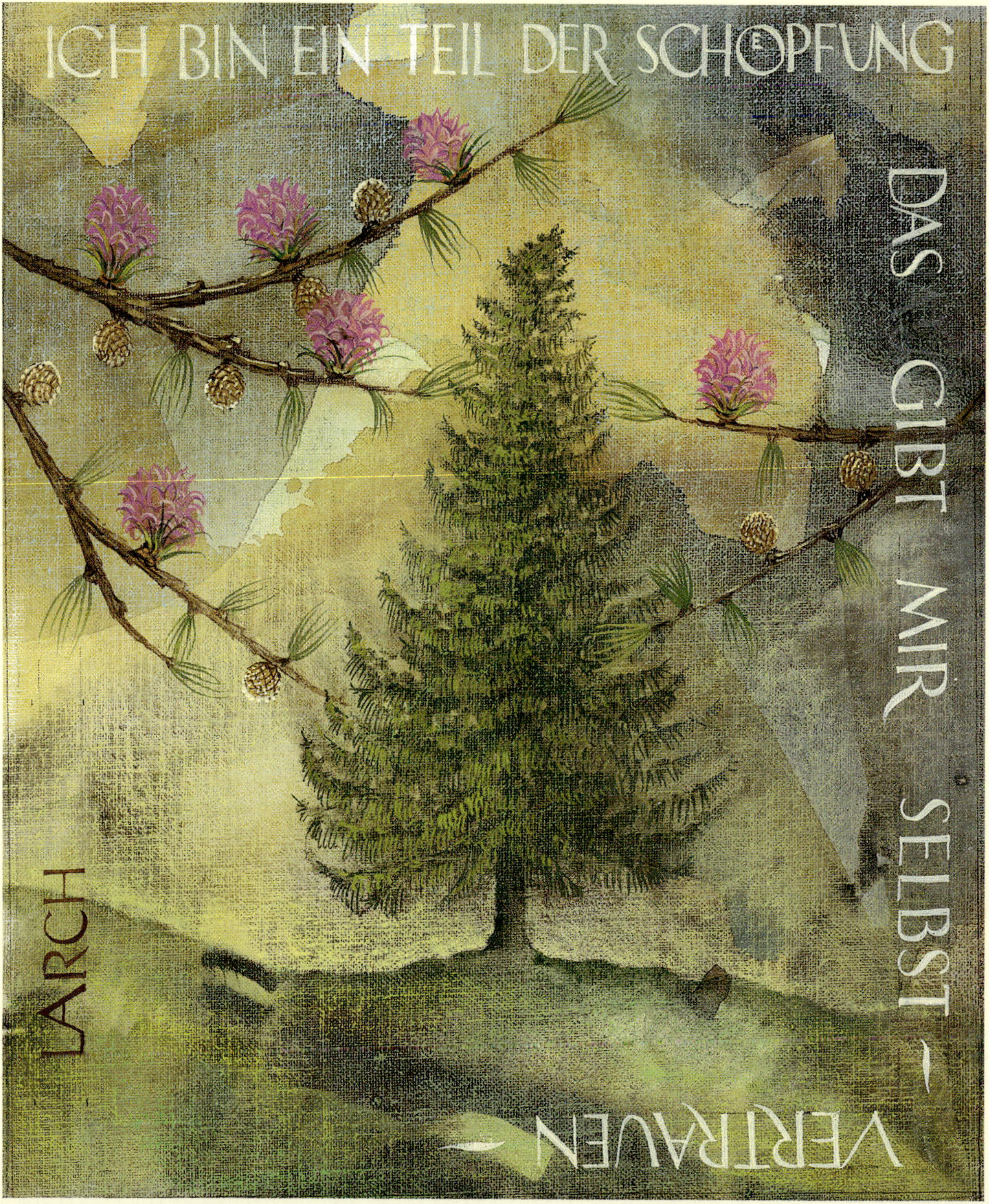
ICH BIN EIN TEIL DER SCHÖPFUNG
DAS GIBT MIR SELBST –
VERTRAUEN –
LARCH